EDITORES

VERA HERMINA KOCH
EDUARDO VIEIRA DA MOTTA

RESIDÊNCIA MÉDICA:
500 QUESTÕES COMENTADAS

DE ÁREAS BÁSICAS E ESPECIALIDADES DE ACESSO DIRETO DA FMUSP

2ª Edição
revista e ampliada

São Paulo – 2023

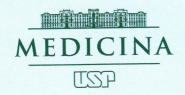
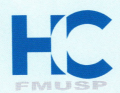

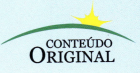

Prefácio à 1ª edição

De início, meu sincero agradecimento aos editores, autores e colaboradores pelo gentil convite para prefaciar o livro *Residência médica: 400 questões comentadas de áreas básicas e especialidades de acesso direto da FMUSP*. Ele é o produto de muitos anos de sólida experiência cumulativa da Comissão de Residência Médica (COREME) e sua Comissão de Provas, da FMUSP, sempre voltadas ao aprimoramento contínuo do processo de Seleção Anual de candidatos ao maior programa de Residência Médica do País, que comporta, atualmente, cerca de 1.700 residentes de todos os anos, distribuídos em 52 especialistas e 57 áreas de atuação. Cerca de 3 mil candidatos de todo o Brasil participam dos concursos anuais. A COREME, de longa data, constatou e elegeu um conjunto de provas com a finalidade de diferenciar, dentre os candidatos ao exame de seleção, aqueles mais bem preparados para atender às exigências dos aspectos cognitivos, psicomotores (habilidades) e efetivos (empatia, compaixão) do processo ensino/aprendizagem, isto é, os detentores de uma formação mais integral. Refiro-me às Questões de Múltipla Escolha, às Questões com Respostas Breves, ao Exame Prático e à Avaliação do Currículo e Entrevista Individual.

Para compor este livro, a COREME e sua Comissão de Provas selecionaram, preferencialmente, questões de múltipla escolha e algumas de respostas breves, todas elas baseadas em relatos concisos de casos clínicos, do período de 2017 a 2020, destinados aos processos seletivos relacionados às cinco especialidades gerais (Clínica, Cirurgia, Ginecologia/Obstetrícia, Medicina Preventiva e Social e Pediatria) e às especialidades de acesso direto – por exemplo, Ortopedia, Anestesia, Neurologia etc. As questões foram formuladas, inicialmente, pelos Departamentos envolvidos e suas Disciplinas. Em seguida, passaram pelo crivo rigoroso da Comissão de Provas, com participação de outros professores especialistas para aquilatar sua clareza e objetividade, de modo a minimizar, o quanto possível, dubiedades e vieses que, porventura, pudessem confundir o candidato ao exame de seleção. Assim procedendo, foram eleitas para este livro 400 questões comentadas. A qualidade e a precisão das questões pude constatar, mais diretamente, ao avaliar o conteúdo do presente compêndio.

Três editores, 21 autores e 38 colaboradores envolveram-se, mais pragmaticamente, para corporificar o livro.

Nesta oportunidade, cumprimento, efusivamente, a COREME e sua Comissão de Provas, além dos Departamentos e suas Disciplinas, pelo empenho, dedicação e competência na elaboração desta obra. Tenho a certeza que ela contribuirá, enormemente, para a formação de alunos de graduação médica de todo o País, auxiliando, inclusive, sua preparação para os processos seletivos de Residência Médica, após o final do curso médico.

Parabéns a todos!

Prof. Dr. Tarcisio Eloy Pessoa de Barros Filho
Diretor da Faculdade de Medicina da Universidade de São Paulo
Presidente do Conselho Deliberativo do Hospital das Clínicas da FMUSP

Prefácio à 2ª edição

De início, meu sincero agradecimento aos Editores, Autores e Colaboradores, pelo gentil convite para prefaciar a 2ª edição do livro "Residência Médica – 500 questões comentadas". Ele é o produto de muitos anos de solida experiência cumulativa da Comissão de Residência Médica (COREME) e sua Comissão de Provas, da FMUSP, sempre voltadas ao aprimoramento continuo do Processo de Seleção Anual de candidatos ao maior Programa de Residência Médica do país, que comporta, atualmente, cerca de 1700 residentes de todos os anos, distribuídos em 52 especialidades e 57 áreas de atuação. Nos concursos anuais, concorrem cerca de 6000 candidatos de todo o país. A COREME, de longa data, constatou e elegeu um conjunto de provas, com a finalidade de diferenciar, dentre os candidatos ao exame de seleção, aqueles mais bem preparados para atender às exigências dos aspectos cognitivos, psicomotores (habilidades) e afetivos (empatia, compaixão) do processo ensino/aprendizagem, isto é, aos detentores de uma formação mais integral. Refiro-me às Questões de Múltipla Escolha, às Questões com Respostas Breves, ao Exame Prático e à Avaliação do Currículo e Entrevista Individual.

Para compor este livro, a COREME e sua Comissão de Provas selecionaram, preferencialmente, questões de múltipla escolha e algumas questões de respostas breves, todas elas baseadas em relatos concisos de casos clínicos, do período de 2017-2021, destinadas aos processos seletivos relacionados às Cinco Especialidades Gerais (Clinica, Cirurgia, Ginecologia/Obstetrícia, Medicina Preventiva e Social e Pediatria) e às Especialidades de Acesso Direto como, por exemplo, Ortopedia, Anestesia, Neurologia, etc. Estas questões foram formuladas, inicialmente, pelos Departamentos envolvidos e suas Disciplinas. A seguir, passaram por um crivo rigoroso na Comissão de Provas e com participação de outros professores especialistas para aquilatar sobre a clareza e objetividade das questões, de modo a minimizar, o quanto possível, dubiedades e vieses que, porventura, pudessem confundir o candidato ao exame de seleção. Assim procedendo, elegeram para este livro, 500 Questões Comentadas. A qualidade e precisão das questões pude constatar, mais diretamente, ao avaliar o conteúdo do presente compêndio. Dois Editores, 22 Autores e 43 Colaboradores envolveram-se, mais pragmaticamente, para corporificar este livro. Nesta oportunidade, cumprimento, efusivamente, a COREME e sua Comissão de Provas, além dos Departamentos e suas Disciplinas, pelo empenho, dedicação e competência na elaboração desta obra. Tenho a certeza que ela contribuirá, enormemente, para a formação de alunos de graduação médica de todo o país, auxiliando, inclusive, sua preparação para os processos seletivos de Residência Médica, após o final do curso médico.

Parabéns a todos!

Prof. Dr. Tarcisio Eloy Pessoa de Barros Filho
Diretor da Faculdade de Medicina da USP
Presidente do Conselho Deliberativo do Hospital das Clínicas da Faculdade de Medicina da USP

Sobre os editores

Vera Hermina Koch

Professora Livre-Docente do Departamento de Pediatria da Faculdade de Medicina da Universidade de São Paulo (FMUSP). Coordenadora-geral do COREME da FMUSP.

Eduardo Vieira da Motta

Doutor em Medicina do Departamento de Obstetrícia e Ginecologia da Faculdade de Medicina da Universidade de São Paulo (FMUSP). Médico Assistente da Divisão de Clínica Ginecológica do Hospital das Clínicas da Faculdade de Medicina da Universidade de São Paulo (HCFMUSP).

Sobre os autores

CIRURGIA

Alberto Bitran

Médico Assistente da Divisão de Clínica Cirúrgica III do Hospital das Clínicas da Faculdade de Medicina da Universidade de São Paulo (HCFMUSP). Doutor em Medicina pela Universidade de São Paulo (USP).

Roberto Rasslan

Médico Assistente da Divisão de Clínica Cirúrgica III do Hospital das Clínicas da Faculdade de Medicina da Universidade de São Paulo (HCFMUSP). Doutor em Medicina pela Universidade de São Paulo (USP).

Marilia D'Elboux Guimarães Brescia

Médica Assistente da Disciplina de Cirurgia de Cabeça e Pescoço do Hospital das Clínicas da Faculdade de Medicina da Universidade de São Paulo (HCFMUSP). Doutora em Ciências pela Faculdade de Medicina da Universidade de São Paulo (FMUSP).

CLÍNICA MÉDICA

Christian Valle Morinaga

Especialista em Clínica Médica. Médico voluntário da disciplina de Clínica Médica e Propedêutica da Faculdade de Medicina da Universidade de São Paulo (FMUSP). Doutorado em Ciências Médicas pela FMUSP.

Eduardo Humes

Doutorado em Ciências pelo Departamento de Psiquiatria da Faculdade de Medicina da Universidade de São Paulo (FMUSP). Responsável pelo Ambulatório Didático de Psiquiatria dos internos e coordenador do Ambulatório de Psiquiatria do Hospital Universitário da USP (HU-USP). Coordenador do GRAPAL (Grupo de Assistência Psicológica ao Aluno) da FMUSP.

Marcelo Arlindo Vasconcelos Miranda Rodrigues

Médico Especialista em Clínica Médica do Hospital Universitário da Universidade de São Paulo (HU-USP). Coordenador do Internato do 6º ano da Faculdade de Medicina da Universidade de São Paulo (FMUSP), realizado no HU-USP. Doutor na área de Educação em Saúde pela USP.

Iolanda de Fatima Lopes Calvo Tibério

Professora Associada do Departamento de Clínica Médica da Faculdade de Medicina da Universidade de São Paulo (FMUSP). Livre-Docente pelo Departamento de Clínica Médica da FMUSP. Coordenadora do Internato da FMUSP. Chefe do Laboratório de Terapêutica Experimental – LIM 20-HC-FMUSP.

Itamar de Souza Santos

Professor Associado do Departamento de Clínica Médica da Faculdade de Medicina da Universidade de São Paulo (FMUSP). Livre-Docente pelo Departamento de Clínica Médica da FMUSP.

GINECOLOGIA E OBSTETRÍCIA

Ginecologia

Eduardo Vieira da Motta

Doutor em Medicina do Departamento de Obstetrícia e Ginecologia da Faculdade de Medicina da Universidade de São Paulo (FMUSP). Médico Assistente da Divisão de Clínica Ginecológica do Hospital das Clínicas da FMUSP.

José Maria Soares Junior

Professor Associado, Livre-Docente da Disciplina de Ginecologia do Departamento de Obstetrícia e Ginecologia da Faculdade de Medicina da Universidade de São Paulo (FMUSP). Chefe do Departamento de Obstetrícia e Ginecologia da FMUSP. Coordenador do 4º e 5º anos da graduação da FMUSP.

Edmund Chada Baracat

Professor Titular da Disciplina de Ginecologia do Departamento de Obstetrícia e Ginecologia da Faculdade de Medicina da Universidade de São Paulo (FMUSP).

Obstetrícia

Adriana Lippi Waissman

Mestre e Doutora pela Faculdade de Medicina da Universidade de São Paulo (FMUSP). Assistente da clínica obstétrica da FMUSP.

Carolina Burgarelli Testa

Médica Assistente e Diretora Técnica da Clínica Obstétrica do Hospital das Clínicas da Faculdade de Medicina da Universidade de São Paulo (HCFMUSP).

Rossana Pulcineli Vieira Francisco

Professora Associada da Disciplina de Obstetrícia do Departamento de Obstetrícia e Ginecologia da Faculdade de Medicina da Universidade de São Paulo (FMUSP).

MEDICINA PREVENTIVA

Epidemiologia

Heraclito Barbosa de Carvalho

Professor Associado e Docente do Departamento de Medicina Preventiva da Faculdade de Medicina da Universidade de São Paulo (FMUSP).

Expedito José de Albuquerque Luna

Professor Doutor e Docente do Departamento de Medicina Preventiva da Faculdade de Medicina da Universidade de São Paulo (FMUSP).

Ciências Sociais e Humanas em Saúde – Políticas, Planejamento, Gestão e Avaliação em Saúde, Atenção Primária em Saúde

José Ricardo de Carvalho Mesquita Ayres

Professor Titular do Departamento de Medicina Preventiva (DMP)-F da Faculdade de Medicina da Universidade de São Paulo (FMUSP).

PEDIATRIA

Eliana Giorno

Médica do Pronto-Socorro do Instituto da Criança e do Adolescente do Hospital das Clínicas da Faculdade de Medicina da Universidade de São Paulo (HCFMUSP).

Filumena Maria da Silva Gomes

Médica Assistente do Departamento de Pediatria da Faculdade de Medicina da Universidade de São Paulo (FMUSP). Doutora em Ciências pelo Departamento de Pediatria da FMUSP.

Jaqueline Christiane Lanaro Sgroi

Médica Assistente do Centro de Saúde Escola Prof. Samuel Barnsley Pessoa da Faculdade de Medicina da Universidade de São Paulo (FMUSP). Mestre em Pediatria pela FMUSP.

Rafael Yanes Rodrigues da Silva

Coordenador do Ambulatório Geral de Pediatria do Hospital Universitário da Universidade de São Paulo (HU-USP).

Vera Hermina Koch

Professora Livre-Docente do Departamento de Pediatria da Faculdade de Medicina da Universidade de São Paulo (FMUSP). Coordenadora-geral do COREME da FMUSP.

Sobre os colaboradores

CIRURGIA

Cirurgia Geral

Cornelius Mitteldorf

Chefe da Divisão de Cirurgia do Hospital Universitário da Universidade de São Paulo (HU-USP). Doutor em Medicina (Clínica Cirúrgica) pela USP.

José Pinhata Otoch

Professor Titular da Disciplina de Técnica Cirúrgica do Departamento de Cirurgia da Faculdade de Medicina da Universidade de São Paulo (FMUSP).

Manoel de Souza Rocha

Professor Associado do Departamento de Radiologia da Faculdade de Medicina da Universidade de São Paulo (FMUSP).

Linda Ferreira Maximiano

Médica Cirurgiã do Hospital Universitário da Universidade de São Paulo (USP). Doutorado em Medicina (Clínica Cirúrgica) pela USP.

Urologia

Eduardo Mazzucchi

Professor Livre-Docente pelo Departamento de Cirurgia da Faculdade de Medicina da Universidade de São Paulo (FMUSP). Chefe do Setor de Endourologia e Litíase Urinária do Hospital das Clínicas da FMUSP (HCFMUSP).

Anestesia

Joaquim Edson Vieira

Professor Associado do Departamento de Cirurgia da Faculdade de Medicina da Universidade de São Paulo (FMUSP).

Domingos Dias Cicarelli

Médico Anestesiologista do Hospital Universitário da Universidade de São Paulo (HU-USP) e do Hospital das Clínicas da Faculdade de Medicina da USP (HCFMUSP). Doutor em Ciências pela USP.

Cirurgia Pediátrica

Ana Cristina Aoun Tannuri

Professora Associada da Disciplina de Técnica Cirúrgica e Cirurgia Experimental da Faculdade de Medicina da Universidade de São Paulo (FMUSP). Médica Assistente do Serviço de Cirurgia Pediátrica e Transplante Hepático do Instituto da Criança do Hospital das Clínicas da Faculdade de Medicina da Universidade de São Paulo (ICr/HCFMUSP).

Cirurgia do Aparelho Digestivo

Marco Aurelio Santo

Professor Associado da Disciplina de Cirurgia do Aparelho Digestivo da Faculdade de Medicina da Universidade de São Paulo (FMUSP). Diretor da Unidade de Cirurgia Bariátrica e Metabólica do Hospital das Clínicas da FMUSP (HCFMUSP).

Cirurgia Torácica

Marcos Naoyuki Samano

Professor Doutor no Departamento de Cardiopneumologia da Faculdade de Medicina da Universidade de São Paulo (FMUSP). Médico Assistente do Hospital das Clínicas da FMUSP.

Cirurgia Plástica

Wilson Cintra Junior

Professor Livre-Docente pelo Departamento de Cirurgia da Faculdade de Medicina da Universidade de São Paulo (FMUSP).

Dov Goldenberg

Professor Livre-Docente pelo Departamento de Cirurgia da Faculdade de Medicina da Universidade de São Paulo (FMUSP).

Cirurgia Vascular

Grace Carvajal Mulatti

Médica Assistente do Hospital das Clínicas e do Instituto do Coração da Faculdade de Medicina da Universidade de São Paulo (INCOR/FMUSP). Coordenadora do Pronto-Socorro de Cirurgia Vascular do Hospital das Clínicas da FMUSP (HCFMUSP). Doutorado em Clínica Cirúrgica pela FMUSP.

Fabio Rodrigues do Espirito Santo

Médico Assistente no Serviço de Cirurgia Vascular e Endovascular do Hospital das Clínicas da Faculdade de Medicina da Universidade de São Paulo (HCFMUSP).

Ortopedia

Olavo Pires de Camargo

Professor Titular da Faculdade de Medicina da Universidade de São Paulo (FMUSP) em 2006 e Chefe do Departamento de Ortopedia e Traumatologia até 2010. Chefe da Disciplina de Ortopedia Geral e Chefe do Grupo de Oncologia Ortopédica do Instituto de Ortopedia e Traumatologia do Hospital das Clínicas da FMUSP (HCFMUSP).

Rafael Trevisan Ortiz

Médico do LIM/41 – Laboratório de Investigação Médica do Sistema Musculoesquelético do Hospital das Clínicas da Faculdade de Medicina da Universidade de São Paulo (HCFMUSP).

Cirurgia de Cabeça e Pescoço

Vergilius José Furtado Araújo Filho

Professor Associado no Departamento de Cirurgia da Disciplina de Cirurgia de Cabeça e Pescoço da Faculdade de Medicina da Universidade de São Paulo (FMUSP). Médico Assistente Doutor da Disciplina de Cirurgia de Cabeça e Pescoço do Hospital das Clínicas da FMUSP (HCFMUSP).

Leandro Luongo de Mattos

Professor Livre-Docente pelo Departamento de Cirurgia (Disciplina de Cirurgia de Cabeça e Pescoço) da Faculdade de Medicina da Universidade de São Paulo (FMUSP). Médico Assistente no Instituto do Câncer do Estado de São Paulo (ICESP) da FMUSP.

CLÍNICA MÉDICA

Luiz Henrique Martins Castro

Professor Associado do Departamento de Neurologia da Disciplina de Neurologia Clínica da Faculdade de Medicina da Universidade de São Paulo (FMUSP). Chefe de Clínica da Divisão de Neurologia Clínica do Hospital das Clínicas da FMUSP. Chefe do Grupo de Epilepsia da Divisão de Neurologia Clínica do Hospital das Clínicas da FMUSP (HCFMUSP).

Marcelo Arlindo Vasconcelos Miranda Rodrigues

Médico especialista em Clínica Médica do Hospital Universitário da Universidade de São Paulo (USP). Coordenador do Internato do 6º ano da Faculdade de Medicina da USP, realizado no Hospital Universitário da USP. Doutor na área de Educação em Saúde pela USP.

Mirko Babic

Assistente da Clínica Oftalmológica no Hospital das Clínicas da Faculdade de Medicina da Universidade de São Paulo (HCFMUSP). Doutor em Ciências pela Faculdade de Medicina da Universidade de São Paulo (FMUSP).

MEDICINA PREVENTIVA

Euclides Ayres de Castilho

Professor Titular Emérito do Departamento de Medicina Preventiva da Faculdade de Medicina da Universidade de São Paulo (FMUSP).

Nelson da Cruz Gouveia

Professor Titular do Departamento de Medicina Preventiva da Faculdade de Medicina da Universidade de São Paulo (FMUSP).

Paulo Rossi

Professor Titular do Departamento de Medicina Preventiva da Faculdade de Medicina da Universidade de São Paulo (FMUSP).

Alicia Matijasevich

Professora Associada do Departamento de Medicina Preventiva da Faculdade de Medicina da Universidade de São Paulo (FMUSP).

Maria Fernanda Tourinho Peres

Professora Doutora do Departamento de Medicina Preventiva da Faculdade de Medicina da Universidade de São Paulo (FMUSP).

Maria Inês Battistella Nemes

Professora Associada do Departamento de Medicina Preventiva da Faculdade de Medicina da Universidade de São Paulo (FMUSP).

Carolina Bonilla Richero

Professora Doutora do Departamento de Medicina Preventiva da Faculdade de Medicina da Universidade de São Paulo (FMUSP).

Gerusa Maria Figueiredo

Professora Doutora do Departamento de Medicina Preventiva da Faculdade de Medicina da Universidade de São Paulo (FMUSP).

Maria Fernanda Tourinho Peres

Professora Doutora do Departamento de Medicina Preventiva da Faculdade de Medicina da Universidade de São Paulo (FMUSP).

Ciências Sociais e Humanas em Saúde – Políticas, Planejamento, Gestão e Avaliação em Saúde, Atenção Primária em Saúde

Alexandre Domingues Grangeiro
Pesquisador do Departamento de Medicina Preventiva (DMP) da Faculdade de Medicina da Universidade de São Paulo (FMUSP).

Ana Cláudia Camargo Gonçalves Germani
Professora Doutora do Departamento de Medicina Preventiva (DMP) da Faculdade de Medicina da Universidade de São Paulo (FMUSP).

Ana Flávia Lucas Pires d'Oliveira
Professora Doutora do Departamento de Medicina Preventiva (DMP) da Faculdade de Medicina da Universidade de São Paulo (FMUSP).

André Mota
Professor Associado do Departamento de Medicina Preventiva (DMP) da Faculdade de Medicina da Universidade de São Paulo (FMUSP).

Hillegonda Maria Dutilh Novaes
Professora Associada do Departamento de Medicina Preventiva (DMP) da Faculdade de Medicina da Universidade de São Paulo (FMUSP).

Lilia Blima Schraiber
Professora Associada do Departamento de Medicina Preventiva (DMP) da Faculdade de Medicina da Universidade de São Paulo (FMUSP).

Márcia Thereza Couto Falcão
Professora Associada do Departamento de Medicina Preventiva (DMP) da Faculdade de Medicina da Universidade de São Paulo (FMUSP).

Mariana Eri Sato
Supervisora Técnica de Atenção Primária da Faculdade de Medicina da Universidade de São Paulo (FMUSP).

Mário Scheffer
Professor Doutor do Departamento de Medicina Preventiva (DMP) da Faculdade de Medicina da Universidade de São Paulo (FMUSP).

Patrícia Coelho de Soárez
Professora Associada do Departamento de Medicina Preventiva (DMP) da Faculdade de Medicina da Universidade de São Paulo (FMUSP).

Ricardo Rodrigues Teixeira
Professor Doutor do Departamento de Medicina Preventiva (DMP) da Faculdade de Medicina da Universidade de São Paulo (FMUSP).

Rosana Machin
Professora Doutora do Departamento de Medicina Preventiva (DMP) da Faculdade de Medicina da Universidade de São Paulo (FMUSP).

Thaís Moura Ribeiro do Valle Nascimento
Profissional de Ensino e Pesquisa da Faculdade de Medicina da Universidade de São Paulo (FMUSP).

PEDIATRIA

Silvia Maria Ibidi
Médica Assistente da Unidade de Neonatologia do Hospital Universitário da Universidade de São Paulo (USP). Mestrado em Medicina pela USP.

Cristina Q. Grassioto
Médica Assistente do Instituto da Criança e do Adolescente do Hospital das Clínicas da Faculdade de Medicina da Universidade de São Paulo (ICr/HCFMUSP).

Danielle Saad Nemer Bou Ghosn
Médica Assistente do Instituto da Criança e do Adolescente do Hospital das Clínicas da Faculdade de Medicina da Universidade de São Paulo (ICr/HCFMUSP).

Sumário

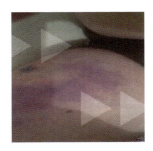
CIRURGIA 1

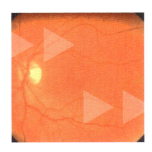
CLÍNICA MÉDICA 97

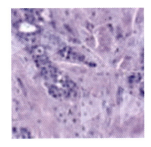
GINECOLOGIA E OBSTETRÍCIA 167

MEDICINA PREVENTIVA 243

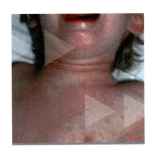
PEDIATRIA 305

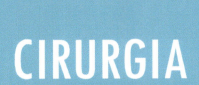

CIRURGIA

AUTORES DA SEÇÃO

Dr. Alberto Bitran | Dr. Roberto Rasslan | Dra. Marilia D'Elboux Guimarães Brescia

COLABORADORES DA SEÇÃO

CIRURGIA GERAL
Dr. Cornelius Mitteldorf
Prof. Dr. José Pinhata Otoch
Prof. Dr. Manoel de Souza Rocha
Dra. Linda Ferreira Maximiano

UROLOGIA
Prof. Dr. Eduardo Mazzucchi

ANESTESIA
Prof. Dr. Joaquim Edson Vieira
Dr. Domingos Dias Cicarelli

CIRURGIA PEDIÁTRICA
Profa. Dra. Ana Cristina Aoun Tannuri

CIRURGIA DO APARELHO DIGESTIVO
Prof. Dr. Marco Aurelio Santo

CIRURGIA TORÁCICA
Dr. Marcos Naoyuki Samano

CIRURGIA PLÁSTICA
Prof. Dr. Wilson Cintra Junior
Prof. Dr. Dov Goldenberg

CIRURGIA VASCULAR
Dra. Grace Carvajal Mulatti
Dr. Fabio Rodrigues do Espirito Santo

ORTOPEDIA
Prof. Dr. Olavo Pires de Camargo
Dr. Rafael Trevisan Ortiz

CIRURGIA DE CABEÇA E PESCOÇO
Prof. Dr. Vergilius José Furtado Araújo Filho
Prof. Dr. Leandro Luongo de Mattos

Atividades de Cirurgia Geral

2017

1 Mulher de 23 anos de idade refere picada de inseto na face medial da coxa, há 2 dias. Nas 24 horas subsequentes, evoluiu com dor e inchaço locais. Devido à piora rápida e progressiva dos sintomas, aplicou compressas quentes, sem melhora. Após 48 horas, a dor estava tão intensa que a paciente decidiu procurar atendimento médico. Ao exame clínico apresenta a imagem a seguir.

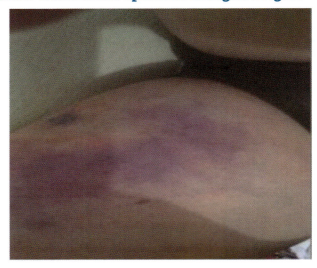

Fonte: Acervo da autoria.

O diagnóstico é:

A) Hematoma dissecante.

B) Reação alérgica à picada de inseto.

C) Queimadura devido às compressas.

D) Infecção necrotizante de partes moles.

Resposta: D

A perda da integridade da pele, como picada de inseto e trauma, é uma condição que favorece a infecção necrotizante de partes moles, que pode comprometer epiderme, derme, subcutâneo e fáscia. As infecções podem ser polimicrobiana, principalmente por aeróbios e anaeróbios, ou monomicrobiana por *Streptococcus, Staphylococcus aureus* e *Clostridium perfigens*. Alguns autores denominam esses agentes bactérias comedoras de carne. A evolução clínica se caracteriza pela necrose fulminante dos tecidos associada ao comprometimento sistêmico com disfunção de órgãos, que apresenta elevada mortalidade. Na história, é característica a dor intensa, que é desproporcional aos achados de exame físico mais comuns, como hiperemia sem nítida delimitação, edema, febre, crepitação, bolhas e necrose. O diagnóstico é clínico, e os exames de imagem não devem postergar o desbridamento. A tomografia é o melhor método, mas pode subestimar a extensão do acometimento, e os achados mais frequentes são: gás, coleção e alteração de realce dos tecidos. A celulite é um diagnóstico diferencial, mas não tem uma evolução tão aguda, e os sinais e sintomas são menos exuberantes.

Referência

Stevens DL, Bryant AE. Necrotizing soft-tissue infections. N Engl J Med. 2017;377(23):2253-65. Doi:10.1056/NEJMra1600673.

2 Paciente de 60 anos de idade, masculino, chega ao pronto-socorro com história de episódios de cólica intestinal, com piora progressiva há 6 meses. Há 1 mês vem apresentando episódios de diarreia "explosiva" e incontinência fecal e, há 1 semana, distensão abdominal, vômitos e parada de eliminação de gases e fezes. Antecedente de apendicectomia há 20 anos e colocação de prótese endovascular de aorta há 1 ano. Refere fazer tratamento de hipertensão arterial e diabetes.

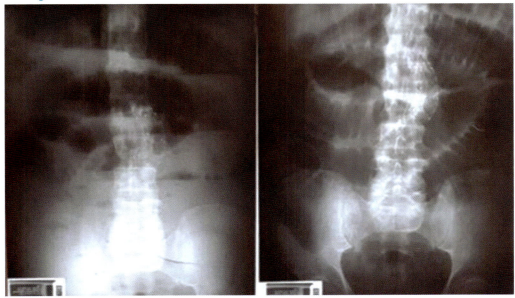

Radiografia de abdome

Fonte: Acervo da autoria.

Em relação ao caso e à radiografia apresentada, é correto afirmar que:

A) A localização da prótese aórtica sugere isquemia mesentérica.
B) A presença de gás predominantemente no cólon sugere válvula ileocecal competente.
C) O velamento na radiografia em ortostase sugere diverticulite perfurada.
D) A presença de gás no intestino delgado e no cólon sugere neoplasia de cólon obstrutiva.

Resposta: D

A história completa e um exame físico minucioso permitem o diagnóstico sindrômico do tipo de abdome agudo, e às vezes o próprio diagnóstico etiológico. A questão aborda um doente com sintomas típicos de obstrução intestinal. O toque retal e a avaliação da região inguinal são obrigatórios. Doentes idosos e obesos podem apresentar hérnia femoral e não notar o abaulamento femoral. As principais causas de abdome agudo obstrutivo em ordem de frequência são: aderências, hérnias encarceradas e tumores colorretais. O principal fator de risco para aderência é operação de urgência devido a peritonite ou trauma com sangue na cavidade. A obstrução intestinal por bridas tem uma história aguda, diferente do tumor de cólon obstrutivo, que se manifesta previamente com alteração do hábito intestinal e formato das fezes. Na suspeita de obstrução intestinal, a radiografia, apesar das limitações em relação a tomografia, pode ser suficiente para definição diagnóstica e condução do caso, principalmente na obstrução por bridas, que apresenta apenas distensão de intestino delgado. No câncer colorretal, a transição retossigmoide é o local mais comum de obstrução. A distensão de intestino delgado, com empilhamento de moeda, e do cólon é o achado radiográfico mais comum, exceto quando a válvula ileocecal é competente e ocorre apenas distensão de cólon. Essa situação denomina-se obstrução em alça fechada.

Referência

Townsend CM, Beauchamp RD, Evers BM, Mattox KL. Sabiston Textbook of Surgery: the biological basis of modern surgical practice. 20.ed. Elsevier; 2017. p. 1120-38.

3 Mulher de 63 anos de idade refere aumento do volume abdominal e leve empachamento pós-prandial. Nega perda de peso, febre, alteração de hábito intestinal. Paciente sem comorbidades, sem restrições às atividades de vida diária ou laborais. Ao exame clínico, bom estado geral. Massa palpável de cerca de 16 cm ocupando flanco direito, profunda, fixa, menos evidente à manobra de Valsalva, imóvel à inspiração profunda, exame clínico sem outras alterações. Tomografia de tórax sem alterações. Tomografia de abdome demonstrando lesão sólida retroperitoneal, em íntimo contato com rim direito, veia cava, coluna, fígado e cólon direito.

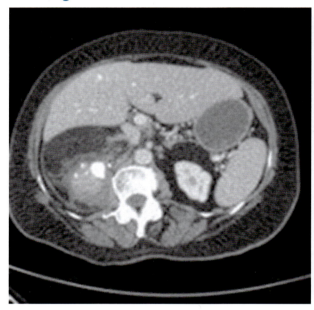 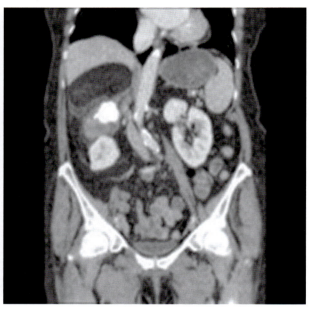

Fonte: Acervo da autoria.

Considerando que a hipótese diagnóstica é de sarcoma de retroperitônio, qual a conduta indicada?

A) Laparoscopia diagnóstica, inventário cuidadoso da cavidade abdominal e biópsia da lesão.

B) Biópsia da lesão por agulha grossa (tru-cut), guiada por tomografia.

C) Laparotomia exploradora com ressecção completa marginal da lesão.

D) Seguimento com realização de nova tomografia em 3 meses para observação do comportamento da lesão.

Resposta: C

 Como esta questão envolve o domínio de alguns conceitos, ouça a explicação disponível no QR code ao lado.

Referências

Gladdy RA, Gupta A, Catton C N. Retroperitoneal sarcoma: fact, opinion and controversy. Surg Oncol Clin N Am. 2016;25(4):697-711. Doi: 10.1016/j.soc.2016.05.003.

Townsend CM, Beauchamp RD, Evers BM, Mattox KL. Sabiston textbook of surgery: the biological basis of modern surgical practice. 20.ed. Elsevier; 2017. p. 766-70.

4 Homem de 27 anos de idade, vítima de queda de moto após choque em alta velocidade com um carro, é trazido ao pronto-socorro. Apresenta-se com vias aéreas pérvias, murmúrios vesiculares presentes e simétricos, frequência respiratória de 30 incursões por minuto, frequência cardíaca de 125 batimentos por minuto, pressão arterial de 90 x 50 mmHg. Apresenta ainda sinais de fratura em face, antebraço direito e perna direita. Dor à palpação da bacia e distensão abdominal, sem outras alterações. Foram realizados os seguintes exames de imagem:

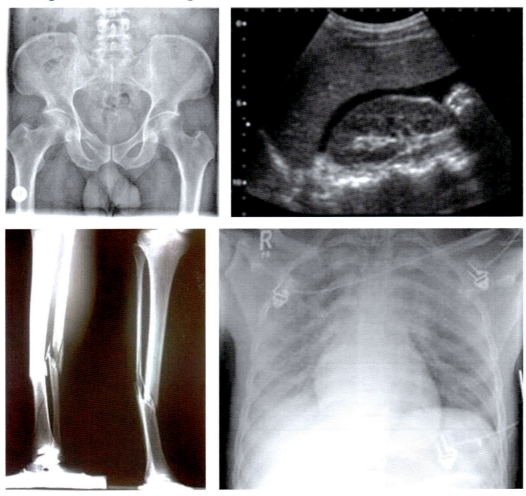

Fonte: Acervo da autoria.

Em relação à classificação do choque e à localização mais provável de sangramento, podemos afirmar que se trata de:

A) Choque classe III, bacia.
B) Choque classe IV, perna.
C) Choque classe IV, abdome.
D) Choque classe III, abdome.

Resposta: D

 Como esta questão envolve o domínio de alguns conceitos, ouça a explicação disponível no QR code ao lado.

Referências

American College of Surgeon's Committee on Trauma. Advanced trauma life support (ATLS®). Manual do curso de alunos. 10.ed. American College of Surgeons. Chicago; 2018. p.42-61.

Cannon JW. N Engl J Med. 2018;378(4):370-9. Doi: 10.1056/NEJMra1705649.

5

Homem de 50 anos de idade procura atendimento médico com queixa de melena há 3 horas. Refere que teve episódio semelhante há 1 ano, quando foi diagnosticado sangramento de varizes de esôfago e cirrose hepática por vírus B. Desde então usa propranolol e faz sessões de escleroterapia. Recentemente utilizou anti-inflamatórios devido a lombalgia. Na sala de emergência apresenta-se orientado, frequência cardíaca de 90 batimentos por minuto, pressão arterial de 80 x 50 mmHg e tempo de enchimento capilar maior que 3 segundos. Submetido a endoscopia com achado de varizes de fundo gástrico com sangramento ativo.

Qual a melhor conduta indicada neste caso?

A) Obliteração com cianoacrilato.
B) Passagem de balão de Sengstaken-Blakemore.
C) Ligadura elástica das varizes e octreotide.
D) Cirurgia de emergência (desconexão ázigos-portal).

Resposta: A

A hemorragia digestiva alta decorrente de varizes de esôfago e do fundo gástrico ocorre em 30% dos doentes com cirrose, acompanhada de mortalidade de cerca de 20% nos primeiros 2 meses após o primeiro episódio de sangramento, principalmente em doentes *Child* C. O caso da questão reflete a evolução típica dessa afecção, com 70% de recidiva da hemorragia, sendo que 30% ocorre nas primeiras 6 semanas. O tratamento do sangramento inclui:

- Medicamentos, como terlipressina e octreotide;
- Hemostasia endoscópica;
- Tamponamento com balão de Sengstaken-Blakemore;
- Endovascular para realização de uma derivação portossistêmica, conhecida por TIPS (*transjugular intrahepatic portosystemic shunt*);
- Tratamento operatório em casos extremos com a derivação porto-cava.

O primeiro passo no tratamento é a administração precoce de terlipressina ou octreotide, para diminuir a pressão no território ázigo-portal, seguido da endoscopia. No insucesso dessas medidas, deve-se discutir as demais alternativas. A hemostasia endoscópica pode ser realizada por meio da ligadura elástica das varizes, escleroterapia e injeção de cianoacrilato. As varizes de fundo gástrico, situação abordada na questão, são menos frequentes que as esofágicas, porém têm pior prognóstico pela maior recorrência de sangramento, sendo que o uso de cianoacrilato é a melhor opção de tratamento endoscópico.

Referências

Lee EW, Shahrouki P, Alanis L, et al. Management options for gastric variceal hemorrhage. JAMA Surg. 2019;154(6):540-8. Doi: 10.1001/jamasurg.2019.0407.

de Franchis R. Baveno VI Faculty. Expanding consensus in portal hypertension: report of the Baveno VI Consensus Workshop: stratifying risk and individualizing care for portal hypertension. J Hepatol. 2015;63(3):743-52. Doi: 10.1016/j.jhep.2015.05.022.

6

Mulher de 23 anos de idade tem como queixa principal dor abdominal localizada em quadrante inferior direito há 24 horas e urgência miccional. Refere ainda falta de apetite e náuseas desde o início da dor. Ultrassonografia de abdome não visualizou o apêndice cecal e descreveu útero e anexos sem alterações. Urina tipo I com 40.000 leucócitos. A seguir foi submetida a laparoscopia diagnóstica conforme imagens a seguir (foto com artefato de brilho: áreas brancas):

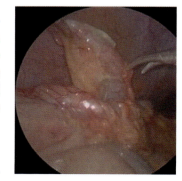

Fonte: Acervo da autoria.

Podemos afirmar que:

A) O diagnóstico é apendicite aguda edematosa. Deve-se realizar apendicectomia e manter antibióticos por no mínimo 48 horas.

B) O diagnóstico é apendicite ulceroflegmonosa. Deve-se realizar apendicectomia e manter o antibiótico por até 24 horas.

C) O apêndice está normal mas deve ser ressecado, já que havia suspeita de apendicite aguda.

D) O diagnóstico é pielonefrite e o tratamento é antibioticoterapia por 7 a 10 dias.

Resposta: B

A história típica da apendicite aguda, com dor migratória do epigastro para a fossa ilíaca direita, ocorre em apenas 60% dos casos. Os exames de imagem se tornaram realidade no diagnóstico dessa afecção, e têm participação fundamental em mulheres, obesos, imunodeprimidos e idosos. Por esse motivo diminuiu a incidência de apendicectomia "branca". A ultrassonografia apresenta limitações, mas ainda é o exame mais realizado na suspeita de apendicite, e tem indicação para diferenciar afecções de origem ginecológica. Tem sensibilidade de 85%, de tal forma que, em um exame não conclusivo, a doença não pode ser descartada. A tomografia é considerada o melhor exame diagnóstico devido à maior acurácia. Na persistência da dúvida da etiologia da dor, a laparoscopia consiste em uma ferramenta importante. Na literatura tem algumas classificações da fase (grau) da apendicite. Uma das mais utilizadas a divide em: edematosa, flegmonosa, supurativa e gangrenosa. Nas formas não complicadas trata-se de processo inflamatório sem infecção, de maneira que o uso do antibiótico é profilático e não terapêutico. Inclusive, alguns serviços propõem a administração de dose única durante a indução anestésica.

Referências

Gorter RR, Eker HH, Gorter-Stam MAW, et al. Diagnosis and management of acute appendicitis. EAES Consensus Development Conference 2015. Surg Endosc. 2016;30:4668-90. Doi 10.1007/s00464-016-5245-7.

Sartelli M, Mefire AC, Labricciosa FM, et al. The management of intra-abdominal infections from a global perspective: 2017 WSES guidelines for management of intra-abdominal infections. World J Emerg Surg. 2017;12:29. Doi:10.1186/s13017-017-0141-6.

Sartelli et al. Management of intra-abdominal infections: recommendations by the WSES 2016 consensus conference. World J Emerg Surg. 2017;12:22. Doi:10.1186/s13017-017-0132-7.

2018

 Dentre as alternativas a seguir, qual está correta com relação à antibioticoterapia e aos micro-organismos envolvidos nas infecções de tratamento operatório?

A) Pacientes com apendicite com necrose e perfuração devem receber antibioticoterapia por no mínimo 7 dias após a cirurgia.

B) Os micro-organismos mais frequentemente envolvidos na colangite aguda por litíase biliar são as bactérias anaeróbias.

C) Na pancreatite aguda necro-hemorrágica, a antibioticoterapia preventiva por 10 dias evita infecção secundária e melhora o prognóstico em médio prazo.

D) É obrigatório incluir cobertura para S. pyogenis no tratamento empírico dos pacientes com fasceíte necrotizante do membro inferior.

Resposta: D

O uso indiscriminado de antibiótico é um problema mundial e implica aumento de resistência bacteriana. Nas peritonites, um tema controverso é o tempo da sua administração. A principal discussão consiste em uma estratégia de período curto preestabelecido (cerca de 5 dias) *versus* 2 dias a mais após o controle dos sinais de sepse. Na pancreatite aguda grave, a infecção da necrose pancreática é considerada o pior fator prognóstico após superada a fase aguda da exacerbação da resposta inflamatória. Nesse sentido, na década de 1990 foi proposto o uso precoce de antibiótico para prevenir infecção, porém ao longo dos anos ficou demonstrado que essa estratégia não diminuiu sua incidência, além de selecionar bactérias mais resistentes. O conhecimento dos patógenos mais prevalentes em cada tipo de infecção é fundamental para propor um esquema de antibiótico específico. Nas colangites decorrentes de coledocolitíase, os agentes mais comuns são de origem colônica, como *E. coli*, *Klebsiella* e espécies de *Enterobacter*. A infecção necrotizante de partes moles pode ser de origem polimicrobiana ou mononobacteriana. O *Streptococcus* e o *Staphylococcus aureus* são as principais bactérias na infecção que envolvem um único patógeno, e até o resultado definitivo das culturas é preciso manter esquema com cobertura para esses germes.

Referências

Gomi H, Solomkin JS, Schlossberg D. Tokyo guidelines 2018: antimicrobial therapy for acute cholangitis and cholecystitis. J Hepatobiliary Pancreat Sci. 2018;25:3-16. Doi: 10.1002/jhbp.518.

Stevens DL, Bryant AE. Necrotizing soft-tissue infections. N Engl J Med. 2017;377(23):2253-65. Doi:10.1056/NEJMra1600673.

Forsmark CE, Vege SS, Wilcox CMN. Acute pancreatitis. Engl J Med. 2016;375(20):1972-81.

Sawyer RG, Claridge JA, Nathens AB. Trial of short-course antimicrobial therapy for intraabdominal infection. N Engl J Med. 2015;372(21):1996-2005. Doi:10.1056/NEJMoa1411162.

8 Homem de 36 anos de idade é vítima de acidente automobilístico (colisão entre dois automóveis de passeio). Chega ao pronto-socorro de um hospital terciário imobilizado por colar cervical e com vias aéreas protegidas. No exame clínico, está hemodinamicamente estável. Pontuação na escala de coma de Glasgow: 15. Apresenta dor à palpação de flanco esquerdo. O resultado do FAST na sala de emergência é negativo. A tomografia computadorizada de abdome e pelve evidenciou volumoso hematoma perirrenal à esquerda e extravasamento de contraste na fase arterial.

Qual é a conduta para o caso?

A) Nefrectomia total esquerda.
B) Embolização por arteriografia.
C) Laparotomia exploradora e controle de danos.
D) Observação clínica em terapia intensiva.

Resposta: B

O tratamento não operatório das vísceras parenquimatosas se restringe para doentes com estabilidade hemodinâmica e após a exclusão de lesão de intestino delgado, cólon, bexiga e mesentério. A realização de tomografia de abdome é obrigatória para indicar o tratamento não operatório, além do seguimento por equipe horizontal. O grau da lesão do fígado, baço e rim não é mais um critério para indicar laparotomia exploradora, mas sim a condição hemodinâmica. O extravasamento de contraste arterial em órgãos sólidos significa sangramento ativo, e um recurso nos doentes estáveis consiste na arteriografia com embolização seletiva do foco, com grande sucesso de controle.

Referência

Moore EE, Feliciano D, Mattox KL. Trauma. 8.ed. McGraw-Hill; 2017. p.693-729.

9 Homem de 59 anos de idade tem hérnia incisional há 18 anos, que surgiu após ter sido submetido a laparotomia exploradora (imagem a seguir). Queixa-se de dificuldade para realizar as atividades diárias (higiene pessoal e deambular). Apresenta diabetes e hipertensão arterial controladas com medicamentos.

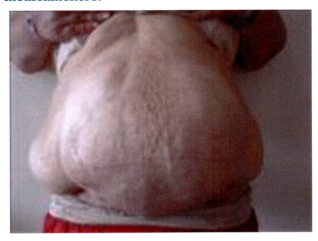
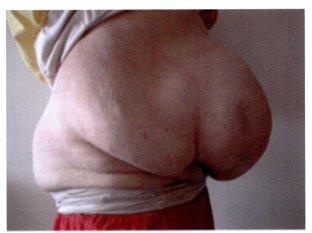

Fonte: Acervo da autoria.

Foi submetido a correção da hérnia incisional com colocação de tela pré-aponeurótica. No pós-operatório imediato, estava em ventilação mecânica e foi encaminhado para unidade de terapia intensiva. No primeiro dia pós-operatório, evoluiu com instabilidade hemodinâmica, necessitando de doses crescentes de drogas vasoativas. Acompanhava oligúria, aumento da pCO_2 e diminuição da pO_2 arteriais e aumento da pressão inspiratória.

Considerando a principal hipótese etiológica para a complicação apresentada, qual(is) é(são) a(s) conduta(s) diagnóstica(s) para o caso nesse momento?

A) Angiotomografia de tórax e ecocardiograma.
B) Troponina e eletrocardiograma.
C) Tomografia de abdome.
D) Medida da pressão intravesical.

Resposta: D

Trata-se de doente com hérnia incisional gigante, que tem por definição o tamanho do anel herniário maior que 10 cm ou um volume de 25% do conteúdo abdominal dentro da hérnia, evidenciado na tomografia de abdome. O tratamento desses doentes é um grande desafio, pois grande parte apresenta comorbidades, sendo a obesidade muito prevalente. Portanto, a morbidade e a mortalidade do tratamento operatório são elevadas, pois são doentes complexos submetidos a operação de grande porte. Diante de grande perda de "domicílio" do volume abdominal na hérnia, a síndrome compartimental abdominal é uma complicação que pode ocorrer no pós-operatório imediato após a redução do conteúdo herniário para dentro da cavidade. Algumas medidas, como o pneumoperitônio pré-operatório, a visceroredução e a manutenção do doente intubado e curarizado por 48 horas de pós-operatório, podem prevenir sua incidência. O diagnóstico deve ser aventado quando no exame físico se observa tensão da parede abdominal, aumento da pressão venosa central, diminuição do débito urinário, piora dos parâmetros hemodinâmicos e dificuldade de ventilação. A medida da pressão intravesical é fundamental e confirma a hipótese diagnóstica.

Referência

De Laet IE, Malbrain MLNG, De Waele JJ. A clinician's guide to management of intra-abdominal hypertension and abdominal compartment syndrome in critically ill patients. Crit Care. 2020;24(1):97. Doi: 10.1186/s13054-020-2782-1.

10 Homem de 19 anos de idade foi vítima de ferimento abdominal (transfixante) por projétil de arma de fogo há 90 minutos. No exame clínico de entrada no pronto-socorro estava estável hemodinamicamente, com dor à palpação abdominal. Foi indicada laparotomia exploradora, que evidenciou lesão em cólon esquerdo e presença de fezes no flanco e fossa ilíaca, ambos à esquerda.

Qual é a classificação da cirurgia segundo o potencial de contaminação/infecção e qual é a duração da administração de cefalosporina de 3ª geração associada a metronidazol para o caso?

	Classificação	Duração da administração
A)	Cirurgia contaminada	48 horas
B)	Cirurgia infectada	7 dias
C)	Cirurgia infectada	72 horas
D)	Cirurgia contaminada	Dose única

Resposta: A

A questão se refere a um trauma abdominal penetrante com lesão de cólon. Geralmente, o atendimento do doente traumatizado grave ocorre imediatamente após o evento, e as lesões de víscera oca se acompanham de contaminação da cavidade abdominal. Essa situação é diferente da infecção, que consiste em uma contaminação que não foi tratada precocemente. O uso do antibiótico é diferente nessas situações. Na infecção, seu emprego é terapêutico, com duração de pelo menos 72 horas, com reavaliação clínica e dos parâmetros infecciosos para definir a prorrogação. Na presença de contaminação, o esquema de antibiótico é preventivo, e deve ser administrado por até 48 horas. A Eastern Association for the Surgery of Trauma (acesse o site no QR code ao lado), recomenda, com base em trabalhos retrospectivos e ensaios clínicos do final da década de 1990, que o uso de antibiótico na contaminação devido a perfuração de víscera oca deva ser de 24 horas. O uso prolongado do medicamento não diminui as complicações infecciosas.

Referência

Goldberg SR, Anand RJ, Como JJ, et al. Prophylactic antibiotic use in penetrating abdominal trauma: an Eastern Association for the Surgery of Trauma practice management guideline. J Trauma Acute Care Surg. 2012;73(5 Suppl 4):S321-5. Doi: 10.1097/TA.0b013e3182701902.

11 Mulher de 48 anos de idade, sem antecedentes mórbidos relevantes, apresenta massa fibroelástica de 8 cm no antebraço esquerdo. A massa aumentou progressivamente nos últimos 9 meses (figura a seguir), e não está associada a trauma local.

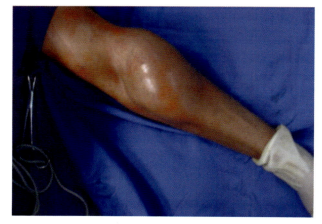

Fonte: Acervo da autoria.

A ressonância magnética não evidenciou invasão osteomuscular ou vascular. A tomografia de tórax é normal.

Qual é a conduta para o caso?

A) Ressecção cirúrgica ampla com margem de segurança de 2 cm.

B) Ressecção com biópsia de congelação da margem no intraoperatório.

C) Múltiplas biópsias por punção com agulha grossa, guiadas por ultrassonografia, em sítio único na pele.

D) Múltiplas biópsias por punção com agulha grossa, guiadas por ultrassonografia, em múltiplos sítios na pele.

Resposta: C

Os tumores de partes moles são prevalentes, sendo o lipoma o mais comum. Trata-se de um tumor benigno de células adiposas do subcutâneo. Diante de lesões de maiores dimensões, com ulcerações, consistência endurecida ou crescimento rápido, deve-se levar em consideração a presença de outros tipos histológicos de tumores, com comportamento maligno, destacando-se os sarcomas. Portanto, em lesões maiores que 5 cm é indicada a realização de biópsia para planejar o tipo de ressecção. O local da biópsia precisa ser planejado, pois, na eventual confirmação de um tumor maligno, esse sítio precisa ser incluído na ressecção, de tal maneira que é contraindicada a punção de diversos sítios na pele pelo risco de disseminação da doença. O material deve ser representativo, de forma que mais de uma amostra auxilia na avaliação anatomopatológica. O uso do ultrassom auxilia o melhor local de punção, com o intuito de evitar possíveis áreas de necrose.

Referência

Townsend CM, Beauchamp RD, Evers BM, Mattox KL. Sabiston textbook of surgery: the biological basis of modern surgical practice. 20.ed. Elsevier; 2017. p.754-66.

12 Homem de 73 anos de idade está internado por pancreatite aguda grave há 23 dias. Há 4 dias, apresentou piora do estado geral e aumento da leucocitose, sem melhora com o uso de imipenem. Hoje foi realizada nova tomografia de abdome, a seguir.

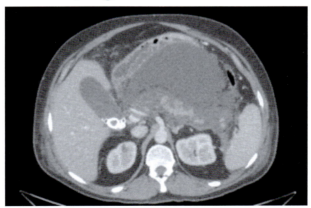

Fonte: Acervo da autoria.

Qual é a conduta para o caso?

A) Drenagem transgástrica por endoscopia.

B) Necrosectomia por laparotomia.

C) Necrosectomia videolaparoscópica.

D) Drenagem percutânea guiada por tomografia.

Resposta: D

A infecção da necrose pancreática ocorre geralmente após a segunda semana de evolução da pancreatite aguda. Nas formas graves da doença, a mortalidade nos primeiros 15 dias é em decorrência da resposta inflamatória exacerbada. Após esse período, a infecção da necrose pancreática é o fator de pior prognóstico. O diagnóstico da necrose pancreática infectada é um desafio, e deve-se excluir outros sítios de infecção. A presença de gás na coleção pancreática evidenciada na tomografia de abdome é patognomônico de infecção, porém ocorre em apenas 40%. A piora clínica, laboratorial e do exame de imagem consiste em parâmetros seguros para definir a presença de infecção em mais de 90%. A necrose pancreática infectada, de maneira geral, implica algum tipo de procedimento para drenagem. O tratamento por via aberta deve ser evitado, e preconiza-se uma drenagem como primeira abordagem. Na falha dessa medida, está indicada a necrosectomia minimamente invasiva. A localização da coleção define o melhor tipo de drenagem. As coleções retrogástricas podem ser drenadas tanto por via endoscópica quanto percutânea. O tratamento deve ser postergado o máximo possível para melhor organização da coleção, que após 4 semanas é denominada necrose pancreática delimitada. Antes desse período, deve-se evitar o tratamento endoscópico, sendo a melhor opção a drenagem percutânea. Alguns trabalhos recentes, após a elaboração desta questão, mostram a possibilidade do tratamento endoscópico antes de 4 semanas, mas ainda não é um consenso.

Referências

Forsmark CE, Vege SS, Wilcox CMN. Acute pancreatitis. Engl J Med. 2016;375(20):1972-81.

Trikudanathan G, Wolbrink DRJ, van Santvoort HC, et al. Current concepts in severe acute and necrotizing pancreatitis: an evidence-based approach. Gastroenterology. 2019;156:1994-2007.

13 Você é plantonista de um pronto-socorro e quatro pacientes, vítimas do mesmo acidente automobilístico, são admitidos simultaneamente. O quadro clínico de cada um dos pacientes está descrito a seguir.

Paciente	Descrição
I	Homem de 58 anos de idade, motorista de um dos veículos. Apresenta dor abdominal e torácica, bem como edema/hematoma em coxa direita. Frequência cardíaca: 140 bpm, pressão arterial: 110 x 60 mmHg.
II	Mulher de 54 anos de idade, esposa do paciente I, passageira no banco da frente. Tem múltiplas lacerações na face, sangue em cavidades oral e nasal e rouquidão. Frequência cardíaca: 110 bpm, pressão arterial: 130 x 70 mmHg.
III	Jovem de 19 anos de idade, filho do casal, passageiro do banco de trás. Está gritando de dor, com deformidade em membro superior esquerdo e ferimento corto-contuso na face. Frequência cardíaca: 100 bpm, pressão arterial: 130 x 80 mmHg.
IV	Jovem de 15 anos de idade, filha do casal, também passageira no banco de trás. Tem escoriações em hemitórax esquerdo e diz que está com falta de ar. Frequência cardíaca: 120 bpm, pressão arterial: 110 x 60 mmHg.

Fonte: Elaborado pela autoria.

Em qual sequência esses pacientes devem ser atendidos?

A) Paciente IV, paciente II, paciente I, paciente III.
B) Paciente II, paciente IV, paciente I, paciente III.
C) Paciente II, paciente I, paciente III, paciente IV.
D) Paciente IV, paciente II, paciente III, paciente I.

Resposta: B

O princípio da triagem consiste em atender o maior número de doentes da melhor forma possível em um intervalo de tempo adequado. Quando há recursos para que todos sejam atendidos, as prioridades seguem o A/B/C/D/E do atendimento do traumatizado. Quando os recursos são insuficientes, o pensamento passa a ser atender quem tem mais chances de sobreviver com o menor gasto de recursos. Nesse caso da questão, todos os pacientes serão atendidos, portanto devemos seguir as prioridades conforme as alterações no A/B/C/D/E. Dessa forma, o primeiro a ser atendido é o paciente II, que apresenta sinais de obstrução da via aérea, seguido do paciente IV, que apresenta alterações relacionadas à ventilação, seguido do paciente I, que apresenta alterações relacionadas à circulação, e por último o paciente III, que apresenta lesão ortopédica sem outros comprometimentos.

Referência

American College of Surgeon's Committee on Trauma. Advanced trauma life support (ATLS®). Manual do curso de alunos. 10.ed. American College of Surgeons. Chicago; 2018. p.42-61.

14

Homem de 69 anos de idade deu entrada no pronto-socorro por dor abdominal há 2 dias. É hipertenso, diabético, obeso e tabagista. Foi feito o diagnóstico de abdome agudo inflamatório, sendo submetido a laparotomia exploradora que evidenciou diverticulite perfurada. Foi realizada sigmoidectomia a Hartmann. No 6º dia pós-operatório o paciente teve saída de grande quantidade de líquido sero-hemático por entre os pontos da ferida operatória.

Qual é a principal hipótese diagnóstica para a complicação pós-operatória apresentada?

A) Deiscência da aponeurose.
B) Infecção de sítio cirúrgico.
C) Fístula intestinal.
D) Hematoma na parede abdominal.

Resposta: A

A deiscência da aponeurose na cirurgia de urgência pode ocorrer em até 15% das laparotomias medianas. Quando mantida a sutura da pele, o termo empregado é "eventração". Na abertura de todas as camadas do fechamento, com exposição do conteúdo intra-abdominal ao meio externo, denomina-se evisceração. Essa complicação pode ser decorrente de técnica operatória inadequada, porém a condição clínica do doente e o tipo de cirurgia desempenham um papel importante. Os principais fatores de risco são: obesidade, desnutrição, câncer, idade avançada, doença pulmonar obstrutiva crônica, ascite, icterícia, anemia e cirurgia colorretal. O diagnóstico de eventração é clínico na grande maioria dos casos. No exame físico pode-se observar a falha da aponeurose na palpação, exceto em doentes obesos, nos quais a avaliação fica prejudicada. Um sinal precoce é a saída de secreção serossanguinolenta pela ferida operatória, principalmente após esforço, como vômitos e crises de tosse.

Referência

Muysoms FE, Antoniou SA, Bury K, Campanelli G, et al. European Hernia Society guidelines on the closure of abdominal wall incisions. Hernia. 2015;19(1):1-24. Doi: 10.1007/s10029-014-1342-5.

15

Homem de 24 anos de idade foi vítima de ferimento por faca em 7º espaço intercostal, linha axilar média esquerda. Está hemodinamicamente estável e sua radiografia de tórax é normal.

Qual é a conduta para o caso?

A) Ultrassom de abdome (FAST).
B) Tomografia de tórax e abdome.
C) Laparoscopia
D) Drenagem de tórax.

Resposta: C

A questão aborda um ferimento por arma branca na zona de transição toracoabdominal, que é anatomicamente definida por lesões abaixo do 4º espaço intercostal anteriormente, 6º espaço na linha axilar lateralmente e 8º espaço posteriormente. As lesões de diafragma devem sempre ser levadas em consideração nessa situação, e os métodos de imagem não são eficazes em sua avaliação. Algumas vezes, a zona de transição toracoabdominal se sobrepõe à área de risco de ferimento cardíaco, conhecida por zona de Ziedler. Caso uma lesão de diafragma não seja diagnosticada nesse momento, existe o risco do desenvolvimento de hérnias diafragmáticas, com risco de complicações, principalmente o encarceramento de conteúdo abdominal no tórax, com elevada morbidade e mortalidade. Portanto, o cirurgião deve insistir em excluir o trauma de diafragma. O melhor método é a laparoscopia, que permite a avaliação adequada do músculo e de toda a cavidade abdominal. Diante de hemopneumotórax, a toracoscopia é uma alternativa, e na presença de lesão do diafragma é obrigatória a avaliação da cavidade abdominal.

Referência

McDonald AA, Robinson BRH, Alarcon L. Evaluation and management of traumatic diaphragmatic injuries: a practice management guideline from the Eastern Association for the Surgery of Trauma. J Trauma Acute Care Surg. 2018;85(1):198-207. Doi: 10.1097/TA.0000000000001924.

16 Mulher de 33 anos de idade foi atropelada por automóvel há 30 minutos. Foi atendida no local do acidente pela equipe avançada do resgate. No início do atendimento no local do acidente a paciente estava inconsciente, com pressão arterial 80 x 50 mmHg e frequência cardíaca 110 bpm. Naquele momento foi realizada intubação orotraqueal e administrado 1 litro de cristaloide em acesso venoso periférico. O resgate trouxe a paciente ao pronto-socorro de um hospital terciário. Foi admitida no pronto-socorro com pressão arterial inaudível e frequência cardíaca 140 bpm. Na sala de emergência, foram realizados FAST e radiografia de tórax, que resultaram normais, e a radiografia de bacia que está exibida ao lado.

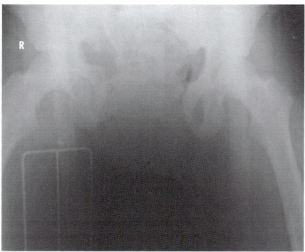

Fonte: Acervo da autoria.

Após a reposição de hemoderivados e o fechamento da bacia com lençol, qual é a sequência de condutas adequada ao caso?

A) Tamponamento pré-peritoneal da bacia seguido de fixação externa da bacia.
B) Fixação interna da bacia seguida de arteriografia para embolização.
C) Arteriografia para embolização seguida de fixação interna da bacia.
D) Fixação externa da bacia seguida de tamponamento pré-peritoneal da bacia.

Resposta: A

 Como esta questão envolve o domínio de alguns conceitos, ouça a explicação disponível no QR code ao lado.

Referências

Coccolini F, Stahel PF, Montori G. Pelvic trauma: WSES classification and guidelines. World J Emerg Surg. 2017;12:5. Doi: 10.1186/s13017-017-0117-6.

Moore EE, Feliciano D, Mattox KL. Trauma. 8.ed. McGraw-Hill; 2017. p.677-91.

2019

17. Homem de 67 anos com dor abdominal difusa, de forte intensidade e início súbito há 1 hora. Refere dois episódios de vômitos. Nega alteração do hábito intestinal (evacuou ontem) ou sintomas urinários. Antecedente de cirurgia de urgência para úlcera gástrica há 25 anos, tabagismo (50 maços/ano), etilismo (3 doses de destilado/dia), hipertensão arterial e infarto agudo do miocárdio há 8 anos. Faz uso de aspirina, atenolol e atorvastatina. Ao exame clínico encontra-se em bom estado geral, agitado, FC 110 bpm, FR 16 irpm, anictérico. Abdome flácido e doloroso à palpação profunda, sem irritação peritoneal. Exames laboratoriais Hb 15,4 g/dL; leucócitos 17.000/mm^3; amilase 175 U/L; lipase 130 U/L; PCR 87 mg/L; gasometria venosa com pH 7,31; lactato 27 mg/dL.

Qual a principal hipótese diagnóstica?

A) Isquemia intestinal.
B) Úlcera perfurada.
C) Pancreatite aguda.
D) Diverticulite aguda perfurada.

Resposta: A

O abdome agudo vascular é uma afecção pouco frequente, porém apresenta mortalidade de até 70%. O infarto intestinal de origem arterial geralmente acomete a artéria mesentérica superior e pode ser decorrente de aterosclerose, embolia e baixo fluxo sanguíneo. Os motivos de um prognóstico tão desfavorável são dois: o diagnóstico tardio e uma população de doentes graves com múltiplas comorbidades. Deve-se sempre pensar nessa hipótese em doentes com fatores de risco para essa afecção (arritmia, doenças sistêmicas como diabete e hipertensão arterial que predispõe para doenças vasculares, tabagismo, antecedente de infarto/angina do miocárdio) que apresentam dor abdominal de início súbito, forte intensidade e difusa. No início do quadro, observa-se uma desproporção entre a intensidade da dor e os achados do exame físico. Um diagnóstico diferencial é a úlcera gastroduodenal perfurada que tem uma história semelhante, porém o doente apresenta precocemente sinais de irritação peritoneal, denominado abdome em "tábua". A pancreatite aguda também pode ter sintomas semelhantes e tem de ser investigada. O diagnóstico do infarto intestinal é feito por meio da angiotomografia. A radiografia de abdome, na suspeita de abdome agudo perfurativo, e a análise de amilase e lipase devem preceder a tomografia, pois em algumas situações são suficientes para definir a causa do abdome agudo.

Referências

Clair DG, Beach JM. Mesenteric ischemia. N Engl J Med. 2016 Mar 10;374(10):959-68. Doi:10.1056/NEJMra1503884.

Townsend CM, Beauchamp RD, Evers BM, Mattox KL. Sabiston textbook of surgery: the biological basis of modern surgical practice. 20.ed. Elsevier; 2017. p.1120-38.

18. Mulher, 42 anos, apresentou lesão cutânea hiperpigmentada de 1,5 cm em face anterior de perna direita. Após consulta com dermatologista, foi indicada biópsia excisional da lesão. O diagnóstico histopatológico foi de Melanoma nodular, Breslow 2,3 mm, nível de Clark III, ulceração presente, 3 mitoses/mm^2, microssatelitose ausente, regressão ausente, invasão perineural ausente, invasão angiolinfática ausente, fase de crescimento vertical, margens cirúrgicas livres (a menor distando 2,5 mm da lesão). No retorno pós-biópsia, a paciente não apresentava queixas. A reavaliação clínica revelou linfonodo palpável em região inguinal direita, 2 cm, móvel, fibroelástico, indolor. Foram realizadas tomografias de tórax, abdome e pelve que não evidenciaram metástases a distância.

Qual é a próxima conduta?

A) Ampliação de margens com pesquisa de linfonodo sentinela.
B) Linfadenectomia inguinal e ampliação das margens.
C) Quimioterapia e radioterapia.
D) Punção aspirativa por agulha fina (PAAF) do linfonodo.

Resposta: D

 Como esta questão envolve o domínio de alguns conceitos, ouça a explicação disponível no QR code ao lado.

Referências

Michielin O, van Akkooi ACJ, Ascierto PA. Cutaneous melanoma: ESMO clinical practice guidelines for diagnosis, treatment and follow-up†. Ann Oncol. 2019;30(12):1884-901. Doi: 10.1093/annonc/mdz411.

Townsend CM, Beauchamp RD, Evers BM, Mattox KL. Sabiston textbook of surgery: the biological basis of modern surgical practice. 20.ed. Elsevier; 2017. p.724-53.

19

Homem de 46 anos vítima de ferimento por projétil de arma de fogo, com lesão exclusiva de coluna torácica, evoluiu com déficit neurológico motor e sensitivo completo em nível de T11. Tratamento cirúrgico para retirada de fragmentos ósseos do canal medular. Encontra-se no 5º pós-operatório com distensão abdominal, sem evacuar e eliminar gases desde o procedimento. Ao exame clínico, afebril, normotenso, eupneico, corado e hidratado. Abdome com importante distensão, timpânico, sem irritação peritoneal. Toque retal com gás na ampola e sem fezes. Exames laboratoriais: Hb 9,7 g/dL; Leucócitos 11.33.000/mm³ (sem desvio); PCR 78. RX simples de abdome apresentado.

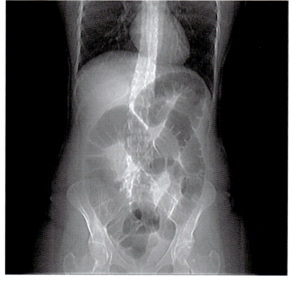

Fonte: Acervo da autoria.

Qual é o tratamento nesse momento?

A) Colonoscopia.
B) Laparoscopia.
C) Lavagem intestinal.
D) Colectomia.

Resposta: A

A síndrome de Ogilvie consiste numa pseudo-obstrução colônica, ou seja, não existe fator mecânico. Essa condição ocorre principalmente em doentes críticos de terapia intensiva com alterações metabólicas, traumas graves, pós-cesárea, lesão raquimedular e pós-operatório de cirurgia de quadril. Sua patogênese ainda é desconhecida, mas acredita-se que haja uma alteração do sistema nervoso autônomo, principalmente do sistema parassimpático. Isso implica distensão do cólon, e, na presença de válvula ileocecal competente, essa dilatação pode cursar com perfuração do ceco e evoluir com peritonite. A manifestação clínica é a distensão abdominal. O diagnóstico é realizado mediante radiografia de abdome ou tomografia, que mostram a distensão de todo o cólon sem fator mecânico envolvido. O tratamento medicamentoso com neostigmine, um inibidor da acetilcolinesterase, ajuda na resolução do quadro, mas a colonoscopia descompressiva exerce papel fundamental no tratamento e evita as complicações.

Referências

Naveed M, Jamil LH, Fujii-Lau LL. American Society for Gastrointestinal Endoscopy guideline on the role of endoscopy in the management of acute colonic pseudo-obstruction and colonic volvulus. Gastrointest Endosc. 2020;91(2):228-35. Doi: 10.1016/j.gie.2019.09.007.

Wells CI, O'Grady G, Bissett IP. Acute colonic pseudo-obstruction: a systematic review of aetiology and mechanisms. World J Gastroenterol. 2017;23(30):5634-44. Doi: 10.3748/wjg.v23.i30.5634.

20

Homem, 30 anos, vítima de colisão moto x anteparo, é trazido ao pronto-socorro. Apresenta via aérea pérvia, colar cervical, murmúrios vesiculares presentes e simétricos, saturação de 97%, pressão arterial de 130 x 85 mmHg, frequência cardíaca 110 bpm, tempo de enchimento capilar normal, pupilas isocóricas e fotorreagentes e Glasgow 15. O exame perineal é apresentado.

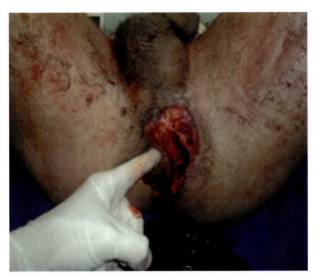

Fonte: Acervo da autoria.

Além da limpeza da ferida, qual é a conduta?

A) Desbridamento e colostomia.
B) Desbridamento e retalho cutâneo.
C) Sutura primária e antibiótico.
D) Retalho cutâneo e colostomia.

Resposta: A

Nessa questão discute-se o tratamento do trauma perineal em doente hemodinamicamente estável sem outras lesões associadas. Na fase aguda, o princípio da abordagem consiste no controle do sangramento e da infecção. Nesse momento, o tratamento definitivo com reconstrução do períneo é contraindicado pelo alto risco de complicações, principalmente a infecção. Dependendo da extensão do ferimento, a derivação intestinal se faz necessária para diminuir a contaminação local. O momento de realizar a colostomia depende da condição clínica do doente na admissão. Quando se apresenta sem outras grandes lesões associadas, pode-se realizar esse procedimento já na primeira operação para lavagem da ferida e hemostasia. Em algumas situações é necessário o tamponamento com compressas para controle do sangramento. Nesse tipo de trauma perineal realizam-se curativos seriados, e, após o desbridamento adequado do tecido necrótico, deve-se discutir o fechamento da ferida.

Referência

Moore EE, Feliciano D, Mattox KL. Trauma. 8.ed. McGraw-Hill; 2017. p.677-91.

21

Homem de 54 anos está internado na unidade de terapia intensiva há 10 dias devido a pancreatite aguda grave. Está com máscara de oxigênio, saturando 92%, taquicárdico (110 bpm) e função renal normal. Exames laboratoriais: Hb 10,6 g/dL; leucócitos 16.000/mm³; PCR 273 mg/dL. Tomografia atual de abdome.

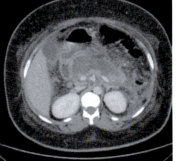 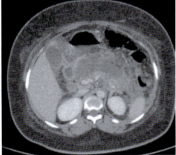

Fonte: Acervo da autoria.

Além do suporte de terapia intensiva, qual é a conduta nesse momento?

A) Antibioticoterapia.
B) Drenagem da coleção.
C) Dieta enteral por sonda.
D) Necrosectomia.

Resposta: C

A pancreatite aguda grave se caracteriza por exacerbação da resposta inflamatória na fase inicial, sendo que a grande maioria dos casos evolui com necrose pancreática. Metade dos óbitos ocorre nas primeiras 2 semanas de evolução, e é decorrente da disfunção de múltiplos órgãos. Nesse período, o suporte clínico consiste no tratamento preconizado. A infecção da necrose pancreática apresenta mortalidade de 20%, e geralmente ocorre 15 dias após o início do quadro. Na década de 1990, o uso profilático de antibiótico, no intuito de diminuir essa complicação, foi difundido, porém estudos futuros não demonstraram benefícios. A nutrição parenteral e o jejum são considerados fatores de risco para a infecção, que é decorrente de translocação bacteriana. Nesse sentido, o uso precoce de nutrição enteral estimula o trofismo dos enterócitos e diminui a incidência de infecção da necrose pancreática.

Referências

Forsmark CE, Vege SS, Wilcox CMN. Acute pancreatitis. Engl J Med. 2016;375(20):1972-81. Doi:10.1056/NEJMra1505202.

Trikudanathan G, Wolbrink DRJ, van Santvoort HC, et al. Current concepts in severe acute and necrotizing pancreatitis: an evidence-based approach. Gastroenterology 2019;156:1994-2007. Doi:10.1053/j.gastro.2019.01.269.

22 Homem de 49 anos com queixa de dor abdominal difusa, em cólica, de início há 2 dias, acompanhada de distensão abdominal e vômitos, última evacuação há 4 dias. Nega antecedente de alteração do hábito intestinal e perda de peso. Antecedente de laparotomia devido a trauma abdominal fechado há 13 anos. Nega comorbidades. Ao exame clínico, bom estado geral, desidratado 2+/4+, abdome distendido, timpânico, ruídos hidroaéreos aumentados, doloroso à palpação profunda e sem irritação peritoneal. Toque retal com fezes normais na ampola, em pequena quantidade e sem lesões tocáveis. Qual radiografia corresponderia ao quadro clínico atual?

A)
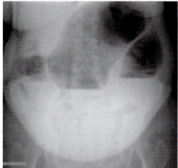
Fonte: Acervo da autoria.

B)
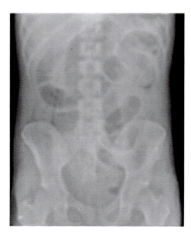
Fonte: Acervo da autoria.

C)
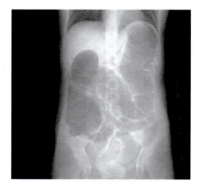
Fonte: Acervo da autoria.

D)
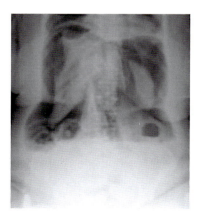
Fonte: Acervo da autoria.

Resposta: B

A obstrução intestinal por aderências do intestino delgado é a principal etiologia de abdome agudo obstrutivo. As outras duas principais causas são as hérnias encarceradas e os tumores de cólon, principalmente na transição retossigmoide. A história e o exame físico na grande maioria das vezes permitem a realização de um diagnóstico sindrômico e até mesmo etiológico. Situação com maior risco para a presença de bridas é o antecedente de operação de urgência com peritonite ou trauma com presença de sangue na cavidade abdominal. A radiografia de abdome em duas incidências tem indicação na obstrução intestinal e pode dispensar a realização da tomografia em locais que não dispõem de recursos. Os achados radiológicos típicos do abdome agudo obstrutivo por bridas são: distensão apenas de intestino delgado com imagem típica de "empilhamento em moeda" e em ortostase à presença de níveis hidroaéreos. Nas imagens das alternativas A e C observa-se apenas distensão de cólon, sugerindo obstrução intestinal em alça fechada por tumor de cólon. A radiografia do item D é um grande pneumoperitônio, geralmente secundário à perfuração de cólon.

Referência

Townsend CM, Beauchamp RD, Evers BM, Mattox KL. Sabiston textbook of surgery: the biological basis of modern surgical practice. 20.ed. Elsevier; 2017. p.1120-38.

23 Mulher de 24 anos, vítima de atropelamento por motocicleta, é admitida em centro hospitalar de trauma. Encontra-se com via aérea pérvia, murmúrios vesiculares presentes e simétricos, frequência cardíaca 90 bpm, pressão arterial 115 x 75 mmHg, tempo de enchimento capilar normal, consciente, orientada, pupilas isocóricas e fotorreagentes. Dor abdominal em flanco e hipocôndrio esquerdos. Realizada tomografia de abdome, demonstrada a seguir. As demais fases do exame não trouxeram informações adicionais.

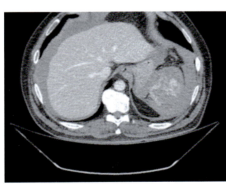
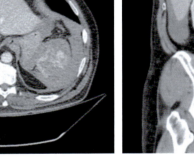

Fonte: Acervo da autoria.

Qual é a conduta?

A) Laparotomia para esplenectomia.
B) Laparotomia para "controle de danos".
C) Tratamento não operatório.
D) Laparoscopia para hemostasia.

Resposta: C

Discute-se nessa questão o tratamento do trauma abdominal fechado em doente hemodinamicamente estável. A tomografia de abdome revela a presença de moderada quantidade de líquido livre peri-hepático e esplênico devido à lesão de baço, víscera mais acometida no trauma fechado. Menos de 40% dos traumas de baço necessitam de tratamento operatório, que pode ser conservador quando se preserva o órgão, principalmente em crianças. O tratamento não operatório independe do grau de lesão do órgão, e sua indicação se baseia na condição hemodinâmica do doente. Para essa conduta ser segura, duas condições são fundamentais: primeiro, a realização de tomografia de abdome para descartar outras lesões que exijam laparotomia, além de investigar a presença de sinais de sangramento ativo do baço com necessidade de arteriografia para embolização; segundo, a avaliação seriada por equipe horizontal.

Referências

Coccolini F, Montori G, Catena F, et al. Splenic trauma: WSES classification and guidelines for adult and pediatric patients. World J Emerg Surg. 2017;12:40. Doi: 10.1186/s13017-017-0151-4.

Moore EE, Feliciano D, Mattox KL. Trauma. 8.ed. McGraw-Hill; 2017. p.575-95.

24

Homem, 67 anos, procurou o serviço de emergência devido a dor e abaulamento na região inguinal direita há 2 horas, após esforço. Nega vômitos e alterações do hábito intestinal. Antecedentes de tabagismo e infarto agudo do miocárdio há 2 anos. Faz uso de aspirina 100 mg/dia, atenolol e atorvastatina. Realizou há 2 meses exame de ecocardiograma, que mostrou disfunção sistólica com fração de ejeção de 40%. Ao exame clínico encontra-se em bom estado geral, com abdome flácido, indolor e abaulamento na região inguinal direita. Realizado diagnóstico de hérnia inguinal.

Qual é a conduta nesse momento?

A) Cirurgia de urgência por inguinotomia sem redução da hérnia.
B) Não reduzir a hérnia e correção eletiva após suspensão da aspirina.
C) Redução da hérnia e cirurgia por inguinotomia após 48 horas.
D) Redução da hérnia e acompanhamento ambulatorial.

Resposta: A

Discute-se nessa questão o tratamento de hérnia inguinal encarcerada em doente com insuficiência cardíaca isquêmica, classificado na escala de *status* pré-operatório pela Sociedade Americana de Anestesiologia de 3 (ASA 3), cujo *site* está disponível no QR code ao lado. Os principais fatores de risco que aumentam a morbidade e a mortalidade das hérnias inguinais encarceradas são: idade acima de 65 anos, comorbidades (escore de ASA 3 e 4), uso de anticoagulante, hérnia recidivada, obstrução intestinal e atraso do tratamento operatório. Assim, o tratamento da hérnia encarcerada deve ser imediato, logo após o controle clínico, como reversão do efeito de anticoagulante e correção de distúrbio hidroeletrolítico. O retardo na indicação da correção da hérnia aumenta o risco de necrose intestinal, com ressecção de intestino em até 49% dos casos após 24 horas de início do quadro. A redução manual da hérnia deve ser evitada por dois motivos: primeiro pelo risco de estrangulamento e devolver à cavidade abdominal um segmento de intestino isquêmico, e segundo pela chance de novo encarceramento.

Referências

Simons MP, Smietanski M, Bonjer HJ, et al. International guidelines for groin hernia management. Hernia. 2018;22(1):1-165. Doi: 10.1007/s10029-017-1668-x.

Fitzgibbons RJ, Forse RA. Groin hernias in adults. N Engl J Med. 2015;372(8):756-63. Doi: 10.1056/NEJMcp1404068.

25

Homem, 42 anos, vítima de colisão frontal auto x poste. Atendido em centro de trauma intubado, imobilizado, estável hemodinamicamente. Sondagem vesical com diurese clara e sondagem gástrica sem sangue. Tomografia de corpo inteiro revelou edema cerebral, tórax sem alterações, líquido livre abdominal em moderada quantidade e ausência de fratura na bacia.

Considerando o tipo de acidente, os achados clínicos e de imagem, qual é a lesão mais provável?

A) Mesentério.
B) Diafragma.
C) Bexiga.
D) Pâncreas.

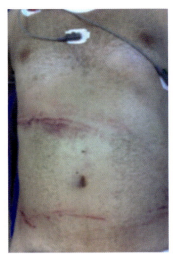

Fonte: Acervo da autoria.

Resposta: A

O diagnóstico de lesão de mesentério e intestino no trauma abdominal fechado é um desafio no doente sem instabilidade hemodinâmica, principalmente em doentes intubados, quando o exame físico fica prejudicado. A principal causa de laparotomia indicada algumas horas após a admissão do doente traumatizado é decorrente de um diagnóstico tardio de perfuração ou isquemia intestinal, com um aumento da mortalidade. As lesões do mesentério podem causar sangramento e isquemia do intestino. Portanto, apesar de sua baixa incidência, de 1 a 3%, esse tipo de lesão deve ser pensado com base no mecanismo de trauma, como grandes desacelerações, e achados de exame físico, como a marca do cinto de segurança e a dor abdominal. Nessas situações preconiza-se o uso liberal da tomografia, apesar de falso-negativo de até 13% dos casos. Um estudo da Eastern Association for the Surgery of Trauma, disponível no QR code ao lado, observou um risco relativo de lesão de intestino delgado cinco vezes maior nos doentes vítimas de acidente automobilístico com a marca do cinto de segurança. Portanto, na suspeita de lesão de mesentério e intestino delgado é imperativo ponderar o risco e o benefício de uma laparotomia não terapêutica com o diagnóstico tardio e todas as suas implicações. Atualmente, a laparoscopia é um recurso que deve ser indicada com um limiar mais baixo na suspeita desse tipo de trauma.

Referências

Townsend CM, Beauchamp RD, Evers BM, Mattox KL. Sabiston textbook of surgery: the biological basis of modern surgical practice. 20.ed. Elsevier; 2017. p.408-48.

Moore EE, Feliciano D, Mattox KL. Trauma. 8.ed. McGraw-Hill; 2017. p.597-619.

2020

26 Mulher, 64 anos de idade, queixa-se de dor abdominal difusa de forte intensidade há 24 horas, acompanhada de febre e diarreia sem sangue. Nega sintomas urinários. Antecedente de internação prévia há 1 mês devido a pneumonia. Refere tabagismo. Tem hipertensão arterial sistêmica e diabete melito, controlados com medicamentos. Ao exame físico: regular estado

Tomografia de abdome

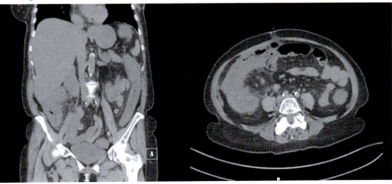

Fonte: Acervo da autoria.

geral, FC: 110 bcp, FR: 16, PA: 100 x 70 mmHg; ausculta torácica sem alterações; abdome distendido, doloroso, com sinais de irritação peritoneal difusamente; exames bioquímicos: Hb: 11,3 g/dL; leuco: 19,57.000/mm³; PCR: 60mg/dL; creat: 2,19 mg/dL; ureia: 141 mg/dL; lactato: 28 mg/dL; gasometria sem outras alterações.

Qual é a principal hipótese diagnóstica?

A) Colite pseudomembranosa.

B) Trombose venosa mesentérica.

C) Úlcera péptica perfurada.

D) Diverticulite complicada.

Resposta: A

A infecção por *Clostridium difficile* está relacionada com o uso prévio de antibióticos e acomete o cólon devido a alteração da flora bacteriana, causando a colite pseudomembranosa. Trata-se de um problema de saúde pública com elevada morbidade e mortalidade, acometendo, principalmente, doentes hospitalizados. Os sintomas variam desde quadros leves até sepse, decorrente de megacólon tóxico. Os sintomas mais frequentes são: diarreia, febre, distensão e dor abdominal. Nas formas graves, observam-se sinais de disfunção orgânica. O diagnóstico é feito por meio da análise das fezes: tanto das toxinas quanto da pesquisa direta da bactéria. O teste de pesquisa de toxinas A e B apresenta elevada especificidade, porém tem sua sensibilidade baixa (75%), com um número expressivo de falsos negativos. Quando negativo e forte suspeita clínica, recomenda-se a pesquisa direta da bactéria por PCR (*polymerase chain reaction*). A tomografia de abdome tem indicação para descartar outras causas de abdome agudo. No exame de imagem pode-se observar espessamento da parede do cólon, que indiretamente é um sinal de colite.

Referências

Townsend CM, Beauchamp RD, Evers BM, Mattox KL. Sabiston textbook of surgery: the biological basis of modern surgical practice. 20.ed. Elsevier; 2017. p.1120-38.

Sartelli M, Di Bella S, McFarland LV, et al. 2019 update of the WSES guidelines for management of Clostridioides (Clostridium) difficile infection in surgical patients. World J Emerg Surg. 2019;14:8. Doi: 10.1186/s13017-019-0228-3.

27 Mulher, 73 anos de idade, refere dor abdominal de início súbito e abaulamento progressivo no flanco esquerdo há 1 dia. Nega alterações do hábito intestinal e urinárias. Está em tratamento para exacerbação da doença pulmonar obstrutiva crônica há 5 dias, porém com persistência da tosse. Tem hipertensão arterial controlada com medicamentos e fibrilação atrial em uso de anticoagulante. Ao exame físico: bom estado geral, temperatura de 37,7 °C. Tórax com raros roncos e sibilos. Abdome flácido e sem sinais de irritação peritoneal. Massa endurecida e dolorosa na região do flanco esquerdo de aproximadamente 15 cm. Exames laboratoriais: Hb: 10,5 g/dL, Ht: 30%; leucócitos: 13,54.000/mm³; PCR: 34 mg/dL.

Realizada tomografia de abdome (imagem a seguir):

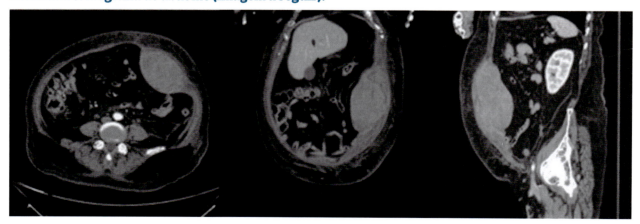

Fonte: Acervo da autoria.

Qual é a melhor conduta?

A) Drenagem operatória.
B) Drenagem percutânea.
C) Observação clínica.
D) Biópsia incisional.

Resposta: C

O hematoma espontâneo do músculo reto abdominal é decorrente de rotura dos vasos epigástricos ou de seus ramos em doentes geralmente em uso de anticoagulantes que cursam com aumento da pressão intra-abdominal. Os indivíduos com afecções pulmonares, com crises de exacerbação da tosse, estão mais suscetíveis a essa situação. Apesar da baixa incidência dos hematomas da parede abdominal, deve sempre ser lembrado em idosos anticoagulados com dor abdominal de início súbito, principalmente se também houver abaulamento local. A tomografia é considerada o melhor método diagnóstico, e é fundamental para diferenciar de tumores de partes moles. O tratamento não operatório é resolutivo na grande maioria dos casos. Deve-se evitar a drenagem ou punção pelo risco de infecção.

Referência

Hatjipetrou A, Anyfantakis D, Kastanakis M. Rectus sheath hematoma: a review of the literature. Int J Surg. 2015;13:267-71. Doi: 10.1016/j.ijsu.2014.12.015.

28 Homem, 54 anos de idade, apresenta icterícia, colúria e acolia fecal há 10 dias. Sem febre ou perda de peso. Nega alteração de hábito intestinal. Nega comorbidades. Exame físico sem alterações, exceto a icterícia. Exames laboratoriais: Hb: 14,6 g/dL; leuco: 9,32.000/mm³; TGO: 168 U/L; TGP: 115 U/L; FA: 469 U/L; GGT: 678 U/L; BT: 9,64 mg/dL; BD: 8,5 mg/dL. Ultrassom de abdome: vesícula biliar repleta de cálculos. Dilatação das vias biliares intra e extra-hepática, porém difícil caracterização do colédoco distal devido a interposição gasosa. Corpo do pâncreas sem alterações e difícil caracterização da cabeça. Fígado sem alterações.

Qual deve ser o próximo passo?

A) Colecistectomia com colangiografia.
B) Colangiorressonância.
C) Colangiografia endoscópica.
D) Papilotomia endoscópica.

Resposta: B

 Como esta questão envolve o domínio de alguns conceitos, ouça a explicação disponível no QR code ao lado.

Referências

Townsend CM, Beauchamp RD, Evers BM, Mattox KL. Sabiston textbook of surgery: the biological basis of modern surgical practice. 20.ed. Elsevier; 2017. p.1482-519.

29 Primigesta, 28 anos de idade, com 14 semanas de gestação, apresentou quadro de dor abdominal de forte intensidade na região do epigastro com irradiação para dorso, acompanhada de vômitos. Exames laboratoriais confirmaram pancreatite aguda. Apresentou boa aceitação da dieta no 3º dia após os sintomas, além de normalização de todos os exames laboratoriais. Realizado ultrassom de abdome superior que evidenciou múltiplos cálculos na vesícula biliar de 0,2 a 0,5 cm, sem dilatação da via biliar.

Qual é a conduta nesse momento?

A) Ultrassom endoscópico.

B) Colangiografia endoscópica com avental de chumbo.

C) Acompanhamento clínico pré-natal.

D) Colecistectomia.

Resposta: D

Seguidas da apendicite aguda, as complicações relacionadas à colelitíase são as principais causas de abdome agudo durante a gestação, principalmente a colecistite e a pancreatite aguda. Sabe-se que 85% das pancreatites se apresentam na forma leve e têm resolução em quase a totalidade dos casos apenas com suporte clínico. Discute-se qual é o melhor momento de realizar a colecistectomia na gestante. A dúvida é o risco de complicação materno-fetal decorrente do procedimento *versus* a recorrência da doença. Na população em geral, um novo episódio é de 30% nos primeiros 3 meses, porém na gestante a recidiva pode ocorrer em mais da metade das doentes nesse período. Foi demonstrado que é seguro realizar da colecistectomia na gestação, principalmente no final do primeiro e durante todo o segundo trimestre, com incidência de parto prematuro similar à população de gestante normal. O tratamento operatório implica menor taxa de reinternação e baixo risco de complicações fetais.

Referências

Al Samaraee A, Bhattacharya V. Challenges encountered in the management of gallstones induced pancreatitis in pregnancy. Int J Surg. 2019;71:72-8. Doi: 10.1016/j.ijsu.2019.09.016.

Jelin EB, Smink DS, Vernon AH, et al. Management of biliary tract disease during pregnancy: a decision analysis. Surg Endosc. 2008;22(1):54-60. Doi 10.1007/s00464-007-9220-1.

30 Homem, 37 anos de idade, refere dor abdominal na fossa ilíaca direita há 12 dias, acompanhada de febre de até 38 °C, perda de apetite e queda do estado geral. Procurou o serviço de urgência por duas vezes e há 6 dias foi iniciado ciprofloxacino devido à hipótese de infecção urinária. Retorna hoje ao pronto-socorro devido à persistência do quadro. Ao exame clínico: regular estado geral, febril, FC: 90 bpm, PA: 130 x 80 mmHg. Tórax sem alterações. Abdome flácido, massa palpável de cerca de 10 cm na fossa ilíaca e flanco direito, dor localizada na região da massa. Sem sinais de irritação peritoneal. Toque retal sem alterações. Exames laboratoriais: Hb: 14,6 g/dL; leuco: 26.57.000/mm3; PCR: 324 mg/dL; creat: 1,37 mg/dL; ureia: 51 mg/dL; demais exames normais. Realizada tomografia de abdome (imagens a seguir):

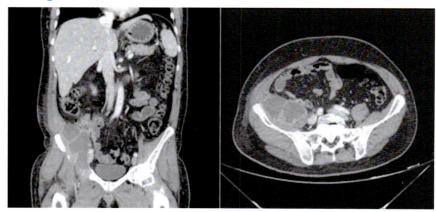

Fonte: Acervo da autoria.

Qual é o melhor tratamento?

A) Laparotomia exploradora e apendicectomia.
B) Apendicectomia por incisão de McBurney.
C) Drenagem da coleção por laparotomia mediana.
D) Drenagem percutânea da coleção.

Resposta: D

Trata-se de um caso de apendicite aguda complicada. Essa é a principal causa de sepse abdominal, sendo que em 30% dos casos o diagnóstico é na fase complicada da doença. A tomografia de abdome total mostra uma coleção na fossa ilíaca direita, em íntimo contato com o ceco, que apresenta borramento da gordura pericecal. O tratamento operatório da apendicite aguda complicada com abscesso local tem morbidade três vezes maior comparada ao tratamento não operatório, além de estar associada com ressecção desnecessária do cólon direito por dificuldades técnicas. A drenagem percutânea é a melhor opção nesse momento, com sucesso em mais de 90% dos casos. Após o tratamento da fase aguda, deve-se considerar a apendicectomia de intervalo pelo risco de recorrência, de até 10%, e incidência de neoplasia de apêndice de 2%.

Referências

Gorter RR, Eker HH, Gorter-Stam MAW, et al. Diagnosis and management of acute appendicitis. EAES Consensus Development Conference 2015. Surg Endosc. 2016;30:4668-90. Doi 10.1007/s00464-016-5245-7.

Sartelli M, Mefire AC, Labricciosa FM, et al. The management of intra-abdominal infections from a global perspective: 2017 WSES guidelines for management of intra-abdominal infections. World J Emerg Surg. 2017;2:12-36. Doi:10.1186/s13017-017-0141-6.

31 Homem, de 64 anos, portador de cirrose alcoólica, vem ao pronto-socorro referindo vômitos com sangue em grande quantidade. Nega antecedente de hemorragia digestiva. Realizada endoscopia digestiva alta com achado de varizes em esôfago e fundo gástrico, de médio calibre e úlcera gástrica pré-pilórica Forrest 2A.

Qual é a taxa aproximada de ressangramento e a conduta indicada?

A) 10%, tratamento da úlcera com esclerose com argônio.
B) 30%, tratamento das varizes com terlipressina.
C) 45%, tratamento da úlcera com clipe e esclerose.
D) 50%, tratamento das varizes com esclerose.

Resposta: C

A hemorragia digestiva por úlcera péptica é uma situação comum, principalmente em população de risco que apresenta: insuficiência renal crônica; uso de medicamentos como corticoide, antiagregante plaquetário, anticoagulante, anti-inflamatório não esteroidal; cirrose. A maioria dos sangramentos cessa espontaneamente, porém um subgrupo de doentes tem alto risco de recidiva e o tratamento endoscópico é fundamental para o controle definitivo. Foi proposta uma classificação endoscópica de úlcera péptica hemorrágica, denominada Forrest, que é um fator preditor de recorrência de sangramento (tabela). As estratégias endoscópicas de hemostasia são diversas, porém as mais utilizadas e com melhores resultados são a escleroterapia com adrenalina e colocação de clipes, que quando combinadas têm menor recidiva de sangramento.

Classificação endoscópica de Forrest para úlcera hemorrágica gastroduodenal e o risco de ressangramento

Classificação de Forrest	Achado endoscópico	Risco de recidiva sem endoscopia (%)
1a	Sangramento em jato	90
1b	Sangramento em babação	20
2a	Coto vascular visível	50
2b	Coágulo aderido ao coto vascular	30
2c	Hematina na úlcera	10
3	Úlcera com base clara	5

Referências

Townsend CM, Beauchamp RD. Evers, BM, Mattox KL. Sabiston textbook of surgery: the biological basis of modern surgical practice. 20.ed. Elsevier; 2017. p. 1139-59.

Saltzman JR. Overview of the treatment of bleeding peptic ulcers. Post TW, ed. UpToDate. Waltham MA: UpToDate Inc. https://www.uptodate.com. (Acessed on April 27, 2020.)

32 Homem, 59 anos de idade, foi vítima de atropelamento por automóvel com velocidade estimada em 40 km/h. Admitido no serviço com: A: via aérea pérvia, saturação de 97% ar ambiente. B: ausculta e expansibilidade pulmonar simétricas. C: FC: 80 bpm, PA: 110 x 70 mmHg. D: Glasgow de 15. Sem alterações de pupilas. E: dor abdominal na fossa ilíaca direita e suprapúbica. Presença de hematúria. Dor na região coxofemoral direita com deformidade do membro inferior direito. Realizada tomografia do abdome com os seguintes achados:

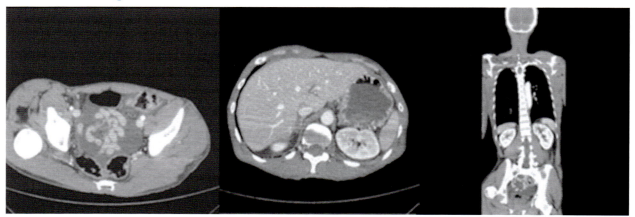

Fonte: Acervo da autoria.

Qual é a melhor conduta no trauma abdominal?

A) Cistoscopia.
B) Laparoscopia.
C) Embolização.
D) Sondagem vesical.

Resposta: B

A tomografia de abdome total mostra moderada quantidade de líquido livre na pelve e ausência de lesão de vísceras parenquimatosas. A presença de hematúria com esses achados reforça a hipótese diagnóstica de rotura de bexiga. A cistotomografia é um método de imagem com alta sensibilidade para o diagnóstico das lesões de bexiga, e, em algumas situações de forte suspeita, quando a fase excretora da tomografia não foi conclusiva, esse exame deve ser realizado. No trauma abdominal fechado, a presença de líquido livre na cavidade abdominal sem trauma hepático, esplênico ou renal, obriga a pensar nas seguintes causas: lesão de mesentério, trauma de intestino delgado ou de bexiga. Portanto, nesse cenário é obrigatória a avaliação da cavidade abdominal, e a melhor via de acesso consiste na laparoscopia, que também pode ser terapêutica.

Referência

Moore EE, Feliciano D, Mattox KL. Trauma. 8.ed. McGraw-Hill; 2017. p.693-729.

33

Homem, 27 anos de idade, foi admitido no serviço de emergência após colisão de automóvel contra anteparo fixo. A: via aérea pérvia. Saturação de oxigênio de 92% em ar ambiente. B: dor à palpação do tórax à direita na região inferior e linha axilar média. Hematoma e crepitação no local da dor. C: FC: 90 bpm e PA: 130 x 70 mmHg. D: Glasgow de 15. Pupilas sem alterações. E: diurese clara. Dorso sem alterações. Abdome indolor à palpação. Realizada tomografia de abdome demonstrada a seguir.

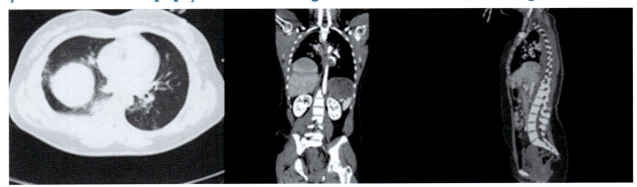

Fonte: Acervo da autoria.

Qual é a melhor conduta?

A) Laparotomia.
B) Arteriografia.
C) Drenagem torácica.
D) Toracotomia.

Resposta: A

A questão aborda um trauma com grande energia cinética envolvida. Ao exame físico observam-se sinais de trauma torácico com crepitações e hematoma no tórax à direita. A tomografia de corpo inteiro mostra a presença do fígado no tórax, compatível com rotura do diafragma. Na imagem axial, é possível observar que o fígado está no mesmo nível do coração, enquanto nos cortes axial e sagital fica mais evidente a lesão do diafragma. O trauma penetrante é responsável por quase 70% dos traumas de diafragma. Geralmente, no trauma fechado, o lado esquerdo é mais acometido, pois as lesões à direita estão associadas com traumas hepáticos complexos de maior mortalidade, de tal forma que muitos desses doentes não chegam ao serviço de emergência. Nesse caso, apesar da grande rotura do diafragma, não se observa lesão hepática maior, o que justifica a condição hemodinâmica do doente. O tratamento da lesão de diafragma implica sua sutura com pontos separados em "U", seguida de sutura contínua. A via de acesso deve ser sempre por via abdominal, laparoscópica ou por laparotomia, pelo risco de lesões associadas e a necessidade do inventário da cavidade.

Referência

Moore EE, Feliciano D, Mattox KL. Trauma. 8.ed. McGraw-Hill; 2017. p.539-48.

34

Homem, 37 anos de idade, foi vítima de ferimento por arma branca (faca de cozinha) na região periumbilical há 1 hora. Admitido no serviço: A: falando (hálito etílico), saturação de 96% em ar ambiente. B: sem alterações. C: FC: 76 bpm, PA: 140 x 70 mmHg. Realizado FAST: negativo. D: Glasgow 15.

E: Obeso (IMC 41 kg/m²), com ferimento na parede anterior do abdome, de 2 cm, próximo à cicatriz umbilical, sem sangramento ativo, com dor apenas no local. Dorso sem alterações. Qual é a melhor conduta?

A) Tomografia de abdome.
B) Laparoscopia diagnóstica.
C) Repetir FAST em 6 horas.
D) Radiografia de abdome em 3 posições.

Resposta: B

 Como esta questão envolve o domínio de alguns conceitos, ouça a explicação disponível no QR code ao lado.

Referências

Gachabayov M1, Gogna S, Samson D, Latifi R. Does computed tomography scan add any diagnostic value to the evaluation of stab wounds of the anterior abdominal wall? A systematic review and meta-analysis. J Trauma Acute Care Surg. 2020;88(4):572-6. Doi: 10.1097/TA.0000000000002587.

Moore EE, Feliciano D, Mattox KL. Trauma. 8.ed. McGraw-Hill; 2017. p.597-619.

35 Mulher, 80 anos de idade, com história de dor e abaulamento na região inguinocrural esquerda, conforme ilustra a figura a seguir.

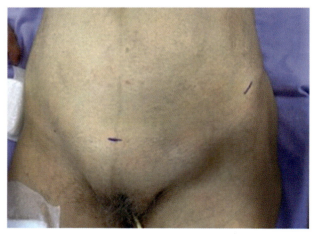

Fonte: Acervo da autoria.

Foi submetida a tratamento operatório, conforme demonstrado na figura a seguir. Cite as estruturas anatômicas assinaladas:

A) 1. Anel inguinal externo. 2. Ligamento pectíneo.
B) 1. Anel femoral. 2. Ligamento pectíneo.
C) 1. Anel inguinal externo. 2. Ligamento inguinal.
D) 1. Anel femoral. 2. Ligamento inguinal.

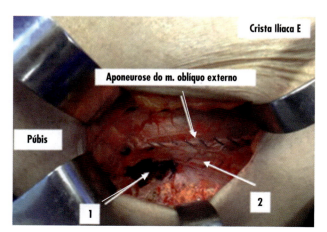

Fonte: Acervo da autoria.

Resposta: D

A questão trata de uma hérnia femoral encarcerada e pergunta sobre a anatomia da região inguinal. A incidência da hérnia femoral é baixa, variando de 2 a 4%. Apesar de pouco prevalente, está associada com alto índice de necrose intestinal quando encarcerada, implicando ressecção do intestino, com elevada morbidade e mortalidade. Por se tratar de doente do sexo feminino, idosa e com abaulamento abaixo do ligamento inguinal, é obrigatório aventar a possibilidade de hérnia femoral. A segunda figura mostra uma fotografia da anatomia da região inguinal após inguinotomia; observa-se a presença de plugue de tela no anel femoral (número 1) e sutura da aponeurose do músculo oblíquo externo, imediatamente acima do ligamento inguinal (número 2). A técnica operatória empregada nesse caso foi a transformação de hérnia femoral em direta, e correção da parede abdominal pela técnica de Lichtenstein e colocação de tela no anel femoral. Outras opções podem ser utilizadas para o tratamento da hérnia crural na urgência, como a técnica de McVay e Rives.

Referências

Simons MP, Smietanski M, Bonjer HJ, et al. International guidelines for groin hernia management. Hernia. 2018;22(1):1-165. Doi: 10.1007/s10029-017-1668-x.

Fitzgibbons RJ, Forse RA. Groin hernias in adults. N Engl J Med. 2015;372(8):756-63. Doi: 10.1056/NEJMcp1404068.

36 Homem, 54 anos de idade, apresentou hematêmese. Realizada endoscopia digestiva alta, que evidenciou abaulamento no corpo gástrico (grande curvatura), com pequena úlcera e sinais de sangramento recente. Biópsia revelou tratar-se de tumor estromal do trato gastrointestinal (GIST). Tomografia de tórax e abdome: lesão de 10 cm na grande curvatura/corpo gástrico, sem invasões de estruturas adjacentes. Sem sinais de lesões hepáticas ou pulmonares, ascite ou implantes peritoneais.

Qual é a melhor conduta?

A) Gastrectomia sem linfadenectomia.
B) Gastrectomia com linfadenectomia.
C) Quimiorradioterapia neoadjuvante.
D) Quimioterapia neoadjuvante.

Resposta: A

O tumor estromal é a neoplasia mesenquimal mais comum do trato gastrointestinal, conhecido por GIST (*gastrointestinal stromal tumor*). São lesões epiteliais, e mais da metade se localiza no estômago. Representa menos de 1% das neoplasias malignas do aparelho digestivo. O achado anatomopatológico típico é a expressão do receptor de tirosina kinase KIT (CD117) na análise por imuno-histoquímica. O tratamento, na ausência de doença sistêmica, consiste na ressecção completa do tumor. Diante de lesão localmente avançada que implica ressecção multivisceral com morbidade elevada, a neoadjuvância tem indicação, principalmente em locais como transição esofagogástrica, duodeno e reto. As metástases mais comuns são decorrentes de disseminação hematogênica, com lesões secundárias no fígado, e implantes peritoneais em tumores que perfuraram para a cavidade abdominal. A invasão linfática no GIST é excepcional, de tal forma que não se preconiza a dissecção linfonodal como tratamento.

Referências

Casali PG, Abecassis N, Aro HT. Gastrointestinal stromal tumours: ESMO-EURACAN clinical practice guidelines for diagnosis, treatment and follow-up. Ann Oncol. 2018;29(Suppl 4):iv68-iv78. Doi: 10.1093/annonc/mdy095.

Townsend CM, Beauchamp RD, Evers BM, Mattox KL. Sabiston textbook of surgery: the biological basis of modern surgical practice. 20.ed. Elsevier; 2017. p.754-72.

2021

37 Homem de 59 anos de idade procura o serviço de emergência com dor abdominal em cólica, difusa, há 3 dias, associada à distensão abdominal e parada de eliminação de gases e de fezes. Refere alteração do hábito intestinal há 3 meses, com necessidade de laxativos para evacuar, além de sangue nas fezes e alteração do formato. Nega vômitos. Não tem antecedentes mórbidos relevantes e nega operações prévias. Ao exame físico, está em bom estado geral, corado, desidratado, índice de massa corporal (IMC): 31kg/m². Semiologias cardíaca e pulmonar normais. Abdome flácido, distendido, pouco doloroso à palpação, sem sinais de irritação peritoneal e sem massas palpáveis. Ao toque retal, ausência de fezes na ampola, presença de lesão ulcerada circunferencial a 6 cm da borda anal e presença de sangue. Realizada tomografia de abdome e pelve, constata-se ausência de lesões hepáticas, sem líquido livre. Distensão apenas de cólon e espessamento do reto médio distal com linfonodos aumentados no mesorreto. Qual é a conduta?

A) Ileostomia em alça por laparotomia.
B) Retossigmoidectomia oncológica e colostomia terminal.
C) Colostomia em alça por laparotomia.
D) Amputação de reto com linfadenectomia.

Resposta: C

 Como esta questão envolve o domínio de alguns conceitos, ouça a explicação disponível no QR code ao lado.

Referências

Pisano M, Zorcolo L, Merli C .2017 WSES guidelines on colon and rectal cancer emergencies: obstruction and perforation. World J Emerg Surg. 2018; 13:36. DOI: 10.1186/s13017-018-0192-3.

Townsend CM, Beauchamp RD, Evers BM, Mattox, K.L. Sabiston textbook of surgery: the biological basis of modern surgical practice. 20. ed. Philadelphia: Elsevier, 2017; p. 1312-93.

38 Homem de 49 anos de idade refere dor abdominal difusa há 4 dias com piora da intensidade nas últimas 24 horas. Evoluiu com distensão abdominal e um episódio de vômito, sendo a última evacuação, em pequena quantidade, há 2 dias. Tem antecedente de embolia pulmonar há 7 anos e fez uso de varfarina por 2 anos com interrupção por conta própria. Um irmão teve trombose venosa profunda. Ao exame clínico, está em bom estado geral, desidratado, pressão arterial (PA): 110×70 mmHg; frequência cardíaca (FC): 102 bpm; frequência respiratória (FR): 16 ipm. Semiologias cardíaca e pulmonar normais. Abdome: distendido; doloroso à palpação difusamente; sem sinais de irritação peritoneal. Ao toque retal, há fezes na ampola e ausência de sangue. Exames laboratoriais: hemoglobina (Hb): 12,7 g/dL; hematócrito

(Ht): 34%; leucócitos: 14.678/mm³; proteína C-reativa (PCR): 249 mg/dL; creatinina: 1,1 mg/dL; ureia: 41 mg/dL. Realizada a tomografia de abdome:

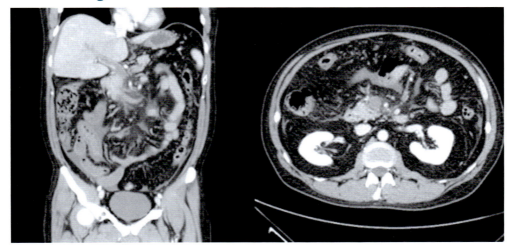

Fonte: Acervo da autoria.

Qual é a conduta neste momento?

A) Laparotomia.

B) Tratamento endovascular.

C) Trombólise.

D) Anticoagulação plena.

Resposta: D

A questão representa um quadro típico de abdome agudo vascular decorrente de trombose venosa. O diagnóstico muitas vezes é postergado, pois os sintomas são inespecíficos e podem sugerir uma suboclusão intestinal. Quando o doente apresenta fator de risco para trombose venosa, como alguma trombofilia conhecida ou doença autoimune, remete o cirurgião a pensar nesta hipótese mais precocemente. Na questão, o doente já tinha um passado de embolia pulmonar, além de antecedente familiar de evento semelhante. A tomografia é o exame-padrão para o diagnóstico de trombose venosa. A imagem do caso clínico demonstra um extenso trombo tanto na veia mesentérica superior como na porta, além de um espessamento de intestino delgado (corte coronal). O tratamento preconizado nesta afecção é a anticoagulação plena. Em mais de 95% dos casos, o tratamento clínico será efetivo. Na falha terapêutica, a abordagem por radiologia intervencionista para trombólise e, mais raramente, a trombectomia podem representar opções. O tratamento operatório está indicado na presença de sinais de irritação peritoneal e sepse.

Referências

Townsend CM, Beauchamp RD, Evers BM, Mattox KL. Sabiston textbook of surgery: the biological basis of modern surgical practice. 20. ed. Philadelphia: Elsevier, 2017; p. 1120-38.

Clair DG, Beach JM. Mesenteric ischemia. N Engl J Med. 2016 Mar 10;374(10):959-68. DOI: 10.1056/NEJMra1503884.

39 Mulher de 73 anos de idade está no 5º pós-operatório de gastrectomia subtotal com reconstrução à Billroth II em decorrência de hemorragia digestiva alta por úlcera pilórica. Encontra-se em leito de semi-intensiva, recebendo tratamento fisioterápico (respiratório e motor). Está deambulando no corredor com auxílio. Introduzida dieta com água, chá e gelatina há 1 dia, com boa aceitação e sem vômitos. A equipe da enfermagem notou que o débito do dreno no flanco direito mudou de característica (imagem a seguir) nas últimas 24 horas, com débito de 110 mL.

Fonte: Acervo da autoria.

40 Ao exame físico, está em bom estado geral, FC: 80 bpm, PA: 130×80 mmHg, afebril, FR: 18 ipm. Semiologias pulmonar e cardíaca sem alterações. Abdome com incisão da laparotomia mediana de bom aspecto, flácido, pouco doloroso à palpação, sem irritação peritoneal. Dreno no flanco direito conforme imagem (cerca de 90 mL). Exames laboratoriais: Hb: 9,7 g/dL; Ht: 30%; leuco: 11.570/mm³, PCR: 43 mg/dL; função renal normal.

Quais são a principal hipótese diagnóstica e a conduta neste momento?

A) Fístula do coto duodenal; manter dieta via oral.

B) Fístula do coto duodenal; laparotomia exploradora.

C) Fístula da gastroenteroanastomose; nutrição parenteral.

D) Fístula da gastroenteroanastomose; tratamento endoscópico.

Resposta: A

Esta questão aborda complicação pós-operatória de cirurgia de grande porte. A realização de gastrectomia na úlcera hemorrágica é uma conduta de exceção, em virtude do sucesso do tratamento endoscópico, e com inibidor de bomba de próton superior a 95%. Portanto, o tratamento operatório fica reservado para uma população de doentes com comorbidades, que tem relação com a falha da terapêutica clínica (insuficiência cardíaca, insuficiência renal, coagulopatia, neoplasia maligna), e após transfusão de hemoderivados. Isto justifica as elevadas morbidade e mortalidade da operação na hemorragia digestiva alta. Na gastrectomia com reconstrução à Billroth II (figura a seguir), a drenagem da cavidade não é uma rotina. Está indicada quando o tratamento do duodeno é difícil pelo alto risco de fístula. Aqui, pode ter tanto a função de diagnóstico precoce de fístula como a de função terapêutica, evitando coleção e peritonite. De maneira geral, a deiscência da sutura e a anastomose intestinal ocorrem por volta do 5° ao 7° dia de pós-operatório. A piora clínica (dor abdominal, febre e taquicardia) e laboratorial neste momento obriga a pensar na possibilidade deste tipo de complicação. O diagnóstico muitas vezes se baseia no exame físico e laboratorial, porém, na dúvida, a tomografia de abdome é um recurso fundamental. O tratamento da deiscência de sutura intestinal depende da presença de infecção. Na sepse secundária à contaminação da cavidade abdominal, a reoperação é necessária. Na ausência de repercussão sistêmica, a deiscência da sutura intestinal deve ser tratada clinicamente. No caso em discussão, o enunciado deixa evidente que o doente está sem nenhum sinal de infecção, de tal forma que não se justifica a reabordagem. Neste cenário, o dreno tem um papel terapêutico. A deiscência do coto duodenal está fora do "trânsito intestinal", e não há justificativa para o jejum.

Referências

Townsend CM, Beauchamp RD, Evers BM, Mattox KL. Sabiston textbook of surgery: the biological basis of modern surgical practice. 20. ed. Philadelphia: Elsevier, 2017; p. 281-326.

41

Mulher de 23 anos de idade caiu de motocicleta em via expressa. Chega ao serviço de emergência após 30 minutos do acidente, trazida pela Equipe de Resgate. À avaliação de admissão na sala de trauma, apresenta-se: conversando; saturação de O_2 93%; ausculta pulmonar sem alterações; ausência de deformidade no tórax; PA: 80×50 mmHg; FC: 120 bpm; FAST (*focused assessment with sonography for trauma*) positivo no espaço hepatorrenal; escala de Glasgow de 15, porém agitada; equimose no flanco e hipocôndrio direitos. Após infusão de 1 L de soro fisiológico (SF), apresentou PA de 90×60 mmHg e FC de 105 bpm.

Com relação ao tratamento do choque hemorrágico desta paciente, qual é a melhor estratégia na sala de trauma?

A) Complexo protrombínico, concentrado de hemácias e plasma fresco congelado.
B) Ácido tranexâmico, reposição guiada por tromboelastograma e reposição de cálcio.
C) Infusão de mais 1 L de SF, reposição guiada por tromboelastograma e fibrinogênio.
D) Ácido tranexâmico, concentrado de hemácias e reposição de cálcio.

Resposta: D

No atendimento do traumatizado com choque hemorrágico, deve-se reconhecer precocemente quando ativar o protocolo de transfusão maciça. Os critérios sugeridos para sua ativação são:

a) **ABCscore** que avalia os seguintes parâmetros: trauma penetrante; pressão arterial sistólica menor que 90 mmHg; frequência cardíaca maior que 120 bpm; FAST positivo. Na presença de dois destes fatores, justifica-se acionar o banco de sangue.

b) **Shock index** que consiste na relação da FC pela pressão arterial sistólica (PAS). Quando esta relação (FC/PAS) é superior a 1,3, na presença de foco de sangramento, está indicada ativação do protocolo de transfusão maciça.

A coagulopatia é uma consequência importante do sangramento de grande volume. Por esta razão, impõe-se a reposição de todos os fatores da cascata de coagulação. Uma forma objetiva de se avaliarem os distúrbios da coagulação é o uso do tromboelastograma, porém trata-se de um recurso disponível em poucos centros, de modo que, na maioria das vezes, o tratamento da coagulopatia é feito de forma empírica. A hiperfibrinólise é uma das alterações reconhecidas neste processo. Portanto, os antifibrinolíticos, como o ácido tranexâmico, ganharam destaque nas últimas duas décadas. O estudo CRASH-2, um ensaio randomizado, demonstrou que este medicamento implicou menor mortalidade nos doentes traumatizados com frequência cardíaca maior que 110 bpm e pressão arterial sistólica inferior a 90 mmHg.

A reposição de concentrado de hemácias é o primeiro fator do sangue a ser reposto e deve estar disponível na sala de trauma no momento da admissão do doente. Uma das repercussões da transfusão é o consumo de cálcio resultante da presença de quelantes para a manutenção do hemocomponente. Portanto, após a administração de duas bolsas de hemácias, este eletrólito deve ser reposto para se evitar uma alteração maior ainda dos distúrbios de coagulação.

O caso descrito na questão retrata um doente com choque hemorrágico classe III/IV, que tem indicação de ativação do protocolo de transfusão maciça, administração imediata de dois concentrados de hemácias, infusão de ácido tranexâmico e reposição de cálcio logo após o hemoderivado.

Referências

Cantle PM, Cotton BA. Prediction of massive transfusion in trauma. Crit Care Clin. 2017 J; 33(1):71-84. DOI: 10.1016/j.ccc.2016.08.002.

CRASH-2 trial collaborators, et al. Effects of tranexamic acid on death, vascular occlusive events, and blood transfusion in trauma patients with significant haemorrhage (CRASH-2): a randomised, placebo-controlled trial. Lancet. 2010;376(9734):23-32. DOI: 10.1016/S0140-6736(10)60835-5.

42 Mulher de 37 anos de idade se jogou do 4º andar do prédio em que mora. No atendimento pré-hospitalar, estava inconsciente, e foi realizada intubação orotraqueal. O exame de admissão na sala de trauma apresenta: intubação orotraqueal; saturação de O_2 de 83%; equimose torácica na região da linha axilar média direita. Murmúrio vesicular diminuído à direita. Realizada a drenagem torácica com saída de grande quantidade de ar e 200 mL de sangue. No selo d'água, observam-se oscilação e presença de borbulhamento. Saturação de O_2 de 91% após a drenagem; FC: 100; PA: 120×80 mmHg. FAST negativo; escala de Glasgow de 3. Sedada no transporte. Pupilas isocóricas e fotorreagentes; deformidade na coxa direita. Ao retornar da tomografia de corpo inteiro para a sala de trauma, apresentou queda da saturação de O_2 para 71% e FC de 120 bpm e PA de 80×50 mmHg.

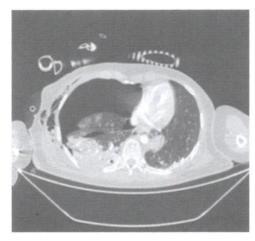
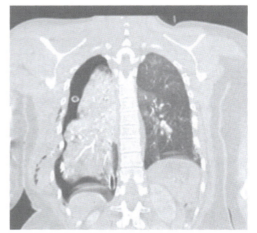

Fonte: Acervo da autoria.

Qual é a conduta?

A) Introduzir um segundo dreno de tórax.
B) Puncionar no 2º espaço intercostal.
C) Reavaliar o dreno de tórax.
D) Realizar toracotomia de urgência.

Resposta: C

O caso da questão aborda uma doente vítima de trauma com importante mecanismo de trauma. Na avaliação primária, foi submetida à drenagem de tórax em consequência do diagnóstico clínico de hemopneumotórax. Apresentou melhora clínica imediatamente após o procedimento; porém, durante o encaminhamento para a realização da tomografia, evoluiu com hipotensão e piora da saturação. A imagem da tomografia mostra um grande pneumotórax à direita, inclusive com desvio do mediastino.

O atendimento inicial da doente traumatizada implica reavaliação contínua, principalmente na presença de piora clínica. Intercorrências com dispositivos como o tubo traqueal, dreno de tórax e acesso venoso não são raras neste cenário, sobretudo no transporte destes doentes para o setor da radiologia ou para o centro cirúrgico. Portanto, diante de deterioração clínica, o primeiro passo é rever os procedimentos. Não são raros a perda da fixação dos drenos, a obstrução do tubo por coágulos e até mesmo o fechamento inadvertido do sistema coletor para movimentar o doente. Antes de qualquer conduta invasiva, está indicada a revisão da intubação e da drenagem torácica.

Referências

American College of Surgeon's Commitee on Trauma. Advanced trauma life support (ATLS®). Manual do Curso de Alunos. 10. ed. Chicago: American College of Surgeons, 2018; p. 94-121.

43

Mulher de 39 anos de idade está internada em decorrência de pancreatite aguda biliar. Foi indicada a colecistectomia laparoscópica após resolução da pancreatite. Durante a operação, que até o momento transcorreu sem intercorrências, foi realizado o exame a seguir.

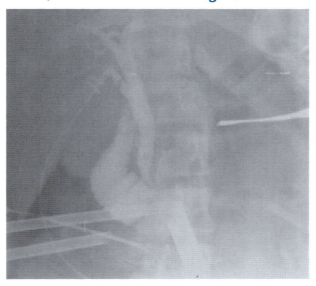

Fonte: Acervo da autoria.

Qual deve ser a conduta neste momento?

A) Realizar colangiografia endoscópica no intraoperatório.

B) Finalizar a colecistectomia por laparoscopia.

C) Realizar exploração transcística da via biliar por laparoscopia.

D) Converter para laparotomia e exploração por coledocotomia.

Resposta: B

Na pancreatite aguda biliar, com o passar dos dias, a maioria dos cálculos migra para o duodeno. No pré-operatório da colecistectomia, quando houver dúvida da presença de coledocolitíase, como na dilatação da via biliar e/ou enzimas hepáticas elevadas, a colangiorressonância ou a ecoendoscopia são recursos que podem ser utilizados.

A colangiografia intraoperatória é indicada de forma seletiva na maioria dos serviços de referência, apesar de alguns centros ainda optarem por fazê-la de rotina. Deve ser realizada quando houver risco de coledocolitíase que não foi evidenciada na ultrassonografia pré-operatória, como: microcálculos; antecedente de icterícia; histórico de pancreatite; aumento de enzimas canaliculares; e ducto cístico (> 3 mm) e hepatocolédoco (5 a 7 mm) dilatado. Outra indicação deste exame consiste na dúvida da anatomia durante a colecistectomia. Sabe-se que esta conduta não previne a lesão da via biliar, porém permite o diagnóstico imediato com a correção no mesmo procedimento, além de evitar lesões mais complexas.

Uma colangiografia deve avaliar: drenagem do contraste para o duodeno; via biliar intra e extra-hepática; presença de extravasamento de contraste; imagens de subtração que podem corresponder a cálculos. Na questão está representada uma colangiografia normal, de tal forma que se deve finalizar a colecistectomia.

Referência

Hope WW, Fanelli R, Walsh DS, Narula VK, Price R, Stefanidis D, Richardson WS. SAGES clinical spotlight review: intraoperative cholangiography. Surg Endosc. 2017;31(5):2007-2016. DOI: 10.1007/s00464-016-5320-0.

44

Mulher de 33 anos de idade é encaminhada a hospital terciário em virtude de dor abdominal de forte intensidade há 36 horas. Refere início da dor na região superior do abdome, que depois tornou-se difusa. Apresentou vômitos e náuseas, porém sem alteração do hábito intestinal. Nega febre. No exame clínico, está em regular estado geral; $SatO_2$ de 89%; FC: 100 bpm; FR: 20 ipm; PA: 100×60 mmHg. Ausculta pulmonar diminuída na base esquerda. O abdome está levemente distendido, doloroso difusamente, com sinais de irritação peritoneal no andar superior do abdome. O toque retal não tem alterações. Realizados os seguintes exames laboratoriais: Hb: 11,3 g/dL; Ht: 31%; leucócitos: 16.320/mm³; PCR: 170 mg/dL; creatinina: 1,18 mg/dL; ureia: 55 mg/dL; TGO: 290 U/L; TGP: 313 U/L; bilirrubina direta (BD): 1,9 mg/dL; fosfatase alcalina (FA): 145 U/L; GGT: 123 U/L; amilase: 1280 U/L; lipase: 2500 U/L. Realizada a ultrassonografia de abdome superior: vesícula biliar distendida, paredes finas, microcálculos móveis no interior; via biliar de 0,8 cm (normal até 0,5 cm), porém não visualizado o colédoco distal nem o pâncreas em razão da interposição gasosa.

Está indicada a realização de exame de imagem adicional neste momento?

A) Não está indicada a realização de exame.
B) Sim, está indicada tomografia de abdome.
C) Sim, está indicada a colangioressonância.
D) Sim, está indicada a ecoendoscopia.

Resposta: A

A questão retrata um caso típico de pancreatite aguda biliar com história de dor na região superior do abdome e alteração laboratorial de amilase e lipase. Na presença destes dois achados, a realização da tomografia de abdome está dispensada. A sua indicação precoce (admissão) se restringe na dúvida diagnóstica, principalmente do infarto intestinal e úlcera gastroduodenal perfurada; pois, nestas situações, a irritação peritoneal pode estar presente. Deve-se destacar que a evolução da doente, com alteração da ausculta na base pulmonar à esquerda, taquicardia e elevação dos níveis de proteína C-reativa, nos obriga a pensar numa forma moderada de gravidade da doença e até mesmo uma evolução grave se evoluir com persistência de disfunção orgânica. Neste cenário, a tomografia de abdome deve ser realizada para avaliar a presença e a extensão de necrose pancreática, porém o melhor momento é com uma semana/10 dias de evolução do quadro porque quanto mais tardio o exame, melhor se avalia a dimensão do comprometimento do órgão.

A etiopatogenia da pancreatite aguda biliar é a migração de cálculo da vesícula para a via biliar; porém, com o decorrer dos dias, a grande maioria migra para o duodeno. No caso retratado, a elevação das enzimas hepáticas e da bilirrubina sugere a presença de cálculo no hepatocolédoco. Neste momento de evolução, o diagnóstico de coledocolitíase não mudará a conduta, pois não há indícios de colangite ou de aumento progressivo da icterícia. Portanto, a indicação de colangioressonância ou de ecoendoscopia fica reservada na suspeita de coledocolitíase após a melhora clínica do doente, com remissão da dor e reversão da disfunção orgânica.

Referências

Forsmark CE, Vege SS, Wilcox CMN. Acute pancreatitis. N. Engl. J. Med. 2016;375(20):1972-81.

Lankisch PG, Apte M, Peter A, Banks PA. Acute pancreatitis. Lancet. 2015 Jul;386(9988):85-96. doi: 10.1016/S0140-6736(14)60649-8.

45 Mulher de 29 anos de idade foi admitida no serviço de emergência em virtude de queda de motocicleta. Foi realizada a tomografia de abdome (imagem a seguir).

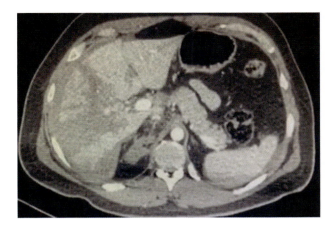

Fonte: Acervo da autoria.

Foi proposto tratamento não operatório e a paciente, encaminhada para unidade de terapia semi-intensiva. No 5º dia pós-trauma, apresentou vários episódios de melena. Ao exame clínico, encontra-se descorada; FC: 110 bpm; PA: 100×60 mmHg; e dor à palpação profunda do hipocôndrio e do flanco direito. Queda da hemoglobina de 9,8 g/dL para 6,3 g/dL. Recebeu dois concentrados de hemácias com melhora dos parâmetros hemodinâmicos. Realizada a endoscopia digestiva alta que evidenciou gastrite no antro, sem sinais de sangramento.

Qual é o próximo exame que deve ser feito para definir a etiologia do sangramento?

A) Colonoscopia.
B) Angiotomografia.
C) Enteroscopia alta.
D) Cápsula endoscópica.

Resposta: B

A questão relata um trauma abdominal fechado com lesão hepática extensa (ilustrada na tomografia) em que foi proposto o tratamento não operatório. Esta conduta deve ser adotada na presença de normalidade hemodinâmica, independentemente do grau da lesão da víscera parenquimatosa. Na evolução do caso, a doente cursou com hemorragia digestiva, provavelmente alta por se manifestar por melena. A principal etiologia nesta situação é ulcera gastroduodenal hemorrágica, porém descartada pela endoscopia. Neste contexto, de trauma abdominal grave, após a exclusão do sangramento péptico, deve-se sempre pensar em hemobilia. Apesar de pouco prevalente, esta causa de sangramento digestivo precisa ser sempre considerada diante de laceração hepática e após procedimentos no fígado como biópsia, drenagem transparieto-hepática e ablações de tumores. Ocorre em cerca de 3% dos traumas hepáticos em consequência de pseudoaneurisma, laceração ou fístula arteriovenosa da artéria hepática. O diagnóstico endoscópico não é fácil, pois nem sempre é possível evidenciar a saída de sangue pela papila. Isto ocorre pela dificuldade de se ter aparelho apropriado para avaliar a papila na urgência (duodenoscópio) e a necessidade de sangramento ativo no momento do exame. Na suspeita desta hipótese, a angiotomografia de abdome é o padrão-ouro no diagnóstico, pois permite uma avaliação da anatomia, a fonte de sangramento e a estratégia terapêutica. O tratamento é por via endovascular com a embolização distal dos ramos da artéria hepática.

Referências

Cathcart S, Birk J, Tadros M, Schuster M. Hemobilia: an uncommon but notable cause of upper gastrointestinal bleeding. J Clin Gastroenterol. 2017;51(9):796-804. DOI: 10.1097/MCG.0000000000000876.

Moore EE, Feliciano D, Mattox KL. Trauma. 8. ed. Cidade: Mc Graw Hill. 2017; p: 551-73.

46 Homem de 31 anos de idade teve queda de andaime a 5 metros de altura. Foi intubado no atendimento pré-hospitalar por estar inconsciente. Chegou ao serviço de emergência após 40 minutos do trauma. Ao exame na sala de admissão, encontrava-se: intubado com SatO$_2$ de 95%; murmúrio vesicular diminuído na base direita; PA: 130×70 mmHg; FC: 90 bpm; FAST positivo nos espaços hepatorrenal e pelve; escala de Glasgow de 3 (sob sedação); sem outras alterações. A tomografia de corpo inteiro mostrou a presença de contusão cerebral, para a qual optou-se por observação, monitorização da pressão intracraniana e controle de imagem em 6 horas. A seguir, a imagem da tomografia de abdome:

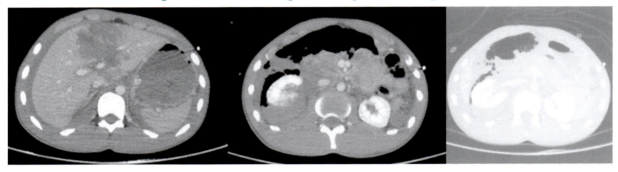

Fonte: Acervo da autoria.

Qual é a conduta para os achados da tomografia de abdome?

A) Tratamento não operatório.
B) Arteriografia com embolização.
C) Laparoscopia diagnóstica.
D) Laparotomia exploradora.

Resposta: D

Trata-se de um doente vítima de trauma com uma grande energia cinética envolvida (queda de 5 metros de altura). No atendimento inicial, encontra-se hemodinamicamente normal, sem sinais de choque hemorrágico. O exame de FAST positivo é indicativo de lesão intra-abdominal e obriga à realização de tomografia para melhor avaliação da cavidade. Neste cenário, no doente estável, independentemente do resultado da ultrassonografia, tem indicação a realização da tomografia de corpo inteiro em virtude do importante mecanismo de trauma. Algumas lesões potencialmente fatais podem passar despercebidas na radiografia de tórax e ao FAST, como as lesões de aorta torácica, pedículos vasculares e intestino. As imagens apresentadas na questão mostram uma grande contusão hepática, pneumoretroperitonio (gás junto ao rim direito) e pneumoperitonio. Estes achados são compatíveis com lesão de víscera oca e, pela localização e extensão do pneumoretroperitonio, deve-se tratar de lesão duodenal. O tratamento é operatório e, na vigência de trauma de crânio grave, a laparoscopia, em consequência do aumento da pressão intracraniana, está contraindicada.

Referências

Moore EE, Feliciano D, Mattox KL. Trauma. 8. ed. Mc Graw Hill. 2017; p. 621-38.

47 Homem de 39 anos de idade foi transferido para um hospital terciário por apendicite aguda complicada, seguida de múltiplas laparotomias exploradoras que evoluíram com fístulas intestinais de alto débito. Na admissão encontra-se em regular estado geral, com índice de massa corpórea de 11,8 kg/m². Calculado o gasto basal de energia: 1500 kcal. Foi proposto iniciar dieta parenteral. Qual é o aporte calórico que deve ser prescrito neste momento e quais são os distúrbios eletrolíticos mais prováveis após o início do tratamento?

A) 450 kcal; hipofosfatemia e hipopotassemia.
B) 450 kcal; hipocalcemia e hiponatremia.
C) 1500 kcal; hipofosfatemia e hipopotassemia.
D) 1500 kcal; hipocalcemia e hiponatremia.

Resposta: A

 Como esta questão envolve o domínio de alguns conceitos, ouça a explicação disponível no QR code ao lado.

Referências

McKnight CL, Newberry C, Sarav M, Martindale R, Hurt R, Daley B. Refeeding syndrome in the critically ill: a literature review and clinician's guide. Curr. Gastroenterol. Rep. 2019;21(11): 58 https://doi.org/10.1007/s11894-019-0724-3

Townsend CM, Beauchamp RD, Evers BM, Mattox KL. Sabiston textbook of surgery: the biological basis of modern surgical practice. 20 edição. Philadelphia: Elsevier, 2017; p. 98-129.

48 Mulher, 54 anos de idade, refere quadro de dor e abaulamento na região inguinocrural à direita há 2 meses, desencadeados aos esforços. Ao exame físico, observa-se abaulamento na região inguinocrural à direita (figura a seguir), à manobra de Valsalva, com redução ao repouso. Em relação a este tipo de hérnia, qual é a alternativa correta?

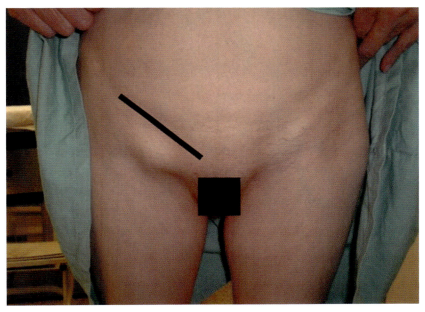

Fonte: Acervo da autoria.

A) A técnica de Lichtenstein é a melhor conduta.
B) Quando encarcerada, o acesso deve ser por via inguinal e abdominal.
C) Quando operada de urgência, tem elevada mortalidade.
D) Trata-se do defeito mais comum da parede abdominal

Resposta: C

Hérnia inguinocrural é uma afecção muito prevalente, com incidência de até 27% nos homens e 3% nas mulheres. A hérnia femoral representa apenas 5% dos defeitos da parede abdominal desta região e caracteriza-se clinicamente com um abaulamento abaixo do ligamento inguinal e medial aos vasos femorais, conforme representado na questão. Nas mulheres é muito mais frequente, embora a hérnia inguinal ainda seja cinco vezes mais comum. O diagnóstico desta situação ocorre na urgência em 35% a 40% dos casos com obstrução e necrose intestinal, razão pela qual apresenta elevada morbidade e mortalidade. Isto também fica agravado por se tratar de doentes idosos com comorbidades. Portanto, o ideal é o tratamento eletivo que pode ser tanto por inguinotomia comno por laparoscopia com uso de prótese de polipropileno. Na via aberta, as principais opções são o acesso pré-peritoneal por via anterior (técnica de Rives) ou a colocação do plugue de tela no anel femoral. A técnica de Lichtenstein, a mais utilizada nas hérnias inguinais, não corrige o defeito do anel femoral. Na urgência, é obrigatória a realização de inguinotomia, sendo que o acesso isolado do anel femoral deve ser evitado. A indicação de laparotomia mediana na hérnia inguinocrural fica reservada para estrangulamento de alça com peritonite difusa.

Referências

Simons MP, Smietanski M, Bonjer HJ, et al. International guidelines for groin hernia management. Hernia.2018;22(1):1-165.doi: 10.1007/s10029-017-1668-x.

Fitzgibbons RJ, Forse RA. Groin hernias in adults. N. Engl. J. Med. 2015;372(8):756-63. DOI: 10.1056/NEJMcp1404068.

Atividades de Ortopedia

2017

49. Mulher de 62 anos de idade vem ao pronto-socorro com dor em região lombar baixa há 2 meses. A dor é em pontada, irradia para região lateral da coxa esquerda, piora ao movimentar-se e melhora no período noturno quando descansa. Nega trauma, febre e emagrecimento. Esteve há 3 semanas no pronto-socorro devido ao quadro, ocasião em que foi receitado dipirona, sem melhora. Apresenta hipertensão arterial, *diabetes mellitus* tipo II e relata câncer de mama em uso de tamoxifeno. Exame neurológico sem parestesias, todos os grupos musculares com força grau 5, reflexos normais. Sem outras alterações ao exame clínico.

Quais são os sinais de alarme da lombalgia nessa paciente e qual é a conduta?

A) Idade > 60 anos, dor irradiada para coxa, uso de tamoxifeno – solicitar radiografia da coluna lombar.

B) Idade > 50 anos, história de câncer, retorno em pronto-socorro há menos de 1 mês – solicitar radiografia da coluna lombar.

C) Dor lombar há mais de 1 mês, retorno em pronto-socorro há menos de 1 mês, piora ao movimentar-se – solicitar ressonância magnética.

D) Sexo feminino, história de câncer, dor irradiada para coxa – solicitar ressonância magnética.

Resposta: B

A dor lombar não específica de característica mecânica é um dos maiores problemas de saúde por ser o principal fator de limitação funcional em indivíduos menores de 45 anos. Uma pesquisa organizada pelo CDC demonstrou que aproximadamente 80% dos indivíduos irão apresentar sintomas de dor lombar pelo menos uma vez ao longo de suas vidas. A grande função do médico é saber diferenciar dores inespecíficas de dores que necessitam de avaliação complementar. A dor axial tem causa inespecífica e geralmente se resolve com tratamento conservador, sem a necessidade de exames complementares. Esses exames (como tomografia ou ressonância) podem ainda confundir o diagnóstico, uma vez que até 20-36% dos pacientes com imagens de hérnia de disco são assintomáticos. Assim, na avaliação inicial desses pacientes, os exames radiográficos são reservados aos pacientes com sinais de alarme e/ou fatores de risco para causa secundária da lesão, conforme os dados a seguir.

Indicação de avaliação com exames de imagem na dor lombar:

- Idade > 50 anos.
- Trauma (mecanismo importante).
- Déficit neurológico.
- Perda de peso.
- Suspeita de espondilite anquilosante.
- Uso de álcool e drogas.
- História de câncer.
- Uso de corticoide.
- Febre.
- Procurar constantes na urgência com queixa de dor lombar.

Diante da indicação do exame de imagem, a radiografia anteroposterior da coluna lombar é o mais indicado, reservando exames mais específicos conforme a individualização de cada caso.

Referência

Campbell. Cirurgia ortopédica. 13.ed. GEN Guanabara Koogan; 2019. Capítulo 39.

2018

50. Dentre as alternativas a seguir, qual está correta sobre a artrite séptica?

A) Ocorre principalmente em articulações do membro inferior.
B) O desenvolvimento para osteoartrose é raro.
C) Acomete principalmente homens de meia-idade.
D) Antibioticoterapia é o tratamento inicial de escolha.

Resposta: A

As articulações dos membros inferiores que suportam peso são predominantemente afetadas (61 a 79%). A destruição da cartilagem articular, que resulta da degradação da matriz superficial, é aparente de 4 a 6 dias após a infecção. A depleção de matriz superficial, de acordo com Perry, começa cerca de 2 dias após a inoculação é causada pela ativação de enzimas a partir da resposta inflamatória aguda, a produção de toxinas e de enzimas por bactérias e a estimulação de linfócitos T durante a resposta imune tardia. Antígenos bacterianos depositados na membrana sinovial e toxinas específicas produzidas por bactérias, tais como enterotoxinas estafilocócicas, estimulam a proliferação de linfócitos T. À medida que o aumento da concentração de linfócitos T degrada a matriz condral, o colágeno é exposto à colagenase e as propriedades mecânicas da cartilagem articular são alteradas, aumentando sua suscetibilidade ao desgaste. A destruição completa da cartilagem articular ocorre em cerca de 4 semanas. A artrite séptica ocorre com maior frequência em adultos. Os princípios na conduta da artrite séptica aguda incluem: (1) drenagem adequada da articulação, (2) antibióticos para diminuir os efeitos sistêmicos de sepse e (3) repouso da articulação em uma posição estável. Drenagem imediata e avaliação do líquido purulento articular são fundamentais para a preservação da cartilagem articular e para a resolução da infecção. Se uma articulação é suspeita de estar infectada, a aspiração com agulha de grosso calibre deve ser feita antes de a terapia com antibióticos ser iniciada.

Referências

Campbell. Cirurgia ortopédica. 13.ed. GEN Guanabara Koogan; 2019. Capítulo 22.

2019

51. Qual é o ligamento mais comumente acometido em entorse do tornozelo e lesão das estruturas laterais?

A) Talofibular posterior.
B) Calcaneofibular.
C) Talofibular anterior.
D) Tibiocalcâneo.

Resposta: C

Entorse do tornozelo corresponde a 85% de todas as lesões do tornozelo, sendo a maioria associada a um mecanismo de inversão lateral. O tornozelo é composto por dois complexos ligamentares importantes para estabilidade articular: um lateral e outro medial. O complexo lateral é composto por 3 ligamentos principais: o talofibular anterior (o mais fraco e o mais comumente lesado), que resiste à translação anteroposterior; o calcaneofibular, que resiste a estresse em varo; e o talofibular posterior (mais forte entre os laterais). O complexo medial é composto pelo ligamento deltoide, que é dividido em suas porções: superficial e profunda. A porção profunda é composta pelos ligamentos tibiotalar anterior e posterior, que são os principais restritores da translação lateral, sendo o posterior o ligamento mais forte de todo o tornozelo. A porção superficial é composta pelos ligamentos tibionavicular, tibiocalcâneo e por parte superficial do tibiotalar, todos fornecendo uma resistência adicional contra a translação anterior do tálus.

Referência

Campbell. Cirurgia ortopédica. 13.ed. GEN Guanabara Koogan; 2019. Capítulo 89.

2020

52. Homem, 23 anos de idade, vítima de queda de motocicleta há 2 horas. Sem outras alterações ao exame físico, exceto a fratura isolada de fêmur direito. Sem lesões vasculonervosas ou de partes moles (figura a seguir).

CIRURGIA **43**

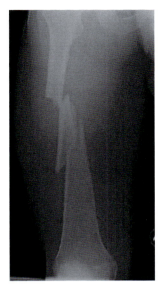

Fonte: Acervo da autoria.

Qual é o melhor tratamento?

A) Fixador externo linear simples transarticular de joelho.
B) Endoprótese de fêmur.
C) Haste intramedular anterógrada de fêmur.
D) Fixação com placas de titânio.

Resposta: B

 Como esta questão envolve o domínio de alguns conceitos, ouça a explicação disponível no QR code ao lado.

Referência

Rockwood, Green. Fratura em adultos. 8.ed. Barueri: Manole; 2016. Capítulos 9 e 52.

2021

53 **Qual é o tempo ideal para a realização de fixação das fraturas intertrocantéricas?**

A) Primeira hora após o trauma.
B) 1 a 12 horas após o trauma.
C) 12 a 48 horas após o trauma.
D) 48 a 72 horas após o trauma.

Resposta C

As fraturas intertrocantéricas (também denominadas "fraturas transtrocantéricas") são fraturas extracapsulares do fêmur proximal. Acometem mais comumente pacientes acima de 60 anos. Ocorrem em razão de 2 a 8 mulheres para cada homem.

O mecanismo de trauma em idosos é a queda da própria altura, ou seja, traumas de baixa energia. Já em pacientes mais jovens está relacionada com traumas de alta energia, como acidentes automobilísticos. A fratura do fêmur proximal está associada ao aumento da mortalidade em idosos, e a oportunidade da intervenção cirúrgica é de extrema importância para controlar riscos.

Em todos os pacientes idosos, grupo em que a incidência de comorbidades é elevada, orientam-se avaliação médica completa e otimização da condição clínica do paciente nas primeiras 12 a 24 horas após o acidente para que o paciente seja estabilizado antes de se dar prosseguimento à cirurgia. Existe consenso de que a cirurgia deve ser realizada em até 48 horas, a menos que haja fortes contraindicações médicas.

Estudos demonstram que a mortalidade em 1 ano duplicou nos pacientes que realizaram cirurgias após 48 horas da fratura, resultando na construção de protocolos que tenham como meta a intervenção cirúrgica em até 48 horas.

Referência

Skeletal trauma: basic science, management, and reconstruction. v. 2 – Volume Set (Browner, Skeletal Trauma). 5. ed, by Bruce D. Browner, Jesse B. Jupiter, Christian Krettek, Paul A Anderson. p. 1691, Elesevier/Saunders, 2015.

Atividades de Gastrocirurgia

2017

54 Mulher de 45 anos de idade, apresenta ganho de peso progressivo desde gestação há 20 anos. Há 5 anos é portadora de *diabetes mellitus* tipo II e doença do refluxo gastroesofágico, em uso de metformina, insulina NPH e omeprazol. Faz acompanhamento regular com endocrinologista e nutricionista há 3 anos, sem perda de peso sustentada. Atualmente com peso de 125 kg e IMC de 48,8 kg/m². Assinale dentre os esquemas a seguir o que representa a proposta cirúrgica indicada:

A)
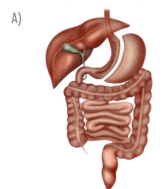
Fonte: adaptado de https://www.sbcbm.org.br/.

C)
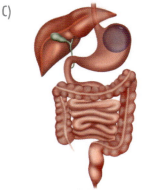
Fonte: adaptado de https://www.sbcbm.org.br/.

B)
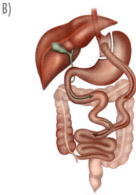
Fonte: adaptado de https://www.sbcbm.org.br/.

D)
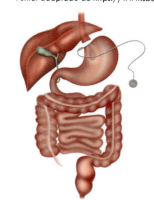
Fonte: adaptado de https://www.sbcbm.org.br/.

Resposta: B

 Como esta questão envolve o domínio de alguns conceitos, ouça a explicação disponível no QR code ao lado.

Referência

Townsend CM, Beauchamp RD, Evers BM, Mattox KL. Sabiston textbook of surgery: the biological basis of modern surgical practice. 20.ed. Elsevier; 2017. p. 1160-87.

55 **Mulher de 65 anos de idade, com queixa de epigastralgia há 3 meses, realizou endoscopia digestiva alta com achado de lesão ulcerada de 2,2 cm em fundo gástrico. Relatório anatomopatológico confirmou Adenocarcinoma gástrico indiferenciado com células em anel de sinete. Tomografia computadorizada mostrou somente lesão gástrica, sem metástases.**

A paciente deverá ser submetida a:

A) Quimioterapia e radioterapia neoadjuvantes.
B) Mucosectomia endoscópica.
C) Gastrectomia subtotal com linfadenectomia D2.
D) Gastrectomia total com linfadenectomia D2.

Resposta: D

O tratamento do câncer gástrico envolve a participação de equipe multidisciplinar. A ressecção endoscópica se restringe para tumores precoces (invasão até a submucosa) com baixo risco de acometimento linfonodal, que tem as seguintes características: confinado à mucosa, ausência de ulceração, menor que 2 cm, grau histológico bem diferenciado e sem invasão linfática e/ou vascular. Na presença de um desses fatores de risco, a gastrectomia com a linfadenectomia é a melhor opção, pois permite o estadiamento adequado, além de aumentar a sobrevida e de diminuir a recidiva quando metástase na cadeia linfática. Nos tumores de corpo alto, para obtenção de margens livres, a gastrectomia total é a conduta de escolha. O tratamento neoadjuvante, geralmente com quimioterapia, fica reservado para tumores localmente avançados, apesar de alguns estudos também incluírem T2N0.

Referências

Townsend CM, Beauchamp RD, Evers BM, Mattox KL. Sabiston textbook of surgery: the biological basis of modern surgical practice. 20.ed. Elsevier; 2017. p.1213-27.

Smyth EC, Verheij M, Allum W, et al. Gastric cancer: ESMO clinical practice guidelines for diagnosis, treatment and follow-up. Ann Oncol. 2016;27(suppl 5):v38-v49. Doi: 10.1093/annonc/mdw350.

56 **Homem de 69 anos de idade refere três episódios de enterorragia nas últimas 6 horas. Nega outras doenças, cirurgias anteriores, uso de medicamentos e episódios semelhantes prévios. Ao exame clínico apresenta-se estável hemodinamicamente e corado. Abdome flácido, levemente distendido e indolor. Sem outras alterações. Paciente ficou em observação durante 24 horas, sem novos episódios de enterorragia, sendo em seguida submetido a preparo de cólon e colonoscopia. Considerando o diagnóstico mais provável, indique a imagem de colonoscopia correspondente (fotos com artefato de brilho: áreas brancas).**

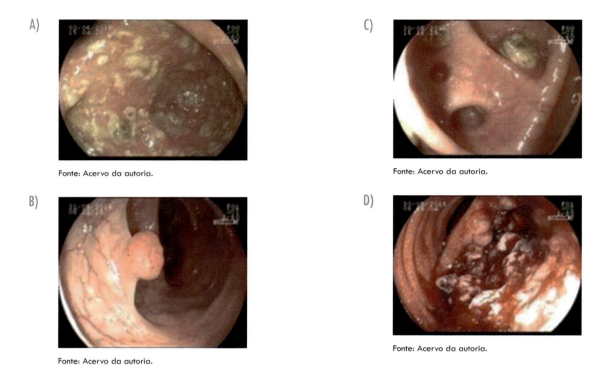

Fonte: Acervo da autoria.

Resposta: C

A hemorragia digestiva baixa consiste nos sangramentos a partir do ângulo de Treitz, sendo o principal sintoma a enterorragia. A principal etiologia de sangramento é a doença diverticular colônica, principalmente do cólon direito. A angiodisplasia, que consiste em malformação vascular (vasos submucosos dilatados e tortuosos com alterações da camada muscular), é uma causa também prevalente, principalmente em idosos. Outras etiologias, que devem ser aventadas, são: colite isquêmica, neoplasia (câncer e pólipos), doença inflamatória intestinal e infecciosa. A colonoscopia deve ser realizada de rotina para o diagnóstico e controle do sangramento, porém a hemorragia secundária a doença diverticular do cólon é autolimitada em 90% dos casos. A alternativa D mostra uma fotografia de cólon repleto de divertículos.

Referência

Townsend CM, Beauchamp RD, Evers BM, Mattox KL. Sabiston textbook of surgery: the biological basis of modern surgical practice. 20.ed. Elsevier; 2017. p.1139-59.

 Mulher de 35 anos de idade, assintomática, vem encaminhada pelo ginecologista para avaliação devido a nódulo hepático heterogêneo, hipoecoico, de 4,9 cm no maior diâmetro, identificado em ultrassonografia de rotina (imagem a seguir)

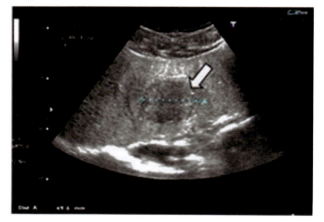

Fonte: Acervo da autoria.

58 Usa contraceptivo oral combinado. Relata transfusão sanguínea após complicação no primeiro parto e nega etilismo. Exame clínico sem alterações, exceto cicatriz de cesariana prévia. Realizada tomografia computadorizada para melhor avaliação (imagem ao lado).

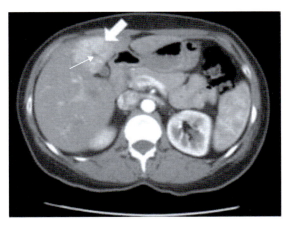

Fonte: Acervo da autoria.

Qual o diagnóstico mais provável?

A) Hiperplasia nodular focal.
B) Hemangioma hepático.
C) Adenoma hepático.
D) Carcinoma hepatocelular.

Resposta: A

O uso indiscriminado de exames de imagem implicou um diagnóstico incidental expressivo de nódulos hepáticos. Estima-se uma incidência de 10 a 20% na população. Os mais prevalentes em ordem de frequência são: hemangioma, hiperplasia nodular focal e o adenoma. Todos esses tumores são mais comuns nas mulheres. Os exames de imagem são eficazes em definir a etiologia da lesão na maioria dos casos devido aos sinais típicos. A tomografia da questão é característica de hiperplasia nodular focal, que tem os seguintes achados: cicatriz central circunscrita por lesão; captação homogênea de contraste na fase arterial e com densidade da fase pré-contraste no tempo portal; lesão bem definida em relação ao parênquima hepático normal. O risco de degeneração maligna é baixo, e o tratamento consiste em observação clínica.

Referências

Townsend CM, Beauchamp RD, Evers BM, Mattox KL. Sabiston textbook of surgery: the biological basis of modern surgical practice. 20.ed. Elsevier; 2017. p. 1455-8.

European Association for the Study of the Liver (EASL). EASL clinical practice guidelines on the management of benign liver tumours. J Hepatol. 2016;65(2):386-98. Doi: 10.1016/j.jhep.2016.04.001.

2018

59 Paciente de 55 anos com antecedente de adenocarcinoma de cólon sigmoide tratado há 4 anos com retossigmoidectomia, sem intercorrências. Vem ao ambulatório com exame de seguimento que mostra apenas 2 lesões metastáticas, restritas aos segmentos II e III do fígado, sem acometimento vascular.

Qual é a melhor alternativa cirúrgica após tratamento quimioterápico sistêmico?

A) Quimioembolização portal seguida de hepatectomia esquerda ampliada.
B) Hepatectomia lateral esquerda com controle intraoperatório por ultrassom.
C) Quimioembolização portal seguida de hepatectomia direita ampliada.
D) Hepatectomia lateral direita com controle intraoperatório por ultrassom.

Resposta: B

Em 30-40% dos casos, as metástases do câncer colorretal estão restritas ao fígado, e sua ressecção proporciona maior tempo livre de doença e até mesmo a cura, com sobrevida de 5 anos variando de 25 a 58%. A melhora desses resultados é consequência do desenvolvimento de novos esquemas quimioterápicos e da evolução da cirurgia hepática. O conhecimento da anatomia hepática é fundamental para o planejamento das ressecções. O volume de fígado remanescente deve ser uma preocupação, pelo risco de insuficiência hepática no pós-operatório, principalmente após tempo prolongado de quimioterapia. Um recurso disponível para evitar essa complicação consiste na embolização portal, que proporciona a hipertrofia do segmento remanescente. Essa conduta se aplica em ressecções de cerca de 70% do volume hepático. Os segmentos 2 e 3, também conhecidos como lobo esquerdo do fígado, têm volume hepático estimado de 20%, e sua ressecção é denominada segmentectomia lateral esquerda. O ultrassom intraoperatório é obrigatório, e tem como objetivo avaliar possíveis lesões hepáticas não evidenciadas nos exames de imagem, além de fornecer dados anatômicos.

Referência

Townsend CM, Beauchamp RD, Evers BM, Mattox KL. Sabiston textbook of surgery: the biological basis of modern surgical practice. 20.ed. Elsevier; 2017. p.1419-81.

2019

60. Mulher de 47 anos, assintomática, realizou ultrassonografia abdominal que identificou nódulo hepático de 6 cm, hiperecogênico. A tomografia computadorizada (imagem apresentada) demonstrou enchimento globuliforme da periferia do nódulo, após injeção de contraste, e seu enchimento pelo contraste no tempo portal.

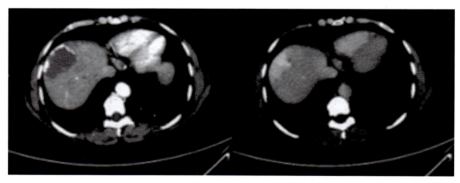

Fonte: Acervo da autoria.

Qual é o diagnóstico?

A) Hemangioma hepático.
B) Metástase hepática.
C) Hiperplasia nodular focal.
D) Carcinoma hepatocelular.

Resposta: A

Nódulos benignos hepáticos estão presentes em 10-20% da população e geralmente são achados incidentais. As principais lesões são o adenoma, a hiperplasia nodular focal e o hemangioma, muito bem caracterizadas nos exames de imagem. O hemangioma é o tumor mais comum do fígado e com frequência está presente em mulheres na quarta década de vida. Na maioria dos casos os doentes são assintomáticos e é excepcional sua rotura. A tomografia tem um achado típico que é um nódulo único, com captação periférica do contraste na fase precoce, seguida pela captação centrípeta nas fases tardias, bem evidente na imagem da questão. O tratamento do hemangioma é discutido em questão de outro ano.

Referências

Townsend CM, Beauchamp RD, Evers BM, Mattox KL. Sabiston textbook of surgery: the biological basis of modern surgical practice. 20.ed. Elsevier; 2017. p.1455-8.

European Association for the Study of the Liver (EASL). EASL clinical practice guidelines on the management of benign liver tumours. J Hepatol. 2016;65(2):386-98. Doi: 10.1016/j.jhep.2016.04.001.

61 Mulher de 69 anos queixa-se de fezes afiladas e perda de peso. Refere episódios de diarreia e sangramento eventual às evacuações. Colonoscopia mostrou lesão ulcerada que ocupa 50% da luz do reto, a 4 cm da borda anal, diagnosticada por biópsia como adenocarcinoma pouco diferenciado. Estadiamento com ressonância de pelve mostra lesão restrita ao reto com linfonodos aumentados em mesorreto. Tomografia de tórax e abdome superior sem alterações.

Qual é a conduta?

A) Amputação abdominoperineal do reto exclusiva.
B) Quimioterapia e radioterapia exclusiva.
C) Quimioterapia e radioterapia seguida de retossigmoidectomia.
D) Retossigmoidectomia com quimioterapia e radioterapia adjuvantes.

Resposta: C

O tratamento do câncer do reto distal localmente avançado, T3 e T4, teve dois marcos importantes que implicaram melhora do prognóstico da doença. Primeiro foi a excisão total do mesorreto, introduzida na década de 1980, e depois a quimioterapia e a radioterapia neoadjuvante há 15 anos. O ensaio clínico do German Rectal Cancer Study Group, disponível no QR code ao lado, demonstrou que o tratamento neoadjuvante evoluiu com menor recidiva local comparada ao esquema adjuvante (6% versus 13%), porém nos dois grupos a sobrevida em 5 anos foi a mesma (76% versus 74%). Além de melhor controle local, o tratamento pré-operatório permite a preservação do esfíncter anal em alguns casos. A quimioterapia e a radioterapia como abordagem exclusiva é uma conduta de exceção e se restringe a doentes com resposta completa, com possibilidade de seguimento rigoroso e histologia favorável.

Referências

Townsend CM, Beauchamp RD, Evers BM, Mattox KL. Sabiston textbook of surgery: the biological basis of modern surgical practice. 20.ed. Elsevier; 2017. p.1377-81.

Sauer R, Becker H, Hohenberger W, Rodel C, Wittekind C. Preoperative versus postoperative chemoradiotherapy for rectal cancer. N Engl J Med. 2004;351(17):1731-40.

62 Homem de 53 anos em seguimento por carcinoma espinocelular de terço médio de esôfago com acometimento linfonodal regional. Após tratamento neoadjuvante, foi realizado novo estadiamento, com endoscopia e tomografia computadorizada, não visualizando a lesão. Realizou tomografia por emissão de pósitrons (PET/CT) que revelou linfonodo regional com captação positiva. Qual é a conduta?

A) Controle clínico com seguimento endoscópico.
B) Consolidação quimioterápica e radioterápica.

C) Linfadenectomia exclusiva.
D) Esofagectomia com linfadenectomia.

Resposta: D

O diagnóstico do carcinoma espinocelular do esôfago é realizado geralmente em estágios avançados, quando a ressecção isolada do tumor não é suficiente para o controle da doença. Nessa situação é imprescindível a presença de equipe multidisciplinar. Atualmente, nos tumores localmente avançados preconiza-se de rotina o tratamento neoadjuvante com quimioterapia exclusiva ou associada a radioterapia. A associação das duas modalidades é a opção mais utilizada no Ocidente, e observam-se resultados satisfatórios, com resposta completa em até 49% dos casos. Como a esofagectomia é um procedimento com elevada morbidade e mortalidade, questiona-se o benefício da operação quando remissão total do tumor, principalmente em doentes com comorbidades. A grande questão é garantir que não exista doença residual, de tal forma que se deve realizar ultrassom endoscópico, biópsias seriadas do esôfago, biópsia de linfonodos suspeitos e PET-CT. Na detecção de doença está indicada a esofagectomia com linfadenectomia das cadeias torácicas e abdominais.

Referências

Kitagawa Y, Uno T, Oyama T, Kato K, et al. Esophageal cancer practice guidelines 2017 edited by the Japan Esophageal Society: part 1. Esophagus. 2019;16:1-24.

Townsend CM, Beauchamp RD, Evers BM, Mattox KL. Sabiston textbook of surgery: the biological basis of modern surgical practice. 20.ed. Elsevier; 2017. p.1033-40.

2020

63 Homem, 63 anos, em acompanhamento em Unidade Básica de Saúde por conta de queixa de azia há mais de 10 anos, vem apresentando disfagia para alimentos sólidos. Realizou exame de endoscopia digestiva alta que revelou lesão ulcerada, subestenosante na região do esôfago distal até a transição esofagogástrica. A biópsia está em análise. Qual é a principal suspeita anatomopatológica e a próxima etapa para estadiamento do caso, de acordo com essa hipótese?

A) Adenocarcinoma; tomografia de pescoço, tórax, abdome e pelve.
B) Adenocarcinoma; tomografia de tórax e laparoscopia.
C) Carcinoma espinocelular; tomografia por emissão de pósitrons (PET-CT).
D) Carcinoma espinocelular; tomografia de pescoço, tórax, abdome e pelve.

Resposta: A

O carcinoma espinocelular é tipo mais comum de câncer de esôfago, porém nos Estados Unidos o adenocarcinoma representa 70% dos casos. Os fatores de risco são distintos para cada um dos tipos histológicos, e isso justifica as particularidades de sua incidência nos diferentes continentes. O carcinoma epidermoide decorre principalmente da exposição ao álcool e ao cigarro, porém outras causas menos comuns, como ingestão de soda cáustica, exposição prolongada a bebidas quentes, acalásia e alimentos defumados, também podem estar associadas. No adenocarcinoma esofágico, a doença do refluxo gastroesofágico é o principal fator de risco. A agressão crônica da mucosa esofágica com a secreção gástrica causa a mudança do epitélio escamoso para colunar metaplásico, recebendo a denominação de esôfago de Barrett, que está sujeito a transformação em células displásicas e por fim em adenocarcinoma. Portanto, a localização desse tipo de neoplasia é na transição esofagogástrica, enquanto no carcinoma epidermoide é no terço superior e médio do esôfago em 70%. O estadiamento deve ser realizado com tomografia de pescoço, tórax e abdome para avaliar metástases a distância. O PET-CT também é uma opção, e atualmente tem sido indicado de rotina na neoplasia de esôfago, com estudos mostrando mudança de conduta em até 20% dos casos. Saiba mais sobre as diretrizes de câncer de esôfago no QR code ao lado.

Referências

Kitagawa Y, Uno T, Oyama T, Kato K, et al. Esophageal cancer practice guidelines 2017 edited by the Japan Esophageal Society: part 1. Esophagus. 2019;16:1-24.

Townsend CM, Beauchamp RD, Evers BM, Mattox KL. Sabiston textbook of surgery: the biological basis of modern surgical practice. 20.ed. Elsevier; 2017. p. 1033-40.

64

Mulher de 44 anos, no 3º dia de pós-operatório de gastroplastia em Y de Roux por videolaparoscopia para tratamento de obesidade mórbida (IMC 44 kg/m²). Ao exame físico apresenta-se taquicárdica (frequência cardíaca: 140 bpm), PA 140 x 85 mmHg, eupneica, murmúrios vesiculares diminuídos nas bases, abdome flácido sem sinais de irritação peritoneal. Exames laboratoriais: Hb: 13 g/dL; Ht: 42%; leucograma: 17,33.000/mm³; creatinina: 1,5 g/dL; ureia: 78g/dL; PCR: 140 g/dL.

Qual é a principal hipótese diagnóstica e conduta?

A) Hérnia interna (Petersen), laparoscopia.
B) Atelectasia pulmonar, fisioterapia respiratória.
C) Tromboembolismo pulmonar, anticoagulação terapêutica.
D) Deiscência de anastomose, tomografia de abdome.

Resposta: D

Trata-se de um caso de complicação pós-operatória em cirurgia bariátrica. Entre as alternativas são sugeridas complicações mais frequentes desse tipo de procedimento. A paciente apresenta taquicardia, leucocitose, elevação da creatinina e da proteína C reativa. A deiscência de anastomose é a complicação pós-operatória mais temida, e sua incidência na gastroplastia em Y de Roux é de 1%. No obeso, o quadro clínico inicial é sutil, e muitas vezes manifesta-se apenas com os sinais apresentados pela paciente, sem dor abdominal. Portanto, alterações como taquicardia, febre baixa e alteração respiratória devem ser valorizadas e investigadas precocemente, com tomografia com contraste oral. Quando não confirmado pelo exame de imagem e descartados outros diagnósticos, a melhor conduta é uma laparoscopia, pelo risco de progressão rápida para sepse e disfunção orgânica, em uma população de doentes com comorbidades. Uma laparoscopia diagnóstica é um procedimento seguro com baixa morbidade, e o objetivo é o diagnóstico tardio de peritonite. Hérnia interna acontece mais tardiamente e caracteriza-se por dores em cólica. Tromboembolismo pulmonar geralmente se apresenta com sinais de insuficiência respiratória e dor torácica, mas também pode ter quadro inespecífico, sendo mandatória sua investigação na presença de alterações fisiológicas, como taquicardia e febre, que não apresentam causa definida. A atelectasia pulmonar manifesta-se mais precocemente e com febre.

Referência

Townsend CM, Beauchamp RD, Evers BM, Mattox KL. Sabiston textbook of surgery: the biological basis of modern surgical practice. 20.ed. Elsevier; 2017. p. 1160-87.

65 Mulher de 33 anos, em uso de anticoncepcional oral há 18 anos, realiza tomografia em investigação de dor abdominal, que evidenciou o nódulo hepático mostrado na imagem a seguir.

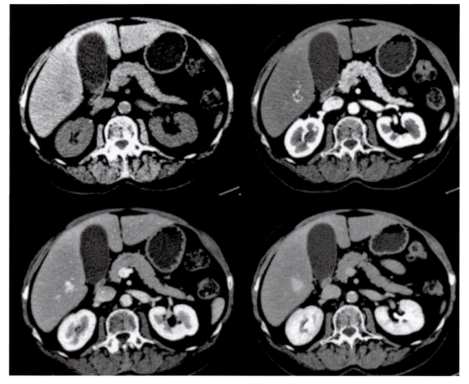

Fonte: Acervo da autoria.

Qual é a melhor conduta?

A) Observação clínica.
B) Nodulectomia.
C) Embolização por arteriografia seletiva.
D) Suspensão do anticoncepcional.

Resposta: A

 Como esta questão envolve o domínio de alguns conceitos, ouça a explicação disponível no QR code ao lado.

Referências

Townsend CM, Beauchamp RD, Evers BM, Mattox KL. Sabiston textbook of surgery: the biological basis of modern surgical practice. 20.ed. Elsevier; 2017. p. 1455-8.

European Association for the Study of the Liver (EASL). EASL clinical practice guidelines on the management of benign liver tumours. J Hepatol. 2016;65(2):386-98. Doi: 10.1016/j.jhep.2016.04.001.

2021

66 Mulher de 62 anos de idade realizou uma ultrassonografia de abdome superior ao qual se evidenciou um pólipo em vesícula biliar de 1,5 cm, com fluxo sanguíneo detectado ao doppler. Não apresenta sintomas. Qual é a melhor conduta para o caso?

A) Colecistectomia por via videolaparoscópica.
B) Colecistectomia por via aberta.
C) Repetir ultrassonografia de abdome superior em 6 meses.
D) Repetir ultrassonografia de abdome superior em 12 meses.

Resposta: A

A questão discute os critérios de indicação de colecistectomia nos pólipos da vesícula biliar. No caso, trata-se de um achado de exame, em um indivíduo assintomático.

Entre os critérios de indicação de colecistectomia, consideramos:

- Pólipo maior que 10 mm (o pólipo em questão é de 15 mm);
- Pólipos de 6 a 9 mm que vêm apresentando crescimento nos exames de controle;
- Pólipos associados a cálculos na vesícula biliar;
- Pólipos associados à colangite esclerosante.

Em todos os casos, a colecistectomia laparoscópica pode ser indicada desde que seja possível sua realização sem perfurar a vesícula.

Referências

Wiles R, Thoeni RF, Barbu ST, Vashist YK, Rafaelsen SR, Dewhurst C, Arvanitakis M, Lahaye M, Soltes M, Perinel J, Roberts SA. Management and follow-up of gallbladder polyps: joint guidelines between the European Society of Gastrointestinal and Abdominal Radiology (ESGAR), European Association for Endoscopic Surgery and other Interventional Techniques (EAES), International Society of Digestive Surgery—European Federation (EFISDS) and European Society of Gastrointestinal Endoscopy (ESGE). Eur Radiol. 2017;27(9):3856-3866. doi: 10.1007/s00330-017-4742-y.

Townsend CM, Beauchamp RD, Evers BM, Maatox KL. Sabiston textbook of surgery: the biological basis of modern surgical practice. 20. ed. Philadelphia: Elsevier, 2017; p. 1511-2.

67 Mulher de 47 anos de idade realiza acompanhamento no ambulatório médico de especialidade em razão de diabetes e hipertensão arterial. Apresenta refluxo gastroesofágico e foi submetida à endoscopia digestiva alta há 1 mês, que revelou esofagite grau C de Los Angeles. Está em uso de omeprazol, 40 mg por dia, há 6 meses, mas com persistência de pirose pós-prandial, principalmente quando em decúbito horizontal. Exame clínico: bom estado geral, índice de massa corporal (IMC): 36 kg/m², abdome indolor à palpação, sem outras alterações. Qual é a melhor opção operatória para o tratamento do refluxo gastroesofágico desta paciente?

A) Gastrectomia vertical (*sleeve* gástrico).
B) Gastroplastia com derivação em Y-de-Roux (*bypass* gástrico).
C) Hiatoplastia com fundoplicatura total.
D) Hiatoplastia com fundoplicatura parcial.

Resposta: B

A questão discute os critérios de indicação de cada procedimento bariátrico e, ao mesmo tempo, as alternativas cirúrgicas para o tratamento do refluxo gastroesofágico.

Sabemos que os procedimentos convencionais para tratamento de refluxo gastroesofágico (hiatoplastia e fundoplicatura) apresentam resultados insatisfatórios em pacientes obesos.

Ao mesmo tempo, sabemos que o "*bypass* gástrico com reconstrução em Y de Roux", utilizado para tratamento da obesidade, também trata refluxo, uma vez que é feita uma gastrectomia com reconstrução em Y.

Portanto, o tratamento ideal para o refluxo da paciente em questão é a gastroplastia com reconstrução em Y de Roux.

Referências

Patti MG. An evidence-based approach to the treatment of gastroesophageal reflux disease. JAMA Surg. 2016;151(1):73-8. DOI: 10.1001/jamasurg.2015.4233.

Homem, 54 anos de idade, refere dor anal intensa durante as evacuações. As dores começaram há 6 semanas, após episódio de dificuldade para evacuar decorrente de fezes muito endurecidas. Desde então, durante toda evacuação apresenta dor intensa, que melhora lentamente. Refere ainda ter notado a presença de laivos de sangue no papel higiênico. Identifique a imagem correspondente à principal hipótese diagnóstica:

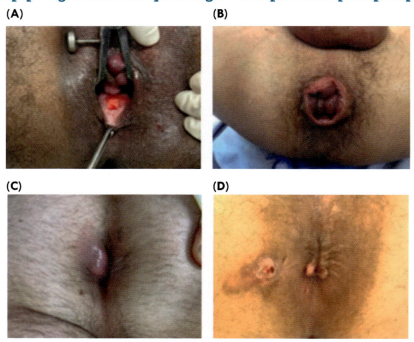

Fonte: Acervo da autoria.

As imagens representam:

A) Fissura anal.
B) Hemorroidas internas prolapsadas.
C) Abscesso anal.
D) Fístula perianal.

Resposta: A

O enunciado da questão descreve os sintomas típicos de uma fissura anal. Hemorroidas internas prolapsadas são indolores; abscessos apresentam dor constante e sinais inflamatórios e infecciosos, além de serem palpáveis; fístulas apresentam saída de secreção através do orifício fistuloso.

Referências

Townsend CM, Beauchamp RD, Evers BM, Maatox KL. Sabiston textbook of surgery: the biological basis of modern surgical practice. 20. ed. Philadelphia: Elsevier, 2017; p. 1494-1508.

Gardner IH, Siddharthan RV, Tsikitis VL Benign anorectal disease: hemorrhoids, fissures and fistulas. Ann Gastroenterol. 2020;33(1):9-18. DOI: 10.20524/aog.2019.0438. Epub 2019 Nov 29.

69 Mulher de 56 anos de idade está em investigação de icterícia obstrutiva e realiza o exame a seguir. A lesão presente na imagem tem contato com qual estrutura vascular?

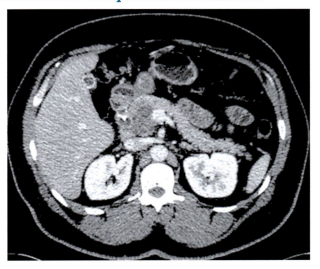

Fonte: Acervo da autoria.

A) Artéria mesentérica superior.
B) Veia cava inferior.
C) Tronco celíaco.
D) Veia mesentérica superior.

Resposta: D

A questão avalia conhecimentos sobre o adenocarcinoma de pâncreas. Esse tumor apresenta sinais e sintomas tardiamente, sendo, desta forma, diagnosticado em 80% a 85% das vezes já na forma irressecável. Entre as estruturas adjacentes acometidas, a principal é a veia mesentérica superior, seguida da artéria mesentérica superior. A questão exige conhecimentos de anatomia, identificação de estruturas anatômicas na tomografia e conhecimento sobre as estruturas acometidas em tumores de pâncreas. No corte apresentado, é possível ver claramente a artéria mesentérica superior e a veia mesentérica superior, sendo a veia claramente em contato com o tumor na cabeça do pâncreas.

Referências

Townsend CM, Beauchamp RD, Evers BM, Maatox KL. Sabiston textbook of surgery: the biological basis of modern surgical practice. 20. ed. Philadelphia: Elsevier, 2017; p. 1541-52.

McGuigan A, Kelly P, Turkington RC, Jones C, Coleman HG, McCain RS. Pancreatic cancer: a review of clinical diagnosis, epidemiology, treatment and outcomes. World J Gastroenterol. 2018 Nov 21;24(43):4846-4861. DOI: 10.3748/wjg.v24.i43.4846.

70 Homem de 62 anos de idade realizou a tomografia de abdome, exibida a seguir, para a investigação de pneumatúria. É tabagista, com carga tabágica de 30 maços-ano. Tem antecedente de infecção urinária de repetição. Qual é o diagnóstico mais provável?

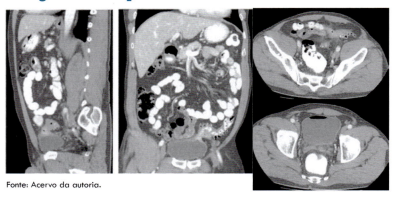

Fonte: Acervo da autoria.

A) Tumor urotelial da bexiga avançado.
B) Cistite enfisematosa com abscesso.
C) Doença diverticular complicada.
D) Tumor de reto avançado.

Resposta: C

A questão estimula a discussão dos diagnósticos diferenciais da pneumatúria em paciente do sexo masculino e a avaliação de tomografia.

O principal diagnóstico a ser levantado é o de fístula entre o tubo digestivo e o sistema urinário, sendo a causa mais comum a diverticulite aguda complicada.

Nos homens com diverticulite aguda, a presença de fístula com a cúpula da bexiga é mais comum do que nas mulheres em razão da ausência do útero entre a transição retossigmoide e a bexiga. Além disso, é frequente a presença de infecções urinárias de repetição. Nas mulheres, a fistulização ocorre mais frequentemente com a vagina. Também é comum a fistulização com o intestino delgado.

Diagnósticos diferenciais seriam a cistite enfisematosa e as fístulas causadas por outras doenças como tumores urinários, tumores do aparelho digestivo e doença actínica.

As imagens de tomografia apresentadas permitem claramente a visualização de pneumatúria e o espessamento parietal do cólon sigmoide. Permitem ainda a visualização dos divertículos colônicos com sinais inflamatórios em contato direto com a bexiga. Não há tumores presentes nas imagens.

Referências

Townsend CM, Beauchamp RD, Evers BM, Maatox KL. Sabiston textbook of surgery: the biological basis of modern surgical practice. 20. ed. Philadelphia: Elsevier, 2017; p. 1333.

Atividades de Anestesia

2017

71 Homem de 25 anos de idade, internado em pronto-socorro, recebeu 10 mg de morfina devido a dor intensa. Evolui com sonolência excessiva e depressão respiratória. O plantonista opta pela intubação orotraqueal e pede auxílio. O anestesista observa o paciente e alerta que a intubação será difícil.

Qual das características a seguir denota a dificuldade de intubação?

A) IMC de 25 kg/m2.
B) Presença de retrognatismo.
C) Índice de Mallampati classe I.
D) Abertura da boca de 3 polpas digitais.

Resposta: B

Avaliação de vias aéreas inclui os parâmetros e denotam via aérea difícil quando documentam os achados:

1) Tamanho de dentes incisivos.
2) Inabilidade para protruir os incisivos mandibulares à frente dos incisivos maxilares (*upper lip bite test*).
3) Distância entre incisivos < 3 cm.
4) Úvula não visível com língua protruída ao máximo, com paciente sentado (teste de Mallampati).
5) Distância tireomentoniana inferior a "3 dedos" ou < 6 cm.
6) Pescoço curto e alargado.
7) Flexão e extensão limitadas da cabeça e pescoço.

O quadro ilustra a relação entre essas medidas a visualização das pregas vocais (Cormack-Lehane):

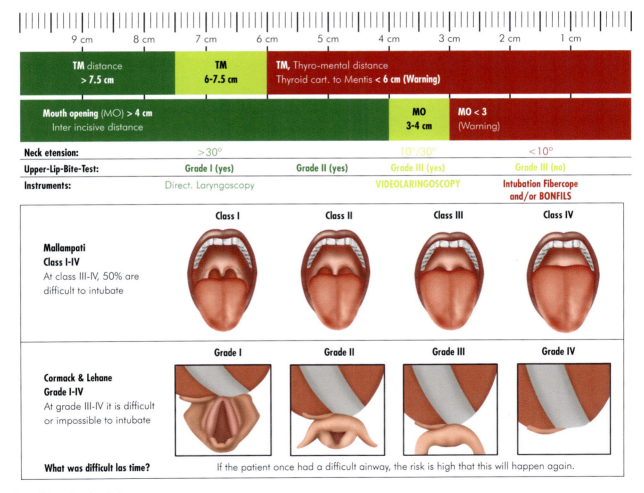

Fonte: Elaborado pela autoria.

As alternativas incluem o IMC, que não faz parte dos índices, embora possa sugerir pescoço alargado e mobilidade reduzida da cabeça (extensão/flexão).

I) Obesidade é fator de risco para via aérea difícil e deve ser associada aos critérios de via aérea difícil quando IMC > 35.

II) A questão descreve o termo "retrognatismo", que pode ser impreciso se não acompanhado de medida distância tireomentoniana.

III) O índice de Mallampati I sugere uma medida sugestiva de via aérea "fácil", ou seja, com maior probabilidade de se observar Cormack-Lehane I, visualização plena de pregas vocais. No entanto, uma medida isolada não tem precisão para avaliar vias aéreas.

IV) A descrição para "abertura da boca de 3 polpas digitais" não denota precisão de medida, que deve ser corretamente apreciada para acima de 3 cm para via aérea fácil (visualização de pregas vocais) ou difícil quando menor que 3 cm.

Referências

Barash. Clinical anesthesia 2017. Wolters Kluwer. Tabela 23-6.

Langeron O, Birenbaum A, Le Saché F, Raux M. Airway management in obese patient. Minerva Anestesiol. 2014;80(3):382-92.

Shiga T, Wajima Z, Inoue T, Sakamoto A. Predicting difficult intubation in apparently normal patients: a meta-analysis of bedside screening test performance. Anesthesiology. 2005;103(2):429-37.

2018

72 Um paciente com ferimento corto-contuso na coxa direita apresenta-se na sala de sutura do pronto-socorro em que você está de plantão. Para a realização dessa sutura você solicita um anestésico local para a infiltração. A técnica de enfermagem que está na sala de sutura informa sobre a disponibilidade de lidocaína com e sem epinefrina e bupivacaína com e sem epinefrina.

Dentre as alternativas a seguir, qual está correta sobre o uso de anestésicos locais?

A) A dose do anestésico local com epinefrina é menor que a dose do mesmo anestésico sem epinefrina, pelo risco de intoxicação pelo vasoconstritor.

B) A bupivacaína é preferencialmente indicada, comparada à lidocaína, pela sua menor toxicidade cardíaca.

C) A dose de bupivacaína que pode ser utilizada neste caso é de 10 a 15 mg/kg, dependendo da adição ou não de epinefrina.

D) A dose de lidocaína que pode ser utilizada neste caso varia de 7 a 10 mg/kg, dependendo da adição ou não de epinefrina.

Resposta: D

Determinar a dose ideal de anestésico local (AL) para uso é complexa. Deve-se utilizar a menor dose efetiva. É necessário considerar as características do paciente e também o local da administração. Como exemplo, não está especificado se as doses máximas são baseadas no peso corporal real ou ideal. Como resultado, se a dosagem for calculada com base no peso corporal real, obesos, grávidas ou ambos os pacientes podem receber uma dose perigosamente alta. Na tabela, veem-se doses máximas de AL. Todos os parâmetros são de Smith e colegas, (1) com exceção da ropivacaína (2). É importante notar que a epinefrina diminui a absorção sistêmica, prolongando a duração e a intensidade do bloqueio, limitando as concentrações plasmáticas máximas (3).

Anestésico local	Dose máxima sem Adr	Dose máxima com Adr
Lidocaína	3	7
Bupivacaína	2	2
Ropivacaína	3	3

Fonte: Elaborado pela autoria.

Os benefícios relatados da epinefrina incluem prolongamento do bloqueio anestésico local, aumento da intensidade do bloqueio e diminuição da absorção sistêmica do anestésico local. Os efeitos vasoconstritores da epinefrina aumentam os anestésicos locais, antagonizando os efeitos vasodilatadores inerentes aos anestésicos locais, diminuindo a absorção sistêmica e a depuração intraneural e, talvez, a redistribuição de anestésico local intraneural. Vários aspectos exclusivos da bupivacaína parecem potencializar sua cardiotoxicidade. Primeiro, a bupivacaína tem uma afinidade inerentemente maior por ligar os canais de sódio inativos e em repouso do que a lidocaína. Segundo, embora todos os anestésicos locais se liguem aos canais de sódio durante a sístole cardíaca e se dissociem durante a diástole, ocorre a dissociação da bupivacaína durante a diástole mais lentamente que a lidocaína. Essa baixa taxa de dissociação impede a recuperação completa dos canais no final de cada ciclo cardíaco (na frequência cardíaca fisiológica de 60 a 80 batimentos/min), levando a acúmulo e agravamento do defeito de condução. Por outro lado, a lidocaína se dissocia totalmente dos canais de sódio durante a diástole, e ocorre pouco acúmulo de atraso na condução. Finalmente, a bupivacaína exerce maior grau de depressão miocárdica direta do que agentes menos potentes.

I) Alternativa "A dose do anestésico local com epinefrina é menor que a dose do mesmo anestésico sem epinefrina, pelo risco de intoxicação pelo vasoconstritor" tem duas inadequações: a dose com epinefrina/adrenalina é maior a dose sem esse agente; o risco de intoxicação com AL é do próprio anestésico. A injeção do AL com adrenalina deve ser observada com aspiração antes de injeção de volume para detectar se atinge via intravenosa (IV). Se ocorrer injeção IV, será notada taquicardia em segundos.

II) Na alternativa "A bupivacaína é preferencialmente indicada, comparada à lidocaína, pela sua menor toxicidade cardíaca" há uma inversão, pois a bupivacaína é mais tóxica.

III) A alternativa "A dose de bupivacaína que pode ser utilizada neste caso é de 10 a 15 mg/kg, dependendo da adição ou não de epinefrina" incorre em elevada concentração de bupivacaína, que, para o autor referenciado neste comentário, não sofre alteração com adição de adrenalina (2 mg/kg).

IV) A alternativa considerada correta "A dose de lidocaína que pode ser utilizada neste caso varia de 7 a 10 mg/kg, dependendo da adição ou não de epinefrina", embora a literatura sugerida considere doses menores (3 e 7, para soluções sem e com adrenalina) ainda assim o racional está correto. Maiores doses podem ser utilizadas com adição de adrenalina. Como existem referências que preconizam doses menores, essa questão foi anulada do concurso

Referências

Smith S, Scarth E, Susada M. Drugs in anaesthesia and Intensive care. 4.ed. Oxford: Oxford University Press; 2011.
Allman KG, Wilson IH (eds). Oxford handbook of anaesthesia. 2.ed. Oxford: Oxford University Press; 2006. p.1070.
Christie LE, Picard J, Weinberg GL. Local anaesthetic systemic toxicity. BJA Education. 2015 Jun;15(Issue 3):136-42.
Barash. Clinical anesthesia 2017. Wolters Kluwer. p.1446.

2019

73 Homem de 75 anos com antecedente de fibrilação atrial crônica faz uso de anticoagulante oral (varfarina sódica). Está em programação de hernioplastia incisional.

Qual é a conduta em relação ao uso do anticoagulante?

A) Suspender a medicação 12 horas antes da cirurgia.
B) Infundir plasma fresco congelado na indução anestésica.
C) Suspender a medicação 5 dias antes da cirurgia.
D) Suplementar vitamina K por 7 dias previamente à cirurgia.

Resposta: C

O manejo de pacientes que recebem varfarina no período perioperatório permanece controverso. As declarações de consenso são baseadas na farmacologia da varfarina, na relevância clínica dos níveis/deficiências do fator de coagulação da vitamina K e nos relatos de casos de hematoma espinhal entre esses pacientes. Deve-se ter cuidado ao realizar técnicas neuroaxiais em pacientes recentemente descontinuados da terapia crônica com varfarina. A terapia anticoagulante deve ser interrompida (idealmente 4 a 5 dias antes do procedimento planejado), e o TP/INR medido antes do início do bloqueio neuraxial. Para pacientes que recebem uma dose inicial de varfarina antes da cirurgia, o TP/INR deve ser verificado antes do bloqueio neuroaxial se a primeira dose foi administrada mais de 24 horas antes ou se uma segunda dose de anticoagulante oral foi administrada. INR 3 deve solicitar ao médico que retenha ou reduza a dose de varfarina em pacientes com cateteres neuroaxiais de demora. Não podemos fazer qualquer recomendação definitiva para a remoção de cateteres neuroaxiais em pacientes com níveis terapêuticos de anticoagulação durante a infusão de cateteres neuroaxiais (1). Como a varfarina inibe a síntese dos fatores de coagulação II, VII, IX e X dependentes de vitamina K, o agente de reversão mais lógico e apropriado é a substituição da vitamina K. A vitamina K oral deve ser administrada se o INR for superior a 8,0. Pacientes que apresentam INR alto e sangramento não maior devem ser revertidos com 1 a 3 mg de vitamina K intravenosa; isso geralmente corrige o INR dentro de 6 a 8 horas. A reversão de emergência para pacientes com sangramento grave ou para aqueles que necessitam de cirurgia imediata pode ser alcançada com concentrado de complexo de protrombina (PCC). O tratamento de primeira linha para reversão de varfarina é o concentrado de complexo de protrombina (PCC); se não estiver disponível, pode-se usar PFC (ou plasma de doador único) ou concentrado de fator IX (2). Independentemente do motivo da anticoagulação, a hemorragia importante em um paciente em uso de varfarina é melhor gerenciada por reversão rápida e completa com concentrado de complexo de protrombina e vitamina K intravenosa (IV). Essa abordagem garante que o efeito agudo da hemorragia seja minimizado. Sangramentos menores ou uma alta razão normalizada internacional (INR) assintomática podem ser tratados com segurança por omissão de varfarina ou vitamina K oral (ou vitamina K IV em casos selecionados), o que resulta em reversão parcial, com o objetivo de restaurar o INR para o valor alvo para o indivíduo. A vitamina K ao longo de um período de 24 horas pode ser administrada como reversão (3).

I) Alternativa "Suspender a medicação 12 horas antes da cirurgia" não tem suporte na literatura, que sugere suspensão entre 4 a 5 dias antes do procedimento.

II) A alternativa "Infundir plasma fresco congelado na indução anestésica" aplicar-se-ia em procedimentos de caráter de urgência, embora o tratamento de primeira linha seja o concentrado de complexo de protrombina (PCC); se não estiver disponível, pode-se usar plasma fresco congelado. A vitamina K oral deve ser administrada se o INR for superior a 8,0.

III) A alternativa considerada correta é "Suspender a medicação 5 dias antes da cirurgia".

IV) A alternativa "Suplementar vitamina K por 7 dias previamente à cirurgia" não tem suporte na literatura sugerida, que considera períodos de até 24 horas.

Referências

Horlocker TT, Wedel DJ, Benzon H, et al. Regional anesthesia in the anticoagulated patient: defining the risks (the second ASRA Consensus Conference on Neuraxial Anesthesia and Anticoagulation). Reg Anesth Pain Med. 2003;28(3):172-97.

Barash. Clinical anesthesia 2017. Wolters Kluwer. p. 1160, 3822.

Hanley JP. Warfarin reversal. J Clin Pathol. 2004;57(11):1132-9.

Atividades de Urologia

2017

74 Homem de 76 anos de idade, sem queixas urinárias, fez exame de rotina, constatando-se PSA = 4,1 ng/mL (normal até 2,5 ng/mL). Toque prostático revelou próstata amolecida, sem nódulos e biópsia prostática comprovou a presença de adenocarcinoma local, escore de Gleason 3+3. Estudo de ressonância multiparamétrica de pélvis e cintilografia óssea revelaram-se normais. Em relação a esse caso, podemos afirmar que:

A) É possível vigilância ativa e seguimento com exames periódicos.

B) Seu único filho tem o dobro de chance de desenvolver câncer de próstata.

C) O tratamento com radioterapia associada à terapia antiandrogênica é a melhor opção caso o paciente priorize a preservação da potência sexual.

D) A prostatectomia videolaparoscópica deve ser a conduta de escolha por apresentar os maiores índices de sobrevida livre de doença e menores complicações.

Resposta: A

A vigilância ativa, ou seja, acompanhamento periódico com exames, tem por objetivo minimizar as complicações do tratamento sem comprometer a sobrevida e a qualidade de vida (evitar *overtreatment*). Vem ganhando espaço no tratamento do câncer de próstata, sobretudo em tumores pouco agressivos (Gleason 6 – 3 + 3 ou 7 – 3+4) e clinicamente confinados à próstata (T1c ou T2a, PSA < 10 ng/mL) em pacientes com mais de 10 anos de expectativa de vida. A vigilância ativa deve ser diferenciada do acompanhamento (*watchful waiting*), que é um tratamento paliativo, indicado em pacientes com perspectiva de vida < 10 anos e/ou com comorbidades importantes. Não há consenso absoluto na literatura sobre as indicações e como fazer a vigilância ativa. Em geral: toque retal e biópsia prostática anuais e dosagem semestral de PSA. Nesse caso, essa conduta pode ser adotada, uma vez que o paciente tem tumor de baixo grau de agressividade (Gleason 6 – 3 + 3), seu PSA está abaixo de 10 ng/mL e os exames de estadiamento não mostram disseminação local ou sistêmica da doença. Alternativa B: a chance de um filho de portador de câncer de próstata apresentar a doença é 80% (OR: 1,8), portanto não é o dobro como diz a alternativa. Alternativa C: afirmação falsa, uma vez que tanto a radioterapia como o bloqueio androgênico podem levar a disfunção erétil. Alternativa D: a prostatectomia laparoscópica assistida ou não por robô é hoje a principal modalidade cirúrgica de tratamento do câncer de próstata, substituindo largamente a prostatectomia aberta por proporcionar menor perda sanguínea e transfusão, recuperação mais rápida e menor tempo de internação. No entanto, não há estudos definitivos mostrando maior índice de cura da doença e menor índice de incontinência ou disfunção erétil. Portanto, essa alternativa é incorreta. Tenha acesso a mais informações no *site* da European Association of Urology, disponível no QR code ao lado.

Referência

AUA guidelines. Clinically Localized Prostate Cancer: AUA/ASTRO/SUO Guideline. 2017.

75 Durante consulta de puericultura de criança do sexo masculino de 2 anos de idade, observou-se somente o testículo esquerdo palpável na bolsa escrotal. Restante do exame clínico sem alterações. Feito o cariótipo, cujo resultado é 46 XY.

A conduta nesse caso é:

A) Realizar teste com injeções de gonadotrofina coriônica para diferenciar agenesia gonadal de testículo mal posicionado, antes de indicar tratamento cirúrgico.

B) Examinar a criança em decúbito lateral esquerdo para confirmar a criptorquidia e planejar a orquiectomia da gônada não descida.

C) Realizar a cirurgia de fixação do testículo na bolsa escrotal, antes dos 6 anos de idade, se confirmada a existência de testículo mal posicionado.

D) Aguardar a migração do testículo criptorquídico para bolsa escrotal e fixar o contralateral.

Resposta: C

Alternativa A: o uso de HCG (gonadotrofina coriônica humana), com o objetivo de estimular a produção endógena de testosterona e promover a descida do testículo criptorquídico, tem apenas 20% de sucesso, e, entre os testículos que respondem ao tratamento, cerca de 20% retornam à posição original. Apresenta alguns efeitos adversos importantes como dor, crescimento de pelos pubianos, eritema e pigmentação escrotal. É consenso que a hormonioterapia não deve ser instituída nesses casos. Alternativa B: o exame físico da criança com testículo fora da bolsa deve ser feito em local aquecido e de preferência na posição de cócoras e não em decúbito lateral. Alternativa C: alternativa correta. Deve-se realizar laparoscopia para confirmar a existência do testículo criptorquídico, levá-lo à posição correta e fixá-lo na bolsa testicular. O consenso atual é o de que o tratamento deve ser iniciado após os primeiros 6 meses de vida e finalizado até os 18 meses, preferencialmente. Alternativa D: testículos criptorquídicos raramente descem à posição normal após os primeiros 6 meses de vida.

Referências

EAU guidelines. Paediatric Urology. 2020. Disponível em: https://uroweb.org/guideline/paediatric-urology/

Kolon TF, Herndon CDA, Baker LA et al. Evaluation and treatment of cryptorchidism: AUA guideline. J. Urol. 2014 Aug;192(2):337-45.

2018

76 Mulher de 28 anos de idade procurou o ambulatório por dor lombar direita, recorrente, há 2 anos. Tem infecções urinárias de repetição, e nesse período foi internada três vezes para receber antibioticoterapia endovenosa. O exame clínico na consulta é normal. Traz ultrassonografia e tomografia do trato urinário, que evidenciam rim direito com parênquima de espessura diminuída e com múltiplos cálculos de até 2,5 cm. O rim esquerdo não tem alterações nesses exames.

Qual é a conduta para o caso?

A) Litotripsia por ondas de choque.

B) Nefrectomia direita.

C) Nefrolitotripsia percutânea.

D) Antibioticoterapia de amplo espectro nas recidivas.

Resposta: C

Indicação de tratamento do cálculo: infecções urinárias de repetição, que necessitaram de internação para tratamento. Não se justifica antibioticoterapia prolongada ou profilática pela baixa eficácia e pelo desenvolvimento de resistência bacteriana. A presença de múltiplos cálculos perpetua a infecção. O tratamento dessa paciente deve visar à remoção completa do cálculo. Alternativa A: a litotripsia extracorpórea não é o melhor método para tratamento de cálculos cujo tamanho soma 2,5 cm. Sua indicação atual é para cálculos caliciais e piélicos menores de 2 cm e de cálice inferior menor que 1 cm. Alternativa B: a remoção do rim afetado é sempre a última opção no tratamento da litíase urinária. Para indicar com segurança, seria indicada a realização de cintilografia renal mostrando função renal muito rebaixada (< 10-12% no lado afetado) ou exame de imagem mostrando afilamento severo do parênquima renal. Alternativa C: a nefrolitotripsia percutânea é o método de escolha para o tratamento de cálculos renais > 2 cm, independentemente de sua etiologia ou composição, estando, portanto, indicada nessa paciente, em que o objetivo do tratamento deve ser a remoção completa dos cálculos. Alternativa correta.

Referências

Surgical Management of Stones: AUA/Endourology Society Guideline. 2016. Disponível em: www.auanet.org/guidelines/kidney-stones-surgical-management-guideline

EAU. Guidelines on treatment of urinary lithiasis. 2020. Disponível em: https://uroweb.org/guideline/urolithiasis/

77

Homem de 61 anos de idade procura o pronto-socorro com queixa de dificuldade miccional há 12 horas. Refere que há 3 meses apresenta micção com jato fraco, entrecortado e sensação de esvaziamento vesical incompleto. No exame clínico, abdome doloroso à palpação em hipogástrio. Toque retal: próstata 60 g, sem nódulos. O restante do exame clínico é normal. Traz resultados de exames:

Exames séricos			
PSA	8,0 ng/dL	Creatinina	2,4 mg/dL
Ultrassonografia de rins e vias urinárias: uretero-hidronefrose moderada bilateral. Bexiga espessada e com divertículos. Próstata de 65 g.			

Fonte: Elaborado pela autoria.

Qual é a conduta para o caso nesse momento?

A) Nefrostomia bilateral.
B) Sondagem com Foley.
C) Finasterida e seguimento ambulatorial.
D) Passagem de cateter duplo J.

Resposta: B

Alternativa A: realizar nefrostomia bilateral é uma possibilidade, pois promove a desobstrução do trato urinário superior, porém é uma alternativa invasiva. Portanto, não é a primeira escolha nesse caso de obstrução urinária infravesical, causada pela próstata aumentada. Alternativa B: por se tratar de alternativa pouco invasiva e eficaz, deve ser a primeira conduta a ser tentada nesse caso de obstrução prostática, caracterizada por próstata aumentada, bexiga trabeculada e com divertículos e uretero-hidronefrose bilateral. Alternativa C: a finasterida é um inibidor da 5 alfarredutase que promove redução no tamanho da próstata ao reduzir a concentração de 5 di-hidrotestosterona no interior da célula prostática. Sua ação leva em torno de 6 semanas para produzir os efeitos iniciais. É uma droga para ser utilizada eletivamente e não em uma situação de urgência como essa. Alternativa D: a passagem de cateter ureteral bilateralmente se aplicaria em caso de obstrução supravesical, ou seja, localizada entre os ureteres distais e o colo vesical, por exemplo: tumor vesical obstrutivo ou câncer prostático infiltrando a base da bexiga e os meatos ureterais.

Referências

EAU guidelines. Management of non-neurogenic of male LUTS. 2020. Disponível em: https://uroweb.org/guideline/treatment-of-non-neurogenic-male-luts/

AUA guidelines. Benign Prostatic Hyperplasia: Surgical Management of Benign Prostatic Hyperplasia/Lower Urinary Tract Symptoms (2018, amended 2019, 2020). Published 2018, Amended 2019, 2020. Disponível em: www.auanet.org/guidelines/benign-prostatic-hyperplasia-(bph)-guideline

2019

78. Qual a característica de medicação a ser utilizada para facilitar a micção em paciente com hiperplasia benigna da próstata?

A) Anticolinérgico.
B) Alfabloqueador.
C) Beta-adrenérgico.
D) Colinérgico.

Resposta: B

Alternativa A: drogas anticolinérgicas são utilizadas para reduzir a atividade contrátil do músculo detrusor, por exemplo, em casos de hiperatividade vesical. Portanto, não devem ser usadas em situação de obstrução não acompanhada de hiperatividade secundária, pois podem provocar redução da contração detrusora com piora do quadro miccional e eventual retenção urinária aguda. Alternativa B: os bloqueadores alfa-adrenérgicos presentes na uretra prostática, quando estimulados, promovem relaxamento da musculatura desta, levando a aumento do seu diâmetro funcional e consequente melhora no fluxo urinário. Atualmente constituem a medicação de primeira linha no tratamento dos sintomas obstrutivos causados pela hiperplasia prostática. Alternativa C: os agonistas betam 3 adrenérgicos (principal droga – Myrabegron) atuam reduzindo a contratilidade do músculo detrusor. Portanto, de maneira similar aos anticolinérgicos, são utilizados somente em casos de obstrução prostática acompanhada de sintomas secundários de hipercontratilidade e também podem levar a retenção urinária se utilizados indevidamente. Alternativa D: os agentes colinérgicos, em teoria, promovem aumento da força de contração do músculo detrusor pela estimulação de receptores muscarínicos aí existentes. A principal droga desse grupo é o betanecol. Entretanto, seus efeitos clínicos são pouco expressivos.

Referências

EAU guidelines. Management of non-neurogenic of male LUTS. 2020. https://uroweb.org/guideline/treatment-of-non-neurogenic-male-luts/

AUA guidelines. Benign Prostatic Hyperplasia: Surgical Management of Benign Prostatic Hyperplasia/Lower Urinary Tract Symptoms. 2020. https://www.auanet.org/guidelines/benign-prostatic-hyperplasia-(bph)-guideline

Lightner DL, Gomelsky A, Souter L et al. Diagnosis and Treatment of Overactive Bladder (Non-Neurogenic) in Adults: AUA/SUFU Guideline Amendment 2019. J.Urol. 2019;202(3):558-563

2020

 79. Mulher, 45 anos de idade, com sangramento menstrual irregular, realizou ultrassom abdominal que evidenciou uma lesão exofítica hiperecogênica no rim direito medindo 3,3 cm de diâmetro. Realizada tomografia computadorizada de abdome que demonstrou lesão no terço inferior do rim direito, medindo 3,5 cm, com realce da lesão após a injeção do contraste endovenoso; rim esquerdo sem alterações.

Qual é a melhor conduta?

A) Nefroureterectomia radical e seguimento.
B) Nefrectomia radical com radioterapia.
C) Nefrectomia parcial e seguimento.
D) Nefrectomia parcial com quimioterapia.

Resposta: C

Alternativa A: a nefroureterectomia radical é a conduta padrão para tumores de via excretora e não para tumores do parênquima renal, como parece ser o descrito na tomografia. Alternativa errada. Alternativa B: 1. Tumores menores de 7 cm devem ser removidos, de forma geral, preservando o parênquima renal. 2. Os tumores do parênquima renal não são radiossensíveis. Alternativa D: não há indicação de quimioterapia nesses casos.

Referências

Renal Mass and Localized Renal Cancer: AUA Guideline. 2017. Disponível em: www.auanet.org/guidelines/renal-cancer-renal-mass-and-localized-renal-cancer-guideline.

EAU. Guidelines on renal cell carcinoma. 2020. Disponível em: https://uroweb.org/guideline/renal-cell-carcinoma/.

2021

80 Mulher de 32 anos de idade chega ao pronto atendimento com dor em flanco e fossa ilíaca esquerdos, em cólica, de forte intensidade, acompanhada de náuseas, vômitos e sudorese que se iniciou há 1 hora. Refere ser este o 5º episódio em 5 dias, tendo já estado em outro pronto atendimento por quatro vezes, onde foi medicada e apresentou melhora temporária da dor. Após analgesia, apresenta-se afebril, PA: 140×80 mm Hg, FC: 76 bpm. O abdome é flácido, doloroso à palpação profunda na fossa ilíaca esquerda. RHA+ e DB-. Foi submetida à tomografia computadorizada sem contraste e a exames de laboratório, mostrados a seguir: Hb: 13.8 g/dL; leucócitos: 8.800/mm³, sem desvio à esquerda; creatinina: 1,1 mg/dL; glicemia: 94 mg/dL. Urina tipo I: pH = 5; > 1 milhão de hemácias/mL; 32 mil leucócitos/mL.

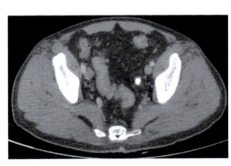
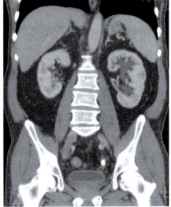

Fonte: Acervo da autoria.

Qual é o tratamento?

A) Tamsulosina e cefalexina por 7 dias.
B) Ureterolitotomia por via laparoscópica.
C) Ureterolitotripsia endoscópica.
D) Ureterolitotomia por inguinotomia.

Resposta: C

Cálculos de ureter distal menores que 10 mm podem ser tratados por terapia expulsiva com bloqueadores alfa-adrenérgicos, litotripsia extracorpórea e ureterolitotomia ou ureterolitotripsia endoscópica.

A terapia expulsiva com alfabloqueadores pode ser indicada; porém, em casos nos quais a dor está controlada, o que não ocorre neste caso, no qual a paciente refere várias vistas ao pronto atendimento para analgesia. O uso de antibióticos não se justifica neste caso, pois não há sinais clínicos ou laboratoriais de infecção.

A melhor forma de tratamento para esta paciente é a ureterolitotripsia endoscópica, com sucesso em 90% dos casos e baixa taxa de complicações. A cirurgia laparoscópica não se justifica para cálculos de ureter distal bem como a cirurgia aberta, praticamente abandonada.

Referência

AUA Guidelines on surgical treatment of urinary stones. Disponível em: https://www.auanet.org/guidelines. Campbell Walsh Textbook of Urology. 11. ed. v. 2. p. 1283, 2016, Philadelphia, Elsevier.

Atividades de Vascular

2017

81. Mulher de 55 anos de idade, hipertensa e tabagista. Refere que há 6 meses iniciou quadro de dor progressiva na panturrilha direita ao deambular, impedindo mais de 300 m de caminhada. Ao exame clínico apresenta pulso femoral presente, pulso poplíteo e pulsos distais ausentes no membro afetado. Traz consigo exame de *duplex scan* mostrando oclusão de artéria femoral no canal dos adutores e fluxo reduzido em artérias distais.

Além de cessar o tabagismo, qual é a conduta?

A) Internar para revascularização de urgência.
B) Iniciar anticoagulação sistêmica plena.
C) Preparar para revascularização eletiva.
D) Iniciar caminhadas, antiagregantes e estatinas.

Resposta: D

A paciente apresenta fatores de risco para a doença arterial periférica. A duração do quadro, e a queixa compatível com claudicação intermitente, são sugestivas desse diagnóstico. A ausência de pulsos em segmentos arteriais na perna confirma essa hipótese, associada aos achados do exame subsidiário (*duplex scan*). Nesse caso, a paciente encontra-se em estágio da doença em que o recomendado é tratamento clínico. Além da cessação de tabagismo, fazem parte a deambulação, a antiagregação plaquetária e a estatina. Não há evidência para justificar o uso de anticoagulação nesses casos. A revascularização do membro, eletiva ou de urgência, apenas se justifica em caso de isquemia crítica, que é definida pela presença de dor isquêmica de repouso e/ou presença de lesão trófica.

Referência

Cronenwett JL, Johnston KW. Rutherford's vascular surgery. 8.ed. Saunders Elsevier; 2014. p.1675-700.

2018

82. Homem de 70 anos de idade, hipertenso e tabagista, realizou consulta ambulatorial de rotina na qual foi constatada uma massa pulsátil indolor em mesogástrio. Foi solicitado exame de imagem, cujo resultado está apresentado nas fotos a seguir.

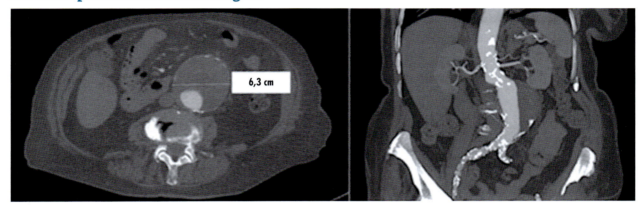

Fonte: Acervo da autoria.

Dentre as alternativas a seguir, qual está correta sobre o caso?

A) Trata-se de aneurisma da aorta abdominal, e a presença de trombo pode ser indicação de iminência de rotura. Portanto, deve ser operado imediatamente.

B) Trata-se de aneurisma da aorta abdominal cujo reparo pode ser feito por técnica cirúrgica convencional ou endovascular.

C) Trata-se de aneurisma da aorta abdominal, porém não tem indicação cirúrgica devido ao tamanho.

D) Trata-se de aneurisma na transição toracoabdominal da aorta, e seu tratamento deve ser feito por reparo convencional com toracofrenolaparotomia.

Resposta: B

O aneurisma de aorta abdominal consiste na dilatação dessa artéria em mais de 50% do diâmetro esperado para esse vaso. Por definição, o aneurisma de aorta abdominal ou infrarrenal (são sinônimos) compreende as dilatações acima de 3 cm. Contudo, a justificativa para tratamento cirúrgico está associada ao tamanho, dado que o risco de rotura se eleva conforme o aumento do diâmetro. A indicação de tratamento é feita para os aneurismas abdominais acima de 5,5 cm de diâmetro, que pode ser feita pela técnica convencional ou endovascular. Devido à perda do fluxo laminar na aorta, e à presença de fluxo turbilhonado dentro do saco aneurismático, a presença de trombo mural é frequente e não é indicativo de gravidade nem de iminência de rotura. O corte coronal da angiotomografia apresentado mostra dilatação exclusiva da porção infrarrenal, portanto não se trata de aneurisma da transição toracoabdominal.

Referência

Cronenwett JL, Johnston KW. Rutherford's vascular surgery. 8.ed. Saunders Elsevier; 2014. p.1199-2061.

2019

83. Mulher, 66 anos, portadora de diabete melito há 12 anos, procura o hospital com quadro de úlcera plantar infectada de odor fétido, flegmão ascendente e pulsos periféricos palpáveis. Inicia antibioticoterapia.

Qual é a conduta complementar?

A) Enxerto femoropoplíteo.
B) Desbridamento
C) Endarterectomia e curativos seriados.
D) Amputação primária.

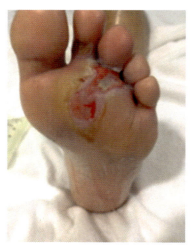

Fonte: Acervo da autoria.

Resposta: B

A paciente é diabética e apresenta ferida plantar com necrose central e sinais de infecção (aspecto, flegmão ascendente e odor fétido). É certo que ela irá precisar de antibioticoterapia nesse caso, porém, nos diabéticos, o acometimento de tecidos mais profundos além da pele é frequente. Além disso, a necrose central já sinaliza a necessidade de desbridamento cirúrgico. A presença de pulso no pé é sinal de que não está associada a doença arterial periférica, portanto a paciente não necessita de procedimentos para revascularização, como nos itens A e C. Também não há sinais de inviabilidade do membro ou de suas extremidades por essa foto, o que indica que a amputação primária não é o mais indicado nesse caso.

Referência

International Working Group on the Diabetic Foot (IWGDF). Guideline on diagnosis, prognosis and management of peripheral artery disease in patients with a foot ulcer and diabetes. 2019.

2021

84. Homem de 65 anos de idade desenvolveu subitamente amaurose no olho esquerdo. O sintoma foi revertido em poucos minutos, mas voltou a ocorrer algumas horas depois e, na segunda oportunidade, durou 2 horas. Tem doença arterial periférica e faz tratamento com antiagregantes plaquetários e estatinas. Foi realizada a ultrassonografia com doppler colorido que mostrou estenose carotídea maior que 50% bilateralmente. A conduta que mais diminui o risco de acidente vascular cerebral neste caso é:

A) Angioplastia com *stent* em carótida direita.
B) Angioplastia com *stent* em carótida esquerda.
C) Endarterectomia de carótida direita.
D) Endarterectomia de carótida esquerda.

Resposta: D

Neste caso, o sintoma neurológico corresponde a uma amaurose fugaz. É possível que a estenose carotídea ipsilateral ao sintoma seja a causadora do evento.

Uma vez que o paciente, por ser arteriopata, já está sob tratamento clínico para doença aterosclerótica avançada, poder-se-ia considerar que uma intervenção cirúrgica traria um benefício adicional.

Desta forma, ainda que o doppler demonstre estenose maior que 50% bilateralmente, uma intervenção do lado esquerdo é aconselhada. Uma vez que o paciente manifestou sintomas recentemente e pode ter uma placa instável, a endarterectomia é o procedimento de eleição neste caso, considerando-se o risco de acidente vascular cerebral durante a intervenção.

Referências

Fundamentos da cirurgia vascular e angiologia. Cap. XV – Aterosclerose das carótidas. Editores Ricardo Aun e Pedro Puech-Leão. Editora Lemos, 2003.

Cirurgia Vascular e endovascular – abordagem Prática. Cap. 10 – Doença cerebrovascular – quadro clínico diagnóstico e operação aberta. Editores Nelson Wolosker, Alexandre Fioranelli, Antonio Zerati, Editora Atheneu Rio, 2016.

Atividades de Cirurgia Infantil

2017

85 Lactente masculino de 8 meses de idade, previamente hígido, vem ao pronto-socorro com história de episódios de choro intenso com vômitos biliosos em grande quantidade há 3 dias. Ao exame clínico está em regular estado geral, com má perfusão periférica, prostrado, febril, com massa palpável em fossa ilíaca e flanco direitos. Peso e estatura normais para a idade, restante do exame clínico sem alterações. Observa-se à abertura da fralda (imagem a seguir):

Qual é a hipótese diagnóstica e a conduta?

A) Intussuscepção intestinal; redução por colonoscopia.
B) Intussuscepção intestinal; cirurgia.
C) Divertículo de Meckel; laparoscopia.
D) Divertículo de Meckel; correção por colonoscopia.

Resposta: B

O quadro clínico de choro intenso com vômitos biliosos nessa faixa etária, associado a massa palpável em fossa ilíaca e flanco direitos e saída de muco sanguinolento, são característicos de intussuscepção intestinal. A conduta pode ser redução por enema nos casos em que o lactente está em bom estado geral. Nesse caso, o paciente apresenta sinais de comprometimento importante do estado geral e da perfusão periférica, de forma que está indicado procedimento cirúrgico diretamente.

Referências

Waseem M, Rosenberg HK. Intussusception. Pediatr Emerg Care. 2008 Nov;24(11):793-800. Doi: 10.1097/PEC.0b013e31818c2a3e.

Maki A, Fallat M. Intussuscepção. In: Holcomb III G, Murphy JP, Ostlie DJ (eds.). Ashcraft cirurgia pediátrica. Tradução da 6.ed. Elsevier, 2017.

2018

86 O exame de um recém-nascido de termo na sala de parto é exibido a seguir.

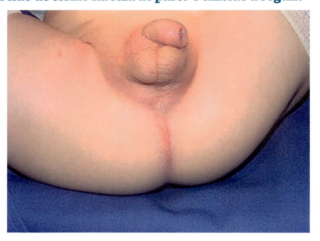

Fonte: Acervo da autoria.

Qual é a conduta para o caso?

A) Proctoplastia imediata.
B) Colostomia em 2 bocas.
C) Aguardar 24 a 48 horas.
D) Invertograma.

Resposta: C

Trata-se de um caso de anomalia anorretal. A conduta logo ao nascimento consiste em aguardar ao menos 24 horas para que haja a descida do mecônio e eventual eliminação por um orifício perineal (fístula perineal) ou pela uretra (fístula urinária). De acordo com a localização da fístula se define se está indicada correção primária via proctoplastia ou realização de colostomia em 2 bocas. O invertograma só está indicado se após o período de observação não qualquer eliminação de mecônio.

Referência

Levit MA, Peña A. Anorectal malformations. Orphanet J Rare Dis. 2007;2:33. Published online 2007 Jul 26. Doi: 10.1186/1750-1172-2-33.

2019

87 Lactente de 45 dias de vida, termo, peso atual de 4,5 kg, é trazido ao pronto-socorro com piora importante do estado geral, acompanhada de vômitos biliosos e parada de eliminação de gases e fezes há 6 horas. Ao exame clínico está em mau estado geral, descorado 3+/4+, com abdome muito distendido, tenso e doloroso. Ao toque retal há saída de pequena quantidade de sangue.

Qual o diagnóstico mais provável?

A) Enterite necrotizante.
B) Volvo de intestino médio.
C) Divertículo de Meckel hemorrágico.
D) Estenose hipertrófica de piloro.

Resposta: B

Trata-se de um lactente de termo, eutrófico, com quadro muito agudo e grave. O exame físico evidencia quadro de abdome agudo, e a saída de sangue pelo ânus sugere sofrimento de alça. A rapidez do quadro, a idade e o fato de não ser prematuro afastam a hipótese de enterite necrotizante. O divertículo de Meckel provoca enterorragia franca sem peritonite. A estenose de piloro não provoca saída de sangue pelo ânus, os vômitos são alimentares e não há quadro de peritonite. Dessa forma, o diagnóstico mais provável é volvo de intestino médio.

Referência

Lee HC, Pickard SS, Sridhar S, Dutta S. intestinal malrotation and catastrophic volvulus in infancy. J Emerg Med. Author manuscript; available in PMC 2013 Jul 1.

2020

88 Lactente de 10 meses portador de síndrome de Down é encaminhado ao cirurgião pediátrico para realização de fundoplicatura por refluxo grave com dificuldade de ganho ponderal. A mãe relata que o filho apresenta vômitos alimentares 2 a 3 vezes ao dia e que o quadro se intensificou aos 6 meses, quando foram introduzidos alimentos pastosos. Traz um exame contrastado que revela a imagem ao lado.

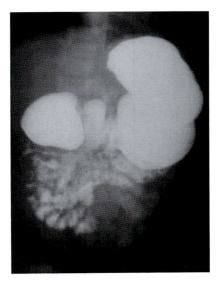

Fonte: Acervo da autoria.

Qual é a melhor conduta?
A) Piloroplastia.
B) Duodeno-duodeno anastomose.
C) Hiatoplastia e fundoplicatura.
D) Ranitidina e domperidona.

Resposta: B

Trata-se de um lactente com suboclusão duodenal (imagem bem nítida no EED), patologia classicamente associada com síndrome de Down. Como o refluxo gastroesofágico é muito frequente em criança, é sempre prudente a realização de um EED antes de indicar fundoplicatura, pois muitas vezes o refluxo na verdade é secundário a uma suboclusão mais pra baixo, e, sendo o vômito alimentar, a hipótese mais provável é suboclusão duodenal.

Referência

Aguayo P, Ostile D. Atresia e estenose duodenal e intestinal. In: Holcomb G III, Murphy JP, Ostlie DJ (eds.). Ashcraft cirurgia pediátrica. Tradução da 6.ed. Elsevier; 2017.

2021

89 Neonato prematuro com idade gestacional de 30 semanas e peso de nascimento de 1.200 g apresenta, no 4º dia de vida, quadro de hipoatividade, vômitos biliosos e distensão abdominal importante. Estava extubado, sem droga vasoativa, com boa perfusão periférica e diurese. Houve ainda evacuação com pequena quantidade de sangue. O exame abdominal revelava abdome distendido e doloroso à palpação, com discreta hiperemia periumbilical. Foi, então, submetido a uma radiografia de abdome que revelou a seguinte imagem:

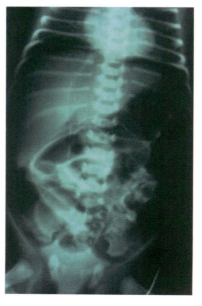

Fonte: Acervo da autoria.

Resposta: A

Trata-se de um neonato com um quadro clínico típico de enterocolite necrosante. Na radiografia, observa-se um grande pneumoperitônio, o que evidencia que houve uma perfuração intestinal. Estando o paciente em condições clínicas adequadas, a conduta correta é a realização de uma laparotomia exploradora para identificação do segmento acometido e a realização de enteroanastomose ou estomia. Não há indicação de punção abdominal neste caso, pois já se sabe que houve uma perfuração. A punção é indicada quando há liquido intracavitário de origem ainda não definida.

Referências

Tannuri U. Afecções cirúrgicas abdominais do recém-nascido. In: Tannuri U, Tannuri AC. Doenças Cirúrgicas da Criança e do Adolescente. 2. ed. Coleção Pediatria – Instituto da Criança e do Adolescente do Hospital das Clínicas. Schvartsman BG, Maluf Jr PT, Carneiro-Sampaio M. São Paulo: Manole, 2020; p.240-60.

Santos, MM. Enterocolite necrosante. In: Maksoud JG. Cirurgia Pediátrica. 2. ed. Rio de Janeiro: Revinter, 2003; p. 650-9.

Atividades de Cirurgia Torácica

2017

90. Paciente do sexo feminino de 19 anos de idade se queixa de sudorese intensa nas palmas das mãos desde a infância. Fez tratamento com anticolinérgicos por mais de 6 meses, sem melhora significante. Realizada simpatectomia torácica bilateral como tratamento definitivo.

Qual a complicação mais frequente dessa operação?

A) Hiperidrose compensatória.
B) Síndrome de Horner.
C) Pneumotórax.
D) Infecção das feridas operatórias.

Resposta: A

 Como esta questão envolve o domínio de alguns conceitos, ouça a explicação disponível no QR code ao lado.

Referência

Cerfolio RJ et al. The Society of Thoracic Surgeons Expert consensus for the surgical treatment of hyperhidrosis. Ann Thorac Surg 2011; 91:1642-8.

2018

91. Homem de 43 anos de idade vem ao pronto-socorro por febre, cansaço e tosse produtiva há 3 semanas. No quinto dia de quadro, procurou outro serviço de emergência, no qual foi feito diagnóstico de pneumonia lobar à esquerda com velamento do seio costofrênico ipsilateral. Foi prescrita antibioticoterapia com amoxicilina por 10 dias, utilizada corretamente. Apesar de ter apresentado uma melhora inicial, ao terminar o tratamento com amoxicilina, houve piora da falta de ar e recidiva da febre. No exame clínico, pulso: 116 bpm; frequência respiratória: 30 ipm; pressão arterial: 102 x 66 mmHg; saturação de oxigênio em ar ambiente: 91%. Diminuição da ausculta pulmonar na base do hemitórax esquerdo com estertores grossos. O restante do exame clínico é normal. Foram solicitados os exames de imagem a seguir.

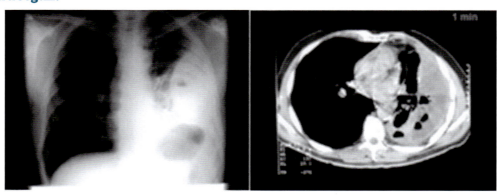

Fonte: Acervo da autoria.

Qual é o diagnóstico e a conduta para o caso?

	Diagnóstico	Conduta
A)	Empiema pleural em fase de organização	Videotoracoscopia com decorticação pulmonar
B)	Empiema em fase fibrinopurulenta	Toracocentese esvaziadora
C)	Empiema em fase exsudativa	Drenagem pleural com dreno tipo *pigtail*
D)	Derrame pleural parapneumônico	Drenagem pleural convencional

Resposta: A

Essa questão versa sobre o empiema pleural, suas fases e possibilidades terapêuticas associadas. A classificação temporal do empiema em três fases (exsudativa, fibrinopurulenta e de organização) é adotada há décadas e representa uma perfeita associação entre a apresentação radiológica e o tipo de intervenção a ser empregada. Dessa forma, o raciocínio baseia-se em correlacionar o quadro clínico, a fim de estabelecer o fator causal (no caso, pneumonia) e a imagem radiológica. Nesse caso, a história clínica é típica de pneumonia da comunidade, inicialmente tratada para agente comunitário e que evolui com piora decorridos alguns dias de tratamento. A dispneia e a ausculta pulmonar são típicos de complicação pleural, sendo necessária a avaliação radiológica para determinar o tipo de alteração pleural presente. Tanto a radiografia como a tomografia de tórax mostram sinais de septação pleural e coleções gasosas de permeio, característicos de um empiema em início de fase de organização. O tratamento preconizado nessa situação é a videotoracoscopia com decorticação pulmonar.

Referência

Fernandes A et al. Parede torácica e pleura. In: Gama-Rodrigues, Machado, Rasslan (eds.). Clínica cirúrgica. Barueri: Manole; 2008.

2019

92 Mulher, 34 anos, portadora de tuberculose pulmonar tratada há 20 anos, deu entrada no pronto-socorro com hemoptise. Segundo familiares, está em acompanhamento médico e havia sido alertada sobre a presença de fungos em cicatriz de tuberculose à direita (sic). Durante o exame clínico, ocorre episódio de hemoptise com volume aproximado de 400 mL, após o qual a paciente mantém-se respirando espontaneamente. A tomografia é apresentada.

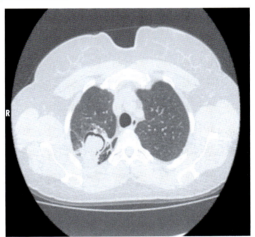

Fonte: Acervo da autoria.

Qual é o tratamento inicial para o sangramento?

A) Injeção intracavitária de antifúngico.
B) Embolização por arteriografia brônquica.
C) Infusão de ácido tranexâmico.
D) Lobectomia superior direita.

Resposta: B

Essa questão versa sobre a hemoptise, um tema corriqueiro e de alta mortalidade em nosso meio mas pouco explorado pelas escolas médicas, sendo relegado ao especialista. No Brasil, a principal causa de hemoptise é a tuberculose, tanto em sua fase ativa quanto como apresentação de sequelas relacionadas à infecção. O caso em questão busca extrair do candidato o reconhecimento da imagem tomográfica da sequela pulmonar preenchida por lesão e aparecimento de um halo ao redor dessa lesão, sinal patognomônico de bola fúngica (*fungus ball*), micetoma ou aspergiloma. Esse achado é decorrente da colonização e crescimento da lesão fúngica dentro da cavidade, e o processo inflamatório decorrente desse crescimento causa erosão e sangramento. O tratamento da hemoptise segue protocolo bem estabelecido, que se baseia na manutenção da via aérea desobstruída e na estabilidade respiratória em primeiro lugar. O controle do sangramento idealmente é obtido por meio da arteriografia e embolização, a fim de estabilizar o quadro geral do paciente para, em tempo posterior, proceder ao tratamento definitivo, que é a ressecção pulmonar do segmento acometido.

Referência

Melero-Sancho LM. Supurações pulmonares. In: Gama-Rodrigues, Machado, Rasslan (eds.). Clínica cirúrgica. Barueri: Manole; 2008.

2020

93 Homem, 19 anos de idade, com antecedente de queda da motocicleta há 70 dias, com múltiplas fraturas de costelas à direita, contusão pulmonar, hemopneumotórax e trauma craniano grave. Tratado, na ocasião, com drenagem torácica à direita e ventilação mecânica por 17 dias. Recebeu alta hospitalar após 28 dias de internação, em bom estado geral. Retorna ao serviço de emergência com queixa de dispneia de instalação progressiva associada a cornagem. Ao exame clínico, saturação de 94%, frequência respiratória de 24 ipm, tiragem de fúrcula.

Qual é a hipótese diagnóstica mais provável e o tratamento imediato?

A) Estenose de traqueia; intubação orotraqueal e ventilação invasiva.
B) Estenose de traqueia; corticoesteroide endovenoso, inalação com adrenalina e ventilação não invasiva.
C) Estenose de laringe; cricotireoidostomia e ventilação invasiva.
D) Estenose de laringe; corticoesteroide e broncodilatadores inalatórios e ventilação não invasiva.

Resposta: A

Essa é uma típica questão sobre lesões traqueais relacionadas à intubação prolongada, nas quais a estenose traqueal figura entres as complicações mais frequentes. Se houver acometimento da região subglótica, configura-se uma estenose laríngea ou subglótica. Em todas as situações, a prioridade é a manutenção da patência da via aérea e a ventilação com suporte básico de vida. Sendo assim, diante de um paciente em franca insuficiência respiratória, a despeito da suspeita diagnóstica da estenose da via aérea, a conduta imediata são a intubação orotraqueal e a ventilação invasiva. Como essas obstruções são mecânicas e não funcionais como um broncoespasmo, broncodilatadores não oferecerão qualquer benefício no tratamento desses pacientes. A realização de uma cricotireoidostomia só deve ser realizada em situação de emergência na qual houve falha da intubação orotraqueal (ou se ela é contraindicada, como no caso de traumatismos graves de face).

Referência

Minamoto H et al. Tratamento operatório das afecções pleurais. In: Gama-Rodrigues, Machado, Rasslan (eds.). Clínica cirúrgica. Barueri: Manole; 2008.

Atividades de Cirurgia Plástica

2017

94 Homem de 65 anos de idade, em tratamento quimioterápico. Há cerca de 3 semanas desenvolveu área de necrose cutânea no dorso da mão, com exposição de tendões, em decorrência de extravasamento local do agente quimioterápico. Após desbridamento cirúrgico e revitalização das bordas, a cobertura definitiva do defeito, visando à manutenção das estruturas anatômicas, deve ser realizada por meio de:

A) Enxerto de pele parcial.
B) Enxerto de pele total.
C) Retalho de tecidos.
D) Fechamento primário da ferida.

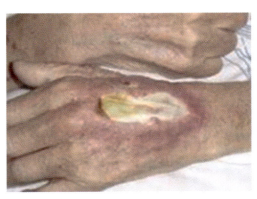

Fonte: Acervo da autoria.

Resposta: C

O dorso da mão é área composta por estruturas nobres, como tendões, cobertos por camada delgada de tecidos moles (pele e subcutâneo). Lesões nessa área necessitam de retalhos delgados para proteção de estruturas nobres e para que não haja alterações funcionais de músculos e tendões. Enxertos cutâneos causariam aderências e possíveis alterações funcionais. Fechamento primário, se possível, levaria a elevada tensão da sutura, com alto risco de deiscência.

Referência

Nakamoto H, Tuma Jr P, Saito FL. Enxertos e retalhos. In: Utiyama EM, Rasslan S, Birolini D. Procedimentos básicos em cirurgia. 2.ed. São Paulo: Manole; 2012. p.792-803.

2018

95 A terapia por pressão negativa (também conhecida como terapia com curativo a vácuo) trouxe um grande avanço no tratamento de feridas complexas.

Qual dos pacientes a seguir apresenta uma contraindicação ao uso da terapia por pressão negativa?

A) Paciente em 10º dia pós-operatório de cirurgia cardíaca, com mediastinite e deiscência de esternotomia.
B) Paciente vítima de atropelamento há 2 dias, com perda cutânea e necrose muscular em membro superior.

C) Paciente com trauma abdominal, submetido a cirurgia de controle de danos e peritoneostomia.

D) Paciente diabético com neuropatia sensitiva e úlcera crônica infectada em região plantar.

Resposta: B

A presença de tecidos necróticos é contraindicação ao uso do curativo por pressão negativa. Deve-se realizar desbridamento dos tecidos desvitalizados antes de instalar esse curativo.

Referência

Cheroto Filho A, Tuma Jr P. Tratamento de feridas. In: Utiyama EM, Rasslan S, Birolini D. Procedimentos básicos em cirurgia. 2.ed. São Paulo: Manole; 2012. p. 81-91.

2019

96. Em se tratando de enxertos cutâneos e retalhos cutâneos, podemos afirmar que:

A) A enxertia cutânea está indicada na cobertura de uma ferida com exposição óssea e sem preservação do periósteo.

B) O enxerto de pele de espessura parcial apresenta maior retração na área receptora.

C) Retalhos são a técnica cirúrgica mais frequentemente utilizada no tratamento do paciente grande queimado.

D) Os retalhos em V-Y geralmente necessitam de enxertos de pele para reparar a área doadora.

Resposta: B

O enxerto cutâneo necessita de leito receptor viável para sua integração, seja ele composto por tecido de granulação, fáscia, músculo, osso com periósteo ou cartilagem com pericôndrio. A enxertia de pele parcial é a técnica mais utilizada no tratamento do paciente grande queimado. Geralmente os retalhos V-Y não necessitam de enxertia da área doadora.

Referências

Gomez DS. Tratamento local imediato das queimaduras. In: Utiyama EM, Rasslan S, Birolini D. Procedimentos básicos em cirurgia. 2.ed. São Paulo: Manole; 2012. p.632-40.

Nakamoto H, Tuma Jr P, Saito FL. Enxertos e retalhos. In: Utiyama EM, Rasslan S, Birolini D. Procedimentos básicos em cirurgia. 2.ed. São Paulo: Manole; 2012. p.792-803.

2020

97. Homem, 23 anos de idade, motociclista, foi vítima de colisão com automóvel. no serviço de emergência foi avaliado e liberado pela Cirurgia Geral e pela Ortopedia, sendo posteriormente encaminhado à Cirurgia Plástica, que identificou ferimento descolante de terço médio da perna direita, após descartada fratura.

Qual é a melhor conduta, além da limpeza com soro fisiológico e da degermação?

A) Ressecção e desprezo dos tecidos descolados, curativo oclusivo simples ou de pressão negativa sobre o leito cruento.

B) Ressecção e emagrecimento da pele descolada, enxertia da pele emagrecida sobre o leito cruento, curativo de pressão negativa sobre enxerto.

C) Ressecção de toda a pele descolada e rotação de retalho local da coxa.

D) Ressecção de toda a pele descolada, enxerto parcial de pele de coxa contralateral e curativo de pressão negativa sobre enxerto.

Resposta: B

No tratamento agudo de ferimentos descolantes de membros, devemos ser cautelosos na limpeza e no desbridamento da pele que realmente apresente sinais desvitalizados, sem desprezá-la, pois podemos utilizar essa mesma pele como enxerto, diminuindo a área doadora. Não se realiza retalho de rotação na fase aguda antes da certeza de que não mais há tecidos desvitalizados. O curativo por pressão negativa sobre o enxerto cutâneo aumenta substancialmente sua chance de integração.

Referência

Milcheski DA, Tuma Jr P. Tratamento e cuidados nas amputações e nas avulsões em membros inferiores. In: Utiyama EM, Rasslan S, Birolini D. Procedimentos básicos em cirurgia. 2.ed. São Paulo: Manole; 2012. p.804-17.

2021

 98. Paciente de 65 anos, sexo masculino, previamente hígido, foi acometido pelo vírus SarsCov-2, permaneceu internado por tempo prolongado e desenvolveu úlcera de pressão em região sacral. A lesão acometia toda a pele e, parcialmente, o tecido subcutâneo. Qual é a classificação desta úlcera pelo NPUAP (National Pressure Ulcer Advisory Panel) e qual é a melhor sequência de tratamento?

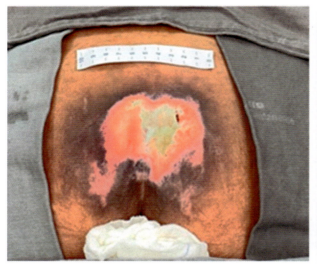
Antes da primeira intervenção

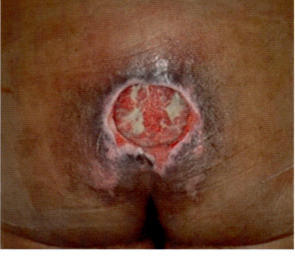
Após 12 dias da primeira intervenção

Fonte: Acervo da autoria.

A) Grau III. Desbridamento e curativo diário com antibiótico tópico, aguardar cicatrização por segunda intenção.

B) Grau III. Desbridamento com instalação de curativo por pressão negativa, retalho fasciocutâneo de avanço ou rotação.

C) Grau IV. Desbridamento com instalação de curativo por pressão negativa, enxertia cutânea de espessura total.

D) Grau IV. Desbridamento com instalação de curativo por pressão negativa, retalho fasciocutâneo de avanço ou rotação.

Resposta: B

Enquadra-se na classificação do NPUAP, como grau 3, pois acomete toda espessura da pele e não acomete fáscia muscular. Após desbridamento dos tecidos desvitalizados e instalação do curativo por pressão negativa, a melhor cobertura faz-se por meio de retalhos cutâneos, fasciocutâneos ou musculocutâneos de avanço ou rotação.

Classificação NPUAP

Grau	Características
1	Pele íntegra, com hiperemia, alteração de temperatura ou enduramento
2	Úlcera superficial, com lesão parcial da pele envolvendo epiderme e derme parcialmente, presença de bolhas ou abrasão
3	Úlcera profunda, com necrose e destruição da pele em toda a espessura chegando até o tecido subcutâneo, fáscia muscular íntegra
4	Úlcera profunda, necrose e destruição da pele, subcutâneo e fáscia muscular, acometendo músculos, tendões, ossos e articulações

Fonte: Desenvolvida pela autoria.

Referências

Cintra W, Montag E. Tratamento cirúrgico da úlcera de pressão. In: Melega JM, Viterbo F Mendes FH (eds.). Cirurgia plástica: os princípios e a atualidade. Rio de Janeiro: Guanabara Koogan, 2011; p. 813-20.

The National Pressure Injury Advisory Panel. Pressure injury and stages (internet). Disponível em: http://www.npiap.com

Atividades de Cirurgia de Cabeça e Pescoço
2017

99 Mulher de 77 anos de idade, emagrecida, foi atendida na Unidade Básica de Saúde com lesão dolorosa e sangrante na língua há 6 meses (imagem). Há 1 mês procurou o dentista para remodelar a prótese dentária que usa há 15 anos, pois aumentou a frequência de mordedura na língua desde que a lesão apareceu. Refere enxaguar os resíduos alimentares da prótese diariamente, antes de dormir. Tabagista 20 maços/ano por 25 anos, cessou há 30 anos. Nega etilismo. A etiologia, o aspecto anatomopatológico do exame diagnóstico e o tratamento dessa lesão são, respectivamente:

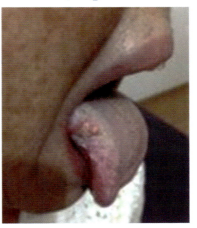

Fonte: Acervo da autoria.

	Etiologia	Anatomopatológico	Tratamento
A)	Inflamatória por candidíase	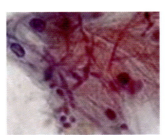 Fonte: Acervo da autoria.	Triancinolona tópica
B)	Carcinógenos do tabaco	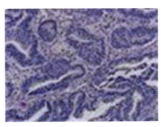 Fonte: Acervo da autoria.	Rádio e quimioterapia

C) Traumática pela prótese

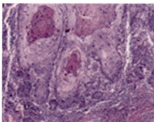
Fonte: Acervo da autoria.

Ressecção cirúrgica

D) Infecciosa por HPV

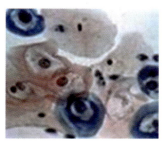
Fonte: Acervo da autoria.

Terapia com *laser*

Resposta: C

A questão avalia o conhecimento do candidato sobre câncer de boca. A questão pode ser respondida pelo conhecimento etiológico, que no caso pode estar associado ao trauma de repetição pela prótese dentária mal adaptada ou pelo tabagismo. O conhecimento diagnóstico, feito habitualmente pela biópsia incisional das bordas da lesão, é avaliado no aspecto histológico, sendo que apenas os itens C e D são assim representados, porém a imagem da alternativa C é a que apresenta um tecido epitelial com aspecto compatível com carcinoma epidermoide (tipo histológico mais frequente). Por fim, o tratamento cirúrgico, seguido ou não de adjuvância, é o mais adequado sempre que se tratar de tumores ressecáveis, como no caso. Leia mais sobre câncer de boca no *site* do SUS, disponível no QR code ao lado.

Referências

Associação Médica Brasileira e Conselho Federal de Medicina. Projeto Diretrizes. Rastreamento, diagnóstico e tratamento do câncer de boca. Autoria: Sociedade Brasileira de Cirurgia de Cabeça e Pescoço. Participantes: Rapoport A, Kowalski LP, Herter NT, Brandão LG, Walder F. Elaboração final: 30 de maio de 2001. Disponível em: https://diretrizes.amb.org.br/_BibliotecaAntiga/rastreamento-diagnostico-e-tratamento-do-cancer-de-boca.pdf.

Sociedade Brasileira de Cirurgia de Cabeça e Pescoço. Câncer de boca. Disponível em: https://sbccp.org.br/sua-saude/perguntas-e-respostas/cancer-de-boca/.

Durazzo MD. Tumores de cavidade oral e orofaringe: parte IV – Afecções e seus principais aspectos. In: Brandão LG, Brescia MD'EG. Cirurgia de cabeça e pescoço: fundamentos para a graduação médica. 1.ed. São Paulo: Sarvier; 2011; p.170-82.

2018

 Rapaz de 15 anos de idade, previamente hígido, há 2 semanas teve amigdalite bacteriana, tratada adequadamente com amoxicilina. Concomitantemente, desenvolveu nódulo fibroelástico esquerdo, ante-

rior ao músculo esternocleidomastóideo, em transição dos níveis II para III, com aproximadamente 3,5 cm de diâmetro, sem aderência a planos profundos, indolor e sem sinais flogísticos, que se manteve com o tamanho estável. Realizado exame de ultrassonografia do local da lesão, cuja imagem está apresentada a seguir.

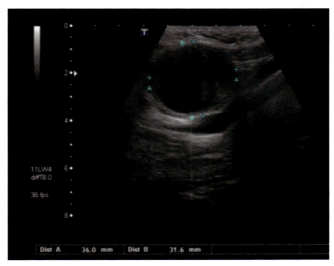

Fonte: Acervo da autoria.

Qual é a principal hipótese diagnóstica e qual é a conduta para esse nódulo cervical?

	Hipótese diagnóstica	Conduta
A)	Abscesso parafaríngeo	*Swab* de orofaringe e prescrever claritromicina.
B)	Linfonodomegalia	Biópsia incisional e análise imuno-histoquímica.
C)	Cisto do ducto tireoglosso	Ressecção do cisto, incluindo a porção medial do osso hioide, até o forame cego.
D)	Cisto branquial	Ressecção do cisto, incluindo seu trajeto até a orofaringe.

Resposta: D

Frequentemente a primeira manifestação de um cisto branquial e de um cisto tireoglosso acontece na infância ou em adultos jovens, precedido de uma infecção das vias aéreas superiores. O cisto branquial de segundo arco se manifesta na face lateral do pescoço, em região anterior à borda do músculo esternocleidomastoideo, diferentemente do cisto tireoglosso, que se manifesta em linha média, em íntima relação com o osso hioide. Ao exame de imagem seu aspecto é cístico, ou seja, arredondado e com conteúdo hipoecoico, diferentemente do linfonodo reacional de um processo infeccioso ou de uma coleção líquida. O tratamento do cisto branquial é cirúrgico, sendo necessária a ressecção de todo o trajeto embrionário, que, habitualmente, comunica-se com a orofaringe.

Referências

Associação Médica Brasileira e Conselho Federal de Medicina. Projeto Diretrizes. Tumores congênitos do pescoço. Autoria: Sociedade Brasileira de Cirurgia de Cabeça e Pescoço e Colégio Brasileiro de Radiologia. Participantes: Lehn CN, Chedid HM, Correa LAC, Magalhães MR, Curioni ao. Elaboração final: 25 de maio de 2006. Disponível em: https://diretrizes.amb.org.br/_BibliotecaAntiga/tumores-congenitos-do-pescoco.pdf.

Cavalheiro BG, Brandão LG. Capítulo 22: Anomalias congênitas cervicofaciais – parte IV: Afecções e seus principais aspectos. In: Brandão LG, Brescia MD'EG. Cirurgia de cabeça e pescoço: fundamentos para a graduação médica. 1.ed. São Paulo: Sarvier, 2011. p.226-36.

2019

101. Paciente submetido a cirurgia de tireoidectomia total com esvaziamento nível VI por carcinoma papilífero de tireoide, sem intercorrências intraoperatórias. Alguns minutos após a extubação, o paciente cursou com estridor e necessidade de uso de musculatura acessória para respirar.

Qual estrutura deve ter sido comprometida durante a cirurgia?

A) Nervos laríngeos inferiores.
B) Pleura visceral.
C) Parede posterior traqueia.
D) Paratireoides.

Resposta: A

Nas tireoidectomias, sabe-se que são fundamentais a visualização e a dissecção do nervo laríngeo inferior. Sua manipulação, mesmo que sem sacrifício ou lesão completa desse nervo, pode levar a paresia ou paralisia transitórias ou, mais raramente, definitivas. A paralisia unilateral do nervo laríngeo recorrente leva à rouquidão, porém a paralisia bilateral leva à dispneia, com risco de obstrução da glote e necessidade de traqueostomia para proteção de via aérea e ventilação adequada. A Sociedade Brasileira de Cirurgia de Cabeça e Pescoço disponibiliza uma seção de perguntas e respostas sobre a tireoide.

Referências

Associação Médica Brasileira e Conselho Federal de Medicina. Projeto Diretrizes. **Câncer diferenciado de tireoide**: tratamento. Autoria: Sociedade Brasileira de Cirurgia de Cabeça e Pescoço, Sociedade Brasileira de Endocrinologia e Metabolismo e Sociedade Brasileira de Patologia, Sociedade Brasileira de Cancerologia, Colégio Brasileiro de Radiologia. Participantes: Teixeira GV, Tincani AJ, Kulcsar MAV, Maia AL, Ward LS, Kimura ET, et al. Elaboração final: 31 de janeiro de 2011. Disponível em: https://diretrizes.amb.org.br/ans/cancer_diferenciado_da_tireoide-tratamento.pdf.

De Carlucci Jr, Dorival. Capítulo 40: Anatomia do pescoço – Parte II: Anatomia. In: Brandão LG, Brescia MD'EG. Cirurgia de cabeça e pescoço: fundamentos para a graduação médica. 1.ed. São Paulo: Sarvier; 2011. p.40-53.

2020

102. Homem, 50 anos de idade, fumante e etilista, apresenta nódulo de 3 cm cervical baixo à esquerda (nível IV), que percebeu há 1 mês. Sem outras queixas. O nódulo é móvel e único. Cavidade oral e orofaringe normais.

Qual é a melhor conduta?

A) Biópsia incisional do nódulo com exame de congelação.
B) Biópsia por agulha grossa do nódulo guiado por ultrassom e exame de congelação.
C) Biópsia excisional do nódulo com exame anatomopatológico em parafina.
D) Punção aspirativa do nódulo com agulha fina e análise de citologia oncótica.

Resposta: D

Em cirurgia de cabeça e pescoço prioriza-se a biópsia por punção aspirativa por agulha fina. Isso se deve ao fato de que a ruptura da cápsula de uma possível metástase cervical, quer pela agulha grossa, quer pela incisão do linfonodo, pode dificultar o controle regional, uma vez que eleva o risco de recidiva e modifica o padrão de drenagem linfática. Por esse mesmo motivo, algumas doenças, como o carcinoma epidermoide, requerem o tratamento simultâneo da lesão primária e do pescoço. Além disso, para algumas doenças congênitas que se manifestam como nódulos cervicais, como o cisto branquial e o tireoglosso, o tratamento não é apenas a excisão do cisto, mas sim de seu trajeto de origem embriológica (*vide* questão Cirurgia geral – 2018).

Referências

Colégio Brasileiro de Cirurgiões. Curso continuado de cirurgia geral: aspectos práticos de cirurgia de cabeça e pescoço para o cirurgião geral, 30 de maio de 2015. TCBC Fábio Montenegro. Disponível em: https://cbcsp.org.br/wp-content/uploads/2016/12/aspectos_praticos_da_cirurgia_de_cabeca_e_pesco%C3%A7o.pdf.

Caliseo CT. Capítulo 28: Biópsias cervicofaciais – Parte IV: afecções e seus principais aspectos. In: Brandão LG, Brescia MD'EG. Cirurgia de cabeça e pescoço: fundamentos para a graduação médica. 1.ed. São Paulo: Sarvier; 2011. p.278-84.

Dutenhefner SE. Capítulo 27: Diagnóstico diferencial das massas cervicais – Parte IV: Afecções e seus principais aspectos. In: Brandão LG, Brescia MD'EG. Cirurgia de cabeça e pescoço: fundamentos para a graduação médica. 1.ed. São Paulo: Sarvier, 2011. p.272-7.

2021

103 Uma paciente mulher de 67 anos de idade é atendida no ambulatório da cirurgia de cabeça e pescoço e apresenta os seguintes exames laboratoriais:

Exame	Valor
Ca total	12,6
Ca iônico	6,78
PTH sistêmico	105
Fósforo	3,1
Magnésio	2,19
Fosfatase alcalina	91
Vitamina D	35
Ureia (se não dialítico)	40
Creatinina (se não dialítico)	1,4
TSH	0,28
T4L	1,15

Fonte: Desenvolvida pela autoria.

Ultrassonografia (USG) de rins e de vias urinárias

Nefrolitíase não obstrutiva à esquerda

DATA 04/05/20 09/12/18 07/08/17

Conclusão osteoporose osteopenia osteopenia

Qual o melhor tratamento para a principal hipótese diagnóstica do caso?

A) Paratireoidectomia total com autoenxerto.
B) Diurético de alça e seguimento clínico.
C) Exérese da paratireoide afetada.
D) Paratireoidectomia subtotal e timectomia.

Resposta: C

Trata-se de um quadro clássico de hiperparatireoidismo primário no qual a paciente apresenta valores inapropriadamente elevados de cálcio (total e iônico) e paratormônio (PTH). A paciente, mulher e idosa, leva-nos a pensar em um caso de hiperparatireoidismo primário esporádico, geralmente por acometimento uniglandular, 90% das vezes adenoma único de paratireoide, o que torna a alternativa C a correta para a questão. Nos casos de doença genética, como a neoplasia endócrina múltipla tipo 1 (NEM1), os indivíduos são diagnosticados com hiperparatireoidismo mais jovens, visto que a penetrância do gene é de aproximadamente 90% até a terceira década de vida. Nestes casos, a doença é multiglandular, assimétrica e assincrônica.

O quadro de hiperparatireoidismo secundário, com elevação do PTH, como a hipovitaminose D, está descartado pelo fato de esta vitamina estar normal e, ainda assim, os níveis de cálcio estão inapropriadamente alto. A creatinina sérica elevada aponta para uma função renal já afetada, reforçando a indicação cirúrgica. Nota-se que a própria função renal alterada pode promover aumento do PTH por si só, mas não se justificando o aumento concomitante do cálcio. Não se pode confundir este quadro com um hiperparatireoidismo secundário à doença renal crônica, já que a paciente não é dialítica. Na situação de pacientes em terapia substitutiva pela perda da função renal, espera-se uma elevação do fósforo (já que o PTH não consegue atuar promovendo a fosfatúria) e níveis de PTH bem mais elevados.

Esta paciente, apesar de não haver relato no enunciado sobre manifestação de sintomas clínicos, apresenta indicação cirurgia por já apresentar acometimento de órgão-alvo pela hipercalcemia: presença de nefrolitíase, ainda que radiólogica; alteração da função renal; e perda de massa óssea. Além disso, observa-se que os níveis séricos de cálcio total estão mais de 1 mg/dL acima dos valores normais do método. Desta forma, o item B, que sugere o tratamento clínico apenas, está errado.

O hiperparatireoidismo secundário à doença renal crônica e o hiperparatireoidismo primário decorrente da doença genética apresentam acometimento de mais de uma paratireoide (multiglandulares), necessitando classicamente de abordagem de todas as glândulas para atingir um tratamento definitivo, podendo ser realizada uma paratireoidectomia total com autoenxerto ou uma paratireoidectomia subtotal. Além disso, no caso da NEM 1, geralmente se associa a timectomia profilática pelo risco de tumores neuroendócrinos tímicos ou mesmo haver uma paratireoide intratímica. Entretanto, como já comentado, não se trata nem de um hiperparatireoidismo secundário à doença renal crônica, nem de uma doença genética; descartando-se as alternativas A e D.

Referências

Montenegro FL de Menezes. Capítulo 14 – Doenças das Glândulas Paratireoides – parte IV – Afecções e seus principais aspectos. In: Brandão LG, B MD'EG. Cirurgia de Cabeça e Pescoço: fundamentos para a graduação médica. Cidade: Sarvier, 2011; ISBN-10: 8573782102 ISBN-13: 978-857378210, pp134-144.

104 Mulher de 42 anos de idade procura atendimento por nódulo em hemiface esquerda, próximo ao ângulo da mandíbula, há 6 meses. Nega dor local, vermelhidão ou assimetria facial (imagem a seguir). Considerando se tratar de um nódulo em cauda de parótida esquerda, qual é o tipo histológico mais provável?

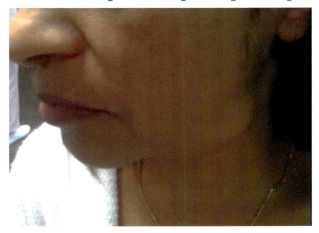

Fonte: Acervo da autoria.

A) Carcinoma mucoepidermoide.
B) Adenoma pleomórfico.
C) Carcinoma adenoide cístico.
D) Cistoadenoma papilífero linfomatoso.

Resposta: B

A questão, em seu enunciado, já situa o candidato sobre o sítio anatômico da lesão: glândula parótida esquerda. Refere que não se trata de um quadro agudo, já que a lesão tem 6 meses e não há flogismo associado, descartando-se um quadro de sialoadenite viral ou calculosa. Em se tratando de glândula salivar maior, 80% das lesões são benignas, ao contrário das glândulas salivares menores. Desta forma, as alterantivas A e C são menos prováveis, ressaltando-se o neurotropismo do carcinoma adenoide cístico, que poderia gerar um acometimento do nervo facial cursando com paralisia da musculatura da mímica ou dor.

Das lesões benignas de parótida, a mais comum é o adenoma pleomórfico, seguido do cistoadenoma papilífero linfomatoso (epônimo: tumor de Whartin). Este último, associado ao tabagismo e, em 10% casos, pode ser bilateral. Desta forma, a alternativa correta é B.

Referências

Brandão Neto J de S, Brandão LG. Capítulo 21 — Tumores de glândulas salivares — parte IV — Afecções e seus principais aspectos. In: Brandão LG, Brescia MD'EG. Cirurgia de Cabeça e Pescoço: fundamentos para a graduação médica. São Paulo: Sarvier, 2011; ISBN-10: 8573782102 ISBN-13: 978-857378210, pp211-225.

Questões Dissertativas

2017

105. Mulher de 81 anos de idade foi encontrada por familiares caída no chão do banheiro de sua residência, onde vive sozinha. Tem antecedentes de diabetes tipo II, hipertensão arterial sistêmica, hipercolesterolemia e infarto há 12 anos. Foi encontrada desacordada, com ferimento extenso em região de couro cabeludo e face sangrando intensamente. Levada imediatamente ao pronto-socorro e submetida a atendimento inicial ao traumatizado e estabilização hemodinâmica.

Foi realizada a seguinte tomografia de crânio:

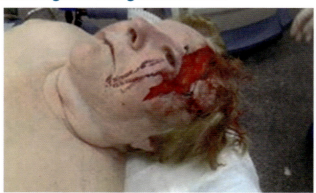
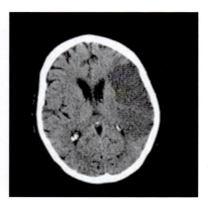

Fonte: Acervo da autoria.

Cite o diagnóstico baseado na tomografia.

Resposta:

Acidente vascular isquêmico. A tomografia apresenta um acidente vascular cerebral isquêmico. Não há qualquer alteração relacionada a trauma cranioencefálico.

Cite três medidas essenciais a serem tomadas em relação ao ferimento.

Resposta:

Anestesia, limpeza cuidadosa, hemostasia, desbridamento quando necessário, sutura, profilaxia antitetânica.

O ferimento cutâneo deve ser tratado como qualquer ferimento corto-contuso na pele. As medidas esperadas são: anestesia, limpeza cuidadosa, hemostasia, desbridamento quando necessário, sutura e profilaxia antitetânica.

A paciente permaneceu em coma e, após 6 horas, foi a óbito. A família solicita que você preencha a declaração de óbito.

Você pode fazer o atestado? Caso considere que sim, preencha a declaração de óbito; caso considere que não, justifique.

Resposta:

O objetivo dessa questão é discutir a causa da morte da paciente e, por meio das conclusões sobre isso, discutir a possibilidade de fazer o atestado de óbito. Caso fosse considerado a morte ser decorrência do trauma, não poderia ser feito o atestado de óbito, e o doente deve ser encaminhado ao Instituto Médico-Legal. No entanto, a tomografia mostrou que houve um acidente vascular cerebral isquêmico que levou à queda da própria altura, portanto é possível fazer o atestado de óbito, sendo a causa imediata acidente vascular cerebral e, como causa secundária, diabetes, hipertensão e hipercolesterolemia. Acesse o modelo de atestado de óbito do Conselho Regional de Medicina do Estado de São Paulo (CREMESP) disponível no QR code ao lado.

Referências

WHO. Best practice safety protocols on wound management.

Laurenti R, Jorge MHM. O atestado de óbito: aspectos médicos, éticos e jurídicos. CREMESP. 2015.

2018

106 Homem de 66 anos de idade, motorista de caminhão, queixa-se de fraqueza, perda de peso e vômitos pós-prandiais há 4 meses. Inicialmente os vômitos não eram diários, mas, nas últimas semanas, tem vômitos após todas as refeições. Perdeu 20 kg no período. Em virtude desse quadro, não consegue trabalhar há 2 semanas, embora continue morando sozinho. Sem outras queixas. É tabagista (1 maço/dia 50 anos) e etilista (2 doses de destilados/dia). É hipertenso leve, em uso de hidroclorotiazida 25 mg/dia e controle pressórico adequado. Pai e mãe são hipertensos. No exame clínico, regular estado geral, emagrecido, pressão arterial: 138 x 86 mmHg, frequência cardíaca: 84 bpm, peso: 65 kg, altura: 1,70 m. Semiologia cardíaca, pulmonar e de membros sem alterações. Abdome escavado, com massa móvel e indolor, palpável na região epigástrica. Não há visceromegalias.

Exames complementares

Exames séricos	
Albumina	2,6 g/dL
Creatinina	0,8 mg/dL
Glicemia	85 mg/dL
Ureia	40 mg/dL
Hemograma	
Hb	9,0 g/dL
Leucócitos	9.000/mm^3
Neutrófilos	6.600/mm^3
Linfócitos	2.000/mm^3
Plaquetas	190.000/mm^3

Endoscopia digestiva alta: lesão vegetante em antro gástrico, ulcerada, friável, não permitindo passagem do aparelho. Visualizou-se grande quantidade de resíduo alimentar no estômago.

Tomografia de abdome e tórax: espessamento em parede gástrica, sem outras lesões.

Biópsia: adenocarcinoma com células em anel de sinete.

Fonte: Elaborado pela autoria.

Classifique o paciente conforme a escala de *performance* de Karnofsky (KPS).

Resposta:

KPS de 80 ou 70.

No doente oncológico, a avaliação do *status performance* é importante para a definição do melhor tratamento. Na verdade, trata-se o doente e não a doença, e, como em tudo em medicina, no câncer também se deve individualizar a terapêutica conforme a condição clínica do doente e o estadiamento do tumor. Algumas escalas de capacidade funcional foram desenvolvidas para dar maior objetividade da avaliação clínica. Uma delas é a escala de *performance* de Karnofsky (KPS), que varia de 0 a 100, conforme demonstrado na tabela.

Escala de *performance* de Karnofsky (KPS)

KPS	Condição clínica
100	Sem queixas. Ausência de sinais da doença.
90	Exerce atividade física normal, com poucos sinais e sintomas da doença.
80	Exerce atividade normal com esforço, com alguns sinais e sintomas da doença.
70	Incapaz de exercer atividade normal ou com esforço. Capaz de cuidados pessoais.
60	Capaz da maioria dos cuidados pessoais, mas requer ajuda em algumas situações.
50	Precisa de ajuda frequente, inclusive de cuidados médicos.
40	Precisa de cuidados e assistência especiais. Deficiência.
30	Dependência grave com necessidade de internação.
20	Dependência grave. Suporte ativo necessário.
10	Terminal (moribundo).

Fonte: Elaborado pela autoria.

Cite dois motivos que justifiquem a classificação KPS (de que trata a questão anterior) para esse paciente.

Resposta:
- Não consegue trabalhar (atividade que exige muito esforço – caminhoneiro).
- Mora sozinho.
- Perda de peso.
- Vômitos.

Classifique o paciente conforme a escala de risco anestésico pela American Society of Anesthesiologists (ASA).

Resposta:

ASA II.

O objetivo da avaliação pré-operatória é estratificar o risco de complicações, reconhecer doenças assintomáticas e controlar comorbidades preexistentes que estejam descompensadas. O cuidado pré-operatório tem a finalidade de realizar medidas para diminuir a morbidade e a mortalidade. A classificação de *status* físico da American Society of Anesthesiologists (ASA) foi uma das primeiras a serem utilizadas e tem 6 classes (tabela).

Classificação de status físico da American Society of Anesthesiologists (ASA)

Classificação	Definição	Exemplos
ASA I	Sem comorbidades.	Doente saudável.
ASA II	Doença sistêmica leve.	Limitação funcional leve; tabagista; obeso; diabete, hipertensão arterial e doença pulmonar controlados.
ASA III	Doença sistêmica descompensada.	Limitação funcional importante; doenças clínicas descompensadas; obesidade (IMC > 40); IAM > 3 meses; ICC moderada; IRC dialítica.
ASA IV	Doença sistêmica descompensada com risco de morte.	IAM < 3 meses; ICC grave; IRC dialítica descompensada.
ASA V	Doente moribundo.	Aneurisma de aorta roto com choque; isquemia mesentérica com disfunção orgânica.
ASA VI	Morte encefálica – doador de órgãos.	

IMC: índice de massa corpórea (kg/cm^2); IAM: infarto agudo do miocárdio; ICC: insuficiência cardíaca congestiva; IRC: insuficiência renal.

Fonte: Elaborado pela autoria.

Escreva uma justificativa para a classificação ASA (de que trata a questão anterior) para este paciente:

Resposta:
- Hipertensão controlada com medicamento.
- Tabagista.
- Etilismo.

Escreva as cinco variáveis que devem ser utilizadas para o cálculo da necessidade calórica para a nutrição pré-operatória.

Resposta:
- Idade.
- Sexo.
- Peso.
- Altura.
- Estresse metabólico.

A condição nutricional do doente é uma questão que tem de ser muito bem avaliada no pré-operatório. Alguns estudos mostram que até 40% dos doentes admitidos no hospital antes do tratamento operatório são desnutridos. Essa condição é muito relevante, pois aumenta o risco de infecção e deiscência da ferida operatória. Os doentes com neoplasia gástrica e esofágica consistem em um grupo de alto risco para desnutrição, e geralmente o tratamento operatório envolve operações de grande porte com morbidade elevada. A preocupação com a nutrição pré-operatória ganhou destaque na década de 1930, quando se observou que os desnutridos submetidos a gastrectomia tinham 30% de mortalidade *versus* 3% nos indivíduos eutróficos. Mais recentemente, foi demonstrado que a terapia nutricional pré-operatória diminuiu pela metade as complicações operatórias em doentes com déficit calórico-proteico. Portanto, é necessário avaliar a necessidade calórica para iniciar a reposição de nutrientes de forma adequada. A equação de Harris Benedict é simples e muito utilizada para o cálculo da taxa metabólica basal, que apresenta as seguintes variáveis: sexo, idade, peso e altura.

Taxa metabólica basal

Mulher: 655,1 + (9,5 x peso em kg) + (1,8 x altura em cm) − (4,7 x idade em anos)

Homem: 66,5 + (13,8 x peso em kg) + (5 x altura em cm) − (6,8 x idade em anos)

Fonte: Elaborado pela autoria.

Alguns doentes no pré operatório podem apresentam algum tipo de estresse metabólico pela própria doença de base ou por situações como infecções. Assim, para administrar um aporte calórico adequado deve-se multiplicar o valor da taxa metabólica basal por um fator de estresse que é definido pela condição clínica. No pré-operatório de procedimentos eletivos não é comum o aumento do metabolismo, como ocorre nos traumatizados graves e doentes críticos da terapia intensiva.

Referência

Townsend CM, Beauchamp RD, Evers BM, Mattox KL. Sabiston textbook of surgery: the biological basis of modern surgical practice. 20.ed. Elsevier; 2017. p.98-129.

2019

107 Paciente feminina, 47 anos de idade, está no 7º pós-operatório de colecistectomia laparoscópica sem colangiografia, devido a colecistite aguda. Recebeu alta no 2º dia de pós-operatório sem queixas. Retornou ao hospital terciário hoje, ictérica, queixando-se de vômitos e de dor no hipocôndrio direito. Ao exame clínico: bom estado geral, desidratada, ictérica 2+/4+, afebril. Ausculta pulmonar e cardíaca sem alterações. Abdome: flácido, pouco doloroso à palpação profunda no hipocôndrio direito, sem irritação peritoneal.

Exames laboratoriais

Hb	11,8 g/dL
Ht	37%
Leucócitos	9,54 mil/mm³
PCR	17 mg/L (inferior a 5)
Fosfatase alcalina	357 U/L (35-104)
GGT	463 U/L (5-36)
TGO	111 U/L (inferior a 31)
TGP	94 U/L (inferior a 31)
Bilirrubina direta	7,84 mg/dL (inferior a 0,30)
Amilase	111 U/L (28-100)
Lipase	73 U/L (13-60)

Fonte: Elaborado pela autoria.

Cite duas principais hipóteses diagnósticas: foi realizado o exame de colangiorressonância (figura a seguir).

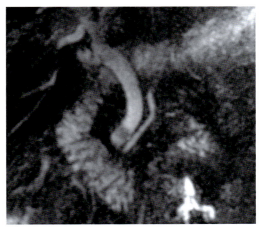

Fonte: Acervo da autoria.

Resposta:

1. Colecolitíase.

2. Ligadura da via biliar.

A icterícia no pós-operatório de colecistectomia é uma situação de grande angústia para o cirurgião devido à possibilidade de lesão da via biliar. Essa complicação felizmente é um evento raro, com incidência de 0,5%, que ocorre principalmente na colecistite aguda complicada. Nos EUA realizam-se 800 mil colecistectomias por ano, portanto são 4 mil novos casos de lesão da via biliar, um número que não é desprezível. A coledocolitíase residual é outra possibilidade de aumento de bilirrubina após colecistectomia e pode ser decorrente de cálculo que já estava no colédoco antes da operação, ou que durante a manipulação da vesícula migrou para a via biliar. Uma conduta que minimiza esse evento é a realização de colangiografia intraoperatória, que geralmente é realizada de forma seletiva, como aumento de enzimas hepáticas, microcálculos, antecedentes de pancreatite aguda e suspeita de secção da via biliar. O diagnóstico da etiologia da icterícia é fundamental para a programação do tratamento. O ultrassom de abdome apresenta limitação, mas é um exame barato, de fácil acesso e não invasivo. A colangiorressonância e o ultrassom endoscópico têm maior sensibilidade e especificidade, e devem ser realizados quando o ultrassom de abdome não é conclusivo.

Com base no quadro clínico e nos achados do exame de imagem, qual é o tratamento ideal nesse momento?

Resposta:

Colangiografia endoscópica.

A colangiorressonância mostra uma imagem compatível com cálculo, de cerca de 0,5 cm, no colédoco distal. O tratamento da coledocolitíase pós-colecistectomia é a colangiografia endoscópica.

Cite 4 complicações do tratamento:

Resposta:

1) Hemorragia.
2) Perfuração.
3) Pancreatite.
4) Colangite.

A colangiografia endoscópica é um procedimento terapêutico e não diagnóstico, pois apresenta morbidade de 10%, com as seguintes complicações: pancreatite, sangramento, colangite e perfuração. A pancreatite é a complicação mais comum após a papilotomia endoscópica, com incidência de 5%, porém tem relato na literatura de até 15%. O aumento da amilase sem dor abdominal ocorre em mais da metade dos casos, mas isso não tem relevância clínica. Os principais fatores de risco para complicação são: coagulopatia/uso de anticoagulantes e antiagregantes plaquetários, colangite, gastrectomia com reconstrução à BII ou Y de Roux, procedimentos ou falha de tratamento prévio.

Referências

European Association for the Study of the Liver. EASL clinical practice guidelines on the prevention, diagnosis and treatment of gallstones. J Hepatol. 2016;65(1):146-81. Doi: 10.1016/j.jhep.2016.03.005.

Townsend CM, Beauchamp RD, Evers BM, Mattox KL. Sabiston textbook of surgery: the biological basis of modern surgical practice. 20.ed. Elsevier; 2017. p.1482-519.

2020

108 Homem, 64 anos de idade, foi admitido no serviço de emergência devido a obstrução intestinal. Foi realizada radiografia digital que evidenciou ponto de obstrução na transição retossigmoideana. Trata-se de paciente obeso (IMC 31 kg/m²) com diabete melito, dislipidemia e hipertensão arterial controlada, sem disfunções orgânicas na admissão no serviço de emergência. Foram realizados os seguintes exames pré-operatórios, demonstrados na tabela a seguir. O achado intraoperatório foi de neoplasia de reto alto, sem outras lesões na cavidade abdominal. Foi realizada retossigmoidectomia à Hartmann (colostomia terminal e sepultamento do reto) com linfadenectomia, e o ato operatório transcorreu sem intercorrências técnicas, porém durante a operação foi iniciado noradrenalina devido a hipotensão arterial. Paciente evoluiu sem intercorrências e recebeu alta no 8º dia de pós-operatório. O exame anatomopatológico revelou adenocarcinoma moderadamente diferenciado com estadiamento TNM: pT3N1M0 (1 linfonodo comprometido de 21).

Exames	
Hemoglobina	12,5 g/dL
Leucograma	13,54 mil/mm³
Albumina	3,8 g/dL
Creatinina	1,4 mg/dL
Ureia	61 mg/dL
Sódio	141 mEq/L
Potássio	3,9 mEq/L

Fonte: Elaborado pela autoria.

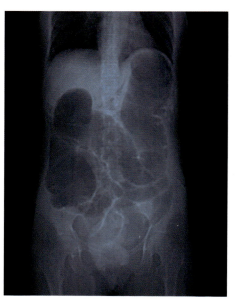

Fonte: Acervo da autoria.

O adenocarcinoma colorretal é o terceiro tipo de câncer que mais acomete homens e mulheres. Sabe-se que 20% dos tumores de cólon são diagnosticados no serviço de emergência, principalmente por obstrução intestinal. A cirurgia radical, respeitando os princípios oncológicos, com a linfadenectomia e a ressecção com margens livres, deve ser realizada de rotina, exceto na doença metastática sem proposta de tratamento curativo ou em doentes sem condição clínica para operação de maior morbidade.

Cite duas justificativas para realização de colostomia na operação realizada nesse paciente.

Resposta:

1) Condição local desfavorável – distensão importante do cólon.
2) Condição sistêmica comprometida – resposta inflamatória sistêmica.

A operação de Hartmann, que consiste na ressecção do retossigmoide com sepultamento do reto distal e colostomia terminal, foi proposta em 1926. Apesar de cerca de 20% dos doentes submetidos a esse procedimento não serem encaminhados para a reconstrução do trânsito intestinal, com todas as implicações sociais e de qualidade vida, ainda tem indicação na urgência. A incidência de deiscência da anastomose colorretal na obstrução intestinal é alta, e apresenta elevada morbidade e mortalidade. Quando esses doentes evoluem com complicações, o início da quimioterapia, quando indicada, é postergado. Portanto, a opção de realizar anastomose primária *versus* a operação de Hartmann deve basear-se em critérios objetivos, como as condições da cavidade abdominal e sistêmica do doente. Na presença de grande distensão intestinal, com desproporção de diâmetro do segmento distal do proximal, a colostomia é a melhor opção, mesmo assim não é isenta de complicações. Na questão, a radiografia digital mostra uma obstrução em alça fechada com importante dilatação do cólon. Na presença de desnutrição e anemia, deve-se ponderar a realização de anastomose. A ressecção de tumor colorretal na urgência implica operação de duração e porte maiores. Por esse motivo, esses doentes, que já se apresentam com alterações metabólicas, evoluem com síndrome de resposta inflamatória sistêmica durante a operação. Nesse cenário, a perfusão tecidual fica comprometida e aumenta o risco de deiscência da anastomose.

Qual deve ser o tempo mínimo esperado para realizar a operação de reconstrução do trânsito intestinal?

Resposta:

3 a 6 meses.

A reconstrução do trânsito intestinal deve ser indicada quando o doente se recupera da doença de base que motivou sua indicação. Como a maioria dos doentes com câncer de cólon operados de urgência tem necessidade de tratamento adjuvante, que tem duração de 3 a 6 meses, deve-se aguardar seu término para discutir o fechamento da colostomia. Outra questão que precisa ser considerada são as aderências intestinais após laparotomia de urgência. No pós-operatório precoce estas são mais intensas, e a abordagem tem maior risco de lesão da parede intestinal. O processo inflamatório diminui a partir de 3 meses, período em que é mais seguro o acesso à cavidade abdominal. Os doentes são submetidos à reconstrução do trânsito intestinal, em média, de 7 a 10 meses após a operação de Hartmann.

A cirurgia foi oncologicamente adequada e o estadiamento anátomo patológico foi apresentado. Há necessidade de tratamento adjuvante? Em caso afirmativo, qual? Em caso negativo, justifique.

Resposta:

Tem indicação o tratamento adjuvante sistêmico com quimioterapia.

Nos casos submetidos a cirurgia oncológica com potencial curativo, o tratamento sistêmico adjuvante tem a finalidade de erradicar as micrometástases, aumentando a sobrevida e diminuindo a recidiva da doença. A quimioterapia está indicada nos doentes estádio III (doença linfonodal presente), com redução da recorrência e da mortalidade em aproximadamente 30%. O paciente está em programação de reconstrução de trânsito intestinal e passou em avaliação pré-operatória com o clínico que o liberou para o procedimento operatório.

Além da avaliação pré-operatória, cujos exames já foram realizados, cite quatro exames fundamentais a serem realizados para a reconstrução do trânsito intestinal.

Resposta:

1) Tomografia de abdome total e tórax (radiografia de tórax) – estadiamento após quimioterapia.
2) Antígeno carcinoembrionário.
3) Colonoscopia
4) Exame contrastado para estudo do reto remanescente – enema opaco.

A operação de reconstrução do trânsito intestinal apresenta elevada morbidade e é tecnicamente difícil. Esse procedimento deve ser realizado ao término da quimioterapia, que tem duração média de 6 meses. Após o fim do tratamento sistêmico, deve-se realizar um novo estadiamento com tomografia de abdome total e tórax e pesquisa sérica do antígeno carcinoembrionário. O fechamento da colostomia deve ser realizado na ausência de recidiva local ou metástase. A maioria dos doentes operados de urgência não foi submetida a colonoscopia. Antes da reconstrução do trânsito intestinal é obrigatória sua realização para avaliar a presença de tumor sincrônico, que ocorre em 10% dos casos, de difícil diagnóstico com a palpação na laparotomia devido à distensão intestinal. O mais adequado seria fazer a colonoscopia antes mesmo do tratamento adjuvante. Uma dificuldade técnica da reconstrução intestinal após a operação de Hartmann consiste na dissecção e identificação do coto retal na pelve. O cirurgião precisa estudar o reto remanescente com exame de imagem; o enema opaco com bário mostra seu tamanho e grau de atrofia, além de predizer o grau de dificuldade no pré-operatório. A tomografia com contraste retal iodado também é uma alternativa.

Referências

Pisano M, Zorcolo L, Merli C. 2017 WSES guidelines on colon and rectal cancer emergencies: obstruction and perforation. World J Emerg Surg. 2018;13:36. Doi: 10.1186/s13017-018-0192-3.

Townsend CM, Beauchamp RD, Evers BM, Mattox KL. Sabiston textbook of surgery: the biological basis of modern surgical practice. 20.ed. Elsevier; 2017. p. 1312-93.

CLÍNICA MÉDICA

AUTORES DA SEÇÃO

Dr. Christian Valle Morinaga
Dr. Eduardo Humes
Dr. Marcelo Arlindo Vasconcelos Miranda Rodrigues
Profa. Dra. Iolanda de Fatima Lopes Calvo Tibério
Prof. Dr. Itamar de Souza Santos

COLABORADORES DA SEÇÃO

Prof. Dr. Luiz Henrique Martins Castro
Dr. Marcelo Arlindo Vasconcelos Miranda Rodrigues
Dr. Mirko Babic

Atividades

2017

1. Homem de 54 anos de idade, procedente do Piauí, relata febre intermitente de 38 °C há oito meses. Está associada a perda ponderal, astenia, anorexia, desconforto e aumento progressivo do volume abdominal. Ao exame clínico apresenta-se descorado 3+/4+ e com baço palpável a 5 cm do rebordo costal esquerdo. O restante do exame clínico está sem alterações. O hemograma apresenta: Hb: 8,5g/dL; VCM: 87fL; leucócitos: 2.800/mm³ e plaquetas: 70.000/mm³. Foi realizado mielograma que evidenciou a presença de formas amastigotas livres e intramacrofágicas.

A principal hipótese diagnóstica é:

A) Leishmaniose visceral.
B) Linfoma não Hodgkin.
C) Malária quartã.
D) Mieloma múltiplo.

Resposta: A

Embora as demais alternativas possam ser responsáveis por parte do quadro clínico apresentado, o diagnóstico de leishmaniose visceral é dado pela presença de formas amastigotas livres e intramacrofágicas no mielograma.

Referência

Goldman, Ausiello. Cecil medicina. Tradução da 23.ed. 2.ed. Elsevier; 2010. capítulo 369.

2. Mulher de 24 anos de idade, natural e procedente de São Paulo, refere quadro gripal há 2 dias acompanhado de febre medida de 38,3 °C. Há 12 horas cefaleia holocraniana, e há 2 horas náuseas e vômitos. Nega antecedentes mórbidos relevantes. Chegou ao pronto-socorro em regular estado geral, consciente, orientada, temperatura = 38,4 °C, pulso = 108 bpm, pressão arterial = 120 x 72 mmHg e rigidez de nuca. Restante do exame clínico sem alterações. Foi submetida a punção liquórica e a exame do líquor, cujos resultados estão a seguir:

Citologia geral = 210 células/mm³, 2 hemácias/mm³.

Citologia específica: linfócitos 70%, monócitos 8%, neutrófilos 19%, macrófagos 3%; proteína = 50 mg/dL; glicose: 64 mg/dL; lactato: 12 mg/dL.

Glicemia capilar = 92 mg/dL.

Considerando a prevalência, o agente etiológico da principal hipótese diagnóstica para a paciente é:

A) Pneumococo.
B) Micobactéria.
C) Enterovírus.
D) Herpes simples.

Resposta: C

Trata-se de quadro sugestivo de meningite infecciosa (febre, cefaleia, náuseas, rigidez de nuca) em paciente sem antecedentes relevantes. Não há sinais clínicos de envolvimento encefálico (rebaixamento do nível de consciência, crises epilépticas, sinais focais). A paciente está em regular estado geral (não toxemiada). O padrão de alteração do líquor mostra pleocitose moderada, à custa de células linfomonocitárias (78%, glicorraquia normal, lactato normal e discreta hiperproteinorraquia). Dentre as meningites linfomonocitárias, considerando o contexto clínico (paciente em regular estado geral, instalação aguda há 12 horas), associado ao padrão liquórico, a principal suspeita etiológica seria viral. Entre os vírus que mais comumente causam meningite viral estão os enterovírus. Outras causas incluem paramixovírus (caxumba), HIV e herpes vírus e varicela-zoster. Também podem ser causa etiológica os arbovírus, vírus da coriomeningite linfocítica, adenovírus, parainfluenza vírus 1 e 2. A meningite meningocócica pode cursar com meningococcemia. O paciente habitualmente apresenta-se toxemiado, e o líquor mostra pleocitose acentuada (acima de 1.000 células, com predomínio de neutrófilos, acentuada hipoglicorraquia). A meningoencefalite por herpes vírus-1 é habitualmente grave e cursa com quadro confusional, crises epilépticas, rebaixamento do nível de consciência. A pleocitose geralmente é menos intensa (5-500 células). A meningoencefalite tuberculosa habitualmente tem evolução subaguda, podendo cursar com acometimento de nervos da base de crânio (6º, 7º ou 8º, mais comumente). O padrão liquórico geralmente mostra pleocitose variável (5-1.000 células), hipoglicorraquia e hiperproteinorraquia moderada a intensa.

Achados comuns no quimiocitológico em infecções do SNC:

	Meningite viral	Meningite bacteriana	Encefalite herpética	Meningoencefalite tuberculosa
Celularidade	5-500	> 1.000	5-500	5-1.000
Glicose	Normal	Dim	Normal	Dim
Proteína	nl/+	nl/+	nl/+	nl/+

nl: normal; +: aumentado; ++: muito aumentado; dim: diminuído.

Fonte: Elaborado pela autoria.

Referência

Kupila L, Vuorinen T, Vainionpää R, Hukkanen V, Marttila RJ, Kotilainen P. Etiology of aseptic meningitis and encephalitis in an adult population. Neurology. 2006;66:75-80.

3 Mulher de 32 anos de idade apresenta há 3 meses as lesões a seguir.

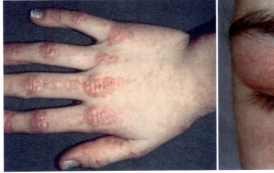
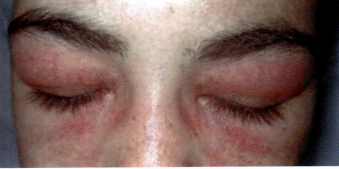

Fonte: Acervo da autoria.

Queixa-se também de fraqueza muscular e disfagia. No exame clínico apresenta força muscular grau IV proximal em membros superiores e inferiores, além das lesões apresentadas. O restante do exame clínico está sem alterações.

A principal hipótese diagnóstica é:

A) Esclerodermia.

B) Lúpus eritematoso sistêmico.

C) Dermatomiosite.

D) Granulomatose de Wegener.

Resposta: C

Trata-se de mulher de 32 anos de idade com fraqueza proximal grau IV em membros superiores, há 3 meses apresentando os sinais clássicos de nas mãos de Gottron (placas eritematosas em face extensoras de articulações) e heliótropo (lesões violáceas em pálpebras superiores), que caracterizam o diagnóstico de dermatopoliomiosite. Tais sinais não estão presentes nos outros diagnósticos citados.

Referências

Martins MA, Carrilho FJ, Alves V, Castilho E, Cerri G, Chao W (eds.). Coleção Clínica Médica –FMUSP. 2.ed. Barueri: Manole; 2016.

Goldman-Cecil. Medicina. 25.ed. GEN Guanabara Koogan; 2018, v. 1 e 2.

4 Homem de 22 anos de idade é trazido por conhecidos ao pronto-socorro, por alteração do comportamento. Apresenta agressividade importante. Chegou a iniciar brigas com amigos, inclusive com violência física. Apresenta também aceleração psicomotora e de linguagem, pensamento com associações frouxas e conteúdo persecutório e niilista ("Me mata logo, é para isso que você está aqui"). Segundo o pai, ele nunca teve alteração comportamental antes, ou qualquer antecedente pessoal ou familiar relevante. Tinha sido visto há 7 horas por amigos, apresentando comportamento normal. No exame clínico, pupilas midriáticas, pressão arterial = 154 x 96 mmHg, FC = 116 bpm, temperatura = 36,7 °C, FR = 24 ipm, sem outras alterações.

A conduta medicamentosa imediata deve ser:

A) Propranolol e ácido valproico.
B) Haloperidol e propranolol.
C) Ácido valproico e prometazina.
D) Haloperidol e prometazina.

Resposta: D

O paciente apresenta quadro de agitação psicomotora associado a quadro psicótico sem antecedentes pessoais conhecidos. Apresenta pupilas midriáticas, taquicardia e hipertensão, que podem ser compatíveis com o uso de cocaína. Assim, o manejo inicial envolve a contenção química do paciente (uso de haloperidol) com sedação discreta (prometazina). O uso de ácido valproico não está relacionado à redução de agitação aguda, e o uso de betabloqueador em pessoas com intoxicação por cocaína pode estar associado a risco de crise hipertensiva (por ligação em receptores alfa-adrenérgicos).

Referência

Martins MA, Carrilho FJ, Alves V, Castilho E, Cerri G, Chao W (eds.). Coleção Clínica Médica –FMUSP. 2.ed. Barueri: Manole; 2016.

5 Mulher de 68 anos de idade é hipertensa em uso de losartana 50 mg ao dia e diabética em uso de metformina 1.000 mg ao dia. Apresentou subitamente, há 5 horas, cefaleia holocraniana de moderada intensidade, latejante, além de dificuldade para mover os membros superior e inferior direitos e de desvio de rima labial para a esquerda. No exame clínico: bom estado geral, consciente, orientada temporal e espacialmente, afebril, acianótica e anictérica. Pressão arterial = 150 x 102 mmHg, pulso = 72 bpm, irregular. Ausculta cardíaca com bulhas arrítmicas e normofonéticas em dois tempos, sem sopros. Apresenta hemiparesia completa e proporcionada grau 3 à direita, disartria, anomia e hemi-hipoestesia completa à direita. O restante do exame clínico está sem alterações. Foram realizados os exames a seguir:

Tomografia de crânio.

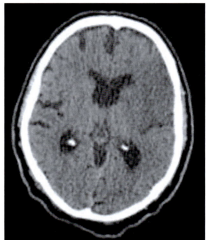

Fonte: Acervo da autoria.

Eletrocardiograma (12 derivações).

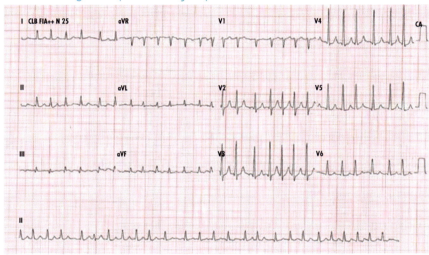

Fonte: Acervo da autoria.

Considerando a principal hipótese diagnóstica, o tratamento da fase aguda deverá ser feito com:

A) Aspirina e alteplase.
B) Aspirina e heparina.
C) Alteplase e tirofiban.
D) Heparina e tirofiban.

Resposta: B

 Como esta questão envolve o domínio de alguns conceitos, ouça a explicação disponível no QR code ao lado.

6 **A profilaxia secundária em nível ambulatorial deve ser realizada preferencialmente com:**

A) Aspirina.
B) Clopidogrel.
C) Varfarina.
D) Heparina.

Resposta: C

Trata-se de mulher de 68 anos de idade, hipertensa, diabética, com episódio de acidente vascular cerebral. Notam-se no exame clínico bulhas arrítmicas, e o eletrocardiograma mostra RR variável compatível com fibrilação atrial. Utilizando CHA_2DS_2-VASc escore para avaliação de risco de acidente vascular cerebral em portadores de fibrilação atrial, a paciente tem 68 anos (1 ponto), mulher (1 ponto), hipertensa (1 ponto), acidente vascular cerebral (2 pontos). Portanto, 5 pontos significa 7,2% de risco ao ano por 90.000 pacientes e 10% de risco de novo acidente vascular cerebral ao ano. Os escores maiores que 2 significam risco moderado a alto, e a paciente é candidata a anticoagulação. Dentre as alternativas, a opção ambulatorial de anticoagulação é a varfarina.

Referências

L Derex T-H Cho. Mechanical thrombectomy in acute ischemic stroke. Rev Neurol (Paris). 2017 Mar;173(3):106-113. doi:10.1016/j.neurol.2016.06.008. Epub 2017 Feb 21.

Nogueira RG, Ribó M. Endovascular treatment of acute stroke. Stroke. 2019 Sep;50(9):2612-8. doi:10.1161/STROKEAHA.119.023811.

Caprio FZ, Sorond FA. Cerebrovascular disease: primary and secondary stroke prevention. Med Clin North Am. 2019 Mar;103(2):295-308. doi:10.1016/j.mcna.2018.10.001. Epub 2018 Nov 28.

Martins MA, Carrilho FJ, Alves V, Castilho E, Cerri G, Chao W (eds.). Coleção Clínica Médica –FMUSP. 2.ed. Barueri: Manole; 2016.

7 Mulher de 49 anos de idade, natural e procedente de SP, foi internada por dispneia com piora progressiva há 2 meses, febre intermitente de 38 °C e perda de peso de 10 kg no mesmo período. Refere ser diabética em uso de metformina. Nega tabagismo e alcoolismo. Ao exame clínico: frequência respiratória: 28 ipm, FC: 93 bpm, PA: 112 x 68 mmHg. Murmúrio vesicular presente bilateralmente e diminuído em terço inferior à esquerda. Signorelli positivo e presença de egofonia em terço médio. Saturação de oxigênio: 94%. O restante do exame clínico está sem alterações. Exames laboratoriais e radiografia de tórax a seguir.

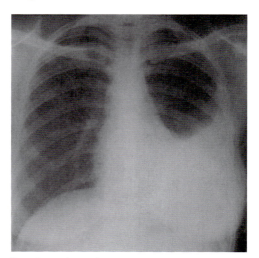

Fonte: Acervo da autoria.

	Líquido pleural	Sangue
pH	7,28	7,37
Albumina	3 g/dL	4 g/dL
Proteínas	5g/dL	7g/dL
DHL	800 U/L	300 U/L
Glicose	60 mg/dL	92 mg/dL

Fonte: Elaborado pela autoria.

Líquido pleural	
Celularidade	3.000 células/mm³
Polimorfonucleares	6%
Linfócitos	70%
Monócitos	24%
Cultura	Parcial negativa
ADA	64 U/L

Fonte: Elaborado pela autoria.

Hemograma completo (sangue)	
Hb/Ht	14,0 g/dL/53%
Leucócitos	8.900/mm³
Neutrófilos segmentados	70%
Linfomononucleares	30%
Plaquetas	314.000

Fonte: Elaborado pela autoria.

Qual é o diagnóstico do derrame pleural e o agente etiológico provável?

A) Exsudato por tuberculose.

B) Transudato por criptococo.

C) Exsudato por mesotelioma pleural.

D) Transudato por pleurite lúpica.

Resposta: A

O diagnóstico de exsudato se dá pela presença de um dos seguintes critérios (no caso apresentado, três deles estão presentes): relação entre a proteína no líquido pleural e no soro > 0,5; relação entre o DHL no líquido pleural e no soro > 0,6; DHL no líquido pleural > 2/3 do limite superior da normalidade para o DHL sérico. A presença de ADA elevado em um líquido pleural com celularidade predominantemente linfocítica aponta para o diagnóstico de tuberculose pleural.

Referência

Goldman e Ausiello. Cecil, 23.ed., capítulo 100.

8. Homem de 47 anos de idade é trazido ao pronto-socorro de um hospital terciário por seus familiares. Encontra-se agressivo e irritável há 2 dias. Recusa-se a responder a parte das perguntas do examinador, ameaça "quebrar tudo" se não o ajudarem logo. Refere ainda cefaleia holocraniana, náuseas e sudorese. Acompanhante diz que o paciente faz uso habitual de álcool e que esteve em uma viagem longa recentemente. Nos antecedentes pessoais, nota-se que tem tremores e episódios de cefaleia semelhantes ao atual há alguns anos, sem desencadeantes bem definidos pelo paciente. No exame clínico: desorientado no tempo, tremores intensos na porção distal dos membros superiores; sem sintomas psicóticos ou aceleração de pensamento; sem outras alterações. Ao final da consulta, o paciente tenta agredir parte da equipe.

O tratamento indicado é:

A) Haloperidol.

B) Ácido valproico.

C) Fenobarbital.

D) Diazepam.

Resposta: D

Trata-se de um paciente etilista que se apresenta com quadro clínico de agitação psicomotora acompanhada de sudorese e cafaleia com "tremores intensos na porção distal dos membros superiores; sem sintomas psicóticos". Note que no relato do caso fica evidente que o paciente apresenta episódios prévios de cefaleia e tremores de extremidades que já devem ter relação com abstinência alcoólica. Apesar de a quantidade de álcool não estar descrita no relato e de não sabermos o que ocorreu com o paciente nos últimos dias, levando em consideração a apresentação clínica e a epidemiologia, o primeiro diagnóstico a ser pensado para esse paciente, nessa situação, é de síndrome de abstinência alcoólica. O tratamento indicado para o caso é o uso de benzodiazepínicos.

Referências

Martins MA, Carrilho FJ, Alves V, Castilho E, Cerri G, Chao W (eds.). Coleção Clínica Médica –FMUSP. 2.ed. Barueri: Manole; 2016.

Velasco, IT; AB Neto R, Possolo H. Medicina de emergência: abordagem prática. Barueri: Manole; 2020.

Goldman e Ausiello. Cecil, 23.ed.

9 Mulher de 46 anos de idade queixa-se de cefaleia hemicrânia direita latejante, especialmente retro-orbitária, há 3 dias, de forte intensidade, associada à fotofobia e com náuseas associadas especialmente ao deitar. Piora da dor ao subir e descer escadas. Nega febre ou alteração de peso. Nega quadros semelhantes anteriores. No exame clínico, consciente e orientada, sem sinais neurológicos focais ou rigidez de nuca. Discreta hiperemia de orofaringe, sem pontos purulentos. Restante do exame clínico está normal. Realizada tomografia computadorizada exibida a seguir:

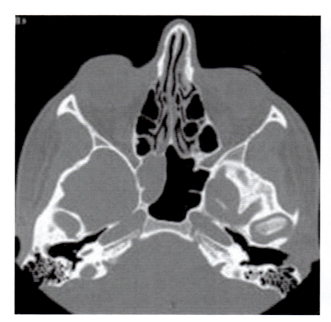
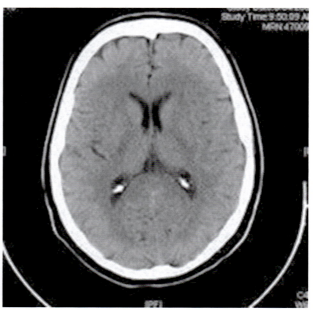

Fonte: Acervo da autoria.

O tratamento para a paciente é:

A) Amoxicilina e budesonida.

B) Sumatriptano e metoclopramida.

C) Dipirona e ciclobenzaprina.

D) Oxigênio e verapamil.

Resposta: A

Trata-se de mulher de 46 anos de idade com quadro agudo de cefaleia retro-orbitrária direita, latejante, sem episódios anteriores, que piora ao deambular. O exame clínico, incluindo o neurológico, é normal, com exceção de hiperemia de orofaringe. Não preenche critérios para enxaqueca, visto que é o primeiro episódio sem aura, embora seja de forte intensidade, latejante e piora com movimento. Para preencher critérios deveria apresentar pelo menos 5 episódios anteriores. Em relação à cefaleia tensional, o padrão de dor é latejante, que só ocorre em 10% dos pacientes, mas teria de apresentar 10 episódios anteriores. A cefaleia em salvas ocorre predominantemente em homens, de início entre 20 e 40 anos, e apresenta-se em crises e não com dor contínua. A presença de hiperemia em orofaringe e o quadro agudo sugerem etiologia infecciosa. Na tomografia de crânio observa-se velamento de esfenoidal. Trata-se de sinusite aguda com duração de até 4 semanas. Em rinossinusites leves ou moderadas, preconiza-se a amoxicilina com duração de tratamento de 7 a 10 dias. Os corticoides estão indicados quando há dor intensa, podendo ser utilizados os sistêmicos ou os tópicos. Saiba mais sobre as rinosssinusites no QR code ao lado.

Referências

Goldman-Cecil. Medicina. 25.ed. GEN Guanabara Koogan; 2018, v. 1 e 2.

Martins MA, Carrilho FJ, Alves V, Castilho E, Cerri G, Chao W (eds.). Coleção Clínica Médica —FMUSP. 2.ed. Barueri: Manole; 2016.

10 Homem de 72 anos de idade queixa-se de dor lombar de forte intensidade há um dia. A dor tem característica em pontada em região lombar alta contínua, sem melhora com analgésicos comuns. Faz uso de estatina por dislipidemia há 10 anos, histórico de urolitíase e é tabagista de longa data. Exame clínico: pressão arterial = 172 x 102 mmHg, frequência cardíaca = 98 bpm. O restante do exame clínico está sem alterações. Realizada a radiografia lombar que se encontra ao lado.

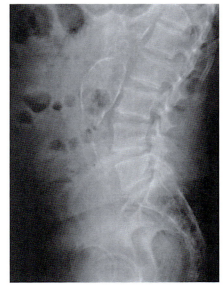

Fonte: Acervo da autoria.

Considerando a principal hipótese diagnóstica, qual dos exames a seguir está indicado?

A) Ressonância magnética de coluna lombar.
B) Colonoscopia com biópsia.
C) Angiotomografia arterial abdominal.
D) Ultrassom de rins e vias urinárias.

Resposta: C

O quadro clínico é compatível com dissecção aguda da aorta, com dor de forte intensidade. Na radiografia, observa-se aorta calcificada e bastante aumentada de diâmetro. Ressalta-se que a dissecção de aorta abdominal não se apresenta, necessariamente, com assimetria de pulsos periféricos, especialmente se não houver acometimento das artérias ilíacas.

Fonte: Martins et al. Manual do residente de clínica médica. 1.ed. Capítulo 92.

11 Homem de 69 anos de idade, hipertenso e ex-tabagista de 40 maços/ano (cessou há 5 anos), encontra-se em seguimento ambulatorial em uso atual de enalapril, clortalidona e atenolol (todos em doses máximas). Refere pressão arterial aproximada ente 130 x 80 mmHg nas medidas habituais nos últimos anos. Há 4 meses apresenta medidas elevadas no seu controle residencial (190 x 80 mmHg). Exame clínico: pressão arterial 194 x 98 mmHg (MSD) e 194 x 94 mmHg (MSE), FC = pulso = 64 bpm. *Ictus cordis* discretamente desviado para a esquerda. O restante do exame clínico está sem alterações. Traz exames colhidos há 6 meses: Na⁺: 135 mEq/L, K⁺: 4,9 mEq/L, Cr: 1,0 mg/dL, U: 40 mg/dL e eletrocardiograma com sobrecarga de câmaras esquerdas. Exames colhidos há uma semana Na⁺: 140 mEq/L, K⁺: 4,7 mEq/L, Cr: 1,4 mg/dL, U: 62 mg/dL. O eletrocardiograma mantém o mesmo padrão anterior. Foi descartada a falta de aderência medicamentosa.

O exame complementar indicado para a confirmação da principal hipótese diagnóstica para o paciente é:

A) Dosagem de metanefrinas urinárias.
B) Doppler colorido de artérias renais.
C) Ultrassom de abdome total.
D) Cintilografia miocárdica de estresse.

Resposta: B

Homem de 69 anos, hipertenso e ex-tabagista, com hipertensão há anos controlada em uso de 3 medicações em doses plenas. Nos últimos 4 meses apresenta hipertensão não controlada, mantendo a aderência medicamentosa com piora da função renal. A doença aterosclerótica da artéria renal (DAAR) corresponde a quase 90% dos casos de hipertensão renovascular. São mais comuns as lesões no óstio ou nos 2 cm proximais do tronco da artéria renal.

Acomete mais os homens, com idade superior a 50 anos, tabagistas, com doença aterosclerótica sistêmica e com disfunção renal. O primeiro exame a ser realizado é a ultrassonografia com doppler de artérias renais devido a sua simplicidade, baixo custo e orientação prognóstica.

Referências

Saiba mais sobre o manejo da hipertensão no QR code ao lado.

Goldman-Cecil. Medicina. 25.ed. GEN Guanabara Koogan; 2018, v. 1 e 2.

Martins MA, Carrilho FJ, Alves V, Castilho E, Cerri G, Chao W (eds.). Coleção Clínica Médica –FMUSP. 2.ed. Barueri: Manole; 2016.

12

Homem de 65 anos de idade com diagnósticos de hipertensão arterial sistêmica há 10 anos e *diabetes mellitus* há 8 anos, em uso de atenolol, enalapril, gliclazida e metformina em doses máximas e insulina NPH 10UI à noite, retorna para consulta no ambulatório sem novas queixas. Refere uso regular da medicação. O exame clínico está normal. Trouxe exames solicitados na última consulta, há 2 meses: glicemia de jejum: 98 mg/dL, Hb glicosilada: 7,5%, ureia: 40 mg/dL, creatinina: 1,1 mg/dL, Na+: 136 mEq/L, K+: 3,9 mEq/L, colesterol total: 252 mg/dL, LDL: 146 mg/dL, HDL: 23 mg/dL, triglicérides: 240 mg/dL, urina tipo 1: proteína+/4+, microalbuminúria: positiva; peptídeo C: normal.

Média dos controles de glicemia capilar:

Jejum	Pós-café	Pré-almoço	Pós-almoço	Pré-jantar	Pós-jantar	3h
100	160	128	212	130	160	120

Fonte: Elaborado pela autoria.

Deve ser acrescentado ao tratamento:

A) Atorvastatina e insulina NPH no almoço.

B) Ciprofibrato, losartana e insulina NPH no almoço.

C) Ezetimibe, valsartana e insulina regular no almoço.

D) Sinvastatina e insulina regular no almoço.

Resposta: D

Homem de 65 anos de idade com hipertensão arterial sistêmica há 10 anos e *diabetes mellitus* em uso de atenolol, enalapril, gliclazida e metformina em doses máximas, associado a insulina NPH 10 UI à noite. Está em acompanhamento ambulatorial e retorna à consulta ambulatorial sem queixas e sem qualquer alteração de exame clínico. Trouxe os seguintes exames laboratoriais, dos quais a hemoglobina glicada está fora do alvo (7,5%): perfil lipídico com colesterol total, LDL e triglicérides fora do alvo. A média dos controles de glicemia capilar mostra-se adequada, com exceção da glicemia capilar pós-prandial do almoço. Sendo assim, a conduta deve ser iniciar o tratamento da dislipidemia, que pode ser feito inicialmente com sinvastatina, e ajustar o controle do diabetes, associando glicemia regular no almoço.

Referências

Goldman-Cecil. Medicina. 25.ed. GEN Guanabara Koogan; 2018, v. 1 e 2.

Martins MA, Carrilho FJ, Alves V, Castilho E, Cerri G, Chao W (eds.). Coleção Clínica Médica –FMUSP. 2.ed. Barueri: Manole; 2016.

13 A principal hipótese diagnóstica para o paciente com a seguinte radiografia de tórax é:

A) Atelectasia pulmonar.

B) Hérnia diafragmática.

C) Pneumonia.

D) Derrame pleural.

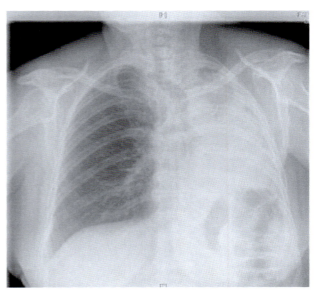

Fonte: Acervo da autoria.

Resposta: A

Observa-se o desvio de traqueia para o lado do hemitórax esquerdo associado a uma opacidade em hemitórax esquerdo. Isso sugere uma lesão que gera tração da traqueia e não efeito de massa, o que é compatível com atelectasia pulmonar.

Sugestão de leitura:

Raoof S et al. Interpretation of plain chest roentgenogram. Chest. 2012;141(2):545-58.

14 Mulher de 52 anos de idade, diabética há 5 anos, controlado com metformina, gliclazida e dieta. Foi a uma consulta no oftalmologista e o fundo de olho está mostrado ao lado. É possível observar no fundo de olho:

A) Papiledema e neovascularização.

B) Papila com limites nítidos e mácula sem vasos.

C) Hemorragia retiniana e exsudato algodonoso.

D) Exsudato duro e cruzamento AV patológico.

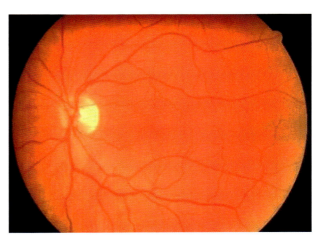

Fonte: Acervo da autoria.

Resposta: B

Na questão é possível observar a fotografia de um fundo de olho com o nervo óptico corado e limites nítidos, mácula seca e brilho preservado, vasos de calibre e trajeto normais, retina aplicada sem alterações vasculares ou isquêmicas. Ou seja, a fotografia mostra um exame de fundo de olho normal, e a alternativa que cita papila com limites nítidos e mácula sem vasos é a correta.

Referência

Martins MA, Carrilho FJ, Alves V, Castilho E, Cerri G, Chao W (eds.). Coleção Clínica Médica –FMUSP. 2.ed. Barueri: Manole; 2016.

15 Você avalia uma paciente de 42 anos de idade com bradicardia na sala de emergência. Realizado o eletrocardiograma a seguir, qual o diagnóstico eletrocardiográfico?

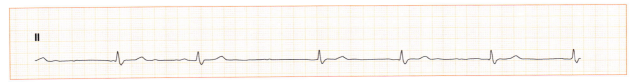

Fonte: Elaborado pela autoria.

A) Bradicardia sinusal com escape.
B) Bloqueio atrioventricular Mobitz I.
C) Bloqueio atrioventricular Mobitz II.
D) Bloqueio atrioventricular total.

Resposta: A

Bradicardia sinusal com períodos (maior parte do traçado) em que a onda p não é visualizada por conta de se tratar de ritmo de escape juncional com frequência em torno de 42 bpm.

Referências
Friedmann AA, Grindler J, Oliveira CAR. Diagnóstico diferencial no eletrocardiograma. Serviço de Eletrocardiologia – Clínica Geral do Hospital das Clínicas da Faculdade de Medicina da Universidade de São Paulo. Barueri: Manole; 2017. p.175 e 180.

16 Mulher de 28 anos de idade em tratamento de hipertireoidismo há 1 mês com tapazol refere há 1 hora palpitações intensas e tontura. Ao exame clínico, com PA 80 x 48 mmHg. Feito o eletrocardiograma a seguir.

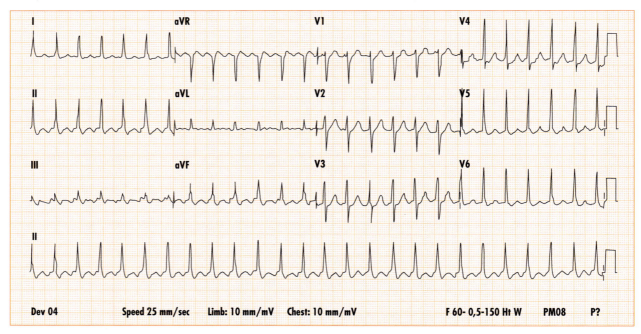

Fonte: Acervo da autoria.

A conduta deve ser:

A) Adenosina endovenosa.
B) Cardioversão elétrica 200 J.
C) Metoprolol endovenoso.
D) Cardioversão elétrica 50 J.

Resposta: D

Mulher de 28 anos em tratamento de hipertireoidismo há 1 mês com episódio agudo de palpitações associado a instabilidade hemodinâmica. O eletrocardiograma evidencia: QRS estreito (< 0,12 ms) com R-R regular, podendo ser taquicardia por reentrada nodal (TRN), taquicardia atrial, *flutter* atrial e taquicardia por reentrada atrioventricular (TRAV). Deve ser feita a cardioversão elétrica (CVE, choque sincronizado). O choque sincronizado é adequado para a maioria das arritmias instáveis com pulso, com exceção das TV polimórficas. Nestas, deve-se realizar a desfibrilação (choque não sincronizado). Realizar sedação e analgesia antes da CVE. Em pacientes com QRS estreito e R-R regular deve-se iniciar com 50 J. A adenosina e o metoprolol só poderiam ser utilizados se não houvesse instabilidade hemodinâmica.

Referência
Velasco, IT; AB Neto R, Possolo H. Medicina de emergência: abordagem prática. Barueri: Manole; 2020.

17 Mulher de 22 anos de idade procurou o pronto-socorro com história de 4 dias de queda do estado geral, rebaixamento de nível de consciência e dois episódios de convulsões tônico-clônicas generalizadas. Exame neurológico na chegada mostrava hemiparesia à esquerda, Glasgow 13, sem sinais de irritação meníngea e com fundo de olho normal. Foi solicitada tomografia computadorizada de crânio, cujas imagens estão apresentadas a seguir.

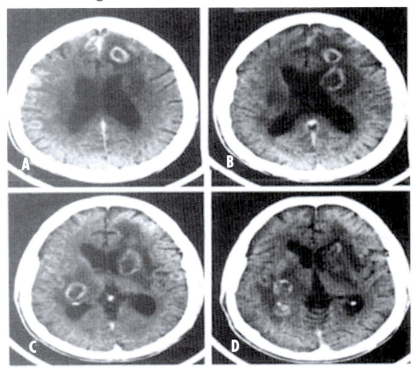

Fonte: Acervo da autoria.

Considere que a principal hipótese diagnosticada foi confirmada. Qual deve ser a conduta?

A) Pulsoterapia de ciclosfamida.
B) Pulsoterapia com corticosteroide.
C) Sulfadiazina e pirimetamina.
D) Esquema tríplice para tuberculose.

Resposta: C

 Como esta questão envolve o domínio de alguns conceitos, ouça a explicação disponível no QR code ao lado.

Referência
Kastrup O, Wanke I, Maschke M. Neuroimaging of infections. Neurotherapeutics. 2005;2:324-32. Doi: https://doi.org/10.1602/neurorx.2.2.324.

18 Homem de 67 anos de idade procura o pronto-socorro por piora da dispneia e ortopneia. Tem antecedente de hipertensão arterial e miocardiopatia isquêmica (infarto agudo com revascularização há 3 anos). Há 2 anos apresenta quadro de dispneia aos moderados esforços e edema de membros inferiores, que melhoraram após o início do tratamento. Faz uso de enalapril e carvedilol em doses máximas, espironolactona e AAS. Hoje de madrugada acordou subitamente "angustiado", com melhora parcial após "tomar ar fresco" próximo à janela. Ao exame clínico: regular estado geral, descorado

1+/4+ e taquipneico, PA = 130 x 70 mmHg, FC = 90 bpm, FR = 28 ipm, saturação O_2 96% em ar ambiente; murmúrios vesiculares presentes com estertores finos em bases bilateralmente; bulhas cardíacas arrítmicas normofonéticas com sopro sistólico em foco mitral e presença de B4. Hepatimetria de 15 cm na linha hemiclavicular; membros inferiores com edema depressível 2+/4+. O restante do exame clínico está sem alterações. Exames iniciais mostraram: Hb = 12 mg/dL, leucócitos = 8.000/mm³, segmentados = 60%, bastões = 1%, Na^+ = 132 mEq/L, K^+ = 5,0 mEq/L, creatinina = 1,2 mg/dL, ureia = 80 mg/dL, DHL = 600 U/L. O eletrocardiograma e a radiografia de tórax são apresentados a seguir.

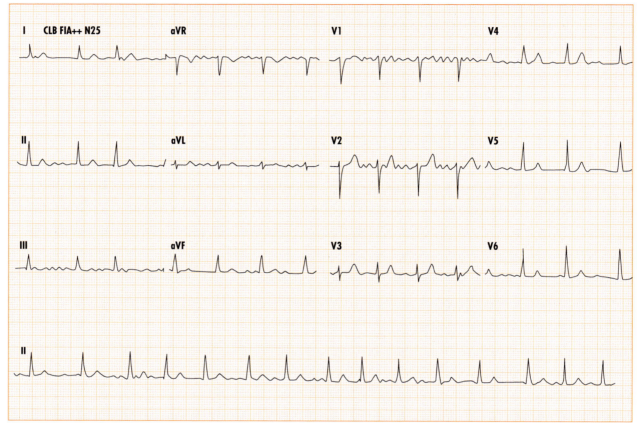

Fonte: Acervo da autoria.

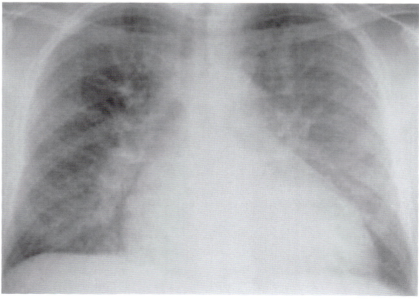

Fonte: Acervo da autoria.

O paciente foi internado. Além das medicações que já utilizava e de dieta hipossódica, é fundamental prescrever:

A) Cateter de oxigênio e ceftriaxone.

B) Levofloxacina e furosemida.

C) Enoxaparina e furosemida.

D) Máscara de oxigênio e enoxaparina.

Resposta: C

 Como esta questão envolve o domínio de alguns conceitos, ouça a explicação disponível no QR code ao lado.

Referências

No QR code ao lado, você pode acessar as Diretrizes Brasileiras de Fibrilação Atrial.

SBC. Diretriz Brasileira de Insuficiência Cardíaca Crônica e Aguda. Disponível em: http://publicacoes.cardiol.br/portal/abc/portugues/2018/v11103/pdf/11103021.pdf.

Goldman-Cecil. Medicina. 25.ed. GEN Guanabara Koogan; 2018, v. 1 e 2.

Martins MA, Carrilho FJ, Alves V, Castilho E, Cerri G, Chao W (eds.). Coleção Clínica Médica – FMUSP. 2.ed. Barueri: Manole; 2016.

19 Mulher de 30 anos de idade procura ambulatório com queixa de dor no punho direito e no joelho esquerdo há 1 dia. Ao exame clínico: edema e eritema no punho direito e no joelho esquerdo, com lesão pustulosa em antebraço esquerdo. Aspirado de líquido sinovial do joelho (1 mL) revelou 10.000 células com 90% de polimorfonucleares, sem micro-organismos à coloração de Gram e cultura negativa.

A conduta para essa paciente é:

A) Alopurinol.

B) Ceftriaxona.

C) Indometacina.

D) Clindamicina.

Resposta: B

Mulher de 30 anos sem antecedentes prévios vem ao ambulatório com dor no punho direito e no joelho esquerdo há 1 dia. O exame clínico confirma sinais de artrite nas duas articulações, com lesão pustulosa no antebraço esquerdo. O líquido sinovial mostra 10.000 células com predomínio de polimorfonucleares, com Gram e cultura negativos. A presença de artrite em duas articulações e lesões cutâneas pustulosas em mulher jovem sugere a possibilidade de artrite gonocócica. O líquido sinovial tem cultura positiva em menos de 50%. Na suspeita de artrite séptica gonocócica, deve ser iniciado tratamento para Gram negativos com cefotriaxona por 7 a 10 dias. Na artrite por estafilococos, o quadro clínico sugestivo é de monoartrite, que não é o caso da paciente. Não podem ser usados anti-inflamatórios não hormonais exclusivamente. Não se trata de gota, visto que não há cristais no líquido sinovial e é uma paciente jovem.

Referências

Goldman-Cecil. Medicina. 25.ed. GEN Guanabara Koogan; 2018, v. 1 e 2.

Martins MA, Carrilho FJ, Alves V, Castilho E, Cerri G, Chao W (eds.). Coleção Clínica Médica – FMUSP. 2.ed. Barueri: Manole; 2016.

20 Mulher de 18 anos de idade é encaminhada para avaliação pré-operatória para inserção de prótese mamária. Paciente apresenta epistaxe bilateral frequente e ciclos menstruais hipermenorrágicos. Refere que a mãe e a irmã também apresentam fluxo menstrual aumentado. Durante a triagem laboratorial foi encontrado Hb = 11,5 g/dL VCM = 78 fl, reticulócitos = 2%, leucócitos 5.000/mm³ com diferencial normal, plaquetas = 320.000/mm³, tempo de protrombina (TP) AP = 100%, tempo de trombina (TT) = 17,1s (normal 17s), tempo de tromboplastina parcial ativada (TTPA) R = 1,29 (normal até 1,21).

A hipótese diagnóstica mais provável é:

A) Hemofilia A.
B) Telangectasia hemorrágica hereditária.
C) Anticoagulante lúpico.
D) Doença de Von Willebrand.

Resposta: D

Trata-se de paciente jovem com histórico que sugere sangramentos frequentes de origem ginecológica e possivelmente gastrointestinal. O encontro de anemia leve de padrão ferropriva corrobora o quadro de sangramentos. Contagem plaquetária e coagulograma revela valores limítrofes. O quadro é compatível com doença de Von Willebrand. Para hemofilia A seria esperada alteração do TTPA marcadamente alterado em comparação com os demais níveis. Para anticoagulante lúpico também são esperadas alterações no coagulograma e o padrão de anemia não é compatível. É frequente a associação de teleangiectasias de pele, lábio ou boca na telangiectasia hemorrágica hereditária.

Referência

Bittencourt RI et al. Trombocitose essencial: o que é essencial saber. Rev Bras Hematol Hemoter. 2010; 32(2).

2018

21 Mulher de 68 anos de idade, com diagnóstico de *diabetes mellitus* há 12 anos, está em consulta de retorno ambulatorial. Queixa-se de que, desde a última consulta, realizada há 1 mês, sente-se ansiosa, principalmente à noite, quando apresenta pesadelos, palpitações e sudorese. Está em uso de metformina 2.550 mg/d (dose máxima), insulina NPH 20 U antes do café e 14 U antes do jantar, insulina R 6U antes do café e 4 U antes do jantar. Traz controles glicêmicos aferidos nas 2 últimas semanas, cujas médias estão apresentadas a seguir.

Jejum	Após café	Antes do almoço	Após almoço	Antes do jantar	Ao deitar
240 mg/dL	161 mg/dL	122 mg/dL	164 mg/dL	117 mg/dL	108 mg/dl

Fonte: Elaborado pela autoria.

Qual é a conduta para a principal hipótese diagnóstica neste momento?

A) Prescrever amitriptilina e aumentar NPH antes do jantar.
B) Reduzir dose da NPH noturna e mudar horário para 22h.
C) Eletrocardiograma e dosagem de TSH.
D) Prescrever lorazepam e acrescentar insulina R no almoço.

Resposta: B

Trata-se de mulher de 68 anos diabética em uso de metformina em dose plena e esquema de insulinização com uso de insulina NPH no café e antes do jantar, associado a insulina regular antes do café e do jantar. Refere há 1 mês pesadelos, sudorese e palpitações de madrugada. Na avaliação da média dos controles de glicemia capilar, nota-se que a paciente apresenta hiperglicemia de jejum. O quadro clínico sugere hipoglicemia de madrugada, com hiperglicemia rebote pela manhã. Tal fato é justificado pelo uso da NPH antes do jantar e não antes de dormir e em dose excessiva. É denominado fenômeno de Somogyi, representado pela hiperglicemia matinal decorrente de hipoglicemia noturna. É raro, mas pode levar a complicações potencialmente graves. A conduta deve ser a redução da dose de insulina NPH da noite e mudança do horário de administração para antes de dormir.

Referências
Goldman-Cecil. Medicina. 25.ed. GEN Guanabara Koogan; 2018, v. 1 e 2.

Martins MA, Carrilho FJ, Alves V, Castilho E, Cerri G, Chao W (eds.). Coleção Clínica Médica –FMUSP. 2.ed. Barueri: Manole; 2016.

22 Homem de 69 anos de idade, diabético há 20 anos, em uso de metformina e glibenclamida (ambos em dose máxima), vem ao ambulatório de clínica médica com queixa de lombalgia à direita, há 2 meses. No período, desenvolveu fraqueza generalizada e dispneia aos grandes esforços. Nega outros antecedentes mórbidos relevantes. No exame clínico, pressão arterial: 136 x 52 mmHg, pulso: 96 bpm, descorado ++/4+. Dor leve à palpação de região lombar direita. Sem outras alterações semiológicas. Realizou os seguintes exames:

Hemograma	
Hb	8,7 g/L
Ht	26%
VCM	86 fl
HCM	30 pg
Leucócitos	8.200/mm³
Plaquetas	162.000/mm³
Observação: presença de hemácias em *rouleaux*.	

Exames séricos	
Ureia	40 mg/dL
Creatinina	1,6 mg/dL
Sódio	136 mEq/L
Potássio	4,2 mEq/L

Análise urina 24h	
Proteinúria	2,0 g/d

Fonte: Elaborado pela autoria.

Qual alternativa apresenta a principal hipótese diagnóstica para o caso e o distúrbio hidroeletrolítico mais comumente associado a essa hipótese diagnóstica?

A) Mieloma múltiplo e hipopotassemia.
B) Nefropatia diabética e hipercalcemia.
C) Nefropatia diabética e hipopotassemia.
D) Mieloma múltiplo e hipercalcemia.

Resposta: D

Apesar de tanto o mieloma múltiplo quanto a nefropatia diabética se manifestarem com proteinúria e insuficiência renal, a presença de hemácias em *rouleaux* sugere como etiologia principal o mieloma múltiplo. A anemia é desproporcional à disfunção renal do paciente, sugerindo também o mieloma múltiplo como etiologia. A principal alteração hidroeletrolítica esperada é a hipercalcemia. Leia a Portaria que aprova Diretrizes Diagnósticas e Terapêuticas do Mieloma Múltiplo no QR code ao lado.

23 Homem de 52 anos de idade procura o pronto-socorro de clínica médica com queixa de palpitação há 30 minutos. Foi levado à sala de emergência, onde foi realizado o seguinte eletrocardiograma.

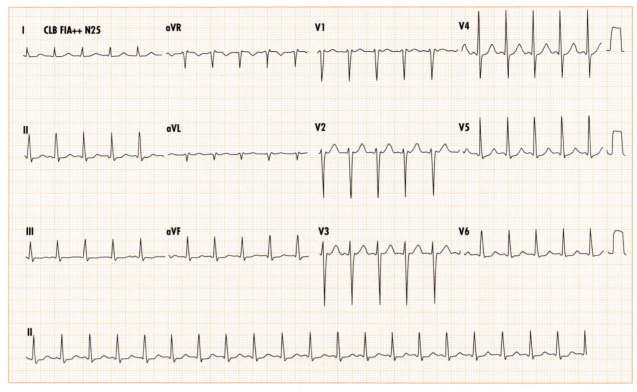

Fonte: Acervo da autoria.

Qual é o diagnóstico eletrocardiográfico?

A) Taquicardia ventricular.

B) Fibrilação atrial.

C) Taquicardia por reentrada nodal.

D) *Flutter* atrial.

Resposta: C

Trata-se de taquicardia, ritmo regular, frequência de 150, de QRS estreito (supraventricular), com ausências de ondas P precedendo os complexos QRS. As evidências de ondas s na parede inferior (D2, D3 e aVF) e ondas r' na derivação precordial V1, indicativas de ondas P retrógradas (pseudo s e pseudo r'), corroboram o diagnóstico de taquicardia supraventricular por reentrada nodal.

Referência

Diagnóstico diferencial no eletrocardiograma. Serviço de Eletrocardiologia – Clínica Geral do Hospital das Clínicas da Faculdade de Medicina da Universidade de São Paulo. Barueri: Manole; 2017. p.144 e 153.

24 Homem de 56 anos de idade está em acompanhamento no ambulatório de clínica médica por cirrose hepática devido a hepatite B. Vem ao pronto-socorro por dor abdominal e febre baixa (38 °C) há uma semana. No exame clínico, pulso: 98 bpm, pressão arterial: 130 x 72 mmHg, frequência respiratória: 22 ipm. Abdome globoso, doloroso difusamente à palpação, com sinais de ascite. A punção do líquido ascítico revelou glicemia: 30 mg/dL, leucócitos: 13.200/mm³ com 98% de polimorfo-nucleares, ausência de células atípicas e, à coloração de gram, presença de micro-organismos Gram positivos.

Qual é a conduta para a principal hipótese diagnóstica neste momento?

A) Drenagem do líquido ascético.
B) Tomografia de abdome.
C) Ceftriaxona e metronidazol.
D) *Shunt* porta-hepático.

Resposta: B

Trata-se de quadro clínico compatível com peritonite bacteriana (espontânea ou secundária), que é sugerida pela apresentação clínica com febre e dor abdominal em paciente com ascite há 1 semana. Neste caso faz-se necessária a paracentese diagnóstica. Essa paracentese evidencia grande aumento no número de polimorfonucleares (maior do que 10.000 neste caso) e pesquisa direta presente com micro-organismos Gram +. Nessa situação faz-se necessária a realização da tomografia de abdome para investigação de peritonite bacteriana secundária e avaliação de causas intra-abdominais responsáveis por infecção por *Streptococcus* e *Enterococcus*. A alternativa que descreve o tratamento com ceftriaxone e metronidazol não seria a melhor opção nesta situação clínica.

Referências

Martins MA, Carrilho FJ, Alves V, Castilho E, Cerri G, Chao W (eds.). Coleção Clínica Médica –FMUSP. 2.ed. Barueri: Manole; 2016.

Velasco, IT; AB Neto R, Possolo H. Medicina de emergência: abordagem prática. Barueri: Manole; 2020.

Goldman e Ausiello. Cecil, 23.ed.

25 Mulher de 68 anos de idade chega ao pronto-socorro com dor insuportável no olho direito e náuseas. Refere que a dor teve início de forma súbita há 3 horas, sendo acompanhada por baixa de acuidade visual e olho vermelho. Nega doenças oculares prévias, além da hipermetropia. Refere ser diabética e hipertensa com controle irregular, e que iniciou recentemente tratamento para depressão com nortriptilina. À inspeção, observa-se o quadro a seguir.

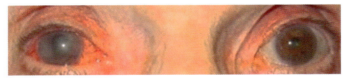

Fonte: Acervo da autoria.

Qual alternativa apresenta uma característica clínica e um fator de risco associados à principal hipótese diagnóstica para o caso?

A) Edema de córnea e idade maior de 60 anos.
B) Ausência de midríase fixa e uso de antidepressivo tricíclico.
C) Tensão óculo-digital normal e sexo feminino.
D) Hipermetropia e hipertensão.

Resposta: A

Na questão, apresenta-se o caso de uma mulher idosa, com antecedente de hipermetropia e uso de antidepressivo tricíclico, que refere dor ocular intensa de início súbito, associada a olho vermelho e a baixa de acuidade visual em olho direito. Na foto, podemos observar que o olho direito apresenta hiperemia conjuntival, edema de córnea e médio-midríase. Dessa forma, a principal hipótese diagnóstica é glaucoma agudo primário por fechamento angular. Os achados clínicos, citados nas alternativas, que estariam presentes neste caso seriam edema de córnea, presença de midríase fixa e tensão óculo-digital elevada; enquanto os fatores de risco seriam idade maior que 60 anos, uso de antidepressivo tricíclico, sexo feminino e hipermetropia. A hipertensão arterial sistêmica não interfere na pressão intraocular e não é fator de risco para glaucoma agudo.

Referência

Martins MA, Carrilho FJ, Alves V, Castilho E, Cerri G, Chao W (eds.). Coleção Clínica Médica –FMUSP. 2.ed. Barueri: Manole; 2016.

26 Homem de 50 anos de idade, empresário, apresenta tremores nas mãos desde a juventude que pioraram nos últimos 2 anos. Os tremores atrapalham suas atividades profissionais. Também se sente inibido quando almoça com clientes ou frequenta festas e jantares, pois os tremores o atrapalham para alimentar-se ou ingerir líquidos. Os tremores melhoram com o consumo de uma taça de vinho, mas não tem o hábito de ingerir bebidas alcoólicas, especialmente durante o trabalho. Tem dificuldade na escrita. Nos últimos meses, notou aparecimento de tremor cefálico e, mais recentemente, voz trêmula. Seu avô paterno e um tio apresentaram tremor semelhante ao longo da vida. No exame neurológico, apresenta tremor de ação, postural e cinético, assimétrico (maior à direita), nos membros superiores. Tem tremor vocal e cefálico. Não há outras alterações do exame neurológico.

Qual é a principal hipótese diagnóstica?

A) Doença de Parkinson.
B) Tremor cerebelar.
C) Abstinência alcoólica.
D) Tremor essencial.

Resposta: D

 Como esta questão envolve o domínio de alguns conceitos, ouça a explicação disponível no QR code ao lado.

Referência
Elias WJ, Shah BB. Tremor. Doi:10.1001/jama.2014.1397.

27 Homem de 76 anos de idade, com ensino superior completo, tabagista (30 maços/ano), procura o médico (por insistência da filha). Não teve consultas médicas nos últimos 15 anos, pois sentia-se bem. Tem dores nos joelhos ao se levantar, que pioram quando caminha. Nos últimos 6 meses, apresentou 4 episódios de quedas da própria altura porque tropeçou no chão da rua. Não tem outras queixas. A filha refere que o pai escuta televisão em volume muito alto e que tem tido certa dificuldade para ler o jornal. No exame clínico: bom estado geral, corado, hidratado, acianótico, anictérico, afebril. Miniexame do estado mental 28/30. Restante do exame neurológico normal.

Pressão arterial e frequência cardíaca:

Posição	Pressão arterial	Frequência cardíaca
Sentado	130 x 86 mmHg	88 bpm
Deitado	132 x 84 mmHg	86 bpm
Em pé	118 x 80 mmHg	90 bpm

Fonte: Elaborado pela autoria.

Ritmo cardíaco regular em dois tempos com presença de quarta bulha. Tórax em barril. Ausculta pulmonar com murmúrios vesiculares presentes, diminuídos globalmente, sem ruídos adventícios. Semiologia abdominal sem alterações. Edema +/4+ em membros inferiores, com varizes venosas. Crepitação dos joelhos à mobilização. Sem presença de cicatrizes.

Qual é a principal hipótese etiológica para as quedas do paciente?

A) Hipoxemia central.
B) Osteoartrose de joelho.
C) Hipotensão postural.
D) Quadro demencial inicial.

Resposta: B

Trata-se de idoso de 76 anos de idade sem comorbidades prévias relevantes apresentando há 6 meses 4 episódios de quedas por tropeçar no chão da rua. Sente dores nos joelhos ao levantar, que pioram com o movimento. O exame geral e neurológico é normal, sem sinais de quadro demencial. Não há hipotensão postural. Apresenta crepitação em joelhos, o que sugere a presença de osteoartrose, que é a principal causa para as quedas decorre do comprometimento de joelhos. A prevalência de osteoartrose de joelhos está em torno de 20% tanto em homens quanto em mulheres adultas, sendo os fatores de risco para surgimento e agravamento da doença idade avançada, sobrepeso ou obesidade e privação social. A osteoartrose de joelhos aumenta o risco de fratura de quadril e outras fraturas não vertebrais, além de quedas em pessoas com mais de 65 anos.

Referências

Goldman-Cecil. Medicina. 25.ed. GEN Guanabara Koogan; 2018, v. 1 e 2.

Martins MA, Carrilho FJ, Alves V, Castilho E, Cerri G, Chao W (eds.). Coleção Clínica Médica –FMUSP. 2.ed. Barueri: Manole; 2016.

28 Mulher de 35 anos de idade vem a consulta de retorno para trazer os exames solicitados há 3 semanas. Há 8 meses tem desânimo intenso e diário, dificuldade de concentração e para dormir e ganho de peso de 5 kg. Desde então tem muitas dificuldades nas atividades profissionais, no relacionamento com os filhos e o marido e perda de prazer nas atividades do trabalho e com a família. Não tem antecedentes mórbidos relevantes. O exame clínico é normal. Traz os seguintes resultados:

Exames séricos				
TSH	3,9 µUI/mL		TRAB	Positivo
T4 livre	0,8 ng/dL		Anti-TPO	Positivo
Ultrassonografia de tireoide: aumento de tireoide com múltiplos nódulos.			

Fonte: Elaborado pela autoria.

Qual é a conduta terapêutica para a principal hipótese diagnóstica?

A) Propiltiouracil.
B) Levotiroxina.
C) Sertralina.
D) Zolpiden.

Resposta: C

Trata-se de apresentação clínica com dois diagnósticos diferenciais importantes: hipotiroidismo e depressão. Ambos os sintomas e sinais podem ocorrer nessas doenças: "desânimo intenso e diário, dificuldade de concentração e para dormir e ganho de peso de 5 kg, muitas dificuldades nas atividades profissionais, no relacionamento com os filhos e o marido e perda de prazer nas atividades do trabalho e com a família". Os resultados dos exames da paciente afastam o diagnóstico de hipotiroidismo, já que os valores de TSH e T4L estão normais. O fato de a paciente apresentar anticorpos TRAB e Anti-TPO positivos e múltiplos nódulos ao USG não confirma o diagnóstico de hipotiroidismo e, nessa situação, não têm valor para a abordagem terapêutica da paciente. Nesse caso, sobra o diagnóstico mais provável de depressão. Então, o tratamento com sertralina é a melhor opção apresentada na questão.

Referências

Martins MA, Carrilho FJ, Alves V, Castilho E, Cerri G, Chao W (eds.). Coleção Clínica Médica –FMUSP. 2.ed. Barueri: Manole; 2016.

Goldman e Ausiello. Cecil, 23.ed.

29 Homem de 56 anos de idade apresenta há 3 dias dor de forte intensidade no joelho direito, associado a aumento de volume e calor local. Refere que a dor teve início súbito, à noite, enquanto dormia. Nega antecedente de trauma. Nega febre. No último ano, apresentou duas crises de dor articular localizadas na primeira articulação metatarsofalangiana esquerda, com duração de 1 semana. Nesses dois episódios, os sintomas eram menos intensos e foram controlados com paracetamol. Nega qualquer queixa articular entre as crises. É diabético em uso de insulina e metformina. Teve angioedema prévio associado ao uso de diclofenaco.

Caso a principal hipótese diagnóstica seja confirmada, qual é o tratamento por via oral adequado, respectivamente, para o quadro agudo e em longo prazo?

	Tratamento agudo	Tratamento em longo prazo
A)	Prednisona	Metotrexate
B)	Colchicina	Alopurinol
C)	Naproxeno	Alopurinol
D)	Cloroquina	Metotrexate

Resposta: B

 Como esta questão envolve o domínio de alguns conceitos, ouça a explicação disponível no QR code ao lado.

Referências
Goldman-Cecil. Medicina. 25.ed. GEN Guanabara Koogan; 2018, v. 1 e 2.
Martins MA, Carrilho FJ, Alves V, Castilho E, Cerri G, Chao W (eds.). Coleção Clínica Médica –FMUSP. 2.ed. Barueri: Manole; 2016.

30 Mulher de 42 anos de idade procura o ambulatório com dúvidas sobre o resultado de sua sorologia de hepatite B.

Qual padrão sorológico indica imunidade naturalmente adquirida?

	Anti-HBc total	Ag HBs	Anti-HBs
A)	+	–	+
B)	–	–	+
C)	+	+	–
D)	–	+	–

Resposta: A

A imunidade naturalmente adquirida, ou seja, o contato com o vírus seguido de cura, é caracterizada pela presença de anticorpos anti-HBc total positivo (indicando contato com a doença), em conjunto com anticorpos anti-HBs positivos e ausência de antígenos HBs (indicando imunidade).

Referência
Ministério da Saúde. Manual técnico para o diagnóstico das hepatites virais. 2.ed. Capítulo 9.

31. Homem de 18 anos de idade, masculino, apresenta há 2 meses lesões cutâneas sem dor ou prurido. No exame dermatológico, observam-se manchas hipocrômicas, ovaladas, confluentes, com descamação furfurácea, acometendo as faces laterais do pescoço e dorso superior. À extensão das lesões, observa-se acentuação da descamação. Não há alteração da sensibilidade. Apresentou quadro anterior semelhante, que melhorou com medicação tópica (não lembra qual).

Qual é a principal hipótese diagnóstica?

A) Pitiríase versicolor.
B) Hanseníase indeterminada.
C) Micose fungoide.
D) Dermatite atópica.

Resposta: A

As lesões são características de pitiríase versicolor, em especial a presença de descamação furfurácea ao exame. Antifúngicos tópicos, como terbinafina e cetoconazol, são eficazes no tratamento.

Referência
Martins et al. Clínica médica. 1.ed. v.7. Seção "Doenças da pele", capítulo 10.

32. Homem de 42 anos de idade procura atendimento em pronto-socorro por crises de cefaleia hemicrânia direita há 7 dias, quando mudou de turno de trabalho em sua empresa. A dor é lancinante, de forte intensidade, com até 4 episódios por dia, durando até 1 hora cada um. No momento com dor de intensidade 10 (escala 0 a 10). No exame clínico, hiperemia conjuntival e sudorese em hemiface, ambos à direita. Pressão arterial: 168 x 100 mmHg, frequência cardíaca: 110 bpm.

Qual é a melhor associação de tratamento para controle agudo e crônico para o quadro álgico do paciente?

	Tratamento agudo	Tratamento crônico
A)	Oxigênio	Gabapentina
B)	Morfina	Pregabalina
C)	Dipirona	Prednisona
D)	Sumatriptano nasal	Verapamil

Resposta: D

Homem de 42 anos de idade apresenta crises de cefaleia hemicranea direita há 7 dias, lancinante, com duração de 1 hora, com hiperemia conjuntival e sudorese em hemiface direita. Trata-se de quadro de cefaleia em salvas. O tratamento agudo deve ser feito com oxigênio a 100% ou sumatriptano subcutâneo ou di-hidroergotamina, desde que não haja contraindicação para vasoconstritores. No caso o paciente já está há 15 dias com a dor. O tratamento profilático, então, pode ser com corticosteroide por 2 a 3 semanas, sendo possível também a utilização de verapamil, lítio, topiramato, divalproato.

Referências
Goldman-Cecil. Medicina. 25.ed. GEN Guanabara Koogan; 2018, v. 1 e 2.
Martins MA, Carrilho FJ, Alves V, Castilho E, Cerri G, Chao W (eds.). Coleção Clínica Médica –FMUSP. 2.ed. Barueri: Manole; 2016.

33 Mulher de 46 anos de idade está em seguimento por quadro de poliartrite simétrica de grandes e pequenas articulações há 6 meses. Exames complementares revelaram atividade inflamatória elevada e fator reumatoide fortemente positivo.

Qual das seguintes medicações é modificadora do curso dessa doença?

A) Naproxeno.
B) Azatioprina.
C) Cloroquina.
D) Pregabalina.

Resposta: C

Trata-se de mulher de 46 anos de idade em seguimento por poliartrite simétrica de grandes e pequenas articulações há meses. Os exames mostram sinais de atividade inflamatória e fator reumatoide fortemente positivo. A paciente tem critérios para o diagnóstico de artrite reumatoide. Em relação às drogas modificadoras do curso da doença, temos medicamentos sintéticos e biológicos, além dos imunossupressores. Como exemplos podemos citar: metrotrexate, leflunomida, hidroxicloroquina e cloroquina, sulfassalazina, ciclosporina, ciclofosfamida e os imunobiológicos como adalimumabe, certolizumabe pegol, etanercepte, infliximabe, golimumabe, abatacepte, rituximabe e tocilizumabe.

Referência
Goldman-Cecil. Medicina. 25.ed. GEN Guanabara Koogan; 2018, v. 1 e 2.
Martins MA, Carrilho FJ, Alves V, Castilho E, Cerri G, Chao W (eds.). Coleção Clínica Médica –FMUSP. 2.ed. Barueri: Manole; 2016.

34 Homem de 32 anos de idade queixa-se de fadiga associada a sobrecarga de trabalho. Exame clínico sem alterações. Realizou exames complementares cujos resultados estão apresentados a seguir.

Hemograma	
Hb	10,2 g/dL
Ht	30%
VCM	78 fl
HCM	28 pg
Leucócitos	6.000/mm³
Plaquetas	280.000/mm³

Fonte: Elaborado pela autoria.

Exames séricos	
Ferro	100 µg/dL
Ferritina	200 ng/mL

Fonte: Elaborado pela autoria.

Qual exame está indicado nesse momento para investigação etiológica da anemia?

A) Cobalamina sérica.
B) Eletroforese de hemoglobina.
C) Teste de Coombs.
D) Atividade de G6PD.

Resposta: B

Trata-se de paciente de 32 anos com achado de anemia leve de padrão microcítico com perfil de ferro normal. Esse padrão sugere a presença de talassemia minor, sendo a eletroforese de hemoglobina a mais indicada. As anemias hemolíticas, como as alternativas C e D, seriam manifestadas como anemia normo ou macrocítica.

Referência
Avaliação da anemia. BMJ Best Practice. Disponível em: https://bestpractice.bmj.com/topics/pt-br/93/diagnosis-approach.

35 Homem de 42 anos de idade queixa-se de tosse seca há 6 meses, pior aos grandes esforços e ao decúbito. A radiografia de tórax está mostrada a seguir.

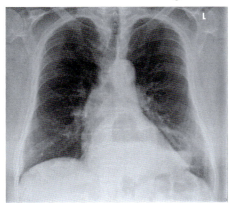

Fonte: Acervo da autoria.

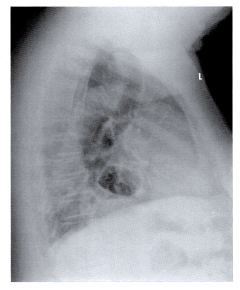

Fonte: Acervo da autoria.

Qual exame complementar é necessário para a avaliação da causa da tosse?

A) Endoscopia digestiva alta.
B) Broncoscopia com lavado.
C) Ecodopplercardiograma.
D) Angiografia torácica.

Resposta: A

A radiografia de tórax demonstra o achado de nível líquido em topografia retrocardíaca compatível com hérnia de hiato, o que pode se manifestar como doença do refluxo gastroesofágico. O quadro clínico é compatível com esse achado. O próximo passo para investigação é a realização de endoscopia digestiva alta para rastreamento de possíveis complicações.

Referência
Raoof S et al. Interpretation of plain chest roentgenogram. Chest. 2012;141(2):545-58.

36 Homem de 52 anos de idade está em seguimento por hipertensão arterial sistêmica. Durante a avaliação inicial, identificaram-se insuficiência arterial periférica e insuficiência renal crônica não dialítica. Realiza controle domiciliar com aparelho automático, apresentando medidas sempre acima de 150 x 90 mmHg. Está em uso regular de hidroclorotiazida em dose máxima. No exame clínico, pressão arterial: 160 x 102 mmHg, pulso: 52 bpm. Pulso tibial anterior e pulso pedioso, ambos ausentes à esquerda; pulso poplíteo diminuído à esquerda. Demais pulsos periféricos normais. Sem outras alterações de exame clínico.

Exames séricos				
Sódio	138 mEq/L		Ureia	80 mg/dL
Potássio	5,7 mEq/L		Creatinina	2,1 mg/dL

Fonte: Elaborado pela autoria.

Qual é o anti-hipertensivo de escolha para o caso?

A) Enalapril.
B) Hidralazina.
C) Anlodipino.
D) Propranolol.

Resposta: C

Trata-se de homem de 52 anos hipertenso com insuficiência renal crônica não dialítica e insuficiência arterial periférica. O exame clínico mostra que o paciente não está controlada da hipertensão em uso de hidroclotiazida em dose máxima, com ausência de pulsos tibial anterior e pedioso à esquerda e redução de pulso poplíteo à esquerda também. Chama a atenção, igualmente, o fato de que o paciente já é bradicárdico. Os exames laboratoriais mostram dosagem de potássio discretamente elevada de 5,7 mEq/L e creatinina de 2,1 mg/dL. Na abordagem terapêutica da hipertensão não controlada desse paciente a segunda droga poderia ser um antagonista de canais de cálcio di-hidropiridínico, visto que tem menor efeito na frequência cardíaca e melhor controle da pressão arterial em relação aos não di-hidropiridínicos. O uso de inibidores de enzima conversora ou antagonistas de receptor de angiotensina 2 poderia piorar a hiperpotassemia do paciente, representando um risco significativo. O propranolol em doses suficientes para o controle da pressão arterial teria um efeito bradicardizante significativo, o que não o torna a primeira escolha para esse paciente. Em relação ao uso de hidralazina, cabe ressaltar que não representa a primeira opção para um paciente que está apenas em uso de diuréticos, podendo ser usado como terceira ou quarta opção para o tratamento da hipertensão arterial sistêmica após o uso das drogas citadas anteriormente.

Referências

Goldman-Cecil. Medicina. 25.ed. GEN Guanabara Koogan; 2018, v. 1 e 2.

Martins MA, Carrilho FJ, Alves V, Castilho E, Cerri G, Chao W (eds.). Coleção Clínica Médica —FMUSP. 2.ed. Barueri: Manole; 2016.

37 Homem de 48 anos de idade está internado na unidade coronariana no 3º dia após infarto agudo do miocárdio sem supradesnivelamento de segmento ST. No momento está sem dor ou dispneia. É obeso e tabagista, sem outras comorbidades. Interrompeu o tabagismo na internação e não sente falta, mostra-se motivado a persistir abstêmio após a alta hospitalar. Entretanto, tem medo de fissuras quando voltar para sua rotina diária.

Qual medicamento está indicado para a cessação do tabagismo neste caso?

A) Bupropiona.
B) Nortriptilina.
C) Adesivo nicotina.
D) Alprazolan.

Resposta: A

A reposição de nicotina e a nortriptilina (ressalvando-se que esta última não é habitualmente indicada como primeira linha de tratamento) têm contraindicação absoluta em pacientes com infarto agudo do miocárdio recente. Benzodiazepínicos, como o alprazolam, não são indicados como terapia farmacológica para a cessação do tabagismo. A bupropiona é uma medicação de primeira linha, que se apresenta como a alternativa mais segura para o quadro apresentado.

Referências

Gusso G, Lopes JMC, Dias LC. Tratado de medicina de família e comunidade. 2.ed. Artmed; 2018. Capítulo 242.

Ministério da Saúde. Cadernos de atenção básica 40: o cuidado da pessoa tabagista, 2015.

38 Homem de 26 anos de idade apresenta há 10 dias lesão peniana ulcerada indolor de 2 cm de diâmetro, com bordas elevadas e infiltradas, fundo granuloso, sem secreção purulenta. Apresenta linfonodo inguinal à direita, indolor, fibroelástico, de 1,0 cm, sem supuração.

Qual é a principal hipótese diagnóstica?

A) Cancro mole.
B) Herpes simples.
C) Condiloma acuminado.
D) Sífilis primária.

Resposta: D

O quadro clínico é compatível com a lesão primária da sífilis. O herpes genital e o cancro mole também podem se apresentar como lesões ulceradas. Entretanto, o herpes genital geralmente se caracteriza pela presença de múltiplas ulcerações dolorosas, enquanto o cancro mole (infecção pelo *Haemophilus ducreyi*) se apresenta como uma ou mais úlceras dolorosas de base eritematosa e purulenta. O condiloma acuminado, por outro lado, apresenta-se como lesões vegetantes.

Referência
Gusso G, Lopes JMC, Dias LC. Tratado de medicina de família e comunidade. 2.ed. Artmed; 2018. Capítulo 140.

2019

39 Considerando a tomografia a seguir, qual é a principal hipótese diagnóstica?

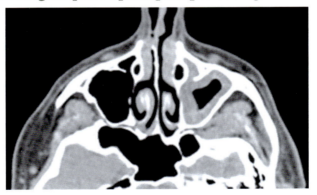

Fonte: Acervo da autoria.

A) Sinusopatia maxilar esquerda.
B) Sinusopatia maxiloesfenoidal direita.
C) Sinusopatia maxiloetmoidal esquerda.
D) Sinusopatia frontal direita.

Resposta: A

Trata-se de um corte tomográfico dos seios da face. Nesse corte é possível observar espessamento mucoso em topografia maxilar esquerda.

Referência
Cappello ZJ, Minutello K, Dublin AB. Anatomy, head and neck, nose paranasal sinuses. NBCBI. Last update 2020 Sep 20. Disponível em: https://www.ncbi.nlm.nih.gov/books/NBK499826/.

40 Homem, 29 anos de idade, motorista, com história de lombalgia há 5 anos, refere dificuldade para a realização de suas atividades no período da manhã, mas com melhora após o almoço. Nota melhora da lombalgia com o uso de naproxeno. Há 2 semanas vem observando olho vermelho, com dor e embaçamento visual à direita. Exame clínico apresenta hiperemia difusa de olho direito, ausência de dor ou edema em articulações periféricas. Discreta limitação para flexão de coluna lombar (teste de Schober = 3,5 cm). O restante do exame clínico está normal.

Considerando que o diagnóstico mais provável foi confirmado, qual alternativa a seguir traz as características clássicas da uveíte aguda associada a essa condição?

A) Anterior e episódio isolado.
B) Posterior e recorrente.
C) Posterior e episódio isolado.
D) Anterior e recorrente.

Resposta: D

Na questão, apresenta-se o caso de um homem jovem com queixa de lombalgia crônica de característica inflamatória que melhora com o uso de anti-inflamatório não esteroidal. Além disso, refere dor, olho vermelho e baixa de acuidade visual no olho direito há 2 semanas. No exame físico, foi observada limitação para flexão de coluna lombar e hiperemia no olho da queixa. Dessa forma, a principal hipótese diagnóstica é espondilite anquilosante. Até 25% dos pacientes com essa doença têm acometimento oftalmológico, apresentando uveíte anterior, caracteristicamente aguda e recorrente. Na maior parte dos casos, ambos os olhos são acometidos, mas não simultaneamente. A causa mais comum de uveíte posterior é toxoplasmose.

Referência
Martins MA, Carrilho FJ, Alves V, Castilho E, Cerri G, Chao W (eds.). Coleção Clínica Médica —FMUSP. 2.ed. Barueri: Manole; 2016.

41 Mulher, 28 anos de idade, sem antecedente cirúrgico, está realizando avaliação pré-anestésica para correção de hérnia inguinal. Relata ao anestesista que não sabe se tem alergia a medicamentos, mas é alérgica a pêssego, quiuí e mandioca.

Qual outro tipo de alergia deve ser investigado antes da realização do procedimento?

A) Lidocaína.
B) Cetorolaco.
C) Látex cirúrgico.
D) Cefazolina.

Resposta: C

O conhecimento de alergia ao látex é importante dentro do ambiente hospitalar, principalmente quando o paciente será manipulado com o uso de luvas de borracha. Na alergia ao látex ocorrem reações de hipersensibilidade imediata, reações alérgicas que são mediadas por imunoglobulinas E (IgE) específicas para os antígenos do látex. Há estudos demonstrando que pacientes alérgicos ao látex desenvolvem concomitantemente sensibilização a certos alimentos de origem vegetal, entre eles frutas como quiuí e pêssego, e a mandioca. Acredita-se em uma provável ocorrência de reações cruzadas entre os alérgenos do látex e desses alimentos.

Referências
Marin FA, Peres SPBA, Zuliani A. Artigo de revisão "Alergia látex-fruta". Revista de Nutrição. 2020 Jan;15(1).
Martins MA, Carrilho FJ, Alves V, Castilho E, Cerri G, Chao W (eds.). Coleção Clínica Médica —FMUSP. 2.ed. Barueri: Manole; 2016.
Goldman-Cecil. Medicina. 25.ed. GEN Guanabara Koogan; 2018, v. 1 e 2.

42 Mulher, 25 anos de idade, comparece ao ambulatório de clínica médica geral encaminhada da unidade básica de saúde, pois desde os 15 anos de idade tem sinusites de repetição (aproximadamente 4 no último ano) e uma internação por pneumonia. Apresentou também diversos episódios de diarreia, sempre com exames coproparasitológicos positivos para Giárdia. Traz consigo tomografia computadorizada de tórax que demonstra bronquiectasias.

Qual alternativa traz o principal grupo de doenças a ser investigado e os exames que devem ser solicitados?

A) Imunodeficiência de CD4 e dosagem de imunoglobulinas.
B) Imunodeficiência celular e imunofenotipagem de linfócitos T, B e NK.
C) Deficiência de fagócitos e imunofenotipagem de linfócitos NK.
D) Imunodeficiência humoral e dosagem de imunoglobulinas.

Resposta: D

O quadro clínico apresentado por essa paciente é muito sugestivo de imunodeficiência comum variável devido às infecções de vias aéreas (sinusites e pneumonias) de repetição, além de diarreias frequentes. Além disso, a paciente apresenta-se dentro da faixa etária de acometimento mais comum da doença e a presença de bronquiectasias é, muito provavelmente, secundária às pneumonias de repetição. Trata-se de doença em que ocorre deficiência de imunoglobulinas, por esse motivo a alternativa correta seria a imunodeficiência humoral e a dosagem de imunoglobulinas.

Referências

Martins MA, Carrilho FJ, Alves V, Castilho E, Cerri G, Chao W (eds.). Coleção Clínica Médica –FMUSP. 2.ed. Barueri: Manole; 2016.
Goldman-Cecil. Medicina. 25.ed. GEN Guanabara Koogan; 2018, v. 1 e 2.

43 Mulher, 75 anos de idade, com antecedentes de hipertensão arterial sistêmica, apresentou há 1 hora quadro de instalação súbita de vertigem, diplopia, desequilíbrio e incoordenação motora. Na admissão, a pressão arterial era 165 x 105 mmHg, a frequência cardíaca variava entre 70 e 100 bpm. Presença de bulhas arrítmicas e ausência de sopros. O exame neurológico mostrou sonolência, ataxia cerebelar axial e apendicular à esquerda, oftalmoparesia internuclear à esquerda, hemi-hipoestesia completa à direita, hemiparesia direita completa e proporcionada e disartria. O exame de tomografia de crânio obtido na emergência foi normal. A pontuação na escala de AVC do NIH foi de 14. O eletrocardiograma mostra fibrilação atrial com boa resposta ventricular. Não há outros antecedentes mórbidos relevantes.

Qual deve ser a conduta neste momento?

A) Aspirina.
B) Alteplase.
C) Clopidogrel.
D) Heparina.

Resposta: B

Trata-se de acidente vascular cerebral agudo, em território vertebrobasilar, envolvendo a artéria basilar em sua porção alta na ponte (oftalmoplegia internuclear à esquerda, hemi-hipoestesia direita, hemiparesia completa direita e síndrome cerebelar axial e apendicular esquerda), por provável mecanismo cardioembólico (fibrilação atrial). A tomografia computadorizada de crânio ainda não revelou áreas hipodensas (janela terapêutica de 1 hora), estando indicada trombólise endovenosa com alteplase.

Referência

Rabinstein AA. Treatment of acute ischemic stroke. Continuum (Minneap Minn). 2017 Feb;23(1, Cerebrovascular Disease):62-81. Doi:10.1212/CON.0000000000000420.PMID: 28157744 Review.

44 Homem, 28 anos de idade, recebeu 20 mL de glicose 50% endovenosa em atendimento por intoxicação alcoólica aguda. Após 20 minutos, o paciente evoluiu com confusão mental. Nesse momento, o paciente encontrava-se com glicemia capilar de 100 mg/dL, afebril, descorado, desnutrido, sem sinais de comprometimento respiratório ou cardíaco. Ao exame neurológico observa-se marcha com base alargada, dismetria à manobra índex-nariz bilateralmente, nistagmo horizontal que bate para a esquerda ao olhar para a esquerda e bate para a direita ao olhar para a direita; paresia do músculo ocular reto lateral bilateralmente.

Qual é a principal hipótese diagnóstica para o quadro neurológico?

A) Acidente vascular cerebral isquêmico.
B) Mielinólise pontina central.
C) Polirradiculoneurite tóxico-metabólica.
D) Encefalopatia de Wernicke.

Resposta: D

O caso apresenta um paciente etilista desnutrido, grupo de risco para deficiência de tiamina. Após a administração de glicose, o paciente apresenta quadro clínico típico de encefalopatia de Wernicke com "marcha com base alargada, dismetria à manobra índex-nariz bilateralmente, nistagmo horizontal que bate para a esquerda ao olhar para a esquerda e bate para a direita ao olhar para a direita; paresia do músculo ocular reto lateral bilateralmente". Esse quadro de encefalopatia foi precipitado pela administração de glicose sem administração prévia ou concomitante de tiamina. Nos pacientes etilistas desnutridos, a administração de tiamina antes ou concomitante é obrigatória. Isso porque a glicose intravenosa pode precipitar o quadro de encefalopatia, por aumentar a demanda metabólica por tiamina, que no paciente desnutrido é deficitária.

Referências

Martins MA, Carrilho FJ, Alves V, Castilho E, Cerri G, Chao W (eds.). Coleção Clínica Médica –FMUSP. 2.ed. Barueri: Manole; 2016.

Velasco, IT; AB Neto R, Possolo H. Medicina de emergência: abordagem prática. Barueri: Manole; 2020.

Goldman-Cecil. Medicina. 25.ed. GEN Guanabara Koogan; 2018, v. 1 e 2.

45 Mulher, 65 anos de idade, comparece à consulta por quadro de episódios recorrentes de vertigem, que têm ocorrido há cerca de 1 mês. A vertigem é intensa, rotatória e de breve duração (alguns segundos), desencadeada principalmente por movimentos da cabeça, especialmente quando a paciente se levanta da cama pela manhã, quando olha para cima ou quando vira a cabeça rapidamente para a esquerda. Entre os ataques de vertigem, sente-se normal. Antecedentes de hipertensão arterial sistêmica há mais de 20 anos, controlada com losartana e dislipidemia em uso de rosuvastatina. Ao exame nota-se motricidade ocular normal, sem nistagmo ou diplopia, olhos alinhados, sem desvios, o reflexo óculo-cefálico é normal em ambas as direções. Na pesquisa de nistagmo posicional (manobra de Dix-Hallpike), com a orelha esquerda para baixo, observa-se nistagmo provocado pela manobra, com as seguintes características: latência de alguns segundos, nistagmo torsional com componente vertical batendo para a orelha de baixo, em crescendo-decrescendo de breve duração (menos de 10 segundos), acompanhado de forte vertigem rotatória. O restante do exame neurológico é normal.

Qual é a principal hipótese diagnóstica para o quadro?

A) Vertigem paroxística posicional benigna.
B) Insuficiência vertebrobasilar.
C) Neoplasia de ângulo pontocerebelar.
D) Neurite vestibular aguda.

Resposta: A

Os achados da manobra de Dix-Hallpike (nistagmo torcional, com latência, em crescendo e decrescendo) sugerem etiologia periférica da vertigem. A presença da sintomatologia ao movimento cefálico com ausência de sintomas intercrises sugere fortemente vertigem paroxística posicional benigna.

Referência

Brasil. Ministério da Saúde. Secretaria de Atenção à Saúde. Departamento de Atenção Básica. 4.20 Tonturas e vertigens. In: Atenção à demanda espontânea na APS. Ministério da Saúde, Secretaria de Atenção à Saúde, Departamento de Atenção Básica. Brasília: Ministério da Saúde, 2010.

46 Homem, 53 anos de idade, é trazido ao pronto-socorro por rebaixamento de nível de consciência. Os familiares relatam que o paciente vinha se queixando de cefaleia holocraniana e nucal há cerca de 2 semanas e picos febris de até 37,8 °C. Há 2 dias o paciente notou queda da pálpebra esquerda e diplopia vertical. Na manhã de hoje, os familiares notaram que estava mais sonolento. O exame clínico mostra pressão arterial 130 x 70 mmHg, frequência cardíaca 84 bpm, frequência respiratória 12 irpm. Paciente sonolento, porém desperta ao chamado, respondendo de modo coerente às perguntas; rigidez nucal 3+/4+. Fundo de olho com papilas nítidas, acometimento do nervo oculomotor à esquerda. Reflexo cutâneo plantar em extensão bilateral (sinal de Babinski). A tomografia de crânio obtida na emergência revelou dilatação ventricular, com hidrocefalia comunicante. A coleta do líquor revelou 395 células (48% neutrófilos, 43% linfócitos, 9% monócitos), glicorraquia 36 mg/dL, proteinorraquia 254 mg/dL, glicemia capilar no momento da coleta do líquor 105 mg/dL.

Qual é a etiologia da principal hipótese diagnóstica?

A) Fúngica.
B) Herpética.
C) Micobacteriana.
D) Pneumocócica.

Resposta: C

 Como esta questão envolve o domínio de alguns conceitos, ouça a explicação disponível no QR code ao lado.

Achados comuns no quimiocitológico em infecções do SNC:

	Meningite viral	Meningite bacteriana	Encefalite herpética	Meningoencefalite tuberculosa
Celularidade	5-500	> 1.000	5-500	5-1.000
Glicose	Normal	Dim	Normal	Dim
Proteína	nl/+	nl/+	nl/+	nl/+

nl: normal; +: aumentado; ++: muito aumentado; dim: diminuído.
Fonte: Elaborado pela autoria.

Referências

Chin JH. Neurotuberculosis: a clinical review. Semin Neurol. 2019 Aug;39(4):456-61. Doi:10.1055/s-0039-1687840.

Kupila L, Vuorinen T, Vainionpää R, Hukkanen V, Marttila RJ, Kotilainen P. Etiology of aseptic meningitis and encephalitis in an adult population. Neurology. 2006;66:75-80.

47 Homem, 38 anos de idade, funcionário público, recusou promoção, pois é relutante a assinar cheques ou escrever qualquer coisa em público. Ele também pensa que seu chefe está controlando o que está fazendo, ainda que saiba que não há motivo para isso. De fato, ele é um ótimo funcionário. Percebe que não há motivo para agir assim. Ultimamente tem evitado sair com seus pares e bebe para poder lidar com a situação.

Qual é a hipótese diagnóstica mais provável?

A) Transtorno de personalidade antissocial.
B) Agorafobia.
C) Transtorno de personalidade paranoide.
D) Fobia social.

Resposta: D

O paciente apresenta ansiedade relacionada a situações sociais (assinar cheques, escrever, evitar sair com pares) associada a percepção crítica dos sintomas e ausência de prejuízo de rendimentos/concentração. O uso de álcool é uma estratégia comum de enfrentamento desse transtorno, inclusive estando associado a pior prognóstico. Personalidade antissocial, também é conhecida como psicopática, está associada com dificuldade em lidar com as regras sociais. Agorafobia está relacionada ao medo relacionado a passar mal e não ser adequadamente socorrido. Personalidade paranoide está relacionado a uma percepção autorreferencial sem crítica do estado mórbido.

Referência

Humes EC et al. Clínica psiquiátrica: guia prático. 1.ed. Barueri: Manole; 2019.

48 Homem, 40 anos de idade, sem doenças prévias diagnosticadas, com história de tosse produtiva há 4 dias. Refere que ontem apresentou episódio de febre, calafrios e fraqueza muscular. Nega coriza. Ao exame clínico apresentava pressão arterial de 142 x 90 mmHg, frequência cardíaca de 90 bpm, frequência respiratória de 22 irpm, temperatura de 38 °C e índice de massa corpórea de 33 kg/m². Ausculta pulmonar com redução discreta dos murmúrios vesiculares bilaterais. Ausculta cardíaca normal. Radiografia de tórax a seguir.

Qual é a principal hipótese diagnóstica?

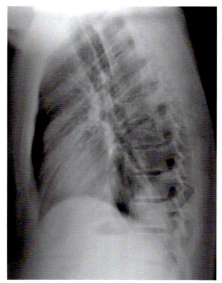

Fonte: Acervo da autoria.

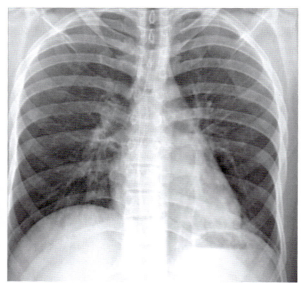

Fonte: Acervo da autoria.

A) Broncopneumonia.
B) Atelectasia.
C) Embolia pulmonar.
D) Síndrome gripal.

Resposta: A

Quadro clínico sugere quadro infeccioso. A radiografia de tórax em PA é aparentemente normal, porém no perfil é observada uma imagem retrocardíaca. Espera-se, observando a coluna torácica no sentido craniocaudal, observem-se as vértebras cada vez mais radiolucentes até encontrar o diafragma. Repare que há uma imagem radiopaca retrocardíaca acima do diafragma. O achado radiológico associado ao quadro clínico é compatível com broncopneumonia.

Referência

Sugestão de leitura: Raoof S et al. Interpretation of plain chest roentgenogram. Chest. 2012;141(2):545-58.

49 Homem, 60 anos de idade, apresenta dor torácica retroesternal de forte intensidade há cerca de 1 hora. Refere antecedente pessoal de hipertensão arterial. Ao exame clínico a ausculta pulmonar e a cardíaca estão normais. Pressão arterial de 168 x 96 mmHg, frequência cardíaca de 80 bpm, frequência respiratória de 20 irpm, temperatura de 36,7 °C e saturação de 98%. Foram realizados eletrocardiograma e tomografia de tórax, exibidos a seguir.

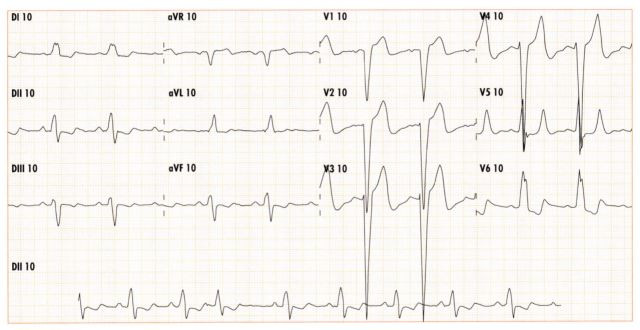

Fonte: Acervo da autoria.

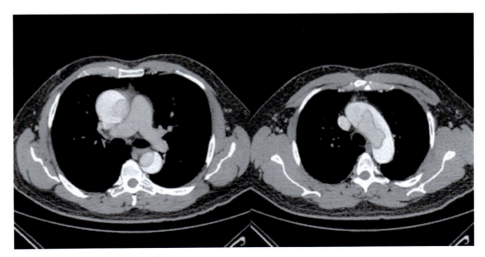

Fonte: Acervo da autoria.

Qual deve ser a conduta neste momento?

A) Trombólise.
B) Troponina seriada.
C) Cirurgia.
D) Anticoagulação.

Resposta: C

 Como esta questão envolve o domínio de alguns conceitos, ouça a explicação disponível no QR code ao lado.

Referências

Martins MA, Carrilho FJ, Alves V, Castilho E, Cerri G, Chao W (eds.). Coleção Clínica Médica —FMUSP. 2.ed. Barueri: Manole; 2016.

Velasco, IT; AB Neto R, Possolo H. Medicina de emergência: abordagem prática. Barueri: Manole; 2020.

Goldman-Cecil. Medicina. 25.ed. GEN Guanabara Koogan; 2018, v. 1 e 2.

50 Homem, 58 anos de idade, tem antecedente de tabagismo de 30 maços/ano, rinite alérgica e exposição ambiental a pássaros em casa e na praça que frequenta. Há 1 mês apresenta falta de ar diariamente quando realiza exercícios. Procurou o pronto-socorro duas vezes no último mês por piora da falta de ar. O exame clínico no momento está normal, e a saturação de oxigênio é de 96%. Fez radiografia de tórax, que estava normal. Há 2 dias realizou prova de função pulmonar e eletrocardiograma, apresentados a seguir.

Resultados	Predito	Limite inferior	Pré-bron-codilatador	Pré-bron-codilatador % predito	Pós-bron-codilatador	Pós-bron-codilatador % predito	% variação
CVF (L)	2,98	2,43	1,85	62	1,70	57	–8
VEF1 (L)	2,33	1,90	0,71	30	0,67	29	–5
VEF1/CVF	0,79	0,71	0,38	49	0,39	50	3
FEF25-75% (L/s)	2,18	1,31	0,21	10	0,22	10	2
FEF25-75/CVF	0,76	0,46	0,11	15	0,13	17	11
PFE (L/s)	7,66	7,51	2,88	38	3,51	46	22
CV (L)	2,98	2,43	1,79	60	1,77	59	–1
CI (L)	–	–	1,16	–	1,14	–	–2

Fonte: Elaborado pela autoria.

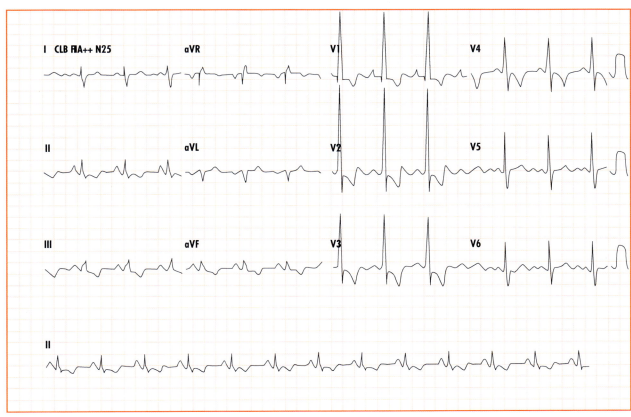

Fonte: Acervo da autoria.

Qual é o diagnóstico eletrocardiográfico?

A) Sobrecarga de átrio direito e ventrículo esquerdo.
B) Sobrecarga de átrio esquerdo e ventrículo esquerdo.
C) Sobrecarga de ventrículos direito e esquerdo.
D) Sobrecarga de átrio direito e ventrículo direito

Resposta: D

Nesse eletrocardiograma é evidenciado o aumento da amplitude da onda P nas derivações D2 e aVF com tamanho maior do que 2,5 mm, o que caracteriza a sobrecarga de átrio direito. As presenças de desvio do eixo para direita e para a frente, onda R ampla em V1, ondas S em V5 e V6, além da presença de alterações do segmento ST com infra-desnivelamento ondas T negativas de V1 a V4, diagnosticam a sobrecarga de ventrículo direito.

Qual é a conduta em longo prazo para esse paciente?

A) Metotrexate e corticoide por via oral.
B) Beta 2 agonista de longa duração e tiotrópio.
C) Corticoide inalatório e tiotrópio.
D) Corticoide inalatório e beta 2 agonista de longa duração.

Resposta: B

O paciente apresenta um quadro de tabagismo importante e prova de função pulmonar com padrão obstrutivo (redução da relação VEF1/CVF) sem resposta ao uso de broncodilatador. A principal hipótese diagnóstica para o caso é de doença pulmonar obstrutiva crônica. À época de aplicação da prova (2018), pela presença de duas ou mais exacerbações ao ano e dispneia aos exercícios habituais, o tratamento inicial preferencial era de um beta-agonista de longa duração e um anticolinérgico de longa duração. Atualmente, considera-se também que o uso isolado de anticolinérgico de longa duração pode ser utilizado nesse caso.

Referências

Diagnóstico diferencial no eletrocardiograma. Serviço de Eletrocardiologia – Clínica Geral do Hospital das Clínicas da Faculdade de Medicina da Universidade de São Paulo. Barueri: Manole; 2017. p.8, 9, 58 e 60.

Fernandes et al. Recomendações para o tratamento farmacológico da DPOC: perguntas e respostas. J Bras Pneumol. 2017;43(4):290-301.

Global Initiative for Chronic Obstructive Lung Disease 2018. Global strategy for the diagnosis, management and prevention of chronic obstructive pulmonary disease.

Global Initiative for Chronic Obstructive Lung Disease 2020. Global strategy for the diagnosis, management and prevention of chronic obstructive pulmonary disease.

51 Homem, 49 anos de idade, chega ao pronto-socorro com dor precordial em aperto há 1 hora. É fumante e hipertenso. Foi realizado o eletrocardiograma a seguir na sala de emergência. Qual é o diagnóstico eletrocardiográfico?

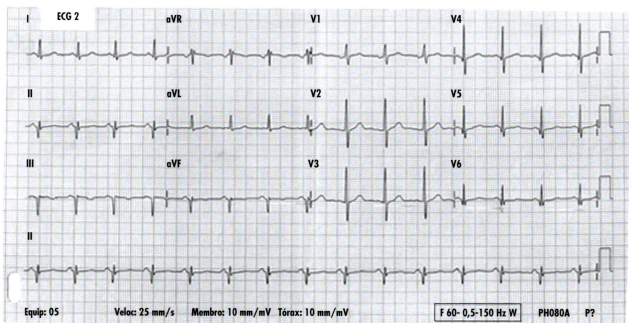

A) Infarto agudo atual em parede inferior e possivelmente anterior.
B) Infarto agudo atual em parede inferior e possivelmente dorsal.
C) Área inativa de parede inferior e, possivelmente, dorsal.
D) Área inativa inferior e, possivelmente, anterior.

Resposta: C

O diagnóstico de área inativa em parede inferior é dado pelas presenças de ondas Q patológicas em D2, D3 e aVF, além das presenças de ondas T negativas em D3 e aVF. Sugere-se a extensão para região dorsal pela presença de R em V1, possível imagem em espelho. Note que a alternativa "possivelmente anterior" não é válida porque não existe a evidência de área inativa na parede anterior. A confirmação de acometimento dorsal poderia ser realizada com a realização das derivações V7 e V8.

Referência

Diagnóstico diferencial no eletrocardiograma. Serviço de Eletrocardiologia – Clínica Geral do Hospital das Clínicas da Faculdade de Medicina da Universidade de São Paulo. Barueri: Manole; 2017. p.48, 54 e 55.

52 Mulher, 44 anos de idade, vem ao ambulatório de clínica "para cuidar da saúde". Refere ser tabagista há 20 anos, fumando cerca de um maço por dia, reconhecendo o hábito como prejudicial a sua saúde. Já diminuiu seu consumo para 10 cigarros por dia. Sente-se muito nervosa nesses últimos meses e crê que o cigarro ajuda a aliviar sua tensão. Refere que fuma o primeiro cigarro logo ao acordar e que este é o que lhe confere maior prazer no dia. Fica muito ansiosa quando está em locais em que o fumo é proibido; mas, quando está doente, consegue ficar sem fumar. Nega antecedentes pessoais ou familiares relevantes. Nega uso de medicações domiciliares. O exame clínico está normal. Traz os seguintes exames solicitados em consulta prévia: hemograma – Hb = 12,8 mg/dL, Ht = 40,1%, leucócitos = 5.613/mm³ (diferencial normal), plaquetas = 262.000/mm³, ureia = 32 mg/dL, creatinina = 0,96 mg/dL, K = 4,5 mEq/dL, Na = 138 mEq/dL, CEA = 3,2 U/mL (referência: < 5 U/mL) CA-125: 42 U/mL (referência: < 35 U/mL).

Qual é a fase comportamental com relação ao tabagismo?

A) Pré-contemplativa.
B) Contemplativa.
C) Manutenção.
D) Ação.

Resposta: D

O modelo transteórico de Prochaska e DiClementi consiste em cinco estágios da mudança de comportamento, na direção da adoção de hábitos saudáveis: pré-contemplativa, contemplativa, preparação, ação e manutenção. O investimento de tempo e energia na implementação de mudanças comportamentais recentes (como, no caso, o esforço na diminuição do número de cigarros) caracteriza a fase de ação. Leia mais sobre o modelo transteórico no QR code ao lado:

53 Com relação ao resultado laboratorial de elevação dos níveis de CA-125 neste caso, qual é a alternativa correta?

A) O exame deve ser repetido em 6 meses.
B) O exame deve ser repetido em 1 ano.
C) Provavelmente não tem relevância clínica.
D) A elevação é provavelmente decorrente do tabagismo.

Resposta: C

O CA-125 é um marcador tumoral, que pode estar elevado em algumas condições, como câncer de ovário. É utilizado, por exemplo, no seguimento de pacientes após o tratamento de câncer de ovário. Não há, entretanto, recomendação para o uso desse marcador como estratégia de rastreamento em população geral. A paciente está assintomática, e não há características de alto risco para tumores hereditários. Alterações laboratoriais de pequena magnitude (falso-positivos) são relativamente comuns, e a taxa de falso-positivos aumenta significativamente quando a probabilidade pré-teste é muito baixa, como nesse caso. Dessa forma, esse resultado provavelmente corresponde a falso-positivo e não tem relevância clínica.

Referências

Gusso G, Lopes JMC, Dias LC. Tratado de medicina de família e comunidade. 2.ed. Artmed; 2018. Capítulo 75.
Daoud E, Bodor G. CA-125 concentrations in malignant and nonmalignant disease. Clin Chem. 1991;37(11):1968-74.
US preventive services task force. Screening for ovarian cancer: US preventive services task force recommendation statement. JAMA. 2018;319(6):588-94.

54

Mulher, 37 anos de idade, vem para consulta ambulatorial porque esteve em serviço de pronto atendimento há 4 semanas por crise de enxaqueca, que melhorou com analgésicos simples. Relata ter episódios esporádicos, de até 1 dia de duração, cerca de 1 vez ao mês, intercalando com longos períodos sem crises desde os 20 anos de idade. Associa as crises a momentos de estresse importante e, principalmente, por privação de sono. Preocupou-se quando soube da medida de pressão arterial de 190 mmHg, durante a crise no pronto-socorro. Em outras medidas, na UBS e em casa, e na ausência de dor for confirmado o diagnóstico de hipertensão arterial. Nega outras queixas. Ao exame clínico apresenta bom estado geral, corada, hidratada, anictérica, acianótica, eupneica, IMC 23 kg/m², PA 158 x 100 mmHg, P = 80 bpm cheios e simétricos. Semiologias neurológica, pulmonar, cardíaca e abdominal sem alterações.

Considerando a hipertensão e as características da enxaqueca, qual é o tratamento ambulatorial?

A) Losartana e topiramato.
B) Anlodipina e amitriptilina.
C) Hidroclorotiazida e valproato.
D) Enalapril e dipirona.

Resposta: D

Mulher de 37 anos que referia enxaqueca que melhora com analgésicos simples, com crises esporádicas de até 1 dia de duração no máximo 1 vez por mês. Tem hipertensão confirmada fora de momentos de cefaleia e está sem tratamento para a cefaleia e a hipertensão. Em relação ao tratamento, a paciente não tem mais do que 3 a 4 episódios por mês e a dor não é incapacitante. Portanto, não há indicação de profilaxia. Para o tratamento a indicação é de tratamento sintomáticos com analgésicos simples como a dipirona. Não há indicação de topiramato ou valproato, que seriam indicados para profilaxia de enxaqueca, e de amitriptilina, que seria indicada para profilaxia de cefaleia tensional. Quanto à hipertensão, que teve o seu diagnóstico confirmado fora dos momentos de dor, há indicação de início de tratamento. Como primeira escolha, os inibidores da enzima conversora, antagonista de receptor da angiotensina 2, ou mesmo os bloqueadores de canais de cálcio, principalmente os di-hidropiridínicos, poderiam ser drogas adequadas para o tratamento.

Referência

Martins MA, Carrilho FJ, Alves V, Castilho E, Cerri G, Chao W (eds.). Coleção Clínica Médica –FMUSP. 2.ed. Barueri: Manole; 2016.

55

Na avaliação pré-operatória de paciente com 58 anos de idade foi solicitada a radiografia simples de tórax exibida a seguir. Qual é a principal hipótese diagnóstica?

A) Sarcoidose.
B) Mesotelioma.
C) Pneumonia.
D) Adenocarcinoma.

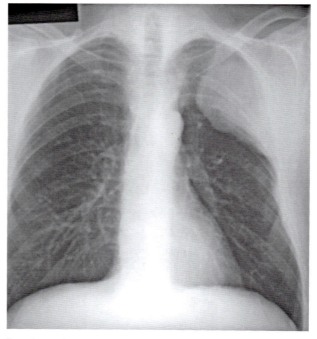

Fonte: Acervo da autoria.

Resposta: B

Há uma lesão em ápice pulmonar esquerdo. A junção dessa lesão com a superfície pleural forma um ângulo obtuso, o que sugere uma lesão de origem pleural. Pneumonia e adenocarcionomas pressupõem lesões parenquimatosas não compatíveis com o quadro radiológico. A manifestação mais comum da sarcoidose é o encontro de adenopatia peri-hilar; o achado isolado de lesão pleural não sugere sarcoidose.

Referências

Raoof S et al. Interpretation of plain chest roentgenogram. Chest. 2012;141(2):545-58.

Goldman-Cecil. Medicina. 25.ed. GEN Guanabara Koogan; 2018, v. 1 e 2.

Martins MA, Carrilho FJ, Alves V, Castilho E, Cerri G, Chao W (eds.). Coleção Clínica Médica –FMUSP. 2.ed. Barueri: Manole; 2016.

56 Homem, 57 anos de idade, hipertenso e diabético há 12 anos em acompanhamento clínico regular, faz uso de captopril, metformina e glibenclamida, todos em dose máxima. Não tem outros antecedentes mórbidos relevantes. Há três dias apresenta náuseas, diarreia e inapetência, com vômitos. Refere febre de até 38,3 °C no período. Há 30 minutos queixou-se de mal-estar inespecífico e há 15 minutos apresentou convulsão tônico-clônica generalizada, quando foi trazido ao pronto-socorro.

Qual é a principal hipótese etiológica para o quadro convulsivo?

A) Acidose metabólica.
B) Acidente vascular encefálico.
C) Hipopotassemia.
D) Hipoglicemia.

Resposta: D

Trata-se de um caso de primeira crise tônico-clônica generalizada, em paciente diabético (em uso de hipoglicemiantes orais) e hipertenso, com quadro febril, inapetência, sintomas gastrointestinais há 3 dias. Dentre as causas de crise sintomática aguda, devem ser considerados distúrbios tóxicos-metabólicos, entre eles, hipoglicemia. Distúrbios do potássio não causam crises epilépticas. Não há evidência de acidente vascular cerebral agudo. Crises epilépticas são apresentação incomum de acidente vascular cerebral.

Referências

Nardone R, Brigo F, Trinka E. Acute symptomatic seizures caused by electrolyte disturbances. J Clin Neurol. 2016 Jan;12(1):21-33. Doi: 10.3988/jcn.2016.12.1.21.

Beleza P. Acute symptomatic seizures: a clinically oriented review. Neurologist. 2012 May;18(3):109-19. Doi:10.1097/NRL.0b013e318251e6c3. PMID: 22549348 Review.

Karceski S. Acute symptomatic seizures and systemic illness continuum (Minneap Minn). 2014 Jun;20(3 Neurology of Systemic Disease):614-23. Doi:10.1212/01.CON.0000450969.61204.6f.

57 Homem, 22 anos de idade, tem infecção por HIV diagnosticada há 4 anos (exames recentes com CD4 550 cels/mm³, carga viral < 40 cópias/mL). Está em uso de terapia antirretroviral com tenofovir/lamivudina/efavirenz e procura atendimento no centro de imunizações porque ficou preocupado com as notícias de casos de febre amarela em sua cidade.

Qual é o esquema vacinal contra febre amarela a ser proposto para esse paciente?

A) Dose fracionada e sem dose de reforço.
B) Contraindicar vacinação.
C) Dose plena (padrão) única.
D) Dose fracionada com dose de reforço em 8 anos.

Resposta: C

Pessoas que vivem com HIV e com contagem de CD4 acima de 350 células/mm³ não têm contraindicação ao uso da vacina para febre amarela. O esquema vacinal adotado no Brasil é de dose única, a partir dos 9 meses de idade, nos residentes ou viajantes para as áreas com recomendação de vacinação. Campanhas de vacinação com dose fracionada (1/5 da dose habitual) podem ser uma estratégia para aumentar o número de pessoas imunizadas durante um surto. Entretanto, mesmo nesse caso, as pessoas vivendo com HIV com indicação da vacina são habitualmente excluídas da redução de dose.

Referência

No QR code ao lado você terá acesso ao guia para profissionais da saúde da febre amarela.

2020

58 Dentre as alternativas a seguir, quais são as alterações mais precoces encontradas na retinopatia diabética?

A) Ingurgitamento venoso.
B) Exsudatos duros.
C) Micro-hemorragias.
D) Microaneurismas.

Resposta: D

A alteração no exame de fundo de olho mais precoce na *diabetes mellitus* é a presença de microaneurismas. O surgimento de micro-hemorragias e exsudatos duros ocorre na sequência. O ingurgitamento venoso é uma alteração mais tardia na retinopatia diabética.

Referência

Martins MA, Carrilho FJ, Alves V, Castilho E, Cerri G, Chao W (eds.). Coleção Clínica Médica – FMUSP. 2.ed. Barueri: Manole; 2016.

59 Mulher de 67 anos de idade, cozinheira, vem para consulta com demanda de prevenção de doenças e promoção da saúde. Nega doenças prévias. É tabagista (30 maços/ano) e tem hábitos sedentários. Nega etilismo ou uso de drogas ilícitas. Ao exame clínico: dentes em mau estado de conservação, IMC = 32 kg/m², circunferência abdominal 108 cm, PA = 136 x 70 mmHg, frequência cardíaca = 76 bpm, sem outras alterações.

Dentre as alternativas a seguir, qual delas apresenta dois exames que devem ser solicitados para essa paciente?

A) Densitometria óssea e colesterol total e frações.
B) Mamografia e angiotomografia de coronárias.
C) Ultrassonografia de abdome e glicemia de jejum.
D) Pesquisa de sangue oculto nas fezes e teste ergométrico.

Resposta: A

Com os dados clínicos apresentados, os exames de rastreamento a serem considerados são densitometria óssea, colesterol total e frações, mamografia, glicemia de jejum e pesquisa de sangue oculto. Dentre exames não citados nas alternativas, deve-se também ponderar a realização de tomografia de tórax para rastreamento de neoplasia de pulmão. Note que o rastreamento para câncer cervical (não incluído entre as alternativas da questão) deve ser considerado após os 65 anos de idade apenas nos casos em que não foi feito rastreamento adequado anteriormente. Não há indicação para a realização de angiografia de coronárias, ultrassonografia de abdome ou teste ergométrico para essa paciente na ausência de sintomas clínicos. Embora não seja o foco da questão, também deve ser ressaltado que o momento para a solicitação dos exames de rastreamento deve pertencer a plano mais amplo, discutido entre médico e paciente no ponto de coordenação do cuidado, considerando as características locais e gerais do sistema de saúde

Referência
US preventive services task force. Disponível em https://www.uspreventiveservicestaskforce.org/uspstf/recommendation-topics.

60

Homem, 46 anos de idade, etilista há mais de 20 anos, em tratamento irregular para hipertensão arterial e cirrose hepática de etiologia alcóolica, procura o pronto-socorro queixando-se de desconforto, aumento do volume abdominal e inapetência há cerca de 1 semana. Nega febre, nega trauma ou sangramentos. Está evacuando 2 vezes ao dia, com uso regular de laxativos.

Ao exame clínico: regular estado geral, desidratado +2/+4, vigil, calmo e colaborativo. PA = 100 x 60 mmHg; FC = 108 bpm; FR = 20 rpm; abdome distendido, com macicez móvel presente, indolor à palpação profunda ou à descompressão brusca. Semiologias pulmonar e cardíaca sem alterações. Membros inferiores com edema +2/+4. Optou-se pela realização de uma paracentese diagnóstica, que encontrou a albumina de 0,5 g/dL e 460 células/mm^3 (80% de polimorfonucleares e 20% de mononucleares). O resultado da bacterioscopia com coloração de Gram foi ausente, e a cultura do líquido ascítico está em análise.

Exames laboratoriais séricos demonstram: albumina = 2,5 g/dL; U = 120 mg/dL; Cr = 1,8 mg/dL; Na+ 128 mEq/L; K+ 3,2 mEq/L; cálcio iônico = 1,20 mmol/L; fósforo = 2,9 mg/dL; urina tipo 1 normal; hemograma com Hb = 11,1 g/dL com VCM = 105 fl, leucócitos = 10.850/mm^3 (diferencial normal); plaquetas = 98.000/mm^3.

Qual das alternativas a seguir traz elementos que devem ser incluídos na prescrição desse paciente?

A) Furosemida e suplementação de potássio.
B) Furosemida e lactulose.
C) Expansão volêmica e vancomicina.
D) Expansão volêmica e ceftriaxone.

Resposta: D

Pela apresentação clínica do caso em conjunto com os resultados dos exames complementares, é possível fechar o diagnóstico de ascite neutrocítica (ou talvez peritonite bacteriana espontânea), pois a cultura está em andamento. O paciente apresenta insuficiência renal que possivelmente pode ser aguda, crônica ou crônica agudizada e, ainda, entre os diagnósticos diferenciais, uma síndrome hepatorrenal. Nesse contexto, a melhor alternativa seria a administração de ceftriaxone e expansão volêmica (com albumina). Também se deve suspender o diurético, o que inviabiliza as alternativas A e B, apesar de lactulose e suplementação de potássio serem indicadas para esse paciente.

Referências
Martins MA, Carrilho FJ, Alves V, Castilho E, Cerri G, Chao W (eds.). Coleção Clínica Médica –FMUSP. 2.ed. Barueri: Manole; 2016.
Velasco, IT; AB Neto R, Possolo H. Medicina de emergência: abordagem prática. Barueri: Manole; 2020.
Goldman-Cecil. Medicina. 25.ed. GEN Guanabara Koogan; 2018, v. 1 e 2.

61

Homem de 55 anos de idade, hipertenso e com antecedente de angina estável, em uso de anlodipina, AAS, carvedilol e enalapril. Hoje se queixa de fraqueza e tontura. Exame clínico bradicárdico sem outras alterações. Feito o eletrocardiograma a seguir.

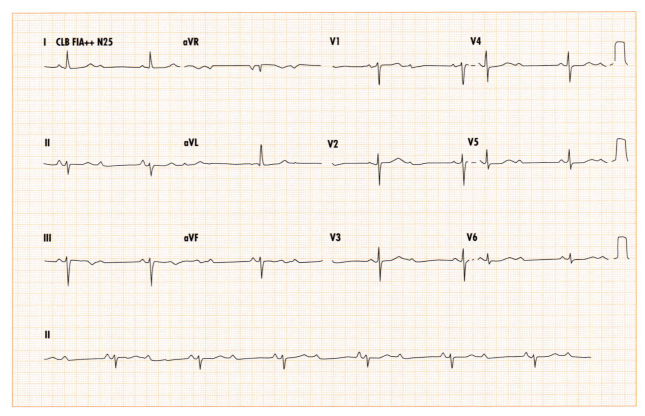

Fonte: Acervo da autoria.

Qual é o diagnóstico?

A) BAV total.
B) Bradicardia sinusal.
C) BAV de segundo grau.
D) BAV de primeiro grau.

Resposta: C

Nesse eletrocardiograma é possível observar que há uma onda P com intervalo PR fixo seguida de QRS com evidência de condução, e logo após se observa uma onda P que não conduz, evidenciada pela ausência de QRS. Esse padrão de onda P conduzindo seguida de onda P sem condução (não seguida de QRS) caracterizam o bloqueio atrioventricular de 2º grau Mobitz II. No caso é possível evidenciar uma onda P conduzindo para uma onda P não conduzindo, caracterizando BAV 2:1. Não é possível afirmar que haja dissociação total entre onda P e QRS, o que afasta o diagnóstico de BAVT total (letra A).

Referência

Diagnóstico diferencial no eletrocardiograma. Serviço de Eletrocardiologia – Clínica Geral do Hospital das Clínicas da Faculdade de Medicina da Universidade de São Paulo. Barueri: Manole; 2017. p.174 e 177.

62 Homem de 68 anos de idade, fumante (30 maços/ano), tem doença renal crônica em programação de diálise. Chega ao pronto-socorro com história de mal-estar e náuseas há 40 minutos. Apresenta PA 150 x 100 mmHg, sem outras alterações do exame clínico. Feito o eletrocardiograma a seguir.

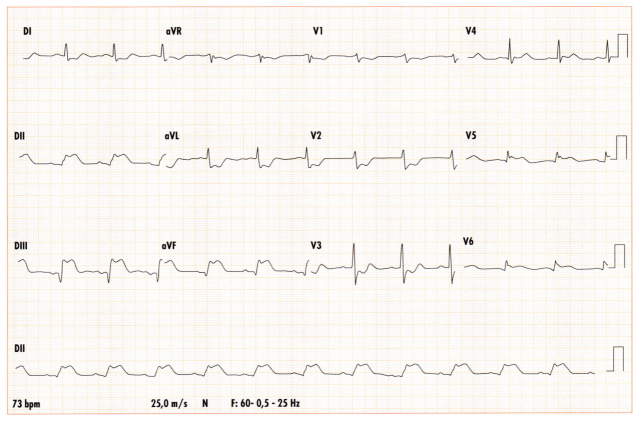

Fonte: Acervo da autoria.

Qual é o diagnóstico?

A) Infarto agudo do miocárdio.
B) Hipercalemia.
C) Hipercalcemia.
D) Bloqueio de ramo esquerdo.

Resposta: A

Nesse eletrocardiograma observa-se o supradesnivelamento do segmento ST em D2, D3 e aVF, acompanhado de ondas Q nas referidas derivações. Evidencia-se também infradesnivelamento do segmento ST de V1 a V4. Ainda se pode observar supradesnivelamento de ST em V5 e V6. Todas essas alterações caracterizam infarto agudo do miocárdio de parede inferior com extensão posterior e lateral.

Referência

Diagnóstico diferencial no eletrocardiograma. Serviço de Eletrocardiologia – Clínica Geral do Hospital das Clínicas da Faculdade de Medicina da Universidade de São Paulo. Barueri: Manole; 2017. p.97-100.

63 Mulher, 45 anos de idade, apresenta há 8 anos lesões eritematosas e descamativas, bem delimitadas, com eritema vermelho vivo e escamas branco-prateadas aderentes e esparsas no couro cabeludo, região sacral, cotovelos e joelhos. Sinal da vela e do orvalho sangrento estão presentes. Apresenta história de monoartrite de articulação interfalangeana proximal no 3º quirodáctilo direito.

Qual é o diagnóstico?

A) Lúpus eritematoso cutâneo crônico.
B) Psoríase.
C) Artrite reumatoide.
D) Dermatite seborreica.

Resposta: B

O quadro clínico é compatível com psoríase. A psoríase é uma doença caracterizada por máculas eritematosas, pápulas ou placas, usualmente recobertas por descamações prateadas. À curetagem, observa-se estratificação da placa (sinal da vela), e, quando as descamações são removidas, pode ser observado o sinal do orvalho sangrante.

Referência
Goldman e Ausiello. Cecil, 23.ed., capítulo 464.

64 Homem de 36 anos de idade apresenta há 9 meses placa eritêmato-infiltrada, com borda elevada, ovalada, de 6 cm, anestésica, no braço esquerdo. O exame histopatológico da lesão mostrou dermatite granulomatosa não caseosa, com células gigantes tipo Langhans e infiltrado linfoplasmocitário perivascular, perianexial e ao redor de filetes nervosos; pesquisa de BAAR negativa. O teste de Mitsuda foi positivo.

Qual é o diagnóstico?

A) Hanseníase indeterminada.
B) Hanseníase wirchowiana.
C) Micobacteriose atípica.
D) Hanseníase tuberculoide.

Resposta: D

A presença de lesão cutânea hipoestésica ou anestésica deve sempre levantar a suspeita diagnóstica de hanseníase. A hanseníase tuberculoide se caracteriza pela presença de um pequeno número de lesões, geralmente na forma de máculas hipopigmentadas ou eritematosas com bordas eritematosas elevadas. A histopatologia da forma tuberculoide mostra geralmente granulomas com células gigantes, infiltrado perineural e poucos ou nenhum bacilo álcool-ácido resistente. Adicionalmente, o teste de Mitsuda é positivo na forma tuberculoide da doença.

Referência
Goldman e Ausiello. Cecil, 23.ed., capítulo 347.

65 Mulher de 38 anos de idade refere quadros de infecções de vias aéreas superiores recorrentes há 5 anos. Está sempre com secreção nasal espessa amarelada e utiliza antibióticos frequentemente. Nos últimos 2 anos também apresentou duas pneumonias documentadas e tratadas com antibióticos. Há 6 meses com diarreia crônica, tendo perdido 7 quilos. Ao exame clínico apresenta-se emagrecida e com linfoadenopatia cervical indolor. Traz consigo sorologia para o vírus HIV, que é negativa. Qual é a principal hipótese diagnóstica?

A) Doença granulomatosa crônica.
B) Neutropenia cíclica de início tardio.
C) Imunodeficiência comum variável.
D) Deficiência do fator C4.

Resposta: C

O quadro clínico apresentado por essa paciente é muito sugestivo de imunodeficiência comum variável pela epidemiologia, tendo sido afastados HIV e outras imunossupressões e devido às infecções de vias aéreas (sinusites e pneumonias) de repetição, além de diarreias frequentes. A presença de linfadenopatias sugere a hiperplasia nodular linfoide, que pode ocorrer nesses casos.

Referências
Martins MA, Carrilho FJ, Alves V, Castilho E, Cerri G, Chao W (eds.). Coleção Clínica Médica –FMUSP. 2.ed. Barueri: Manole; 2016.
Goldman-Cecil. Medicina. 25.ed. GEN Guanabara Koogan; 2018, v. 1 e 2.

66 Um estudante de direito de 28 anos é admitido no hospital por acidente automobilístico sem traumatismo craniano. Ele se mostra obstinado e rígido, exigindo que a equipe faça as coisas à sua maneira, mantendo suas tarefas acadêmicas no computador. Fala que sua namorada ameaçou deixá-lo caso continue com sua forma inflexível de ser e não jogue fora coisas inúteis que costuma armazenar.

Qual a principal hipótese diagnóstica quanto ao tipo de transtorno de personalidade?

A) Antissocial.
B) Evitador.
C) Histriônico.
D) Obsessivo-compulsivo.

Resposta: D

A personalidade obsessivo-compulsiva (ou anancástica) está em um constante sentimento de dúvida, perfeccionismo, escrupulosidade, verificações, preocupação com pormenores, obstinação, prudência e rigidez excessivas. A personalidade antissocial também é conhecida como psicopática e está associada com dificuldade em lidar com as regras sociais. A personalidade evitativa está associada a percepção de desconforto e evitação do contato interpessoal. A personalidade histriônica está associada a busca por atenção, dramaticidade, pessoas facilmente influenciadas, que mudam rapidamente as emoções e percebem os relacionamentos como mais próximos do que são de fato.

Referência
Martins MA, Carrilho FJ, Alves V, Castilho E, Cerri G, Chao W (eds.). Coleção Clínica Médica – FMUSP. 2.ed. Barueri: Manole; 2016.

67 Mulher de 21 anos de idade procura o ambulatório por queixa de astenia e sonolência. Refere que suas menstruações ocorrem em ciclos regulares a cada 30 dias, com duração média de 10 dias e fluxo abundante. Refere que esse padrão se mantém desde a menarca, que ocorreu aos 13 anos de idade. Exame clínico normal, exceto por palidez 2+/4+.

Exames laboratoriais:

	Resultado
Hemoglobina	7,9 g/dL
Hematócrito	25,3%
VCM	70,1 fl
HCM	22,7 pg
CHCM	25,3 g/dL
RDW	17,6
Leucócitos totais	4.790/mm³
Neutrófilos	2.760/mm³
Linfócitos	1.340/mm³
Eosinófilos	200/mm³
Basófilos	100/mm³
Monócitos	390/mm³
Plaquetas	590.000/mm³
Reticulócitos	0,5%
Tempo de protrombina (TP)	92%
Tempo de trombina (TT)	16 segundos
TTPa (relação)	1,42

Fonte: Acervo da autoria.

Quanto à alteração no coagulograma, qual é a principal hipótese diagnóstica?

A) Deficiência do fator VIII.
B) Doença de Von Willebrand.
C) Deficiência do fator XI.
D) Trombastenia de Glanzmann.

Resposta: B

A paciente apresenta sangramento menstrual excessivo, acompanhado de sintomas inespecíficos de astenia e sonolência, provavelmente devidos a anemia. A anemia tem padrão microcítico e hipocrômico. Com o quadro clínico apresentado, a principal hipótese etiológica para anemia com esse padrão é por deficiência de ferro. Quanto ao objetivo central da questão, o quadro clínico e laboratorial sugere a presença de doença de Von Willebrand, que é a doença hemorrágica hereditária mais comum. Geralmente estão presentes sangramentos cutâneos e mucosos, incluindo a menorragia. O coagulograma é caracterizado por uma elevação variável no tempo de tromboplastina parcial ativado.

Referência
Bittencourt RI et al. Trombocitose essencial: o que é essencial saber. Rev Bras Hematol Hemoter. 2010;32(2).

68. Homem de 42 anos de idade com antecedente de hipertensão arterial apresenta dor lombar crônica há 5 anos, após levantar peso no ambiente de trabalho. No episódio inicial apresentou dor intensa e súbita associada à limitação de movimentos que levou a afastamento do trabalho por um período de 10 dias. Voltou a trabalhar, porém manteve dor lombar contínua, de intensidade leve a moderada, com irradiação para ambas as coxas de forma difusa e piora com esforços. Vários períodos de afastamento laboral desde então, sempre com manutenção das queixas. Há 6 meses refere dor moderada a intensa com irradiação para ambos os membros inferiores e grande limitação para atividades diárias, sem qualquer melhora com o uso de anti-inflamatórios ou analgésicos. Faz uso eventual de tramadol, porém nega melhora significativa. Nega febre ou perda de peso. O exame clínico é normal, exceto por dor à flexão e extensão lombar. O exame neurológico é normal. Paciente traz exame de ressonância magnética realizado há 2 meses com desidratação discal L4-L5 e L5-S1. Discretas protrusões discais nesses níveis, sem conflito radicular.

Qual é a principal hipótese diagnóstica?

A) Lombalgia mecânica comum.
B) Estenose do canal lombar.
C) Espondilite anquilosante.
D) Hérnia discal.

Resposta: A

O paciente tem história de dor lombar de longa duração, de forte intensidade. Não há alteração do exame neurológico, e a limitação à movimentação é causada pela dor. As alterações encontradas na ressonância magnética são inespecíficas e não indicam compressão nervosa. Dessa forma, a hipótese diagnóstica principal para o quadro apresentado é de lombalgia mecânica comum.

Referências
Herndon et al. Common questions about chronic low back pain. Am Fam Physician. 2015;91:708-14.
Gusso G, Lopes JMC, Dias LC. Tratado de medicina de família e comunidade. 2.ed. Artmed; 2018. Capítulo 212.

69. Homem de 35 anos de idade procurou serviço de emergência por dor em joelho esquerdo há 1 dia. Refere febre e dificuldade à deambulação pela dor. Refere episódios esporádicos de dor lombar, principalmente no fim da tarde. Nega tabagismo, etilismo, uso de drogas e tem vida sexual ativa. Sem outras queixas anteriores. Ao exame: bom estado geral, corado, hidratado, temperatura 38 °C, PA 120 x 80 mmHg, FC 100 bpm, FR 24 ipm, pulsos radiais palpáveis e simétricos. Joelho esquerdo com calor, edema e limitação da amplitude de movimento, sem hiperemia. Sem outras alterações do restante do exame clínico.

Considerando a principal hipótese diagnóstica, qual deve ser o tratamento inicial?

A) Alopurinol.
B) Colchicina.
C) Prednisona.
D) Ceftriaxone

Resposta: D

Homem de 35 anos de idade vem ao pronto-socorro com monoartrite de joelho esquerdo e febre há 1 dia. Tem vida sexual ativa e não tem outros antecedentes patológicos prévios relevantes. O exame clínico confirma a presença de artrite em joelho. A principal hipótese diagnóstica é de artrite gonocócica, visto que o paciente não tem outros fatores de risco para a etiologia estafilocóccica. Na suspeita de artrite séptica gonocócica deve ser iniciado tratamento para Gram negativos com cefotriaxona por 7 a 10 dias.

Referências

Goldman-Cecil. Medicina. 25.ed. GEN Guanabara Koogan; 2018, v. 1 e 2.

Martins MA, Carrilho FJ, Alves V, Castilho E, Cerri G, Chao W (eds.). Coleção Clínica Médica —FMUSP. 2.ed. Barueri: Manole; 2016.

70 Homem de 27 anos de idade apresenta quadro de artropatia inflamatória de membros inferiores, associada às alterações de exame clínico mostradas a seguir.

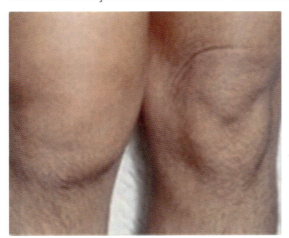

Fonte: Acervo da autoria.

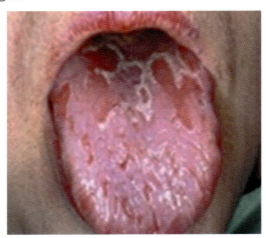

Fonte: Acervo da autoria.

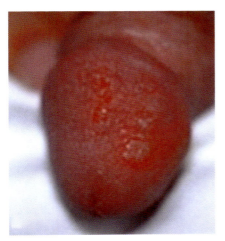

Fonte: Acervo da autoria.

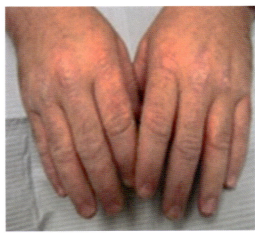

Fonte: Acervo da autoria.

Considerando a principal hipótese diagnóstica, qual é a manifestação ocular mais comum?

A) Conjuntivite.
B) Irite.
C) Ceratite.
D) Neurite.

Resposta: A

 Como esta questão envolve o domínio de alguns conceitos, ouça a explicação disponível no QR code ao lado.

Referência
Martins MA, Carrilho FJ, Alves V, Castilho E, Cerri G, Chao W (eds.). Coleção Clínica Médica —FMUSP. 2.ed. Barueri: Manole; 2016.

71 Paciente jovem apresentando quadro psicótico de início agudo, há 2 dias foi levado ao pronto-socorro em estado de agitação psicomotora. Recebeu uma dose de haloperidol IM e saiu com prescrição de haloperidol 10 mg/dia por via oral. Atualmente está com piora da agitação. Não consegue se manter sentado durante a entrevista, fica em pé, balançando o corpo de um lado para o outro e esfrega as mãos com uma fisionomia angustiada.

Qual é a conduta?

A) Aumentar a dose do antipsicótico.
B) Ministrar benzodiazepínico e substituir antipsicótico.
C) Associar medicação anticolinérgica.
D) Suspender antipsicótico e fazer eletroconvulsoterapia.

Resposta: B

O paciente apresenta sintomas compatíveis com acatisia (sensação subjetiva de inquietação associada a bloqueio dopaminérgico, especialmente importante em usuários de antipsicóticos, mas que também pode ocorrer com medicações como a clorpromazina). O manejo da acatisia é sintomático, com o uso de medicação sedativa como um benzodiazepínico, e a troca do antipsicóticos por outro que cause menor bloqueio dopaminérgico (um antagonista parcial ou um agonista parcial) é importante para o manejo de longo prazo.

Referência
Martins MA, Carrilho FJ, Alves V, Castilho E, Cerri G, Chao W (eds.). Coleção Clínica Médica —FMUSP. 2.ed. Barueri: Manole; 2016.

72 Mulher de 60 anos de idade refere dor epigástrica, tosse e náuseas após as refeições há cerca de 1 ano. Realizou radiografia de tórax com a imagem a seguir:

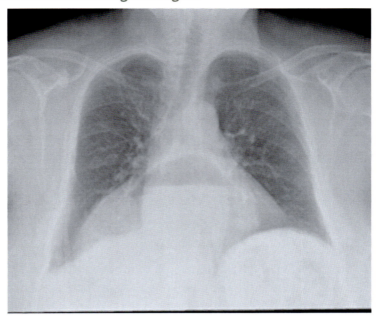

Fonte: Acervo da autoria.

Qual é o diagnóstico mais provável?

A) Neoplasia esofágica.
B) Abscesso pulmonar.
C) Hérnia gástrica hiatal.
D) Tuberculose.

Resposta: D

Nota-se na região central da radiografia a presença de nível líquido. O quadro clínico prolongado (1 ano) sugere como etiologia principal a presença de hérnia gástrica hiatal.

Referência
Sugestão de leitura: Raoof S et al. Interpretation of plain chest roentgenogram. Chest. 2012;141(2):545-58.

73 Homem de 52 anos de idade, tabagista, apresenta há alguns anos crises de forte dor de cabeça que se concentra principalmente no olho esquerdo. A cefaleia aparece de 2 em 2 anos, quase sempre nesta época do ano, e permanece por cerca de 45 a 60 dias. A dor dura geralmente 1 hora e na maioria das vezes aparece durante a madrugada, despertando-o; fica absolutamente "desesperado" quando sente a dor e tem vontade de "bater a cabeça na parede". Durante a dor apresenta vermelhidão no olho esquerdo e lacrimejamento intenso desse lado. As crises atuais começaram há 15 dias. Realizou uma tomografia durante um período de crise, que era normal. Considerando a principal hipótese diagnóstica, o que é correto afirmar?

A) Devemos prescrever prednisona via oral durante 2 a 3 semanas.
B) Trata-se de uma cefaleia primária responsiva à indomectacina.
C) As crises intensas devem ser tratadas com morfina endovenosa.
D) Antidepressivo tricíclico deve melhorar esse tipo de dor de cabeça.

Resposta: A

Trata-se de um homem de 52 anos com cefaleia em crises, principalmente no olho esquerdo, que aparecem a cada 2 anos, sempre na mesma época do ano. As crises duram até 1 hora e se associam a eritema e lacrimejamento ocular. A crise atual começou a 15 dias e já fez tomografia, que foi normal. Trata-se um quadro de cefaleia em salvas que se caracteriza por dor intensa, unilateral, geralmente em torno da órbita, durando de 15 a 180 minutos se não tratada. Pode ser acompanhada de vermelhidão no olho, lacrimejamento, congestão nasal e queda da pálpebra do mesmo lado da dor. Recorre sempre no mesmo período do ano e é mais frequente em homens. O tratamento agudo deve ser feito com oxigênio a 100% ou sumatriptano subcutâneo ou di-hidroergotamina, desde que não haja contraindicação para vasoconstritores. No caso o paciente já está há 15 dias com a dor. O tratamento profilático, então, pode ser com corticosteroide por 2 a 3 semanas, sendo possível também a utilização de verapamil, lítio, topiramato, divalproato.

Referências
Goldman-Cecil. Medicina. 25.ed. GEN Guanabara Koogan; 2018, v. 1 e 2.

Martins MA, Carrilho FJ, Alves V, Castilho E, Cerri G, Chao W (eds.). Coleção Clínica Médica –FMUSP. 2.ed. Barueri: Manole; 2016.

74 Mulher, 23 anos de idade, procurou o pronto-socorro com queixa de "sensação estranha e fraqueza nas pernas"; também relata "uma sensação de aperto, como uma faixa apertada na altura do meu umbigo". Diz que percebeu os sintomas há 3 dias, que inicialmente eram muito leves mas que pioraram progressivamente. Quando indagada, acha que também notou algum tipo de dificuldade para controlar a micção. O exame clínico geral está normal. O exame neurológico mostra: paresia crural direita (força muscular grau 4), perda da sensibilidade vibratória e artrestésica no membro inferior direito; diminuição da percepção dolorosa e térmica em membro inferior esquerdo; sinal de Babinski à direita; os reflexos patelar e aquileu à direita estão exaltados.

Qual a topografia responsável pelos achados do exame neurológico?

A) Decussação das pirâmides.
B) Cauda equina.
C) Medula espinhal cervical à direita.
D) Medula torácica baixa à direita.

Resposta: D

A questão descreve os achados topográficos da lesão que acomete a hemimedula direita (achados piramidais à direita, acometimento do fascículo grácil direito e acometimento do trato espinotalâmico (já cruzado) levando a hipoestesia térmico-dolorosa à esquerda). O quadro é conhecido como síndrome de Brown-Séquard. Outros achados descritos que indicam acometimento medular são: presença de nível sensitivo no nível do umbigo (dermátomo T10) e acometimento esfincteriano.

Referência
Machado A, Haertel, SM. Neuroanatomia funcional. 3.ed. Rio de Janeiro: Atheneu; 2013.

75 Mulher, 52 anos de idade, veio trazida ao pronto-socorro por queixa de cefaleia e uma crise tônico-clônica generalizada que ocorreu 2 dias antes da admissão. Em seguida evoluiu com sonolência. Ao exame de admissão tem temperatura de 38 °C, PA 100 x 60 mmHg, FC: 112 bpm e o restante do exame clínico geral sem alterações. No exame neurológico, encontrava-se sonolenta, com abertura ocular aos estímulos verbais vigorosos, retirada inespecífica dos membros à dor, falando palavras desconexas, reflexos profundos globalmente vivos e reflexo cutâneo plantar em flexão bilateral. Também foram observadas algumas clonias em hemiface direita. Tomografia computadorizada de crânio mostrou uma hipoatenuação em lobo temporal esquerdo. Exames laboratoriais revelaram uma leucocitose de 13.500 sem desvios à esquerda e um aumento da proteína C reativa. Foi então submetida a uma punção lombar para coleta de líquor, cujo resultado foi de 41 células (66% de linfócitos, 32% de monócitos e 2% de neutrófilos), 48 hemácias, proteína de 59 mg/dL, glicose de 64 mg/dL e lactato de 25 mg/dL.

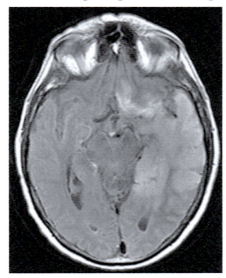

Fonte: Acervo da autoria.

Qual é a pontuação dessa paciente pela escala de coma de Glasgow?

A) 8.

B) 10.

C) 12.

D) 14.

Resposta: B

Trata-se do caso de uma paciente de 52 anos com rebaixamento do nível de consciência e febre. A escala de Glasgow é utilizada para avaliação de pacientes com rebaixamento do nível de consciência, com pontuação de 3 a 15 pontos. A escala avalia: Abertura Ocular (4 – Espontânea; 3 – Ao estímulo verbal; 2 – Ao estímulo doloroso; 1 – Sem resposta), Resposta Verbal (5 – Orientado; 4 – Confuso; 3 – Palavras inapropriadas; 2 – Sons incompreensíveis; 1 – Sem resposta) e Resposta Motora (6 – Obedece a comandos; 5 – Localiza a dor; 4 – Movimentos de retirada; 3 – Flexão anormal – decorticação; 2 – Extensão anormal – descerebração; 1 – Sem resposta). No caso, a paciente pontua: Abertura Ocular: 3, Resposta Verbal: 3, Resposta Motora: 4. Total = 10 pontos.

Acesse o QR code ao lado para verificar informações sobre a escala de coma de Glasgow.

76 **Qual é a principal hipótese diagnóstica?**

A) Meningoencefalite por tuberculose.

B) Meningoencefalite por HIV.

C) Meningoencefalite por herpes.

D) Meningoencefalite por linfoma.

Resposta: C

No caso apresentado a paciente apresenta febre, crise tônico-clônico-generalizada, crises focais (clonias em hemiface) e rebaixamento do nível de consciência, indicando provável meningoencefalite. O exame de ressonância magnética demonstra acometimento do lobo temporal e da região frontobasal. O acometimento de estruturas límbicas é característico da meningoencefalite herpética. O exame do líquor revela pleocitose leve a moderada, de predomínio linfomonocitário, com glicorraquia normal e leve hipeproteinorraquia, achados compatíveis com o diagnóstico de meningoencefalite herpética. A meningoencefalite tuberculosa apresenta-se, habitualmente, de modo subagudo, com sintomas de febre, cefaleia, podendo ocorrer rebaixamento do nível de consciência, acometimento de pares cranianos (6o, 7o, 8o e outros) e quadros isquêmicos por vasculite de vasos de pequeno calibre. O exame de imagem pode revelar meningite da base de crânio, hidrocefalia, isquemia em territórios de vasos de pequenos calibre. A meningoencefalite por HIV habitualmente ocorre na primo-infecção e pode caracterizar-se por quadro de meningismo (cefaleia nucal, febre, rigidez de nuca) e por crises tônico-clônico-generalizadas. Os linfomas de sistema nervoso central podem ter caráter infiltrativo, nodular ou podem invadir a parede de vasos, com áreas isquêmicas. O quadro apresentado não é característico de linfoma do sistema nervoso central.

Referência

Teasdale G, Maas A, Lecky F, Manley G, Stocchetti N, Murray G. The Glasgow coma scale at 40 years: standing the test of time. Lancet Neurol. 2014 Aug;13(8):844-54. Doi:10.1016/S1474-4422(14)70120-6.

77

Mulher de 69 anos de idade, natural e procedente de São Paulo, é dentista. Tabagista de 20 maços/ano, apresenta dispneia e tosse seca há 2 anos, sem outras queixas. No exame clínico apresenta saturação de oxigênio de 90% em ar ambiente e estertores em velcro bilaterais, sendo o restante do exame clínico normal. A radiografia e a tomografia de tórax estão a seguir. A espirometria mostra VEF1 e CVF diminuídos com relação VEF1/CVF preservada.

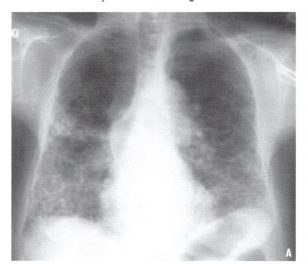 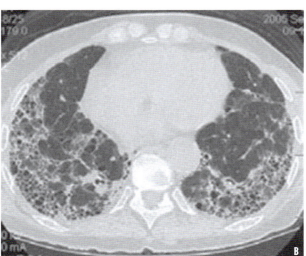

Pulmão. RJ 2006;15(4):212-8.

Fonte: Acervo da autoria.

Qual é a principal hipótese diagnóstica?

A) Fibrose intersticial pulmonar idiopática.
B) Doença pulmonar obstrutiva crônica.
C) Pneumoconiose.
D) Tuberculose pulmonar.

Resposta: A

A presença de dispneia e tosse seca, estertores finos na ausculta pulmonar e padrão restritivo na espirometria (VEF1 e CVF diminuídos, com VEF1/CVF normal) sugere a presença de doença intersticial pulmonar. Embora as doenças pulmonares intersticiais sejam relativamente raras, a fibrose intersticial pulmonar idiopática é uma das doenças mais comuns dentro desse grupo. Caracteriza-se por dispneia progressiva e tosse seca, acompanhada por infiltrado reticular periférico, basal, subpleural. Não há exposição ocupacional significativa que suporte a hipótese de pneumoconiose.

Referência

Goldman e Ausiello. Cecil, 23.ed., capítulo 92.

2021

78. Homem de 60 anos de idade procura a Unidade Básica de Saúde queixando-se de dor protocinética e após caminhadas em joelhos há 5 anos. O quadro é acompanhado de dor nas mãos, principalmente após esforços, com episódios de rigidez matinal de 15 minutos. Ao exame clínico dos membros, encontram-se joelhos com desvio em varo bilateral, com pequeno derrame articular à esquerda. Hipotrofia muscular de quadríceps bilateralmente (mais acentuada à esquerda), além de crepitação aos movimentos de flexão acima de 90 graus. Há nódulos de Heberden e Bouchard em mãos. Considerando-se a principal hipótese diagnóstica, marque a correta:

A) Os estudos mais recentes mostram que a hidroxicloroquina é eficaz.
B) Anti-inflamatórios tópicos estão recomendados.
C) Glicosamina e condroitina melhoram a dor e evitam dano estrutural.
D) A diacereína está recomendada pelas principais diretrizes da doença.

Resposta: B

Trata-se de paciente com quadro clínico muito sugestivo de osteoartrose de joelhos e em mãos visto apresentar nódulos de Heberden e Bouchard. Em relação à osteoartrose, os principais medicamentos usados para o tratamento farmacológico são os anti-inflamatórios tópicos e orais. Outras opções são a capsaícina, duloxetina e glicocorticosteroides intra-articulares dependendo do quadro clínico do paciente. A escolha do agente farmacológico utilizado é influenciada pela articulação específica e pelo número de articulações envolvidas, bem como pela presença de certas comorbidades.

O estudo *GAIT* de referência (disponível no QRcode ao lado) comparou os efeitos da glucosamina, do sulfato de condroitina, da combinação deles, do celecoxib e do placebo oral e demonstrou que pelo menos 20% de melhora na dor avaliada pelas universidades Western Ontario e McMaster (WOMAC) por meio de questionário (resultado primário) foi alcançado por 60% dos participantes no grupo de placebo, enquanto os efeitos dos grupos de tratamento ativo variaram de 64% a 70%. Em geral, houve resultados conflitantes de estudos randomizados que avaliaram a eficácia da glucosamina e da condroitina na osteoartrite (OA) do joelho

Os antimaláricos têm indicação precisa para o tratamento de certas manifestações sem risco de vida do lúpus eritematoso sistêmico (LES) e pacientes com artrite reumatoide (AR) leve ou moderadamente ativa.

Referência

Coleção Clínica Médica – FMUSP. 2.ed. Goldman-Cecil Medicina. Vol. 1 e 2. 25.ed. 2019. Disponível em: https://www.uptodate.com/contents/search.

79. Mulher de 27 anos de idade está em acompanhamento em ambulatório de serviço de referência por lúpus eritematoso sistêmico (LES) diagnosticado há 2 anos. Comparece em consulta queixando-se de edema progressivo de membros inferiores, urina espumosa e redução progressiva do volume urinário há 20 dias. Atualmente está em uso de prednisona 10 mg/dia e azatioprina 150 mg/dia. Ao exame clínico, pressão arterial (PA) 150×90 mmHg, frequência cardíaca (FC) de 100 bpm, frequência respiratória

(FR) de 20 ipm, temperatura axilar 36,5 ºC. Edema depressível de membros inferiores 2+/4+, edema de face +/4+. Não há outras alterações no restante do exame clínico.

Considerando-se o quadro atual da paciente, qual das alternativas a seguir traz associações compatíveis entre a classificação da doença e os achados histológicos e laboratoriais?

	Classificação	Achados histológicos e laboratoriais
A)	Proliferativa difusa	70% de glomérulos acometidos por proliferação celular na microscopia ótica; redução do C3 sérico, proteinúria > 3 g/dia
B)	Proliferativa focal	30% de glomérulos acometidos por proliferação celular na microscopia ótica; aumento do C3 sérico, hematúria e proteinúria entre 1 e 3 g/dia
C)	Membranosa	Espessamento da cápsula de Bowman, cilindros hemáticos numerosos, proteinúria entre 1 e 3 g/dia
D)	Proliferativa mesangial	Expansão da matriz mesangial, insuficiência renal rapidamente progressiva, proteinúria > 3 g/dia

Resposta: A

Como esta questão envolve o domínio de alguns conceitos, ouça a explicação disponível no QR code ao lado.

Referência:

Coleção Clínica Médica – FMUSP. 2.ed. Goldman-Cecil Medicina. Vol. 1 e 2. 25.ed. 2019. Disponível em: https://www.uptodate.com/contents/search.

80 Mulher de 50 anos de idade procura o ambulatório de clínica médica com queixa de fraqueza muscular proximal de membros superiores e inferiores iniciada há 2 meses, com poliartrite simétrica de pequenas articulações e lesões de pele ilustradas na figura a seguir.

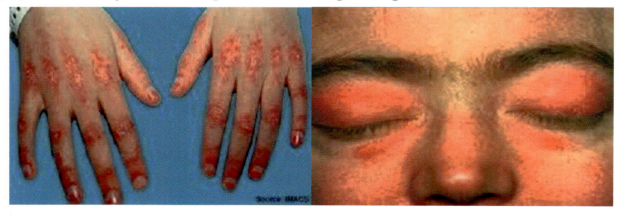

Fonte: Acervo da autoria.

Sobre a principal hipótese diagnóstica, assinale a alternativa correta:

A) A doença caracteriza-se por fraqueza muscular, todavia, mialgia é sintoma raro.

B) A maioria dos pacientes apresenta lesões cutâneas sem comprometimento muscular.

C) Sugere-se rastreamento para neoplasias, sendo maior o risco nos primeiros anos após diagnóstico da doença.

D) Acometimento pulmonar deve fazer pensar em sobreposição com outras doenças, como esclerose sistêmica.

Resposta: C

Pelo quadro clínico apresentado associado às leões em mãos e olhos, o diagnóstico provável é dermatopolimiosite. Dermatomiosite (DM) e polimiosite (PM) são miopatias imunomediadas, caracterizadas pelas características comuns de fraqueza do músculo esquelético proximal e de evidência de inflamação muscular. A DM, ao contrário da PM, está associada a uma variedade de manifestações cutâneas características. A manifestação mais importante da dermatomiosite (DM) é a fraqueza do músculo esquelético, especificamente fraqueza muscular proximal simétrica. Todos os pacientes com DM apresentam esta característica cardinal, exceto um subconjunto referido como DM clinicamente amiopático (CADM), no qual manifestações cutâneas características estão presentes na ausência de doença muscular clinicamente evidente.

Os pacientes com DM também apresentam uma variedade de manifestações cutâneas e apresentam risco aumentado de malignidade subjacente. Doença pulmonar intersticial (DIP), sinais e sintomas constitucionais, disfagia e artrite inflamatória também podem estar presentes em alguns pacientes.

A paciente apresenta pápulas de Gottron, que são pápulas eritematosas a violáceas, de ocorrência simétrica sobre as proeminências ósseas, particularmente nos aspectos extensores (dorsais) das articulações metacarpofalangianas (MCP) e interfalangianas. Além disso, essas lesões podem envolver a pele entre as articulações MCP e IP, principalmente quando a erupção é proeminente. Locais como cotovelos e joelhos também podem ser afetados. Esta paciente também apresenta o heliotropo, que é uma erupção eritematosa a violácea na pele periorbital, às vezes acompanhada de edema palpebral, que ocasionalmente pode ser bastante acentuado.

Na DM, manifestações cutâneas frequentemente precedem ou acompanham a fraqueza encontrada na apresentação em apenas 50% a 60% dos pacientes. Mialgias leves e sensibilidade muscular ocorrem em 25% a 50% dos casos. As articulações interfalangianas distais (DIP) são acometidas em pelo menos 10% dos casos de DM, mais frequentemente em associação com anti-Jo-1 ou outro anticorpo antissintetase. Na DM, pode ser observada em pacientes com doença clássica ou amiopática. Uma DPI rapidamente progressiva associada à insuficiência pulmonar e morte é mais comumente uma característica da DM anti-MDA5.

Referência

Coleção Clínica Médica – FMUSP. 2. ed. Goldman-Cecil Medicina. Vol. 1 e 2. 25.ed. 2019. Disponível em: https://www.uptodate.com/contents/search.

81. A embriaguez patológica caracteriza-se por:

A) Ingestão compulsiva de grandes quantidades de álcool em fases bem delimitadas de tempo com alteração da lucidez de consciência.

B) Ingestão de pequenas doses de álcool, alucinação tipo macrozoopsia concomitante e convulsões subentrantes.

C) Ingestão de grandes quantidades de álcool, acompanhada de euforização do humor seguida da fase comatosa, com relaxamento esfincteriano.

D) Ingestão de pequenas doses de álcool, crespuscularização da consciência e amnésia lacunar.

Resposta: D

Esta questão se refere à definição da embriaguez patológica de acordo com a Medicina Legal. Na embriaguez patológica, segundo Gomes (1993), a ingesta de pequenas doses de álcool está associada a uma reação desproporcional que se resolve com a metabolização do álcool. Ela pode estar associada a alterações de metabolização hepática ou à sensibilização do sistema nervoso central por lesões. Entretanto, não está relacionada a quadros excitatórios, como crises convulsivas.

Referência

Gomes H. Medicina legal. 30.ed. Rio de Janeiro: Freitas Bastos, 1993.

82

Um estudante de biologia de 24 anos de idade é trazido por sua mãe e seu irmão ao pronto-socorro. Nas últimas 2 semanas, o estudante tem ficado progressivamente mais agitado, inquieto, dormindo menos e falando rápido, às vezes sendo difícil de entender. Há 2 dias começou a falar que descobriu a cura para a covid-19, tendo enviado várias mensagens eletrônicas para diferentes jornais, instituições públicas e embaixadas. Diz agora que aguarda a ligação de autoridades de saúde de vários países para conversar sobre sua descoberta. Quando questionado pelo irmão sobre esses fatos, ficou muito irritado e tentou agredi-lo fisicamente.

A família diz que o paciente sempre foi estudioso, trabalhador, carinhoso com os pais e é amigo do irmão. Aos 20 anos de idade, apresentou quadro depressivo e foi tratado com medicamento, cujo nome os familiares não se recordam. Não há antecedentes familiares mórbidos relevantes.

Qual é a principal hipótese diagnóstica?

A) Transtorno obsessivo-compulsivo.
B) Esquizofrenia hebefrênica.
C) Transtorno afetivo bipolar.
D) Transtorno de personalidade.

Resposta: C

O paciente apresenta quadro depressivo prévio e atualmente apresenta quadro compatível com mania psicótica (euforia, agitação psicomotora, redução da necessidade de sono, taquilalia e pressão de discurso, além de sensação de capacidade de cura da covid-19 e grandiosidade). O quadro é fásico, com períodos de ausência de sintomas entre as crises mesmo fora da vigência de tratamento, o que não é observado nos outros quadros.

Referência

Beny Lafer, Camila Nascimento, Paula Villela Nunes, Karla Mathias de Almeida. Transtorno bipolar. In: Miguel EC, Lafer B, Elkis H, Forlenza OV. Clínica Psiquiátrica: as grandes síndromes psiquiátricas. Vol. 2 São Paulo: Manole, 2021.

83

Mulher de 23 anos de idade vem ao pronto-socorro com cefaleia contínua há 4 dias. A dor inicialmente era temporal esquerda, de moderada intensidade, mas hoje passou a ser holocraniana, de forte intensidade e associada a náuseas e fotofobia. Nestes 4 dias, medicou-se apenas com dipirona. Refere que tem cefaleia com características semelhantes, mas de fraca intensidade, pelo menos duas a três vezes por mês. Não usa nenhuma medicação contínua. Sem antecedentes patológicos relevantes. O exame clínico (incluindo o exame neurológico) é normal. Na chegada ao pronto-socorro, recebeu dipirona, cetoprofeno e metoclopramida endovenosa, sem melhora após 2 horas.

Qual alternativa representa a melhor opção terapêutica?

A) Morfina.
B) Metilprednisolona.
C) Tramadol.
D) Clorpromazina.

Resposta: B

 Como esta questão envolve o domínio de alguns conceitos, ouça a explicação disponível no QR code ao lado.

Referências

Acute treatment of migraine in adults. Disponível em: https://www.uptodate.com/contents/acute-treatment-of-migraine-in-adults

Nitrini R. A Neurologia que todo médico deve saber. 3.ed. São Paulo: Atheneu, 2015.

84 Médico de 57 anos de idade veio trazido pela esposa à Unidade Básica de Saúde em virtude de alteração do comportamento há 2 anos. Antes disso, era uma pessoa funcional e não tinha doenças prévias diagnosticadas. O quadro se iniciou com irritabilidade e impulsividade, às vezes parecendo que havia "perdido o freio mental", falando o que "vinha na cabeça". Também passou a comer muito doce, algo que não era comum. Durante toda a consulta, o paciente demonstrava-se inquieto e, às vezes, fazia comentários jocosos. Na avaliação cognitiva, apresentava respostas impulsivas e estava um pouco desatento. Ao miniexame do estado mental, ele fez 26 pontos (perdeu 3 pontos nas subtrações seriadas e 1 no comando verbal). O exame clínico não tem outras alterações. Qual é a hipótese diagnóstica mais provável?

A) Demência da doença de Alzheimer.
B) Transtorno afetivo bipolar.
C) Transtorno de personalidade.
D) Demência frontotemporal.

Resposta: D

O paciente com bom funcionamento prévio apresenta quadro demencial (sugestivas de alteração cognitiva, com alteração de atenção, e comportamento) de início precoce (antes de 60 anos de idade) com alterações principalmente relacionadas à impulsividade. Estes sintomas são sugestivos de demência frontotemporal. A demência da doença de Alzheimer costuma ter início após os 60 anos, com predomínio de sintomas de memória. Transtorno de personalidade ocorre desde o início da vida adulta e o transtorno bipolar é marcado por alterações fásicas, que não são aqui descritas.

Referência

Bahia VS, Parmera JB. Degeneração frontotemporal. In: Miguel EC, Lafer B, Elkis H, Forlenza OV. Clínica Psiquiátrica: as grandes síndromes psiquiátricas. Vol.2. São Paulo: Manole, 2021.

85 Mulher de 20 anos de idade está internada em um hospital terciário por paralisia flácida ascendente, iniciada há 3 semanas e progredindo ao longo de 7 dias. Não há acometimento de nervos cranianos, antecedente de doença infecciosa ou febre. Não consegue deambular, mas não há acometimento respiratório. Há 15 dias, desenvolveu abdome agudo que resultou em laparotomia branca. Durante o pós-operatório, apresentou crise convulsiva. Tem antecedente pessoal de surto psicótico ocorrido há 1 ano.

Considerando-se a principal hipótese diagnóstica, qual é o próximo passo?

A) Prescrever pulsoterapia com metilprednisolona.
B) Solicitar PCR para herpes no líquido cefalorraquidiano (LCR).
C) Solicitar porfobilinogênio urinário.
D) Prescrever imunoglobulina endovenosa ou plasmaférese.

Resposta: C

A paciente dá entrada no hospital com quadro de tetraparesia flácida de instalação aguda, sugestivo de neuropatia motora aguda. A ausência de sintomas sensitivos, nervos faciais e de acometimento respiratório em quadro grave fala contra o diagnóstico de polirradiculoneuropatia aguda (síndrome de Guillain-Barré), assim como a ausência de antecedentes de infecção antecedendo o quadro ou vacinação. A ocorrência de quadro de intensa dor abdominal, interpretado com abdome agudo, o antecedente de quadro psicótico e a crise convulsiva sugerem o diagnóstico de porfiria. Assim, o diagnóstico pode ser estabelecido pela pesquisa de profobilinogênio urinário. Tratamento com imunoglobulina endovenosa ou plasmaférese, eficazes para a síndrome de Guillain-Barré, não são eficazes na neuropatia aguda da porfiria. A pesquisa de PCR para herpesvírus não está indicada. Pulsoterapia com metilprednisolona não é eficaz na porfiria ou na síndrome de Guillain Barré.

Referências

https://www.uptodate.com/contents/acute-intermittent-porphyria-pathogenesis-clinical-features-and-diagnosis. Acute intermittent porphyria.

van den Berg B, Walgaard C, Drenthen J, Fokke C, Jacobs BC, van Doorn PA. Guillain–Barré syndrome: pathogenesis, diagnosis, treatment and prognosis. Nature Reviews Neurology. Vol. 10, p. 4692 (2014).

86 Mulher de 65 anos de idade é atendida no ambulatório de clínica médica por queixa de tosse crônica. Refere que o quadro se iniciou há 1 ano, quando realizou tomografia de tórax (imagem à esquerda) como parte da investigação diagnóstica. Nega antecedentes mórbidos relevantes. O exame clínico é normal. Realizou nova tomografia de tórax há 15 dias (imagem à direita). Qual é o próximo passo?

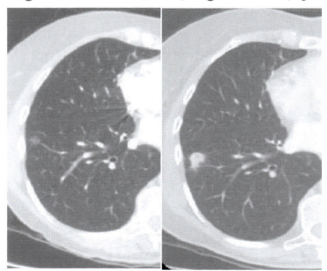

A) Prescrever esquema RHZE.
B) Prescrever anfotericina.
C) Solicitar lavado broncoalveolar.
D) Solicitar biópsia pulmonar.

Resposta: D

 Como esta questão envolve o domínio de alguns conceitos, ouça a explicação disponível no QR code ao lado.

Referência

Coleção Clínica Médica – FMUSP. 2. ed. Goldman-Cecil Medicina. Vol. 1 e 2. 25.ed. 2019. Disponível em: https://www.uptodate.com/contents/search

87 Homem de 47 anos de idade foi resgatado pelos bombeiros após colisão auto × auto, em que era o condutor de um dos veículos, e trazido ao pronto-socorro de um hospital terciário. Quatro outras pessoas foram feridas, uma delas falecida no local. Segundo a equipe de resgate, testemunhas viram o paciente convulsionar após o acidente.

Após a estabilização inicial adequada, realizou tomografia computadorizada de crânio, mostrada a seguir. Quais são as alterações presentes na tomografia?

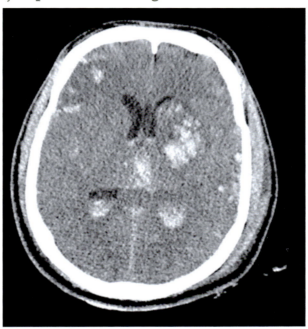

A) Hemorragia parenquimatosa, hemorragia intraventricular e lesão axonal difusa.
B) Hematoma extradural, hemorragia extra-axial e intraventricular.
C) Aneurisma cerebral roto com hemorragia parenquimatosa e meníngea.
D) Múltiplas metástases cerebrais, com efeito de massa.

Resposta: A

O exame de tomografia de crânio evidencia lesões hemorrágicas intraparenquimatosas e hemorragia intraventricular, associadas a grave traumatismo cranioencefálico. A lesão axonal difusa (também conhecida como "lesão axonal traumática") resulta de forças de cisalhamento. Dificilmente este diagnóstico pode ser firmado apenas pela tomografia. As lesões características, mais bem observadas na ressonância magnética de crânio, acometem a junção corticossubcortical, o corpo caloso e, em casos graves, o tronco encefálico. No exame de tomografia apresentado, não há hematomas extradurais ou extra-axiais. Sangramentos aneurismáticos geralmente provocam hemorragia subaracnóidea (não observada na imagem) ou hematomas intraparenquimatosos, com características distintas dos hematomas mostrados no exame. Os achados da imagem não mostram lesões com efeito de massa, sugestivo de metástases.

Referências

van Eijck MM, Schoonman GG, van der Naalt J, Vries J de, Roks G. (2018) Diffuse axonal injury after traumatic brain injury is a prognostic factor for functional outcome: a systematic review and meta analysis, BrainInjury, 32:4, 395402, DOI: 10.1080/02699052.2018.1429018.

Clement MO. Imaging of brain trauma. Radiol Clin North Am. 2019 Jul;57(4):733-744. DOI: 10.1016/j.rcl.2019.02.008. Epub 2019 Apr 6. PMID: 31076029 Review.

88 Homem de 17 anos de idade procura o pronto-socorro por lesão em perna esquerda após trauma local há 4 dias. Hoje está com febre (39,5 °C). Foto da lesão mostrada a seguir.

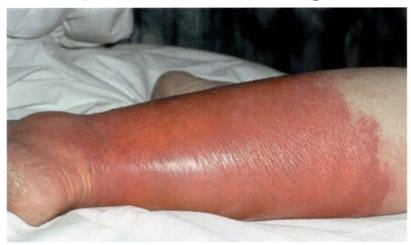

Considerando-se o principal agente etiológico para o quadro, qual das alternativas seguintes traz exclusivamente medicamentos que são eficazes para tratamento como monoterapia?

A) Clindamicina, cloranfenicol, tigeciclina e amicacina.

B) Linezolida, vancomicina, oxacilina, teicoplanina.

C) Penicilina, oxacilina, claritromicina e gentamicina.

D) Metronidazol, vancomicina, oxacilina e linezolida.

Resposta: B

O principal agente etiológico para este quadro é o estreptococo. Entre as opções apresentadas, apenas a alternativa B traz antibióticos que podem ser usados como monoterapia nesse caso. Macrolídeos são uma opção em pacientes com infecção comunitária e alergia a betalactâmicos. Os aminoglicosídeos, como a amicacina e a gentamicina, são usados como sinergistas no combate aos cocos gram-positivos, mas não são adequados para o tratamento monoterápico. Metronidazol está indicado, em terapia combinada, nos quadros em que se suspeita haver ação de bactérias anaeróbias, como na fasciite necrosante. Resistência às tetraciclinas (como tigeciclina) é comum.

Referências

Drusano GL. Quimioterapia antibacteriana. In: Goldman-Cecil Medicina. 25.ed. São Paulo: Saraiva, 2018.

Low DE. Infecções estreptocócicas não pneumocócicas e febre reumática. In: Goldman-Cecil Medicina. 25.ed. São Paulo: Saraiva, 2018.

89 Mulher de 28 anos de idade vem à Unidade Básica de Saúde para acompanhamento por asma brônquica, diagnosticada aos 10 anos de idade. Há 2 meses tem crises de falta de ar e tosse seca que melhoram com uso de salbutamol inalatório. Há 45 dias, teve uma crise mais intensa de dispneia associada a chiado, para a qual precisou de atendimento de emergência em pronto-socorro. Após a alta, persiste com sintomas diurnos três vezes na semana, com limitação para atividades diárias e sintomas noturnos esporádicos. Fez uso somente de prednisona 40 mg/dia por 1 semana após a alta hospitalar. Nega outros sintomas. No exame clínico, está em bom estado geral, corada, hidratada, FC: 80 bpm, FR: 16 ipm, PA: 122×86 mmHg. Ausculta pulmonar com murmúrios vesiculares presentes e sibilos expiratórios. O restante do exame clínico é normal. Trouxe espirometria feita há 1 semana, com os seguintes resultados após o uso de broncodilatador: VEF1/CVF: 0,68, VEF1: 70% do predito, com variação pré para pós-brondilatador de 290 mL (14%).

90 Considerando-se o atual estágio de controle da asma da paciente, qual é o tratamento de 1ª linha para o caso, de acordo com o Global Initiative for Asthma Treatment?

	Manutenção	Resgate
A)	Formoterol+budesonida	Formoterol+budesonida
B)	Montelucaste	Fenoterol
C)	Formoterol+budesonida	Fenoterol
D)	Montelucaste	Formoterol +budesonida

Resposta: A

De acordo com o GINA, pacientes adultos com sintomas por mais de 2 vezes por semana, mas que não chegam a ser diários, têm como 1ª linha de tratamento; para manutenção e resgate, o uso de corticosteroides inalatórios combinados com formoterol. Antagonistas do receptor de leucotrieno, como o montelucaste, ou beta-agonistas de ação curta são apontados como medicamentos alternativos, de 2ª linha.

Referências

Global Initiative for Asthma. Global strategy for asthma management and prevention, 2019. Acessado em: 8 jun 2020. Disponível em: https://ginasth-ma.org/wp-content/uploads/2019/06/GINA-2019-main-report-June-2019-wms.pdf.

91 Homem de 68 anos de idade, aposentado, vem para consulta em ambulatório geral para avaliação de *check-up*. Tem hipotireoidismo há 10 anos, está em uso de levotiroxina 50 mcg ao dia. É tabagista de um maço por dia, desde os 15 anos de idade. Quando indagado sobre parar de fumar, entende que o cigarro é a causa dos seus problemas e que gostaria de parar de fumar, mas não se sente preparado para tentar agora, pois ainda precisa do cigarro para aliviar o estresse. No exame clínico, tem peso de 81 kg e altura de 150 cm, pressão arterial 110×76 mmHg. O restante do exame clínico é normal. Traz exames realizados há 2 semanas:

- Hemoglobina (Hb): 17 g/dL;
- Hematócrito (Ht): 48%;
- Leucócitos: 8400/mm³;
- Plaquetas: 347 mil/mm³;
- Glicemia de jejum: 112 mg/dL;
- Hemoglobina glicada: 6%;
- Colesterol total: 128 mg/dL;

- LDL: 64 mg/dL
- HDL: 46 mg/dL;
- Creatinina: 0,8 mg/dL;
- Ureia: 35 mg/dL;
- Na: 140 mEq/L K: 3,9 mEq/L;
- TSH: 8,8 µU/mL;
- T4 livre normal.

Segundo as recomendações da US Preventive Services Task Force, além dos exames de rastreamento já realizados, devem ser considerados no plano de cuidado deste paciente:

A) Radiografia de tórax, pesquisa de sangue oculto nas fezes, ultrassonografia (USG) doppler de aorta abdominal e antígeno prostático específico (PSA).

B) Tomografia de tórax de baixa radiação, pesquisa de sangue oculto nas fezes, USG doppler de aorta abdominal e USG de tireoide.

C) Tomografia de tórax de baixa radiação, colonoscopia e USG doppler de aorta abdominal.

D) Radiografia de tórax, colonoscopia e ultrassonografia de tireoide.

Resposta: C

O US Preventive Services Task Force (disponível no QRcode ao lado) recomenda rastreamento de câncer de cólon para todos os adultos entre 50 e 75 anos com exames fecais (sangue oculto nas fezes, teste imunoquímico, marcadores de DNA para células tumorais) e/ou exames de imagem/endoscópicos (sigmoidoscopia flexível, colonoscopia, colonografia por TC). A periodicidade varia com a estratégia escolhida. Rastreamento de câncer de pulmão em adultos entre 50 e 80 anos com carga tabágica maior que 20 maços-ano, atualmente fumantes ou que pararam de fumar nos últimos 15 anos, com tomografia de tórax de baixa radiação anual. O uso de radiografias de tórax, de exames de escarro ou de outros marcadores não está indicado nesse cenário. Rastreamento de aneurisma de aorta abdominal para todos os homens de 65 a 75 anos que fumam atualmente ou fumaram, com ultrassom abdominal (uma única vez).

O US Preventive Services Task Force não recomenda rastreamento para câncer de tireoide (recomendação D). O rastreamento para câncer de próstata deve ser avaliado a cada caso, pesando-se riscos e benefícios com o paciente (recomendação C).

Referência

USPSTF recommendation topics. Disponível em https://www.uspreventiveservicestaskforce.org/uspstf/recommendation-topics.

92 Homem de 24 anos de idade, previamente hígido, é levado ao pronto-socorro com queda do estado geral, náuseas e vômitos. Há 2 semanas tem notado perda de peso (6 kg, aproximadamente 8% do peso inicial). Ao exame clínico, está sonolento, desidratado +3/+4. Frequência respiratória de 30 ipm, pressão arterial de 90×50 mmHg, frequência cardíaca de 120 bpm; abdome flácido, sem sinais de peritonite. O restante do exame clínico é normal.

O exame de urina revelou glicosúria 4+/4 e cetonúria 4+/4. A gasometria arterial em ar ambiente evidenciou: pH 7, 02; pO_2 95 mmHg; pCO_2 26 mmHg; bicarbonato 6 mEq/L; Base excess (BE) -10; $SatO_2$ em ar ambiente 99%. K^+ 3,8 mEq/L, Na^+ 132 mEq/L Cl^- 93 mEq/L; Glicemia 400 mg/dL.

Considerando-se a principal hipótese diagnóstica, assinale a alternativa que indica condutas que compõem as primeiras 2 horas de atendimento:

A) Cloreto de sódio 0,45% EV, insulina NPH subcutânea, KCl 19,1% EV.
B) Cloreto de sódio 0,45% EV, insulina regular EV, bicarbonato de sódio 8,4% EV.
C) Cloreto de sódio 0,9% EV, insulina NPH subcutânea, bicarbonato de sódio 8,4% EV.
D) Cloreto de sódio 0,9% EV, insulina regular EV, KCl 19,1% EV.

Resposta: D

 Como esta questão envolve o domínio de alguns conceitos, ouça a explicação disponível no QR code ao lado.

Referência

Diretrizes da Sociedade Brasileira de Diabetes 2019-2020. Disponível em: https://www.diabetes.org.br/profissionais/images/DIRETRIZES-COMPLETA-2019-2020.pdf

93 Mulher de 66 anos de idade tem antecedentes de obesidade grau 3 e osteoartrose grave de joelhos. Foi levada por seus familiares ao pronto-socorro por quadro de desorientação temporoespacial e confusão mental, com períodos de agitação intensa há 3 dias, com piora hoje. Faz uso frequentes de medicações para dores dos joelhos, porém os familiares não sabem referi-las.

Ao exame clínico, encontra-se em regular estado geral, desidratada +2/+4, febril; agitada, não colaborativa ao exame; pressão arterial 140×90 mmHg, frequência cardíaca 110 bpm, frequência respiratória 24 ipm, temperatura axilar de 38,8 ºC; sem déficits neurológicos focais e sem sinais meníngeos; abdome globoso, palpação de massa em hipogástrio com intensa manifestação de dor pela paciente à palpação, sem sinais de peritonite. Restante do exame clínico sem alterações. Glicemia capilar de 140 mg/dL.

Qual alternativa traz o conjunto de medidas diagnósticas e terapêuticas iniciais para o quadro agudo da paciente?

A) Passagem de sonda vesical de alívio, coleta de urina tipo I e urocultura; quetiapina e dipirona.
B) Tomografia de crânio com contraste, coleta de proteína C-reativa e hemograma; diazepam e ácido acetilsalicílico (AAS).
C) Tomografia de abdome e pelve, coleta de hemograma e lactato; haloperidol e dipirona.
D) Ultrassonografia de abdome e pelve, coleta de hemograma e lactato; risperidona e paracetamol.

Resposta: A

Trata-se de uma paciente com quadro de *delirium* secundário provavelmente a quadro infeccioso ou à presença de bexigoma que pode ter ocorrido por abuso de medicações analgésicas (opioide). A prioridade para diagnóstico e conforto desta paciente é a sondagem vesical de alívio. Para realização deste procedimento, muitas vezes é necessário a utilização de alguma medicação para controle do *delirium* e, neste caso, a utilização da quetiapina é uma alternativa terapêutica. Não fazia parte do escopo das alternativas, porém, por presença de déficit neurológico agudo, esta paciente seria elegível para receber precocemente antibioticoterapia em protocolo sepse.

Referência

Brasil. Ministério da Saúde. Secretaria de Atenção à Saúde. Departamento de Atenção Básica. Envelhecimento e saúde da pessoa idosa. Ministério da Saúde, 2006. Disponível em: https://bvsms.saude.gov.br/bvs/publicacoes/evelhecimento_saude_pessoa_idosa.pdf

94 Qual das valvopatias indicadas a seguir é compatível, quando se instala isoladamente, com as alterações presentes neste eletrocardiograma?

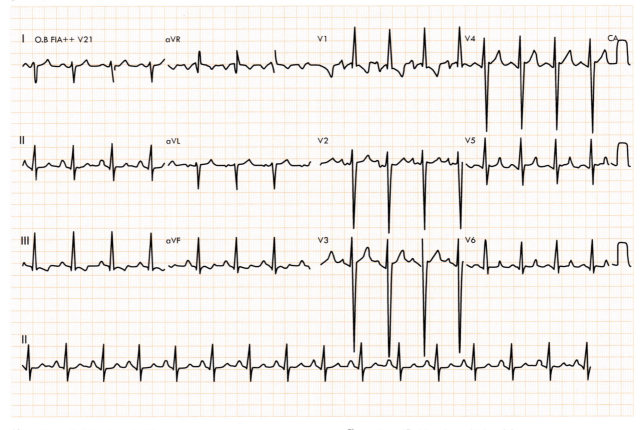

A) Insuficiência aórtica.
B) Estenose mitral.
C) Insuficiência tricúspide.
D) Estenose pulmonar.

Resposta: B

Trata-se de um eletrocardiograma em que é possível observar sobrecarga de átrio esquerdo (duração da onda P acima de 120 ms e índice de Morris presente) e sobrecarga de ventrículo direito (desvio do eixo para a direita e para frente); estes achados são típicos da estenose mitral.

Referência

Friedmann AA, Grindler J, Oliveira CAR de. Diagnóstico diferencial no eletrocardiograma. Serviço de Eletrocardiologia – Clínica Geral do Hospital das Clínicas da Faculdade de Medicina da Universidade de São Paulo.. São Paulo: Manole, 2017.

95 Mulher de 58 anos de idade vem à Unidade Básica de Saúde, pois apresentou quadro de escurecimento visual durante prática de atividade física. Não houve perda da consciência. Não tem antecedentes mórbidos relevantes. Ao exame clínico, frequência cardíaca 58 bpm. O restante do exame clínico é normal. Realizou o eletrocardiograma apresentado a seguir. Qual é a conclusão do laudo do eletrocardiograma?

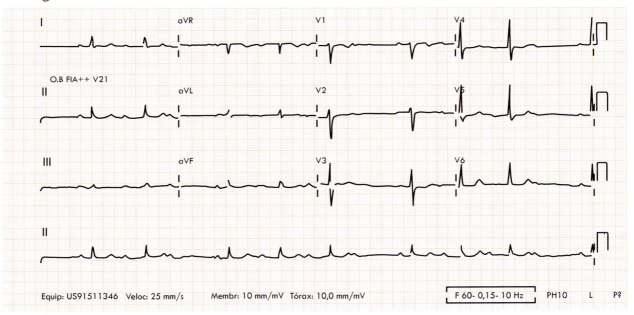

A) Eletrocardiograma normal.
B) Fibrilação atrial de baixa resposta ventricular.
C) Bloqueio atrioventricular de 2º grau, Mobitz I.
D) Bradicardia sinusal.

Resposta: C

O intervalo PR aumenta progressivamente até ocorrer uma falha de condução em que a onda P não é seguida de QRS (fenômeno de Wenckebach).

Referência

Friedmann AA, Grindler J, Oliveira CAR de. Diagnóstico diferencial no eletrocardiograma. Serviço de Eletrocardiologia – Clínica Geral do Hospital das Clínicas da Faculdade de Medicina da Universidade de São Paulo. São Paulo: Manole, 2017; p.16 e 25.

Análise de casos clínicos

96 Homem de 68 anos de idade tem insuficiência cardíaca com fração de ejeção de 36%. Está em uso de enalapril 20 mg/dia, furosemida 40 mg/dia, carvedilol 50 mg/dia e espironolactona 25 mg/dia. Durante os últimos meses, persistia com dispneia apenas aos grandes esforços. Procura o pronto atendimento porque há 7 dias apresenta piora da dispneia (atualmente no repouso), tosse seca e febre baixa (37,9 °C). Ao exame clínico, está em regular estado geral, consciente e orientado. FC 88 bpm, PA 90×60 mmHg, saturação de oxigênio em ar ambiente: 89%. Ausculta pulmonar com estertores finos em ambas as bases.

O último eletrocardiograma presente em prontuário (realizado há 1 mês) está apresentado a seguir.

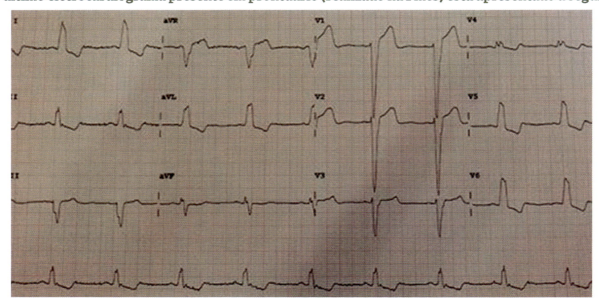

1. Qual é a conclusão do laudo do eletrocardiograma?

A) Bloqueio atrioventricular total.
B) Aneurisma ventricular.
C) Ritmo juncional.
D) Bloqueio de ramo esquerdo.

Durante internação para compensação clínica, o paciente realizou a tomografia de tórax apresentada a seguir.

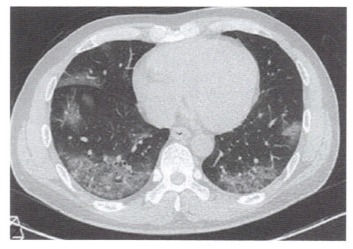

Fonte: http://dx.doi.org/10.36416/1806-3756/e20200114.

2. Qual é a principal hipótese diagnóstica para o quadro agudo?

A) Insuficiência cardíaca descompensada.
B) Infecção por SARS-CoV-2.
C) Pneumonia estreptocócica.
D) Tromboembolismo pulmonar.

Respostas:

1: D

O eletrocardiograma apresenta complexos QRS alargados, sempre precedidos por ondas P (o diagnóstico de bloqueio atrioventricular total é descartado pela ausência de dissociação atrioventricular). Estas ondas P são positivas em D2 e com intervalo PR normal (o ritmo juncional apresenta ondas P negativas em D2, pois a despolarização atrial é ascendente, contrastando com o ritmo sinusal). A avaliação do QRS alargado inicia-se pela análise de sua morfologia em V1 e V6. Neste caso, encontramos ondas S profundas em V1 e um complexo monofasicamente positivo em V¨, com a típica morfologia em "torre". Isso caracteriza um bloqueio de ramo esquerdo (BRE). As alterações de segmento ST são consequência da presença BRE (a presença de aneurisma ventricular é identificada pela presença de supradesnivelamento persistente do segmento ST, frequentemente após um infarto agudo do miocárdio).

2: B

Observa-se na tomografia a presença de opacidades multifocais em vidro fosco, bilaterais, com predomínio posterior e periférico. Estes achados são típicos de infecção por SARS-CoV-2. Para um quadro de insuficiência cardíaca descompensada, esperava-se encontro de cardiomegalia, derrame pleural e espessamento interlobular. Tanto na pneumonia estreptocócica como no tromboembolismo pulmonar espera-se encontro de lesão unilateral; ademais, os achados parenquimatosos também não sugerem estas etiologias.

Referências

Friedmann AA, Grindler J, Oliveira CAR de. Diagnóstico diferencial no eletrocardiograma. Serviço de Eletrocardiologia – Clínica Geral do Hospital das Clínicas da Faculdade de Medicina da Universidade de São Paulo. São Paulo: Manole, 2017.

Araujo-Filho JAB, et al. Covid-19 pneumonia: what is the role of imaging in diagnosis? J bras. Pneumol. 46(2); 2020.

Homem de 72 anos de idade está internado em unidade de terapia intensiva (UTI) há 2 dias, por diagnóstico de covid-19. O quadro iniciou-se há 8 dias, com febre, anosmia, odinofagia e tosse. O diagnóstico foi feito 4 dias depois e, em consequência da saturação de oxigênio de 91% em ar ambiente, foi internado em enfermaria. Há 2 dias evoluiu com insuficiência respiratória, demandando transferência à UTI e intubação orotraqueal. O médico assistente se prepara para avaliar o paciente no dia de hoje.

O box de isolamento em que o paciente está internado não tem antecâmara. Antes de entrar, o médico já se encontra com uma máscara N95. Ele higieniza as mãos, veste o avental, coloca os óculos de proteção, adentra o box e calça as luvas de procedimento.

1. Em relação à paramentação realizada, assinale a alternativa correta.

A) Não houve erro de paramentação.
B) As mãos deveriam ser higienizadas novamente após a entrada no box.
C) A máscara deveria ter sido trocada antes da entrada no box.
D) As luvas deveriam ter sido calçadas antes da entrada no box.

Uma vez dentro do box, o médico ouve o alarme do monitor soar e detecta a arritmia registrada na imagem a seguir. A avaliação e o tratamento adequados foram feitos e a arritmia foi revertida.

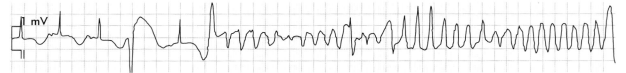

2. Considerando-se os itens abaixo da prescrição médica do Sr. João, qual item deverá ser suspenso da prescrição?

A) Azitromicina 500 mg SNE, uma vez ao dia.
B) Ceftriaxone 1 g via intravenosa, a cada 12 horas.
C) Inalação com salbutamol, a cada 6 horas.
D) Terbutalina subcutânea ACM.

O paciente está ventilado sob os seguintes parâmetros:

- Modo controlado à pressão;
- FiO_2 = 40%;
- PEEP 5 cmH_2O;
- Pressão de pico 17 cmH_2O;
- Tempo inspiratório de 1 segundo;
- Frequência respiratória de 10 vpm.

Você percebe que o paciente está desconfortável e nota o seguinte registro no monitor:

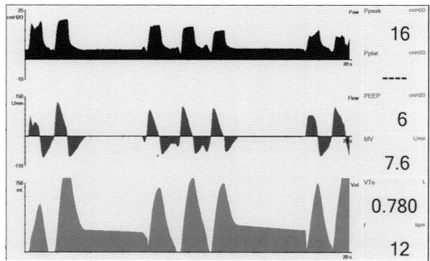

3. Qual é a principal hipótese para a alteração encontrada no monitor?

A) Vazamento de circuito.
B) Líquido no circuito.
C) Aprisionamento aéreo.
D) Duplo disparo.

4. Com base no quadro exposto na questão anterior, qual das seguintes condutas será mais eficaz para corrigir a alteração encontrada?

A) Aumento do tempo inspiratório.
B) Revisão do circuito ventilatório.
C) Aumento da PEEP.
D) Redução da pressão de pico.

Respostas:

1: B

Durante a sequência de paramentação, e entrada na antessala, após colocação de óculos, gorro, aventais e outros acessórios, é necessário uma nova higienização das mãos. Na sequência apresentada, a pessoa adentra o box (neste momento, as mãos já haviam entrado em contato com todos itens da paramentação e com a porta) e, sem realizar uma nova higiene das mãos, calça as luvas. O erro apresentado é não ter realizado a higienização das mãos novamente após entrar no box e antes de calçar as luvas, resposta B.

2: A

Trata-se de um ritmo eletrocardiográfico em que se observa um QT longo seguido de arritmia ventricular (taquicardia ventricular polimórfica, *torsades de pointes*). Entre as medicações apresentadas, a azitromicina pode alargar o intevalo QT e estar associada a arrtimias como taquicardias ventriculares polimórficas. Salbutamol e terbutalina podem causar taquicardia, mas não estão associadas a este tipo de arritmia, assim como não há descrição deste efeito colateral para ceftriaxone.

3: D

É possível observar, pela análise gráfica das curvas de pressão, fluxo e volume, a existência de períodos com dois ciclos ventilatórios consecutivos, sem intervalos entre si, para um mesmo disparo. Esta situação ocorre porque o tempo inspiratório do ventilador mecânico é menor do que o tempo inspiratório do paciente. A diferença entre os tempos inspiratórios causa uma assincronia porque o paciente continua exercendo um esforço respiratório de inspiração enquanto o ventilador mecânico já encerrou o seu tempo inspiratório, provocando, desta maneira, o disparo de um novo ciclo pelo ventilador durante um mesmo esforço muscular do paciente.

4: A

Para corrigir o duplo disparo no modo ventilatório pressão controlada, é possível aumentar o tempo inspiratório do ventilador mecânico ou aumentar a pressão inspiratória. Entre as alternativas disponíveis, temos como adequada a correção com aumento do tempo inspiratório.

Referências

Manual da Agência Nacional de Vigilância Sanitária. Nota Técnica GVIMS/GGTES. Orientações para Serviços de Saúde: medidas de prevenção e controle que devem ser adotadas durante a assistência aos casos suspeitos ou confirmados de infecção pelo novo coronavírus (SARS-CoV-2).

Matsunaga N, Oki Y, Prigollini A. A case of QT-interval prolongation precipitated by azithromycin. N Z Med J. 2003;116(1185):U666.

Russo V, Puzio G, Siniscalchi N. Azithromycin-induced QT prolongation in elderly patient. Acta Biomed. 2006;77(1):30-32.

Kim MH, Berkowitz C, Trohman RG. Polymorphic ventricular tachycardia with a normal QT interval following azithromycin. Pacing Clin Electrophysiol. 2005;28(11):1221-1222. doi:10.1111/j.1540-8159.2005.50146.x.

Páginas 56 a 59 (Análise gráfica durante a ventilação mecânica). III Consenso Brasileiro de Ventilação Mecânica Ventilação mecânica: princípios, análise gráfica e modalidades ventilatórias. Carlos Roberto Ribeiro de Carvalho, Carlos Toufen Junior, Suelene Aires Franca. J Bras Pneumol. 2007;33(Supl 2):S 54-S 70.

GINECOLOGIA E OBSTETRÍCIA

AUTORES DA SEÇÃO

GINECOLOGIA

Prof. Dr. Eduardo Vieira da Motta

Prof. Dr. José Maria Soares Junior

Prof. Dr. Edmund Chada Baracat

OBSTETRÍCIA

Dra. Adriana Lippi Waissman

Dra. Carolina Burgarelli Testa

Profa. Dra. Rossana Pulcineli Vieira Francisco

Atividades de Ginecologia

2017

1 Mulher de 32 anos tem desejo reprodutivo. Há 8 meses apresentou gestação seguida de aborto espontâneo com 7 semanas, sem necessidade de curetagem. Desde esse evento, não faz uso de método contraceptivo e apresenta ciclos menstruais regulares, com duração de 4 dias, intervalo de 30 dias e fluxo aumentado.

Exame ginecológico:

- Genitais externos normais.
- Especular – conteúdo vaginal habitual, colo epitelizado.
- Toque vaginal – útero em anteversoflexão, regular, não doloroso à mobilização, volume habitual.

Realiza os seguintes exames:

- Espermograma do parceiro: normal.
- Ultrassom transvaginal – corte sagital uterino:

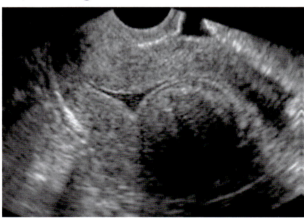

Fonte: Acervo da autoria.

Ultrassom transvaginal – ovários:

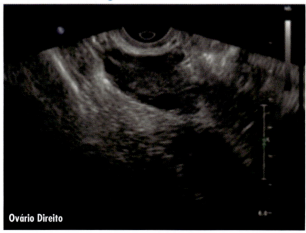
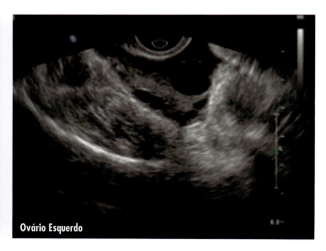

Fonte: Acervo da autoria.

Dosagens séricas no 3° dia do ciclo menstrual:

	Resultado	Referências
FSH	0,6 UI/L	■ Fase folicular: até 12,0 UI/L ■ Fase lútea: até 12,0 UI/L ■ Pico ovulatório: 12,0 a 25,0 UI/L
LH	1,8 UI/L	■ Fase folicular: até12,0 UI/L ■ Fase lútea: até 15,0 UI/L ■ Pico ovulatório: 15,0 a 100,0 UI/L
Estradiol	32,0 ng/dL	■ Fase folicular: 1,2 a 23,3 ng/dL ■ Pico ovulatório: 4,1 a 39,8 ng/dL ■ Fase lútea: 2,2 a 34,1 ng/dL
Progesterona	35 ng/dL	■ Fase folicular: até 105 ng/dL ■ Fase lútea: 400 a 2.000 ng/dL
Prolactina	27 microg/L	■ Feminino (não grávidas): até 31 microg/L
CA 125	30 U/mL	■ Inferior a 35 U/mL

Fonte: Elaborado pela autoria.

Considerando o desejo reprodutivo e as informações clínicas, ultrassonográficas e laboratoriais, é necessário realizar:

A) Tratamento de síndrome dos ovários policísticos.

B) Histeroscopia cirúrgica.

C) Suplementação de progesterona.

D) Laparoscopia diagnóstica.

Resposta: B

A paciente apresenta diagnóstico por ultrassom de leiomioma submucoso, doença associada à infertilidade – seja pela maior frequência de abortamentos ou pela dificuldade de engravidar. A história clínica e o perfil hormonal não sugerem síndrome dos ovários policísticos ou deficiência de progesterona. A localização do mioma demanda abordagem cirúrgica por via histeroscópica.

Referências

Brasil. Ministério da Saúde. Protocolos da atenção básica: saúde das mulheres / Ministério da Saúde, Instituto Sírio-Libanês de Ensino e Pesquisa. Brasília: Ministério da Saúde, 2016.

Cook H, Ezzati M, Segars JH, McCarthy K. The impact of uterine leiomyomas on reproductive outcomes. Minerva Ginecol. 2010;62(3):225-36.

2 Mulher de 30 anos, IG IP (normal há 8 anos), refere ciclos menstruais regulares, dismenorreia leve (melhora espontânea sem uso de analgésicos), faz uso de preservativo como método contraceptivo. Há 4 meses, teve início dor em região lombar direita, em cólica, com irradiação pélvica e intensidade progressiva sem melhora com analgésico ou anti-inflamatório. Nega disúria ou polaciúria.

Exame abdominal: plano e flácido, sem massas palpáveis. Apresenta dor à palpação profunda em fossa ilíaca direita. Punho percussão negativa em regiões lombares. Exame especular: conteúdo vaginal habitual, colo epitelizado anteriorizado, zona de transição normal. Toque vaginal: útero retrovertido, tamanho habitual, dor à palpação em fórnice vaginal posterior, tumoração anexial direita, regular, móvel, indolor. Exame de sedimento urinário normal. Colpocitologia classe 2 de Papanicolau.

Ultrassom de vias urinárias (rim direito):

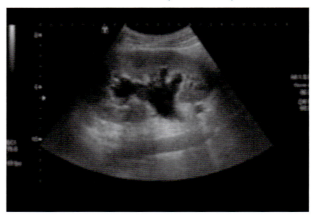

Fonte: Acervo da autoria.

A principal hipótese diagnóstica é:

A) Mioma uterino.

B) Câncer de ovário.

C) Câncer de colo uterino.

D) Endometriose.

Resposta: D

A paciente apresenta quadro clínico de dismenorreia e achado de exame físico de útero retrovertido e tumoração anexial direita. Apresenta imagem compatível com dilatação do sistema pelve-ureteral direito. Esses achados sugerem obstrução ureteral distal. Considerando esses dados, é possível projetar como ponto de obstrução ureteral o seu trajeto pélvico, junto ao útero. Tanto endometriose como câncer de colo de útero podem ser responsáveis por esse tipo de obstrução, no entanto essa paciente apresenta colo de útero clinicamente normal e colpocitologia normal, tornado esse diagnóstico pouco provável. Dessa, forma a principal hipótese a ser considerada é endometriose com obstrução de ureter distal.

Referências

Brasil. Ministério da Saúde. Protocolos da atenção básica: saúde das mulheres / Ministério da Saúde, Instituto Sírio-Libanês de Ensino e Pesquisa. Brasília: Ministério da Saúde, 2016.

Barra F et al. Ureteral endometriosis: a systematic review of epidemiology, pathogenesis, diagnosis, treatment, risk of malignant transformation and fertility. Hum Reprod Update. 2018 Nov 1;24(6):710-30.

Bazot M, Lafont C, Rouzier R, Roseau G, Thomassin-Naggara I, Daraï E. Diagnostic accuracy of physical examination, transvaginal sonography, rectal endoscopic sonography, and magnetic resonance imaging to diagnose deep infiltrating endometriosis. Fertil Steril. 2009 Dec; 92(6):1825-33.

3 Mulher de 25 anos, nuligesta em uso de contraceptivo oral combinado. Refere que há 7 dias começou quadro de mialgia inespecífica, cefaleia e febre não medida, controlada com paracetamol. Há 4 dias dor pélvica e corrimento vaginal muco-sanguinolento intenso. Ao exame clínico apresenta-se em regular estado geral, FC 80 bpm, FR 18 ipm, PA 120/70 mmHg, temperatura axilar 37,2 °C. Ausculta pulmonar e cardíaca normais, presença de linfonodos inguinais palpáveis, móveis, fibroelásticos e dolorosos. Órgãos genitais externos sem alterações.

Exame especular:

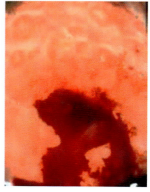

Fonte: Acervo da autoria.

A principal hipótese diagnóstica é:

A) Herpes simples.

B) Behçet.

C) Tricomoníase.

D) Clamídia.

Resposta: A

A paciente apresenta quadro clínico característico de infecção primária por herpes simples, inclusive com achados clínicos. Esses achados não estão presentes nas outras doenças apresentadas. Além do quadro clínico, há o achado de lesões características de herpes simples no colo uterino. Apresentação clínica menos usual.

Referências

Brasil. Ministério da Saúde. Secretaria de Vigilância em Saúde. Departamento de DST, Aids e Hepatites Virais. Protocolo clínico e diretrizes terapêuticas para atenção integral às pessoas com infecções sexualmente transmissíveis / Ministério da Saúde, Secretaria de Vigilância em Saúde, Departamento de DST, Aids e Hepatites Virais. Brasília: Ministério da Saúde, 2015.

Roett MA. Genital ulcers: differential diagnosis and management. Am Fam Physician. 2020 Mar 15;101(6):355-61.

4 Mulher de 27 anos, maratonista, 1G 1P (vaginal há 7 anos), utilizava dispositivo intrauterino (DIU) liberador de progestagênio até 8 meses atrás, quando o retirou por desejo pessoal. Desde então permanece com seu treinamento habitual e utiliza preservativo como contraceptivo. Queixa-se de não ter apresentado fluxo menstrual desde a retirada do DIU. Exame de beta-hCG negativo. Foi medicada com medroxiprogesterona 10 mg ao dia por 10 dias, sem apresentar sangramento genital. Dosagem de FSH = 1,2 mUI/mL e de LH = 2,1 mUI/mL. Ressonância magnética de sela túrcica normal.

A principal hipótese diagnóstica para a origem do quadro de amenorreia é:

A) Hipófise.
B) Ovários.
C) Hipotálamo.
D) Útero.

Resposta: C

A paciente apresenta amenorreia secundária com antecedente de ciclos menstruais regulares, inclusive com gravidez. Nesse contexto, trata-se de diagnóstico de amenorreia secundária. A utilização de dispositivo intrauterino liberador de progestagênio promove amenorreia durante seu uso por efeito de atrofia endometrial. Com sua retirada, o endométrio volta a ciclar (o que não ocorreu). Os níveis baixos de FSH e LH sugerem não haver insuficiência ovariana. A ressonância de sela túrcica, apesar de não afastar completamente a possibilidade de microadenomas de hipófise, torna menos provável essa possibilidade. Dessa forma, considerando o hábito de atividade física intensa, reconhece-se nessas pacientes amenorreia por interferência no ciclo menstrual por interferência no hipotálamo.

Referências

Klein DA, Paradise SL, Reeder RM. Amenorrhea: a systematic approach to diagnosis and management. Am Fam Physician. 2019;100(1):39-48.

Pardini DP. Alterações hormonais da mulher atleta. Arquivos Brasileiros de Endocrinologia & Metabologia. 2001;45(4):343-51.

5 Mulher de 22 anos refere que há 3 dias apresentou relação sexual, sem uso de preservativo, com parceiro em tratamento para papilomavírus humano (HPV) em glande. Está preocupada com os riscos relacionados a esse contato.

Deve-se considerar que o HPV apresenta:

A) Baixa infectividade e baixa probabilidade de infecção pelo ato sexual.
B) Elevado clareamento pelo sistema imunológico do hospedeiro.
C) Infecção de progressão acelerada para fases displásicas.
D) Resposta terapêutica com uso de vacina pós-contato suspeito.

Resposta: B

Pergunta conceitual sobre a fisiopatologia da infecção pelo HPV, que apresenta elevada infectividade, com transmissão sexual, lenta progressão para displasia histológica e sem uso terapêutico para a vacina. Leia mais informações sobre o assunto no Protocolo Clínico e Diretrizes Terapêuticas para Atenção Integral às Pessoas com Infecções Sexualmente Transmissíveis (IST).

Referência

Stanley M. Pathology and epidemiology of HPV infection in females. Gynecol Oncol. 2010 May;117(2 Suppl):S5-10.

6 Mulher de 34 anos, em investigação para infertilidade, realiza a seguinte histeroscopia:

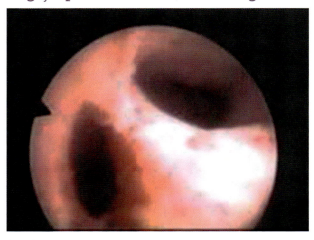

Fonte: Acervo da autoria.

A imagem de ressonância magnética que melhor corresponde ao achado é:

A)
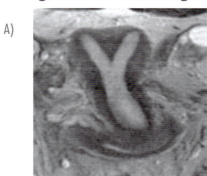
Fonte: Acervo da autoria.

B)
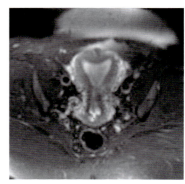
Fonte: Acervo da autoria.

C)
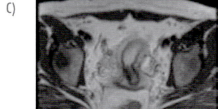
Fonte: Acervo da autoria.

D)
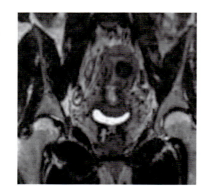
Fonte: Acervo da autoria.

Resposta: A

A imagem apresentada é de exame histeroscópico com evidência de septo em cavidade endometrial. Seguem-se 4 imagens de ressonância magnética de corpo uterino. A primeira imagem apresenta útero com septo uterino/útero bicorno, compatível com o achado histeroscópico; as imagens seguintes apresentam útero normal, útero unicorno e leiomioma submucoso.

Referências

Siam S, Soliman BS. Combined laparoscopy and hysteroscopy for the detection of female genital system anomalies results of 3,811 infertile women. J Reprod Med. 2014 Nov-Dec;59(11-12):542-6.

Olpin JD et al. MR imaging of müllerian fusion anomalies. Magn Reson Imaging Clin N Am. 2017 Aug;25(3):563-75.

Ribeiro SC et al. Müllerian duct anomalies: review of current management. Sao Paulo Med J. 2009 May;127(2):92-6.

7 Mulher de 40 anos refere sangramentos menstruais excessivos nos últimos 5 ciclos, que se apresentam com intervalo de 30 dias, duração de 7 dias e perda de coágulos. Nega comorbidades, uso de medicamentos, cirurgias prévias, alergias. Antecedente de 2 partos vaginais, último há 10 anos. Marido vasectomizado. No momento o sangramento é intenso, terceiro dia do ciclo. Ao exame clínico: frequência cardíaca de 90 bpm, PA 120 x 80 mmHg, abdome flácido indolor. Exame especular: colo epitelizado e grande quantidade de sangue na vagina com exteriorização pelo canal cervical. Exame pélvico com útero em anteversoflexão, não doloroso, tamanho normal, regiões anexiais livres.

Neste momento, a medicação mais adequada para o controle do sangramento é:

A) De-hidroepiandrosterona (DHEA).
B) Diclofenaco sódico.
C) Progesterona.
D) Ácido tranexâmico.

Resposta: D

Paciente com sangramento genital, de origem uterina, sugestivo de origem funcional em decorrência do exame ginecológico sem achados significativos quanto ao útero. Nessa situação clínica, o tratamento com melhor eficácia, não havendo contraindicação, é o ácido tranexâmico. As outras medicações apresentadas não apresentam indicação.

Referências

Benetti-Pinto CL al. Abnormal uterine bleeding. Rev Bras Ginecol Obstet. 2017 Jul;39(7):358-68.

Bofill Rodriguez M, Dias S, Brown J, Wilkinson J, Lethaby A, Lensen SF, et al. Interventions for the treatment of heavy menstrual bleeding. Cochrane Database of Systematic Reviews. 2018(Issue 11). Art. No.: CD013180. Doi:10.1002/14651858.CD013180.

8 Mulher de 30 anos encontra-se em tratamento para gravidez e deverá ser submetida a inseminação intrauterina. Recebeu medicação para estimular o desenvolvimento do folículo ovariano, que apresenta 20 mm de diâmetro ao ultrassom.

Qual dos hormônios a seguir é o mais indicado para induzir a ovulação?

A) Progesterona.
B) FSH.
C) hCG.
D) Estrogênio.

Resposta: C

Este caso salienta o mecanismo de ovulação desencadeado pela liberação do LH. No caso de tratamentos de fertilidade, é importante reconhecer que o HCG apresenta o mesmo papel.

Referências

Baracat EC. Manual de ginecologia endócrina. São Paulo: Federação Brasileira das Associações de Ginecologia e Obstetrícia (Febrasgo); 2015.

Ludwig M et al. Use of recombinant human chorionic gonadotropin in ovulation induction. Fertil Steril. 2003 May;79(5):1051-9.

9

Mulher de 60 anos refere aumento do volume abdominal, cansaço e dispneia intensa. Ao exame clínico observa-se abdome com volumosa ascite. Exame pélvico mediante toque vaginal revela tumor de aspecto sólido, irregular, fixo, deslocando o útero lateralmente à esquerda, presença de nódulos irregulares em fórnice vaginal posterior. A ascite é esvaziada por punção e o material encaminhado para análise citológica, cujo diagnóstico é compatível com adenocarcinoma seroso de ovário.

O tratamento cirúrgico primário, com o objetivo de citorredução ótima em câncer de ovário avançado, confere melhor prognóstico porque:

A) Reduz clones celulares resistentes à quimioterapia.
B) Favorece a radioterapia complementar exclusiva à pelve.
C) Impede a formação de ascite durante a quimioterapia secundária.
D) Não há resposta terapêutica à quimioterapia primária

Resposta: A

 Como esta questão envolve o domínio de alguns conceitos, ouça a explicação disponível no QR code ao lado.

Referências

Wright AA, Bohlke K, Armstrong DK, et al. Neoadjuvant chemotherapy for newly diagnosed, advanced ovarian cancer: Society of Gynecologic Oncology and American Society of Clinical Oncology Clinical Practice Guideline. Gynecol Oncol. 2016;143:3-15.

NCCN Clinical practice guidelines in oncology (NCCN Guidelines®). Ovarian cancer including fallopian tube cancer and primary peritoneal cancer version 4.2017 — November 9, 2017.

10

Paciente de 67 anos com diagnóstico de câncer ductal invasor de mama estádio 2. Refere menopausa e antecedente de histerectomia total e salpingo-ooforectomia bilateral aos 48 anos por miomatose uterina. Realizou a cirurgia mamária adequada e apresenta o seguinte painel de análise imunoistoquímica:

H&E – hematoxilina e eosina

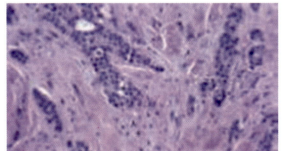

Fonte: Acervo da autoria.

ER – receptor de estrogênio

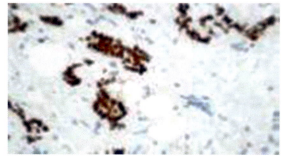

Fonte: Acervo da autoria.

Ki 67 – marcador de proliferação celular

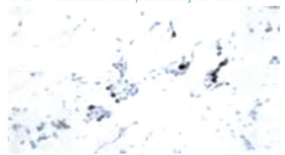

Fonte: Acervo da autoria.

HER2 – expressão do oncogene ErbB2

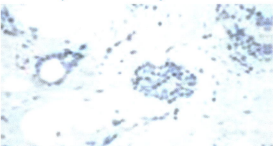

Fonte: Acervo da autoria.

Considerando a informação do painel de imunoistoquímica, a principal medicação a ser considerada nessa paciente é inibidor de:

A) mTOR.

B) Aromatase.

C) Microtúbulo.

D) Angiogênese.

Resposta: B

Paciente com diagnóstico de carcinoma ductal de mama. As lâminas de imunoistoquímica permitem identificar que há identificação para receptor de estrogênio no tumor (coloração marrom) e não identificação para outros parâmetros prognósticos, HER-2 e Ki67. A conclusão é que se trata de um tumor com expressão para receptor de estrogênio e negativo para HER-2. Com essa informação, o tratamento envolverá alguma forma de bloqueador hormonal ou de receptor hormonal. Das alternativas apresentadas, a aromatase bloqueia a formação esteroidogênica.

Referências

Robbins, Cotran. Patologia: bases patológicas das doenças. 9.ed. 2016.

NCCN clinical practice guidelines in oncology (NCCN Guidelines®). Breast cancer — version 3.2020 — March 6, 2020.

2018

11 Mulher de 52 anos de idade procura atendimento por corrimento vaginal há 2 meses. O corrimento é de pequena quantidade, líquido, amarelado, associado a mau odor e com prurido eventual. É sexualmente ativa e teve a última menstruação há 1 ano. Não tem antecedentes mórbidos relevantes e não faz uso de medicamentos. A inspeção genital está mostrada ao lado.

A microscopia de conteúdo vaginal em salina apresenta predominância de células intermediárias, com numerosos leucócitos, debris celulares e ausência de lactobacilos. O pH vaginal é 5,5.

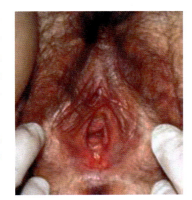

Fonte: Acervo da autoria.

Qual é o tratamento mais adequado, por via vaginal, para o caso?

A) Metronidazol.
B) Corticosteroide.
C) Estrogênio.
D) Clotrimazol.

Resposta: C

O quadro clínico, assim como a imagem apresentada, remetem a situação de hipoestrogenismo, que se associa a quadro clínico semelhante ao de vaginose, porém com pH mais elevado, e com as características de microscopia apresentadas. Esse diferencial com vaginose é importante porque o tratamento se faz com aplicação tópica de estrogênio (quando não houver contraindicação) sem uso de antibióticos.

Referência

Brasil. Ministério da Saúde. Secretaria de Atenção à Saúde. Departamento de Ações Programáticas Estratégicas. Manual de atenção à mulher no climatério/menopausa / Ministério da Saúde, Secretaria de Atenção à Saúde, Departamento de Ações Programáticas Estratégicas. Brasília: Editora do Ministério da Saúde, 2008.

12

Mulher de 45 anos de idade será submetida a histerectomia total abdominal por via laparotômica, em decorrência de leiomiomatose. Apresenta antecedente de reação alérgica a penicilina, comprovada, por ocasião de tratamento de amidalite há 1 ano. Não tem outros antecedentes mórbidos relevantes.

Qual a antibioticoprofilaxia indicada para esse procedimento?

A) Clindamicina.
B) Não é necessária.
C) Metronidazol.
D) Amoxacilina.

Resposta: A

A histerectomia é considerada cirurgia potencialmente contaminada e com indicação de antibiótico profilaxia perioperatória. Dentre os medicamentos apresentados, a clindamicina e a gentamicina podem ser utilizadas como alternativa. A amoxacilina apresenta sobreposição ao risco de alergia, e o metronidazol não tem indicação.

Referência

Levin ASS (ed.). Guia de utilização de anti-infecciosos e recomendações para a prevenção de infecções relacionadas à saúde. Grupo de Controle de Infecção Hospitalar do Hospital das Clínicas da Faculdade de Medicina da USP. 2018-2020.

13

Paciente de 30 anos de idade queixa-se de dismenorreia há 4 meses. É nuligesta e faz uso de preservativo para contracepção. Exame especular normal; toque vaginal com útero de volume normal, móvel, indolor, presença de tumoração anexial direita, consistência cística, dolorosa à mobilização, região anexial esquerda sem achados significativos. Realizou ultrassonografia transvaginal, cuja imagem de ovário direito está mostrada ao lado. O ovário esquerdo é normal e não há outras alterações na ultrassonografia.

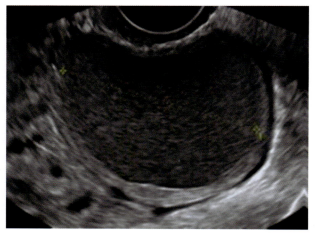

+ -- + = 10 cm

Fonte: Acervo da autoria.

Qual é o tratamento mais adequado para o caso?

A) Exérese do ovário que apresenta o cisto.
B) Punção esvaziadora por via transvaginal.
C) Exérese do cisto com preservação do ovário.
D) Análogo do GnRH e controle ultrassonográfico do cisto.

Resposta: C

Essa paciente apresenta achado de tumoração anexial cujas características ultrassonográficas sugerem o diagnóstico de endometrioma – imagem ovariana heterogênea em rendilhado/vidro moído. Não há necessidade de remoção do ovário, que pode ser preservado com a retirada da cápsula do endometrioma e preservação do parênquima ovariano. A punção não apresenta resultado terapêutico, com reformação da coleção. Da mesma forma o tratamento clínico com análogo do GnRH não apresentará resultado efetivo, além dos efeitos colaterais associados. Saiba mais no Manual de endometriose, disponível no QR code ao lado.

14 Mulher de 19 anos de idade queixa-se de intensa irritabilidade, alterações abruptas de humor e fome incontrolável nos 7 dias que antecedem cada menstruação. Tem ciclos menstruais mensais e regulares. Usa diafragma para contracepção. Não tem antecedentes mórbidos, pessoais ou familiares, relevantes.

Qual é o tratamento mais adequado para o caso?

A) Inibidor de prostaglandina.
B) Inibidor de recaptação de serotonina.
C) Bromoergocriptina.
D) Fitoestrogênios.

Resposta: B

A síndrome pré menstrual ou distúrbio disfórico comumente interfere nos aspectos emocionais e físico de mulheres jovens. Das medicações apresentadas, o inibidor de recaptura de serotonina apresenta a maior eficácia.

Referência

Marjoribanks J, Brown J, O'Brien P, Wyatt K. Selective serotonin reuptake inhibitors for premenstrual syndrome. Cochrane Database of Systematic Reviews. 2013(Issue 6): Art. No.: CD001396.

15 Mulher de 20 anos de idade deseja interromper o uso de contraceptivo hormonal oral combinado por ter lido, em rede social, que há aumento do risco de trombose com este tipo de contracepção.

Qual das alternativas a seguir traz informação adequada sobre essa associação, em indivíduos sem antecedentes mórbidos pessoais relevantes?

A) Está presente a partir dos 35 anos de idade.
B) Ocorre apenas em pacientes com mutação do fator V de Leiden.
C) Existe, mas o risco é inferior ao risco de trombose durante a gravidez.
D) O rastreamento para trombofilia hereditária é indicado previamente ao início do contraceptivo.

Resposta: C

 Como esta questão envolve o domínio de alguns conceitos, ouça a explicação disponível no QR code ao lado.

Referências

James AH. Pregnancy-associated thrombosis. Hematology Am Soc Hematol Educ Program. 2009;277-285. Doi:10.1182/asheducation-2009.1.277.

Carter CJ. Oral contraceptives and thrombosis. Curr Opin Pulm Med. 2000;6(4):296-300.

16 Mulher de 54 anos de idade apresenta colpocitologia oncótica compatível com lesão intraepitelial de alto grau associada a infecção por HPV. O exame colposcópico não visualiza a junção escamo-colunar e não há alterações da exocérvice, paredes vaginais ou vulva.

Qual é a conduta mais adequada para o caso?

A) Conização.
B) Histeroscopia.
C) Genotipagem do HPV.
D) Curetagem de canal cervical.

Resposta: A

Nos achados de lesão de alto grau na colpocitologia oncótica, é fundamental o exame colposcópico e a visualização da junção escamo-colunar. Não sendo identificada, o estudo do canal cervical é mandatório. A conização se mostra eficiente para essa análise. A curetagem de canal e a visualização do canal por histeroscópio se mostram com elevada taxa de falso-negativo, e a pesquisa de HPV não contribui para o diagnóstico neste momento.

Saiba mais sobre os protocolos de atenção básica no QR code ao lado.

17 Mulher de 37 anos de idade refere aparecimento de "bolinha" na vulva há 1 semana, que limita a deambulação e a atividade sexual. A inspeção genital está mostrada ao lado.

Qual é o tratamento adequado para o caso?

A) Aspirado por punção.
B) Biópsia por agulha grossa.
C) Marsupialização.
D) Ressecção ampla com margem livre.

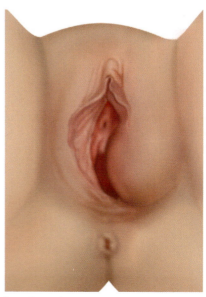

Fonte: Acervo da autoria.

Resposta: C

A imagem é de cisto de ducto de Bartholin, cujo tratamento é a excisão ou marsupialização (especialmente na vigência de infecção aguda). Aspirado ou biópsia não são indicados. Não se trata de neoplasia com necessidade de ressecção oncológica.

Referência

Omole F, Simmons BJ, Hacker Y. Management of Bartholin's duct cyst and gland abscess. Am Fam Physician. 2003;68(1):135-40.

18 Paciente de 35 anos de idade refere aparecimento de nódulo mamário, doloroso, esquerdo, há 1 mês. Nesse período, observou pequeno crescimento do nódulo e dor, com necessidade do uso eventual de anti-inflamatório não hormonal. Não tem antecedentes mórbidos, pessoais ou familiares, relevantes. No exame clínico, o nódulo está localizado no quadrante superolateral esquerdo, tem 3 cm de diâmetro, é móvel e tem limites regulares. O ultrassom da lesão está mostrado ao lado.

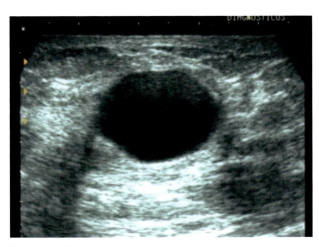

Fonte: Acervo da autoria.

Considerando a principal hipótese para o quadro clínico e a imagem apresentada, qual é a melhor conduta para o caso?

A) Biópsia com agulha grossa.
B) Exérese cirúrgica.
C) Mamotomia por ultrassom.
D) Aspirado com agulha fina.

Resposta: D

A imagem ultrassonográfica é de cisto simples de mama, cuja conduta pode ser conservadora ou mesmo punção para esvaziar caso o sintoma de dor seja relevante. Não há indicação para as outras propostas apresentadas.

Referência

Heisey RE; McCready DR. Office management of a palpable breast lump with aspiration. CMAJ 2010; 182 (7): 693-696

2019

19 O gráfico a seguir representa a prevalência de doença associada ao HPV.

O que é possível concluir?

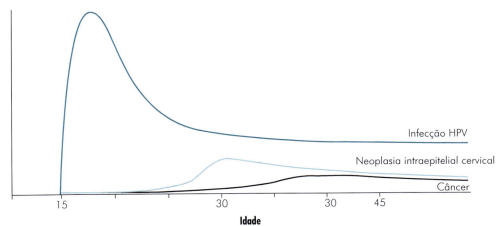

Fonte: Elaborado pela autoria.

A) A vacinação ideal deve ocorrer entre 15 e 25 anos de idade.
B) As neoplasias intraepiteliais não apresentam involução espontânea.
C) O clareamento da infecção ocorre na minoria dos casos.
D) A evolução para câncer é evento pouco frequente.

Resposta: D

A vacinação deve iniciar preferencialmente antes dos 15 anos. As neoplasias intraepiteliais apresentam involução espontânea com clareamento da infecção na maioria dos casos. A evolução para câncer é pouco frequente. O conhecimento da fisiopatologia da infecção pelo HPV é importante para a definição de estratégias de prevenção primária (vacinação), prevenção secundária (tratamento da alteração como neoplasia intraepitelial) e orientação da paciente.

Referência

NIH. Intramural Research Program. Taking the long view: Mark Schiffman uses molecular epidemiology to predict and prevent cervical cancer. Disponível em: https://irp.nih.gov/our-research/research-in-action/taking-the-long-view. USA.

20 Qual das imagens a seguir é compatível com lesão sifilítica primária?

A)
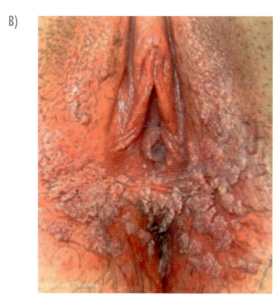
Fonte: Acervo da autoria.

C)
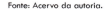
Fonte: Acervo da autoria.

B)

D)
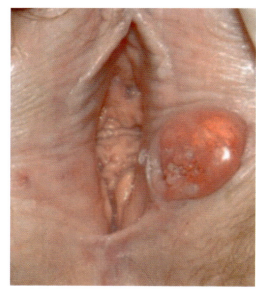
Fonte: Acervo da autoria.

Fonte: Acervo da autoria.

Resposta: A

Além da lesão sifilítica – cancro duro –, são apresentadas imagem de infecção por HPV e herpes; e câncer de vulva.

Referências

Glatz M, Achermann Y, Kerl K, Bosshard PP, Cozzio A. Nodular secondary syphilis in a woman. BMJ Case Rep. 2013;2013:bcr2013009130.

Brasil. Ministério da Saúde. Protocolos da atenção básica: saúde das mulheres / Ministério da Saúde, Instituto Sírio-Libanês de Ensino e Pesquisa. Brasília: Ministério da Saúde, 2016.

21 Mulher, 75 anos de idade, refere dor lombar contínua. A radiografia da coluna é exibida ao lado.

Qual é a condição apresentada pela paciente?

A) Metástase óssea.
B) Perda trabecular.
C) Hipocalcemia.
D) Reabsorção subperiostal.

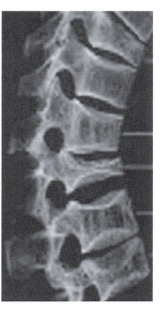

Fonte: Acervo da autoria.

Resposta: B

A imagem apresenta coluna com rarefação óssea e achatamento de vértebra. Característicos de osteoporose, que é a perda da porção trabecular.

Referência

Diretrizes brasileiras para o diagnóstico e tratamento da osteoporose em mulheres na pós-menopausa. Rev B Reumatol. 2017; 57(S2):S452–S466.

22 Mulher, 42 anos de idade, 2 partos normais, marido vasectomizado, refere que seus ciclos menstruais permanecem regulares de 30 dias, mas sua menstruação vem aumentando em duração e quantidade há 6 meses, inclusive com aparecimento de cólica (que não apresentava antes). O exame clínico geral é normal. O toque vaginal, não doloroso, identifica útero em anteversoflexão, volume e forma normais, regiões anexiais sem alterações.

Qual é a principal hipótese diagnóstica?

A) Adenomiose.
B) Miomatose uterina.
C) Endometrite.
D) Istmocele.

Resposta: A

A adenomiose se caracteriza por alteração da zona juncional entre miométrio e endométrio, proporcionando aumento do fluxo menstrual e cólica eventual, com crescimento global do útero de forma homogênea. As alterações menstruais podem ocorrer mesmo em situações iniciais sem ter havido aumento significativo do útero. Condição observada no exame físico dessa paciente. Miomatose uterina associa-se, mais frequentemente, a aumentos irregulares do útero (bocelado); a istmocele decorre de cicatriz de cesárea prévia (antecedente não presente); e endometrite associa-se a dor ao exame físico.

Referência

Brasil. Ministério da Saúde. Protocolos da atenção básica: saúde das mulheres / Ministério da Saúde, Instituto Sírio-Libanês de Ensino e Pesquisa. Brasília: Ministério da Saúde, 2016.

23 Mulher, 45 anos de idade, queixa-se de saída de sangue pelo mamilo. Ao exame observa-se saída de derrame papilar sanguinolento por ducto único à direita. Palpação normal do parênquima mamário e axilar. Qual é o exame mais adequado para investigação diagnóstica?

A) Citologia do derrame.
B) Mamografia.
C) PET-CT.
D) Ressonância magnética.

Resposta: D

Importante salientar que se está realizando investigação de uma queixa – derrame papilar – e não realizando rastreamento de câncer de mama. A mamografia apresenta baixa sensibilidade para avaliação de derrames papilares. Nos derrames papilares, os exames indicados são ultrassom, ductografia (pouco utilizado atualmente) e ressonância magnética. A citologia tem elevado índice de falso negativo e baixa especificidade, além de não caracterizar a extensão do ducto acometido.

Referências

Panzironi G, Pediconi F, Sardanelli F. Nipple discharge: the state of the art. BJR Open. 2018;1:20180016.

Brasil. Ministério da Saúde. Protocolos da atenção básica: saúde das mulheres / Ministério da Saúde, Instituto Sírio-Libanês de Ensino e Pesquisa. Brasília: Ministério da Saúde, 2016.

24 Mulher, 45 anos de idade, submete-se a histerectomia e ooforectomia bilateral por dor pélvica e endometriose.

A retirada dos ovários nessa faixa etária se associa a elevação de risco para qual das seguintes condições?

A) Câncer de mama.
B) Tromboembolismo.
C) Doença cardiovascular.
D) Perda de peso.

Resposta: C

A falência ovariana prematura, ou a castração cirúrgica, determinam ambiente hipoestrogênico associado a maior risco de doença cardiovascular, osteoporose.

Referência

Kovanci E, Schutt AK. Premature ovarian failure: clinical presentation and treatment. Obstet Gynecol Clin North Am. 2015; 42(1):153-61.

25 Mulher, 55 anos de idade, três partos vaginais anteriores, sem comorbidades, menopausa há 5 anos sem terapia hormonal. Refere perda urinária. O exame ginecológico identifica procidência da parede vaginal anterior. O estudo urodinâmico mostrou fluxo normal, sensibilidade vesical aumentada, presença de contrações involuntárias, complacência diminuída e perfil de pressão uretral normal, sem volume residual.

Qual é o tratamento adequado?

A) Cirurgia de sling uretral.
B) Agente anticolinérgico.
C) Agente alfabloqueador.
D) Cirurgia de Burch.

Resposta: B

A paciente apresenta quadro clínico e exame complementar (teste urodinâmico) compatíveis com urgência miccional, cuja tratamento é medicamentoso com medicações anticolinérgicas.

Referência

Brasil. Ministério da Saúde. Protocolos da atenção básica: saúde das mulheres / Ministério da Saúde, Instituto Sírio-Libanês de Ensino e Pesquisa. Brasília : Ministério da Saúde, 2016.

26 Mulher, 19 anos de idade, queixa-se de ciclos menstruais com intervalos longos, acne, pele oleosa e dificuldade em perder peso. Recebe indicação para uso de contraceptivo hormonal oral combinado e apresenta melhora da acne.

Qual efeito do contraceptivo é associável à melhora da acne?

A) Elevação na aromatização de precursores androgênicos.
B) Efeito contínuo do progestagênio.
C) Redução nos níveis sistêmicos de estradiol (E2).
D) Aumento da globulina carreadora de hormônio sexual (SHBG).

Resposta: D

Com elevação da SHBG proporcionada pelo estrogênio presente no contraceptivo, há redução da fração livre de androgênios circulantes e, portanto, redução de seu efeito periférico. Consequentemente, há melhora da acne.

Referências

Zaenglein AL. Acne vulgaris. N Engl J Med. 2018;379(14):1343-52.

Hammond GL. Access of reproductive steroids to target tissues. Obstetrics and Gynecology Clinics of North America. 2002;29(3):411-23.

27 Primípara, 24 anos de idade, apresentou parto vaginal a termo há 40 dias. O recém-nascido está em amamentação exclusiva. Retorna para orientação e deseja contracepção.

Dentre as opções a seguir, qual é a primeira escolha para essa paciente?

A) Implante subdérmico de levonorgestrel.
B) Abstinência periódica.
C) Contraceptivo hormonal oral combinado.
D) Coito interrompido.

Resposta: A

Considerando os métodos de melhor eficácia, implante ou contraceptivo oral combinado, no período pós-parto imediato, recomenda-se a utilização de contraceptivos sem estrogênio, baseados em progestagênios. Dessa forma, a melhor opção é o implante de levonorgestrel.

Referências

Brasil. Ministério da Saúde. Protocolos da atenção básica: saúde das mulheres / Ministério da Saúde, Instituto Sírio-Libanês de Ensino e Pesquisa. Brasília: Ministério da Saúde; 2016. p.230.

World Health Organization. Medical eligibility criteria for contraceptive use. 5.ed. Geneva; 2015. p.276.

28 Mulher, 32 anos de idade, nuligesta, em uso de contraceptivo hormonal oral combinado, refere odor vaginal intenso, desagradável, após relação sexual vaginal. Durante o exame especular é realizada medida do pH vaginal.

Qual valor de pH é compatível com a principal hipótese diagnóstica?

A) 2,5.
B) 4,5.
C) 6,5.
D) 8,5.

Resposta: B

O quadro clínico é de vaginose bacteriana, condição associada a mudança de flora vaginal com possibilidade de elevação do pH vaginal além do fisiológico. Essa elevação pode não estar presente, porém pode atingir valores pouco acima de 4,5. Dos valores apresentados, haverá maior probabilidade do valor 4,5. É importante salientar que o pH – dentre os critérios de Amsel – apresenta baixa especificidade.

Referências

Mohammadzadeh F, Dolatian M, Jorjani M, Alavi Majd H. Diagnostic value of Amsel's clinical criteria for diagnosis of bacterial vaginosis. Glob J Health Sci. 2014;7(3):8-14.

Simoes JA, Discacciati MG, Brolazo EM, Portugal PM, Dini DV, Dantas MCM. Clinical diagnosis of bacterial vaginosis. International Journal of Gynecology & Obstetrics. 2006;94(1):28-32.

29

Adolescente de 13 anos de idade está preocupada porque ainda não menstruou. Refere que cresceu muito rápido e algumas colegas já apresentaram menstruação. Nascida de parto normal, sem nenhuma doença, frequenta escola, é boa aluna e encontra-se no percentil 50 para peso e altura. Exame clínico geral normal, palpação abdominal sem alterações. Observa-se desenvolvimento mamário e genital Tanner 3 (M3, P3); o hímen é íntegro e perfurado.

Qual é o sinal clínico que indica o início do estímulo do eixo hipotálamo hipofisário nessa paciente?

Resposta:

O desenvolvimento mamário Tanner 3 da mama (M3).

Qual é o sinal clínico que expressa o desenvolvimento do eixo adrenal?

Resposta:

Apilificação Tanner 3 em genital (M3).

Tendo em vista a queixa atual, qual é a conduta adequada?

Resposta:

Tranquilizar a mãe sobre o desenvolvimento adequado para a faixa etária.

30

Após 6 meses, a paciente retorna ainda sem menstruar, com queixa de dor abdominal e pélvica que tem sido progressiva, com episódios mensais e que agora está contínua. Ao exame clínico, identifica-se tumoração suprapúbica, dois dedos acima da sínfise púbica, dolorosa; genitália externa com hímen íntegro e perfurado.

Qual o principal diagnóstico a ser considerado?

Resposta

Considerando as informações clínicas, essa paciente estava com desenvolvimento normal e a menstruação seria o evento próximo esperado. A queixa de dor cíclica e o achado palpatório suprapúbico sugerem criptomenorreia com distensão do útero. Como o exame clínico demonstrava hímen perfurado, deve-se considerar a hipótese de obstrução vaginal – septo transverso – ou agenesia ou atresia de colo uterino.

Comentário

 Como esta questão envolve o domínio de alguns conceitos, ouça o comentário disponível no QR code ao lado.

Referência

Herter LD (ed.). Infanto puberal: manual de orientação. São Paulo: Febrasgo, 2010.

2020

31. Paciente de 21 anos com dor abdominal em hipogástrio e fossas ilíacas há 2 dias, com piora progressiva e febre medida de 38 °C. Ao exame ginecológico apresenta conteúdo vaginal acinzentado e bolhoso; ao toque vaginal apresenta dor à mobilização do colo uterino e aumento anexial direito de difícil caracterização em decorrência da dor. Inicia tratamento com ceftriaxone intramuscular e doxiciclina oral.

Qual é o agente antimicrobiano que deve ser associado?

A) Metronidazol.
B) Amoxicilina.
C) Ciprofloxacino.
D) Eritromicina.

Resposta: A

Quadro clínico sugestivo de abscesso tubo-ovariano em decorrência de doença inflamatória pélvica. Na presença de abscesso, é conveniente a associação de agente anaerobicida, no caso o metronidazol.

Referências

Brasil. Ministério da Saúde. Secretaria de Vigilância em Saúde. Departamento de DST, Aids e Hepatites Virais. Protocolo clínico e diretrizes terapêuticas para atenção integral às pessoas com infecções sexualmente transmissíveis / Ministério da Saúde, Secretaria de Vigilância em Saúde, Departamento de DST, Aids e Hepatites Virais. Brasília: Ministério da Saúde, 2015.

CDC – Centers for Disease Control and Prevention. 2015 sexually transmitted diseases treatment guidelines. Pelvic inflammatory disease (PID). Disponível em: https://www.cdc.gov/std/tg2015/pid.htm

32. Paciente de 45 anos refere perda de urina aos esforços. Apresenta ciclos menstruais regulares e antecedente de dois partos vaginais assistidos e sem complicações, sendo o último há 9 anos. Ao exame ginecológico observa-se cistocele e retocele moderadas e perda objetiva de urina em manobra de esforço. A cirurgia indicada é correção da incontinência urinária com o uso de faixa/tela tipo "*sling*" transobturatório.

Qual é o princípio de correção da incontinência urinária do procedimento cirúrgico citado?

A) Correção da cistocele.
B) Reforço do esfíncter uretral.
C) Apoio suburetral.
D) Reconstrução da fáscia endopélvica.

Resposta: C

Quadro clínico sugestivo de abscesso tubo-ovariano em decorrência de doença inflamatória pélvica. Na presença de abscesso, é conveniente a associação de agente anaerobicida, no caso o metronidazol

Referências

Ford AA, Rogerson L, Cody JD, Aluko P, Ogah JA. Mid-urethral sling operations for stress urinary incontinence in women. Cochrane Database of Systematic Reviews. 2017;(Issue 7): Art. No.: CD006375.

Graça B. Incontinência urinária de esforço no século XX Acta Urológica. 2012 Mar;1:28-36.

33 Paciente de 19 anos, sem antecedentes clínicos significativos, nuligesta, inicia contraceptivo hormonal oral combinado com cartela de 24 dias e pausa de 4 dias. Faz uso regular e perfeito do contraceptivo. Após 5 meses de uso, não apresenta sangramento de privação no intervalo de 4 dias após o término da cartela habitual.

Qual é a condição mais provavelmente associada a essa amenorreia?

A) Atrofia endometrial.
B) Gravidez.
C) Hiperprolactinemia.
D) Bloqueio eixo hipotálamo-hipófise.

Resposta: A

Os efeitos da ação dos contraceptivos hormonais orais incluem a atrofia/decidualização endometrial com possibilidade de ausência de sangramento no período de privação. Saiba mais sobre assistência em planejamento familiar no QR code ao lado.

34 Paciente de 60 anos, menopausa há 7 anos, sem uso de terapia hormonal, apresenta queixa de corrimento em pequena quantidade, acinzentado, com odor pronunciado e os seguintes achados:

- pH vaginal 6,0;
- Teste de hidróxido de potássio positivo;
- Ausência de "clue cells" (esfregaço vaginal);
- Presença de células basais em grande quantidade (esfregaço vaginal).

Qual é o tratamento tópico vaginal mais adequado?

A) Clotrimazol.
B) Metronidazol.
C) Gestrinona.
D) Estrogênio.

Resposta: D

Essa paciente apresenta corrimento vaginal com características decorrentes do hipoestrogenismo da menopausa. O diagnóstico diferencial pode ser realizado com vaginose bacteriana, porém a presença de células basais, a ausência de *clue cells* e, mesmo, o pH mais elevado que o apresentado por vaginose sugerem o hipoestrogenismo.

Referência

Cauci S, Driussi S, De Santo D, et al. Prevalence of bacterial vaginosis and vaginal flora changes in peri- and postmenopausal women. J Clin Microbiol. 2002;40(6):2147-52. Doi:10.1128/jcm.40.6.2147-2152.2002.

Federação Brasileira das Associações de Ginecologia e Obstetrícia. Manual de orientação climatério. 2010.

35 Paciente de 40 anos refere dor vulvar intensa há 2 dias, com o seguinte achado clínico ao lado:

Qual é o tratamento adequado?

A) Ceftriaxone.
B) Valaciclovir.
C) Clotrimazol.
D) Penicilina.

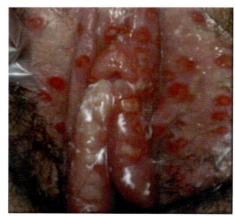

Fonte: Acervo da autoria.

Resposta: B

Quadro clínico de úlceras rasas, pequenas, com edema importante, sugere herpes vulvar, cuja terapêutica dentre as apresentadas seria o valaciclovir.

Referência

Brasil. Ministério da Saúde. Secretaria de Vigilância em Saúde. Departamento de DST, Aids e Hepatites Virais. Protocolo clínico e diretrizes terapêuticas para atenção integral às pessoas com infecções sexualmente transmissíveis / Ministério da Saúde, Secretaria de Vigilância em Saúde, Departamento de DST, Aids e Hepatites Virais. Brasília: Ministério da Saúde, 2015.

36

Paciente de 42 anos apresenta falência ovariana prematura. Apresenta calores e sudorese noturnos, além de dispareunia.

Qual das situações a seguir está associada com a terapia de reposição hormonal (estrogênio, progestagênio)?

A) Menor risco de doença cardiovascular.
B) Aumento de risco de câncer de cólon.
C) Redução de risco para câncer de ovário.
D) Maior risco para câncer de endométrio.

Resposta: A

Mulheres com insuficiência ovariana prematura apresentam maior risco de doenças cardiovasculares, osteoporose. Nesse sentido, a terapia estrogênica oferecerá redução desse risco. Segundo o estudo WHI, a TH está associada à redução de câncer de cólon e endométrio, sem efeito (talvez elevação) para câncer de ovário. Em mulheres mais jovens, a terapia de reposição hormonal assume papel mais importante na prevenção de eventos adversos e é considerada de maneira distinta daquela da menopausa.

Referências

Manson JE et al. Menopausal hormone therapy and health outcomes during the intervention and extended poststopping phases of the Women's Health Initiative randomized trials. JAMA. 2013;310(13):1353-68. Doi:10.1001/jama.2013.278040.

Webber L, Anderson RA, Davies M, Janse F, Vermeulen N. HRT for women with premature ovarian insufficiency: a comprehensive review. *Human Reproduction Open. 2017;*(Issue 2): hox007.

37

Paciente de 23 anos, vida sexual com uso de preservativo, ciclos menstruais regulares. Realiza exame ginecológico com achado de tumoração anexial direita, móvel e indolor. Exame ultrassonográfico complementar identifica tumoração ovariana de 6 cm compatível com diagnóstico de teratoma.

A ooforoplastia direita prevenirá qual das seguintes explicações?

A) Degeneração maligna.
B) Sangramento.
C) Infertilidade.
D) Torção.

Resposta: D

Os teratomas/cistos dermoides são frequentes em mulheres jovens e associam-se à torção anexial com o aumento do volume. A malignização ou degeneração maligna é rara, assim como sangramento e infertilidade.

Referência

Multani J et al. Dermoid cysts in adolescents. Curr Opin Obstet Gynecol. (2015).

38

Paciente de 34 anos apresenta ciclos menstruais com intervalos longos, próximo a 40 dias, acne moderada e IMC de 28. Nuligesta, tenta engravidar há 1 ano, sem sucesso. Opta-se por induzir sua ovulação com inibidor de aromatase no início do ciclo menstrual.

Qual a ação desse medicamento associada à maior fertilização?

A) Liberar o folículo antral.
B) Diminuir a produção de prolactina da adeno-hipófise.
C) Reduzir a produção estrogênica ovariana e periférica.
D) Aumentar o feedback positivo estrogênico hipotalâmico.

Resposta: C

Por meio da inibição da enzima aromatase, que converte os androgênios androstenodiona e testosterona em estrona e estradiol, há diminuição nos níveis de estrogênio circulantes e do *feedback* negativo produzido por estes na hipófise e no hipotálamo. Portanto, há aumento na secreção de gonadotrofinas e maior estimulação ovariana.

Referência

Franik S, Kremer JAM, Nelen WLDM, Farquhar C. Aromatase inhibitors for subfertile women with polycystic ovarysyndrome. **Cochrane Database of Systematic Reviews**. 2014(Issue 2): Art. No.: CD010287.

---

39 Paciente de 45 anos e diagnóstico de câncer de mama esquerda foi submetida a quadrantectomia e a pesquisa de linfonodo sentinela. O estadiamento pós-cirúrgico foi T1; N0; M0. O exame anatomopatológico revelou carcinoma ductal invasor sem expressão para receptor de estrogênio, progesterona e HER-2.

Qual é o tratamento adjuvante mais adequado?

A) Modulador seletivo de receptor estrogênio.
B) Quimioterapia com antraciclina.
C) Inibidor de aromatase.
D) Bloqueador de receptor c-erb-2.

Resposta: B

Paciente com carcinoma de mama triplo negativo – sem expressão de receptor hormonal ou c-erb-2. Nessas circunstâncias, o tratamento adjuvante se faz com quimioterapia, sem papel para as outras medicações listadas.

Referência

Hayes DF. Further progress for patients with breast cancer. N Engl J Med. 2019 Feb 14;380(7):676-7.

---

40 Paciente de 40 anos apresenta sangramento menstrual excessivo com o seguinte achado histeroscópico:

Qual é o tratamento mais adequado?

A) Dispositivo intrauterino com progesterona.
B) Ácido tranexâmico.
C) Embolização.
D) Ablação histeroscópica.

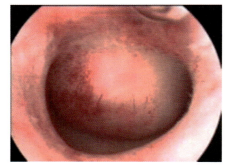

Fonte: Acervo da autoria.

Resposta: D

A imagem histeroscópica permite o diagnóstico de leiomioma submucoso, cujo tratamento é a excisão histeroscópica. A embolização não é indicada em miomas submucosos; o dispositivo intrauterino tem baixa probabilidade de se manter pela distorção da cavidade; o ácido tranexâmico é pouco eficiente nessa situação.

Referência

Capmas P et al. Surgical techniques and outcome in the management of submucous fibroids. Curr Opin Obstet Gynecol. 2013 Aug;25(4):332-8.

2021

41 Paciente de 20 anos é nuligesta e tem ciclos menstruais regulares. Faz uso contínuo de fluoxetina 20 mg/dia para controle de irritabilidade pré-menstrual há 3 anos. Iniciou vida sexual e utiliza preservativo nas relações. Deseja interromper a fluoxetina para melhorar a libido. Qual é a orientação adequada?

A) Suspender a fluoxetina e introduzir contraceptivo hormonal combinado.

B) Interromper a fluoxetina e iniciar a suplementação de testosterona.

C) Suspender gradualmente a fluoxetina e suplementar DHEA.

D) Interromper a fluoxetina e introduzir benzodiazepínico caso apresente irritabilidade.

Resposta: D

A interrupção da fluoxetina nesta dosagem pode ser realizada de maneira abrupta, pois se trata de medicamento de meia-vida longa, o que favorece esta forma de interrupção. No entanto, em dosagens mais elevadas, pode-se considerar a interrupção de forma gradual.

Neste contexto, em um primeiro momento, a interrupção da fluoxetina permitirá observar o real impacto da medicação sobre a queixa da paciente e sobre a manutenção da irritabilidade pré-menstrual, que poderá ser controlada agudamente com benzodiazepínico até a definição de estratégia de longo prazo. Esta abordagem permite avaliar a paciente em situação sem medicamentos para posterior definição do uso, ou não, de contraceptivo hormonal ou retorno da fluoxetina ou nenhum nem outro. Testosterona ou DHEA não apresentam papel nesta terapêutica.

Referência

Freeman EW, Sondheimer SJ. Premenstrual dysphoric disorder: recognition and treatment. Prim Care Companion J Clin Psychiatry. 2003;5(1):30-39. doi:10.4088/pcc.v05n0106.

42 Paciente de 34 anos refere ausência de menstruação há 3 meses. Antes dos 3 últimos meses, apresentava ciclos menstruais mensais regulares. Tem antecedente de duas gestações com partos normais, o último há 4 anos. Amamentou por 6 meses cada filho. Usa preservativo como contracepção. Não tem antecedentes mórbidos relevantes e não usa drogas lícitas ou ilícitas. Neste período de 3 meses, não observou alteração de hábito intestinal ou urinário, mantém suas atividades profissionais e físicas, no entanto tem apresentado leve cefaleia vespertina, dolorimento global das mamas e procurou o oftalmologista por achar que está com menor visão lateral. O teste de gravidez é negativo.

Considerando-se a principal hipótese diagnóstica, qual é a alternativa correta?

A) O nível de TSH deve estar diminuído.

B) Os níveis de FSH e LH devem estar elevados.

C) A biópsia de endométrio deve revelar atrofia.

D) O eco endometrial ultrassonográfico deve estar espessado.

Resposta: C

A paciente apresenta sinais sugestivos de amenorreia central decorrente de aumento de prolactina por prolactinoma – perda de visão periférica. Nestas circunstâncias, há bloqueio na liberação de gonadotrofinas e hipoestrogenismo, acarretando atrofia endomentrial. Existem situações clínicas de hipotireoidismo com hiperprolactinemia secundária.

Referência

Casanueva FF, Molitch ME, Schlechte JA, Abs R, Bonert V, Bronstein MD, Brue T, Cappabianca P, Colao A, Fahlbusch R, Fideleff H, Hadani M, Kelly P, Kleinberg D, Laws E, Marek J, Scanlon M, Sobrinho LG, Wass JA, Giustina A. (2006) Guidelines of the Pituitary Society for the diagnosis and management of prolactinomas. Clinical Endocrinology, 65: 265-273. https://doi.org/10.1111/j.1365-2265.2006.02562.x

Klibanski A. Clinical practice. Prolactinomas. N Engl J Med. 2010 Apr 1;362(13):1219-26. DOI: 10.1056/NEJMcp0912025. Erratum in: N Engl J Med. 2010 Jun 3;362(22):2142. PMID: 20357284.

43 Paciente, 23 anos, encontra-se em acompanhamento do ciclo menstrual para tratamento de infertilidade. Realiza a ultrassonografia transvaginal, apresentada na imagem seguinte:

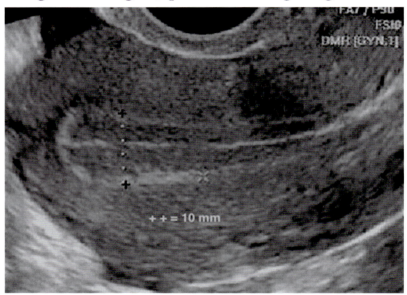

Qual é o momento do ciclo menstrual desta paciente?

A) A) Fase folicular.
B) B) Fase secretora.
C) C) Menstrual.
D) D) Gravídico.

Resposta: A

O reconhecimento da correspondência entre a fase do ciclo menstrual e o efeito sobre o endométrio é importante para a investigação e a identificação de distúrbios hormonais, ovulatórios e de fertilidade. No período pós-menstrual, na fase proliferativa pela ação do estrogênio, o endométrio adquire esta característica trilaminar como apresentada na figura.

Referência

Bakos O, Lundkvist O, Bergh T. Transvaginal sonographic evaluation of endometrial growth and texture in spontaneous ovulatory cycles – a descriptive study. Hum Reprod. 1993 Jun;8(6):799-806. DOI: 10.1093/oxfordjournals.humrep.a138145. PMID: 8345066.

44 O gráfico a seguir apresenta a evolução da taxa de detecção de uma infecção sexualmente transmissível no Brasil.

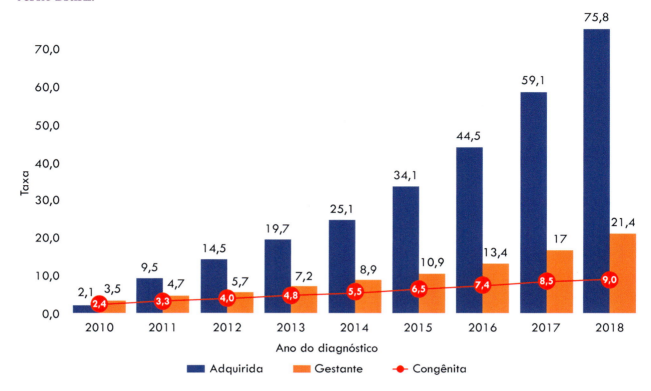

Figura 1 Taxa de detecção (por 100 mil habitantes), taxa de detecção em gestantes e taxa de incidência (por mil nascidos vivos), segundo ano de diagnóstico. Brasil, 2010 a 2018.

Qual é o tratamento adequado a esta doença?

A) Aciclovir.
B) Penicilina.
C) Azitromicina.
D) Podofilina.

Resposta: B

A sífilis vem crescendo em incidência no Brasil, infelizmente, sendo necessária a atenção para as medidas de diagnóstico, tratamento e orientação para prevenção. Trata-se, portanto, de sífilis cujo tratamento antibiótico básico é a penicilina.

No QR code ao lado, você terá acesso ao boletim epidemiológico da Sífilis do Ministério da Saúde.

Referência

Boletim Epidemiológico – Secretaria de Vigilância em Saúde | Ministério da Saúde, Número Especial. Outubro 2019.

45 Paciente de 9 anos é trazida pela mãe em virtude do aparecimento de nódulo mamário dolorido à direita. A mãe tem 42 anos de idade e encontra-se em tratamento quimioterápico para câncer de mama. O avô materno faleceu em decorrência de câncer de próstata aos 80 anos. Ao exame clínico da criança, a altura e o peso encontram-se no percentil 50. Presença de leve pilificação genital e axilar bilateral; genitália com vulva e intróito vaginal normais, com hímen íntegro. Presença de nódulo fibroelástico retroareolar direito com cerca de 1 cm, parcialmente aderido à aréola e levemente doloroso. Região mamária e aréola esquerda sem achados palpatórios. O restante do exame clínico é normal. A ultrassonografia da aréola direita é apresentada.

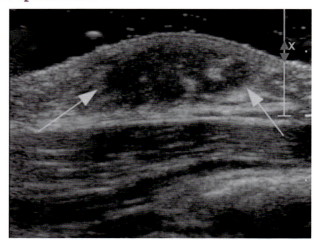

Qual é a conduta?

A) Punção com agulha fina.

B) Punção com agulha grossa.

C) Acompanhamento clínico.

D) Biópsia excisional.

Resposta: C

O reconhecimento clínico do desenvolvimento puberal é fundamental para orientação de pais e crianças quanto às alterações naturais do desenvolvimento fenotípico feminino ou masculino. Neste caso, o desenvolvimento mamário pode ser assimétrico e o fato de ser doloroso é comum, sendo necessário esclarecer os pais quanto a isso. A ultrassonografia apenas reforça o achado clínico de desenvolvimento normal sem apresentar nenhuma característica que sugira necessidade de biópsia por qualquer via.

Referência

García CJ, Espinoza A, Dinamarca V, Navarro O, Daneman A, García H, Cattani A. Breast US in Children and Adolescents. RadioGraphics 2000 20:6, 1605-12.

46 Paciente de 64 anos de idade vem ao ambulatório trazendo resultado de densitometria óssea realizada no último mês, apresentada a seguir. Está assintomática, refere dieta balanceada, não tem antecedentes mórbidos relevantes e não usa medicamentos. Teve menopausa aos 53 anos de idade e não faz terapia hormonal.

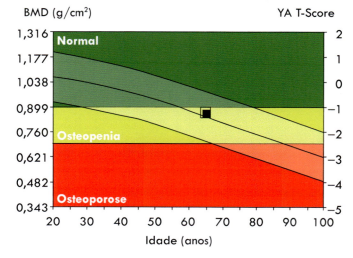

Região	BMD (g/cm2)	Jovem Adulto (%)	T-Score	Corr. Etária (%)	Z-Score
Colo	0,861	83	−1,3	102	0,1
Total	0,949	94	−0,5	109	0,6

Qual é a conduta adequada?

A) A) Terapia hormonal.
B) B) Alendronato.
C) C) Cálcio.
D) D) Atividade física.

Resposta: D

Paciente com osteopenia em pós-menopausa, processo fisiológico, sem restrição para atividade física e com dieta balanceada pressupondo dieta com proteína e micronutrientes, incluindo cálcio. A ação a ser orientada é a atividade física.

No QRcode a seguir, você encontrará as diretrizes brasileiras para o diagnóstico e tratamento da osteoporose em mulheres na pós-menopausa.

Referência

Min C, Yoo DM, Wee JH, et al. High-intensity physical activity with high serum vitamin D levels is associated with a low prevalence of osteopenia and osteoporosis: a population-based study. Osteoporos Int 32, 883-891 (2021). https://doi.org/10.1007/s00198-020-05746-w

47 Mulher de 17 anos de idade vem ao ambulatório desejando utilizar método contraceptivo que não dependa de "lembrar de usar". É nuligesta e seus ciclos menstruais são mensais, regulares e com fluxo mais intenso no 1º dia. Tem cólica menstrual, que melhora após uso de naproxeno. Não tem parceiro sexual definido.

Em sua unidade de saúde, estão disponíveis, além de preservativos, contraceptivos hormonais orais combinados, implantes subdérmicos de etonogestrel e dispositivos intrauterinos (DIU) de cobre. Qual é a conduta para esta paciente?

A) Indicar o implante de etonogestrel pela eficácia e efeito sobre o ciclo menstrual.
B) Orientar a utilização de contraceptivo hormonal oral combinado por ser mais eficaz do que o implante e o DIU disponíveis.
C) Sugerir usar DIU de cobre por ser mais adequado ao padrão menstrual relatado.
D) Solicitar o acompanhamento do responsável para definir a melhor contracepção.

Resposta: A

Os contraceptivos de longa duração apresentam elevada eficácia e facilidade de uso, havendo tendência pelo seu uso por mulheres mais jovens e adolescentes. No caso do implante de etonogestrel, a eficácia suplanta a de contraceptivos hormonais orais combinados, reduz a falha por esquecimento e ocasiona amenorreia, o que representa benefício secundário para o controle de dismenorreia e ciclos hipermenorrêicos.

Referência

Espey E, Ogburn T. Long-acting reversible contraceptives: intrauterine devices and the contraceptive implant. Obstet Gynecol 2011; 117 (03) 705-719.

Saito, MI, Leal, MM. Aspectos éticos da contracepção na adolescência. Rev. Assoc. Med. Bras. 2003; 49(3):234.

48 Paciente de 45 anos de idade apresenta sangramento menstrual excessivo há 3 dias acompanhado de intensa dor em cólica. Pressão arterial (PA) 100×60 mmHg, frequência cardíaca (FC) de 100 bpm, frequência respiratória (FR) de 12 ipm. Exame especular com sangramento ativo pelo colo uterino. Ao toque vaginal, o útero é regular, com volume habitual e não doloroso à mobilização. Qual é a conduta?

A) Histeroscopia diagnóstica.
B) Curetagem uterina.
C) Progesterona em dose elevada.
D) Histerectomia.

Resposta: B

A paciente apresenta sangramento uterino ativo, em grande quantidade com repercussão clínica sugerida pelos parâmetros hemodinâmicos. Neste contexto, é importante interromper o sangramento de maneira efetiva. Entre as opções apresentadas, a curetagem uterina permite o controle do sangramento para posterior introdução de medidas preventivas e melhor estudo do útero em momento oportuno. A histeroscopia diagnóstica não seria terapêutica, assim como a progesterona não tem efeito no sangramento agudo.

Referência

Thabet SM. New attempt using ablative curettage technique for managing benign premenopausal uterine bleeding. J Obstet Gynaecol Res. 2010 Aug;36(4):803-9. DOI: 10.1111/j.1447-0756.2010.01200.x. PMID: 20666949.

49 Paciente de 32 anos de idade apresenta mutação BRCA 1 e BRCA 2. É nuligesta. Realizou a pesquisa de mutação, pois a mãe faleceu por câncer de mama aos 45 anos. Segundo o gráfico apresentado (KUCHENBAECKER, et al. JAMA, 2017), observa-se o risco cumulativo de câncer de mama em portadoras destas mutações.

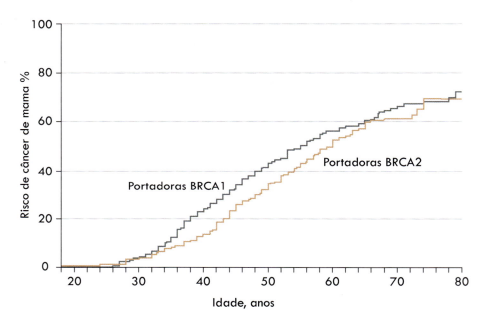

Qual é a orientação para a paciente?

A) A adenomastectomia profilática deve ser realizada.

B) A penetrância desses genes é variável.

C) O rastreamento em intervalos mais curtos previne a doença

D) Uso de tamoxifeno ou raloxifeno pode interferir neste risco.

Resposta: B

A curva apresentada demonstra que a penetrância destes genes não é absoluta. A adenomastectomia ou mastectomia profilática representa uma possibilidade de redução de risco e sua realização não é mandatória e deve ser discutida com a paciente quanto ao melhor momento para ser realizada, reais benefícios e limitações. O rastreamento de câncer de mama nestas pacientes deve ser realizado a intervalos menores com o intuito de detecção precoce. O uso de tamoxifeno para prevenção neste grupo específico de pacientes não está determinado.

Referência

Kuchenbaecker KB, et al. Risks of breast, ovarian and contralateral breast cancer for BRCA 1 and BRCA 2 mutation carriers. JAMA. 2017; 317:2402-16.

50 Paciente de 25 anos de idade vem ao pronto-socorro por dor aguda abdominal e pélvica há 2 dias. A dor é em pontada e localizada na fossa ilíaca direita. Teve início abrupto, com piora progressiva. É nuligesta e tem ciclos menstruais mensais regulares. Usa preservativo irregularmente nas relações sexuais. Ao exame clínico, PA 100×60 mmHg, FR de 14 ipm, FC de 100 bpm, temperatura axilar 38 °C. Abdome levemente distendido com descompressão brusca em fossa ilíaca direita. Ao exame especular, observa-se conteúdo acinzentado sem odor. No toque vaginal, o útero está em anteversoflexão e há tumoração anexial direita dolorosa. A ultrassonografia transvaginal apresentada a seguir representa a região anexial direita.

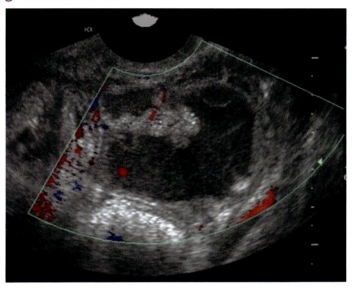

Qual é a conduta adequada?

A) A) Drenagem guiada por ultrassom.
B) B) Apendicectomia.
C) C) Salpingo-ooforectomia.
D) D) Destorção anexial.

Resposta: A

O quadro clínico e ultrassonográfico é compatível com abscesso tubo-ovariano cujo tratamento inicial pode ser realizado por meio de antibioticoterapia parenteral, cirurgia (laparoscopia preferencialmente) ou drenagem guiada por método de imagem. A drenagem por ultrassom apresenta excelente resultado terapêutico, com resolução mais rápida e sem a necessidade de intervenção cirúrgica.

Referência

Aboulghar MA, Mansour RT, Serour GI. Ultrasonographically guided transvaginal aspiration of tuboovarian abscesses and pyosalpinges: an optional treatment for acute pelvic inflammatory disease. Am J Obstet Gynecol. 1995 May;172(5):1501-3. DOI: 10.1016/0002-9378(95)90486-7. PMID: 7755062.

51 Paciente 23 anos de idade teve diagnóstico de tumoração anexial e foi submetida à laparoscopia. É nuligesta. A imagem da cirurgia é apresentada.

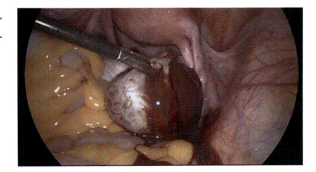

Qual é a conduta adequada?

A) Ooforectomia.
B) Salpingo-ooforectomia.

C) Lavado extenso da cavidade com hemostasia ovariana.
D) Retirada da cápsula com preservação do ovário.

Resposta: D

Clinicamente, é possível realizar o diagnóstico de endometioma de ovário pelo aspecto "achocolatado" do conteúdo do cisto. Portanto, o tratamento é a retirada, ou a destruição, do tecido endometriótico que compõe a cápsula do cisto, preservando o ovário.

Referência

Donnez J, Lousse JC, Jadoul P, Donnez O, Squifflet J. Laparoscopic management of endometriomas using a combined technique of excisional (cystectomy) and ablative surgery. Fertil Steril. 2010 Jun;94(1):28-32. DOI: 10.1016/j.fertnstert.2009.02.065. Epub 2009 Apr 9. PMID: 19361793.

52 Paciente de 40 anos de idade refere corrimento vaginal sanguinolento e odor pronunciado há cerca de 5 meses. Refere ciclos menstruais mensais regulares, porém com dificuldade de identificá-los em virtude de sangramento irregular dos últimos meses. Refere vida sexual ativa, com parceiro sexual vasectomizado. Quatro partos vaginais prévios (último, há 7 anos). Nega comorbidades ou uso de medicamentos. Ao exame especular, observa-se a imagem a seguir.

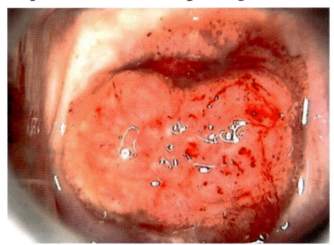

Qual é a conduta neste momento?

A) Biópsia.
B) Colpocitologia.
C) Colposcopia.
D) Pesquisa de clamídia e neisseria.

Resposta: A

A paciente apresenta lesão cervical compatível com carcinoma e o diagnóstico deverá ser realizado mediante biópsia imediata no atendimento, sem a necessidade de colpocitologia ou colposcopia. Não se trata de quadro infeccioso.

Referência

Diretrizes Brasileiras para o Rastreamento do Câncer do Colo do Útero. Instituto Nacional de Câncer José Alencar Gomes da Silva. Coordenação de Prevenção e Vigilância. Divisão de Detecção Precoce e Apoio à Organização de Rede. 2. ed. rev. atual. Rio de Janeiro: INCA, 2016.

Atividades de Obstetrícia

2017

53 Dentre as imagens a seguir, qual apresenta maior dificuldade na progressão no canal de parto?

A)
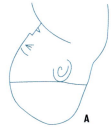
Fonte: Acervo da autoria.

C)
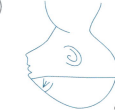
Fonte: Acervo da autoria.

B)
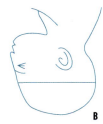
Fonte: Acervo da autoria.

D)
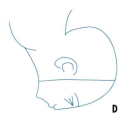
Fonte: Acervo da autoria.

Resposta: C

As imagens demonstradas refletem as apresentações cefálicas fletida (A), defletida de 1º grau (B), defletida de 2º grau e de face. Entre elas, aquela em que o feto insinua o maior diâmetro e, portanto, apresenta maior dificuldade de progressão no canal de parto é a defletida de 2º grau (C).

Referências

Zugaib M, Francisco RPV. Zugaib obstetrícia. 4.ed. Barueri: Manole; 2020. Seção 2.

Zugaib M, Bittar RE, Francisco RPV. Zugaib obstetrícia básica. 1.ed. Barueri: Manole; 2015.

Delascio D, Guarriento A. Obstetrícia normal – Briquet. 3.ed. Editora Sarvier; 1987.

54 Gestante com 35 anos de idade, sem doenças prévias, é admitida no centro obstétrico, com 39 semanas, em trabalho de parto espontâneo. Exame clínico inicial em bom estado geral, altura uterina 37 cm, dinâmica uterina presente, BCF 146 bpm, apresentação cefálica, colo fino, medianizado, 7 cm, plano 0 de De Lee, bolsa rota espontaneamente, líquido claro.

55 Qual das manobras a seguir é a indicada neste momento para avaliação da possibilidade de distocia de trajeto?

A)

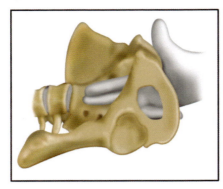

Fonte: Acervo da autoria.

C)

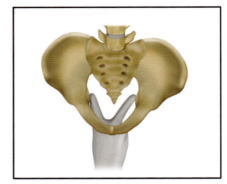

Fonte: Acervo da autoria.

B)

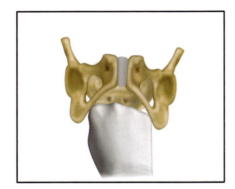

Fonte: Acervo da autoria.

D)

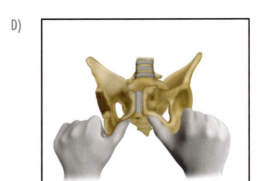

Fonte: Acervo da autoria.

Resposta: A

O plano zero de De Lee é o plano no qual a descida fetal (diâmetro biparietal) atinge a linha das espinhas isquiáticas, delimitando o estreito médio da bacia óssea. No caso apresentado, a apresentação fetal atingiu o estreito médio e, portanto, uma distocia de trajeto nesse momento está relacionada ao diâmetro bi-isquiático, avaliado na alternativa C. A alternativa A demonstra avaliação do estreito superior através da medida da *conjugata diagonalis*. A alternativa B demonstra avaliação do estreito inferior através do diâmetro bituberoso, e a alternativa D avalia diâmetro inferior através do ângulo subpúbico.

Referências

Zugaib M, Francisco RPV. Zugaib obstetrícia. 4.ed. Barueri: Manole; 2020. Seção 2.

Zugaib M, Bittar RE, Francisco RPV. Zugaib obstetrícia básica. 1.ed. Barueri: Manole; 2015.

Delascio D, Guarriento A. Obstetrícia normal – Briquet. 3.ed. Editora Sarvier; 1987.

56 Gestante de 16 anos procura atendimento ambulatorial especializado na 12ª semana devido a resultado de VDRL positivo 1/64. A paciente recebeu tratamento com penicilina benzatina, 2.400.000 UI intramuscular semanal, por 3 semanas. Com 32 semanas de gestação, o VDRL apresentou resultado de 1/128.

Qual o significado clínico?

A) Resistência à penicilina
B) Dose inadequada.
C) Cicatriz sorológica.
D) Reinfecção.

Resposta: D

  Como esta questão envolve o domínio de alguns conceitos, ouça a explicação disponível no QR code ao lado.

Referências

Zugaib M, Francisco RPV. Zugaib obstetrícia. 4.ed. Barueri: Manole; 2020. Seção 5, capítulo 59.

Centers for disease control and prevention. Sexually transmitted disease treatment guidelines. MMWR. 2006;55(RR-11):1-94.

Ministério da Saúde. Secretaria de Vigilância em Saúde. Diretrizes para o controle de sífilis congênita. Coleção DST – Aids. Série Manuais, n. 62, 2005.

57 Paciente de 32 anos, primigesta, com idade gestacional de 35 semanas (compatível com o primeiro ultrassom), procura o pronto-socorro com queixa de diminuição da movimentação fetal há 1 dia.

As anotações de pré-natal são apresentadas a seguir.

IG	Peso (kg)	PA (mmHg)	BCF	AU (cm)	Edema
11 sem	69,6	140 x 90	+	–	–
15 sem	69,6	140 x 80	+	–	–
17 sem	71,0	110 x 70	+	16	–
23 sem	75,5	110 x 80	+	22	–
27 sem	78,8	120 x 80	+	25	–
31 sem	79,2	130 x 80	+	27	–
33 sem	82,0	130 x 90	+	29	1+/4+

Ao exame clínico, bom estado geral, corada, hidratada, eupneica. PA 160 x 100 mmHg, FC 84 bpm. BRNF 2T. Sopro sistólico foco aórtico 2+/6+. Abdome gravídico, altura uterina 29 cm, batimento cardíaco fetal presente, dinâmica uterina ausente. Edema de mãos e face 2+/4+, edema simétrico de membros inferiores 2+/4+, sem sinais de trombose venosa profunda (TVP). Apresenta os seguintes exames realizados no dia anterior: proteinúria de 24 horas de 1,54 g/volume, ácido úrico 7,5 mg/dL. Após 2 dias de internação, a paciente apresenta novo pico hipertensivo, com pressão arterial de 170 x 120 mmHg. Foi realizada a avaliação de vitalidade fetal, com índice de líquido amniótico de 7,3 cm e a cardiotocografia ao lado.

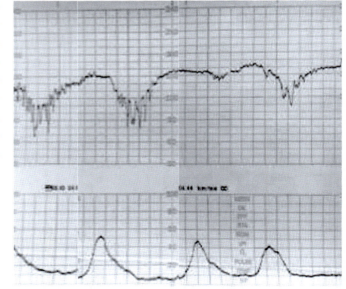

Fonte: Acervo da autoria.

Nesse caso o traçado cardiotocográfico indica:

A) Compressão funicular.

B) Resposta vagal imediata.

C) Consequência de hipóxia fetal.

D) Redução de retorno venoso materno.

Resposta: C

O traçado de cardiotocografia apresentado demonstra desacelerações cujos nadires ocorrem após 20 a 30 segundos do pico da contração, com retorno lento à linha de base. Tais desacelerações, que podem ser classificadas com DIP II ou como tardias, estão relacionadas com diminuição da oferta de oxigênio ao feto e pior prognóstico neonatal. A fisiopatologia está baseada na redução do fluxo uteroplacentário materno durante as contrações. O feto com baixa reserva de oxigênio não suporta essa redução de fluxo, com queda de pressão parcial de oxigênio e consequente estímulo vagal, o que leva à queda de frequência cardíaca fetal.

Referências

Zugaib M, Francisco RPV. Zugaib obstetrícia. 4.ed. Barueri: Manole; 2020. Capítulo 14.

Zugaib M, Bittar RE, Francisco RPV. Zugaib obstetrícia básica. 1.ed. Barueri: Manole; 2015.

American College of Obstetricians and Gynecologists. Clinical management guidelines for obstetrician-gynecologists: intrapartum fetal heart rate monitoring. ACOG Practice Bulletin. Obstet Gynecol. 2005;105(5 pt 1):1161-9.

Santo S. Guidelines para monitorização fetal intraparto: resumo do novo consenso da FIGO de 2015. Acta Obstet Ginecol Port [online]. 2016;10(1) [citado 2020-04-25]. p.8-11.

58 Ao exame clínico da questão anterior, bom estado geral, corada, hidratada, eupneica. PA 160 x 100 mmHg, FC 84 bpm. BRNF 2T. Sopro sistólico foco aórtico 2+/6+. Abdome gravídico, altura uterina 29 cm, batimento cardíaco fetal presente, dinâmica uterina ausente. Edema de mãos e face 2+/4+, edema simétrico de membros inferiores 2+/4+, sem sinais de trombose venosa profunda (TVP). Apresenta os seguintes exames realizados no dia anterior: Proteinúria de 24 horas de 1,54 g/volume, ácido úrico 7,5 mg/dL.

Nesse momento, o diagnóstico desta gestante é:

A) Descompensação de hipertensão arterial crônica.
B) Pré-eclâmpsia superajuntada à hipertensão arterial crônica.
C) Hipertensão arterial secundária à nefropatia crônica.
D) Cardiopatia gestacional com hipertensão secundária.

Resposta: B

A paciente apresentava níveis pressóricos elevados (140 x 90 mmHg) desde o início do pré-natal, com 11 semanas, sugerindo a presença de uma hipertensão arterial crônica. No decorrer do acompanhamento de pré-natal houve ganho de peso de 1.400 g nas últimas 2 semanas, acima do esperado e aparecimento de edema, o que sugere o diagnóstico de pré-eclâmpsia superajuntada. No pronto-socorro apresenta pico hipertensivo, dosagem de ácido úrico de 7,5 mg/dL e proteinúria de 1,54 g/volume, corroborando com o diagnóstico de pré-eclâmpsia superajuntada. Para o diagnóstico de pré-eclâmpsia consideram-se os níveis pressóricos acima de 140 x 90 mmHg associada ao ganho ponderal (maneira subjetiva de avaliar o grau de edema) ou proteinúria acima de 300 mg em urina de 24 horas. Ácido úrico com níveis acima de 6 mg/dL também é altamente sugestivo de pré-eclâmpsia, pois se relaciona com o grau de hemoconcentração, gravidade da endotelioses glomerular e gravidade da doença hipertensiva.

Referências

Zugaib M, Francisco RPV. Zugaib obstetrícia. 4.ed. Barueri: Manole; 2020. Seção 5, capítulo 34.

Zugaib M, Bittar RE, Francisco RPV. Protocolos assistenciais. Clínica obstétrica FMUSP. 5.ed. Atheneu; 2015.

Gillon TER, Pels A, Von Dadelszen P, MacDonell K, Magee L. Hypertensive disorders of pregnancy: a systematic review of international clinical practice guidelines. PloS One. 2014;9(12):e113715.

59 Durante a realização de exame de vitalidade de paciente diabética tipo 1 com 27 semanas de gestação, optou-se pela realização de dopplerfluxometria do cordão umbilical.

Qual é o significado clínico que pode ser inferido a partir da imagem a seguir?

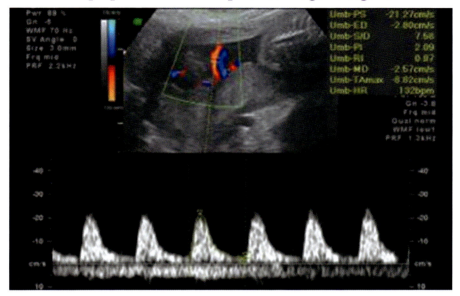

Fonte: Acervo da autoria.

Valor de referência para relação sístole/diástole com 27 semanas: 2,17 – 4,5 (P5 – P95).

Valor de referência para PI de artéria umbilical com 27 semanas: 0,63 – 1,65 (P5 – P95).

A) Centralização fetal.
B) Função placentária normal.
C) Insuficiência placentária.
D) Acidose fetal.

Resposta: C

A função placentária pode ser investigada por meio da dopplervelocimetria das artérias umbilicais em gestantes que apresentam risco de desenvolver insuficiência placentária. A imagem apresentada demonstra um aumento na relação entre sístole e diástole e no índice de pulsatilidade das artérias umbilicais, o que representa um aumento de resistência placentária. Essa alteração começa a ser diagnosticada quando há um comprometimento de aproximadamente 30% da área placentária. Portanto, o aumento de resistência das artérias umbilicais representa insuficiência placentária.

Referências

Zugaib M, Francisco RPV. Zugaib obstetrícia. 4.ed. Barueri: Manole; 2020. Capítulo 14.

Alfirevic Z, Stampalija T, Dowswell T. Fetal and umbilical Doppler ultrasound in high-risk pregnancies. Cochrane Database Syst Rev. 2017 Jun 13;6:CD007529. Doi:10.1002/14651858.CD007529.pub4. Review. PubMed PMID: 28613398; PubMed Central PMCID: PMC6481396.

Alfirevic Z, Stampalija T, Gyte GM. Fetal and umbilical Doppler ultrasound in high-risk pregnancies. Cochrane Database Syst Rev. 2013 Nov 12;(11):CD007529. Doi: 10.1002/14651858.CD007529.pub3. Review. Update in: Cochrane Database Syst Rev. 2017 Jun 13;6:CD007529. PubMed PMID: 24222334; PubMed Central PMCID: PMC6464948.

60 Primigesta, 35 anos, 33 semanas, procura pronto-socorro com queixa de dor abdominal em cólica há 4 horas, com intervalos menores que 5 minutos. Antecedente pessoal de cardiopatia reumática com estenose mitral moderada, em uso de furosemida 40 mg e propranolol 40 mg por dia. Ao exame clínico, bom estado geral, PA 130 x 80 mmHg, FC 96 bpm, bulhas rítmicas normofonéticas com sopro com ruflar diastólico em foco mitral, abdome gravídico, altura uterina 32 cm, 2 contrações moderadas em 10 minutos, tônus uterino normal, BCF 136 bpm. Colo uterino médio, medianizado, 3 centímetros de dilatação, líquido claro sem grumos em fundo de saco posterior.

A conduta é:

A) Condução de trabalho de parto com analgesia precoce.
B) Inibição de trabalho de parto e uso de betametasona.
C) Parto cesárea de imediato para proteção cardiológica materna.
D) Definição de via de parto após ecocardiograma de urgência.

Resposta: A

 Como esta questão envolve o domínio de alguns conceitos, ouça a explicação disponível no QR code ao lado.

Referências

Zugaib M, Francisco RPV. Zugaib obstetrícia. 4.ed. Barueri: Manole; 2020. Capítulo 47.

Regitz-Zagrosek V, Roos-Hesselink JW, Bauersachs J, Blomström-Lundqvist C, Cifková R, De Bonis M, et al.; ESC Scientific Document Group. 2018 ESC Guidelines for the management of cardiovascular diseases during pregnancy. Eur Heart J. 2018 Sep 7;39(34):3165-241. Doi:10.1093/eurheartj/ehy340. PubMed PMID: 30165544.

Testa C, Borges VT, Bortolotto MR. Pregnancy in patients with heart disease. Revista de Medicina. 2018;97(2):177-86. https://doi.org/10.11606/issn.1679-9836.v97i2p177-186.

61 Primigesta, 23 anos, realizou fertilização assistida. Encontra-se na 5ª semana de gestação diagnosticada por beta hCG sérico de 2.350 mUI/mL há 2 dias. Vem ao pronto atendimento com queixa de sangramento vaginal com característica de borra de café. O exame clínico apresentou como achados relevantes abdome indolor e pequena quantidade de sangue coletado em fórnice posterior da vagina. Foi solicitada avaliação ultrassonográfica, que demonstrou útero em anteversoflexão com eco endometrial espessado medindo 16 mm e imagem paraovariana esquerda medindo 28 x 20 x 22 mm (imagens a seguir). O nível sérico de beta hCG foi de 1.650 mUI/mL.

Ultrassom região anexial esquerda

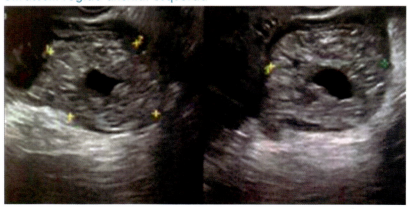

Fonte: Acervo da autoria.

Ultrassom uterino

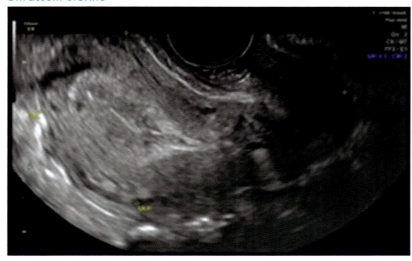

Fonte: Acervo da autoria.

Nessa paciente, a conduta indicada é:

A) Cirúrgica por laparoscopia.

B) Cirúrgica por curetagem uterina.

C) Conservadora com beta HCG seriado.

D) Medicamentosa com metotrexato.

Resposta: C

Trata-se de um caso de sangramento de 1º trimestre. A avaliação dessa paciente deve contemplar o exame clínico obstétrico e a avaliação ultrassonográfica. A fertilização assistida é fator de risco para gravidez ectópica. Em ultrassonografia apresentada notamos espessamento endometrial associado à imagem paraovariana compatível com anel tubário, o que faz o diagnóstico de gravidez ectópica íntegra. Considerando que a paciente tem desejo reprodutivo, está clinicamente estável, valores de BHCG são < 5.000 mUI/mL e estão em queda, e a imagem é < 4 cm, é possível conduta expectante com acompanhamento de dosagens seriadas de BHCG para avaliar a possibilidade de resolução espontânea do caso.

Referências

Zugaib M, Francisco RPV. Zugaib obstetrícia. 4.ed. Barueri: Manole; 2020. Capitulo 30.

Tubal ectopic pregnancy. ACOG Practice Bullettin No 193. American College of Obstetricians and Gynecologists. 2018;131:e91-103.

Cunningham FG, Leveno KJ, Bloom SL, Dashe JS, Hoffman BL, Casey BM, et al. Willians obstetrics. 25.ed. McGraw-Hill Education; 2018.

62 Tercigesta, 34 anos de idade, com dois partos vaginais prévios, 33 semanas e 4 dias, vem transferida do pronto atendimento da cirurgia, referindo dor em andar inferior do abdome. Paciente refere trauma automobilístico (auto-auto) há 2 horas. Desde então, refere diminuição da movimentação fetal. Antecedente pessoal: hipertensão arterial crônica tratada com alfa metildopa 2 g/dia. Ao exame clínico, a paciente apresentava-se em regular estado geral, corada, hidratada, afebril, PA: 148 x 96 mmHg, abdome doloroso à palpação em hipogastro, dinâmica uterina irregular, BCF: 134 bpm, altura uterina 33 cm, tônus uterino normal. Ao toque vaginal: colo grosso, posterior, pérvio 1 cm. O médico que a atendeu optou por realizar analgesia com escopolamina e dipirona endovenosa e reavaliar. Após 2 horas, a paciente refere intensificação da dor abdominal com o seguinte exame clínico: regular estado geral, corada, hidratada, afebril, PA: 150 x 90 mmHg, abdome muito doloroso à palpação em hipogastro, dinâmica uterina 4 contrações/10minutos, BCF: 119 bpm, altura uterina 36 cm, tônus uterino discretamente aumentado. Ao toque vaginal: colo médio, medianizado, pérvio 3 cm. A cardiotocografia nesse momento foi classificada como categoria 2.

Qual é a conduta?

A) Tocólise com beta agonista e betametasona intramuscular.
B) Amniotomia e cesárea segmentar transversa.
C) Condução de trabalho de parto e cardiotocografia contínua.
D) Sulfato de magnésio e cesárea segmentar transversa.

Resposta: B

A paciente apresenta, após trauma abdominal quadro de dor, hipertensão arterial, hipertonia uterina e progressão de altura uterina. Esse é um caso de descolamento prematuro de placenta que progrediu sem exteriorização do sangramento por via vaginal, o que acontece com aproximadamente 20% dos casos de DPP. O aumento da altura uterina corresponde à presença de hematoma retroplacentário. Portanto, a melhor conduta é proceder à amniotomia para diminuir a compressão uterina e melhorar o fluxo uteroplacentário e resolver a gravidez pela via mais rápida. Nesse caso o mais rápido seria uma cesárea segmentar transversa (B).

Referências

Zugaib M, Francisco RPV. Zugaib obstetrícia. 4.ed. Barueri: Manole; 2020. Seção 5, capítulo 40.

Cunningham FG, Leveno KJ, Bloom SL, Dashe JS, Hoffman BL, Casey BM, et al. Willians obstetrics. 25.ed. McGraw-Hill Education; 2018.

WHO. UNFPA. UNICEF. Integrated management of pregnancy and childbirth – managing complications in pregnancy and childbirth: a guide for midwives and doctors. 2.ed. 2017.

63 Paciente de 32 anos procura pronto atendimento no 8º dia pós-parto vaginal no termo, relatando calafrios, febre e mastalgia esquerda. Refere hipertensão arterial crônica desde os 13 anos de idade e acompanha com nefrologista por doença renal crônica não dialítica. Ao exame clínico, bom estado geral, corada, temperatura oral de 38,4 °C, FC: 110 bpm, PA: 98 x 60 mmHg, abdome indolor à palpação, útero contraído, loquia fisiológica, toque vaginal: colo grosso, posterior, impérvio. A imagem demonstra a inspeção mamária:

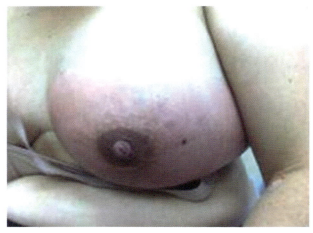

Fonte: Acervo da autoria.

Palpação mamária esquerda limitada pela dor, sem identificação de tumoração.

Nesse momento, a conduta é

A) Internação, introdução de ampicilina e gentamicina.
B) Ambulatorial, introdução de cefalexina.
C) Ambulatorial, introdução de ciprofloxacina.
D) Internação, introdução de clindamicina.

Resposta: D

Esse caso retrata uma mastite puerperal. Observa-se uma inflamação de grande parte da mama esquerda, com eritema extenso. O diagnóstico é fundamentalmente clínico, geralmente acometimento unilateral. Essa paciente tem uma hipertensão com acompanhamento da nefrologia, apresenta-se na entrada hipotensa e taquicárdica, ou seja, com repercussões sistêmicas da infecção. Portanto, recomenda-se internação e antibioticoterapia endovenosa (clindamicina é escolha), além de cuidados locais. Saiba mais sobre mastite puerperal no QR code ao lado.

Referências

Zugaib M, Francisco RPV. Zugaib obstetrícia. 4. ed. Barueri: Manole; 2020. Seção 4, capítulo 27.

Zugaib M, Bittar RE, Francisco RPV. Protocolos assistenciais. Clínica obstétrica FMUSP. 5.ed. Atheneu; 2015.

64 Mulher de 27 anos de idade, primigesta, com idade gestacional de 41 semanas e 2 dias de gestação, procura pronto atendimento com queixa de dor em baixo ventre, de forte intensidade, há 3 horas. Não tem outras queixas. Não teve intercorrências no pré-natal. Não tem antecedentes mórbidos relevantes. No exame clínico, bom estado geral, peso: 72 kg; pressão arterial: 120 x 80 mmHg. O abdome é gravídico, com altura uterina: 36 cm; dinâmica uterina 2 contrações moderadas em 10 minutos, tônus uterino normal, BCF presente. O toque vaginal está representado no partograma ao lado. (Partograma 1). O restante do exame clínico é normal.

Qual a hipótese diagnóstica principal para o quadro apresentado durante o trabalho de parto dessa paciente nesse momento?

Resposta:

Distocia funcional por hipoatividade. A principal hipótese diagnóstica para o quadro acima é a distocia funcional por hipoatividade. Ou seja, as contrações uterinas se tornaram fracas e ineficazes, dificultando a evolução do trabalho de parto. Ainda, poderia ser classificada como hipoatividade secundária, uma vez que o trabalho de parto iniciou-se de forma adequada.

Qual a conduta para o caso nesse momento?

Resposta:

Amniotomia OU ocitocina endovenosa OU analgesia. Diante do diagnóstico de hipoatividade, devem ser adotadas manobras para correção de atividade uterina. Entre as principais escolhas de medidas para estímulo de atividade uterina nesse momento estão a amniotomia e o uso de ocitocina sintética endovenosa. A analgesia também é uma medida que costuma ajudar na correção das contrações uterinas, especialmente quando há ansiedade materna e dor.

65 Nas quatro horas que se seguiram a conduta de que trata a questão anterior, o trabalho de parto dessa paciente evoluiu de acordo com o partograma indicado ao lado. (Partograma 2).

Qual a conduta para o caso nesse momento?

Resposta:

Fórcipe de rotação ou vácuo extrator. Por se tratar de um período expulsivo prolongado com dilatação total do colo uterino há 4 horas e altura da apresentação em + 3 no plano De Lee, deve-se proceder à aplicação de um fórcipe ou de um vácuo extrator. Nessa situação é importante corrigir a variedade de posição que se encontra em uma transversa direita, portanto o fórcipe de eleição é o Kielland para realizar a rotação. A resposta fórcipe de alívio foi considerada errada, dado que alívio é o termo usado se a variedade for occipto-pube, ou seja, se não for necessária a correção da rotação.

Nome: XXXXXXXX				Idade: 27 anos			
Horário:	22h	23h	00h	01h			
Dilatação 10	×	×	×	×			
9							AM
8							−3
7							−2
6							−1
5							0
4							+1
3							+2
2	◇	◇	◇	◇			+3
1							
0							

Fc - basal							
Ac / Desac							
Variab							
CTR classe							
Tônus	NORMAL						
Intensi//	FORTE	FORTE	FORTE	FORTE			
Frequência	4/10	4/10	4/10	4/10			
Bolsa							
Liq. Amn.							

Fonte: Elaborado pela autoria.

A figura a seguir representa a revisão do canal, após o parto.

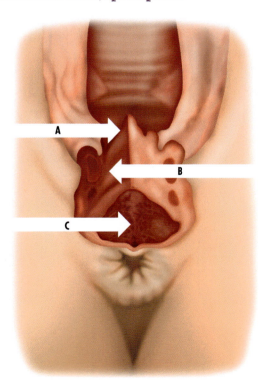

Fonte: Acervo da autoria.

Nomeie as estruturas sinalizadas pelas setas A, B e C.

Resposta:

Letra A = mucosa vaginal; letra B = músculo bulbocavernoso; letra C = esfíncter externo do ânus. Essa questão exige do candidato o reconhecimento de estruturas anatômicas. A letra A sinaliza a mucosa vaginal, camada mais superficial. No assoalho pélvico, o músculo definido pela letra B é o músculo bulbocavernoso e a letra C demonstra a musculatura estriada do esfíncter externo do ânus rota.

Considerando os planos a que pertencem as estruturas apontadas, em que ordem elas devem ser rafiadas? (Utilize as letras A, B e C para identificá-las.)

Resposta:

A sequência correta de correção da laceração descrita é: mucosa vaginal (A), esfíncter externo do ânus e músculo bulbocavernoso (B). Em geral a episiorrafia é suturada por planos, sendo preferencialmente realizado o fechamento de mucosa vaginal para reestabelecer a anatomia, seguido de músculo bulbocavernoso e pele. Em casos de lacerações com lesão esfincteriana, preferencialmente realizamos a rafia de mucosa e, após, a aproximação do esfíncter, seguindo com a sutura habitual da episiotomia (músculo bulbocavernoso e pele).

Referências

Zugaib M, Francisco RPV. Zugaib obstetrícia. 4.ed. Barueri: Manole; 2020. Capítulo 19.

Zugaib M, Bittar RE, Francisco RPV. Zugaib obstetrícia básica. 1.ed. Barueri: Manole; 2015.

Guarriento A, Delascio D. Obstetrícia operatória – Briquet. 2.ed. Editora Sarvier; 1979.

2018

66 **Qual das imagens a seguir representa uma apresentação fetal composta?**

A)

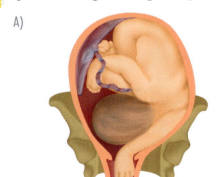

Fonte: Acervo da autoria.

B)

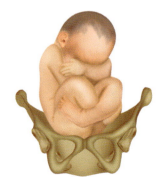

Fonte: Acervo da autoria.

C)

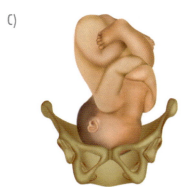

Fonte: Acervo da autoria.

D)

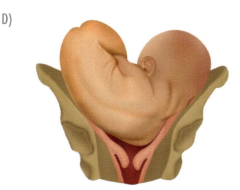

Fonte: Acervo da autoria.

Resposta: A

A imagem que representa uma apresentação fetal composta é a que está demonstrada na letra A, na qual o feto está cefálico mas apresenta pró-incidência do membro. A alternativa B mostra um feto pélvico; a C, cefálico em apresentação de face, e a D, feto córmico.

Referências

Zugaib M, Francisco RPV. Zugaib obstetrícia. 4.ed. Barueri: Manole; 2020. Seção 2.

Zugaib M, Bittar RE, Francisco RPV. Zugaib obstetrícia básica. 1.ed. Barueri: Manole; 2015.

Delascio D, Guarriento A. Obstetrícia normal – Briquet. 3.ed. Editora Sarvier; 1987.

67 Primigesta de 27 anos de idade, com idade gestacional de 38 semanas, sem antecedentes mórbidos relevantes, está no centro obstétrico em trabalho de parto. O partograma da paciente está mostrado a seguir.

Fonte: Elaborado pela autoria.

Qual das imagens a seguir apresenta a morfologia de bacia mais comumente associada ao quadro clínico representado no partograma?

A)

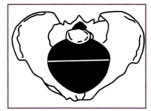

Fonte: Acervo da autoria.

B)

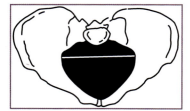

Fonte: Acervo da autoria.

C)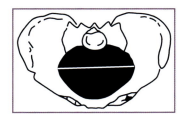

Fonte: Acervo da autoria.

D)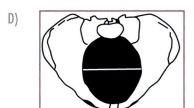

Fonte: Acervo da autoria.

Resposta: C

As bacias ósseas obstétricas são classificadas conforme o formato e estão diretamente relacionadas à insinuação e descida do feto. A alternativa A demonstra bacia ginecoide, com formato arredondado e de ótimo prognóstico para o parto vaginal. A alternativa B demonstra bacia androide, com formato triangular, que dificulta a insinuação fetal. A bacia platipeloide, esquematizada no item C, é aquela com formato ovalado, diâmetro transverso predominante, geralmente relacionada à insinuação fetal em apresentações transversas. Já a bacia antropoide, item D, tem formato elíptico com diâmetro anteroposterior predominante, relacionada a insinuações em apresentações posteriores. O partograma apresentado demonstra feto insinuado em apresentação transversa, plano zero de De Lee, relacionada às bacias platipeloides.

Referências

Zugaib M, Francisco RPV. Zugaib obstetrícia. 4.ed. Barueri: Manole; 2020. Seção 2.

Zugaib M, Bittar RE, Francisco RPV. Zugaib obstetrícia básica. 1.ed. Barueri: Manole; 2015.

Delascio D, Guarriento A. Obstetrícia normal – Briquet. 3.ed. Editora Sarvier; 1987.

68 Mulher primigesta, de 30 anos de idade, retorna para segunda consulta de pré-natal em sua unidade básica de saúde em 19/11/2017. Sua última menstruação foi em 30/07/2017. Não tem antecedentes mórbidos relevantes. Sua primeira consulta foi há 1 mês, quando lhe foram prescritas vitaminas. Os resultados de todos os exames complementares realizados em 30/10/2017 estão apresentados a seguir.

Hemograma	
Hb	11,3 g/dL
Ht	32,1%
Leucócitos	7.600/mm³
Plaquetas	240.000/mm³
Glicemia (jejum)	94 mg/dL
TSH	1,6 µUI/mL

Sorologias	
Toxoplasmose	IgG + / IgM −
Rubéola	IgG + / IgM −
Hepatite B	Anti-Hbs+ / Ag Hbs− / Anti-Hbc+
HIV	Negativo
Antitreponem	Negativo

Ultrassonografia: feto único, compatível para 9 semanas e 5 dias.

Fonte: Elaborado pela autoria.

Considerando o resultado da glicemia de jejum, quais são o diagnóstico e a conduta para o caso, de acordo com os critérios da OMS de 2013?

A) Diabetes mellitus provavelmente pré-gestacional – Iniciar tratamento.

B) Glicemia de jejum normal – realizar teste de tolerância oral à glicose na 28ª semana.

C) Suspeita para diabetes mellitus – realizar teste do tolerância oral à glicose agora.

D) Diabetes mellitus gestacional – iniciar tratamento.

Resposta: D

O diagnóstico de diabetes na gravidez é feito quando a glicemia de jejum no início do pré-natal está entre 92 e 125 mg/dL ou quando há um dos valores do teste de tolerância oral à glicose, realizado entre 24 e 28 semanas para pacientes com glicemia de jejum normal (menor que 92 mg/dL) no início do pré-natal. A paciente apresentou glicemia de jejum de 94 mg/dL colhida com 12 semanas e 4 dias de gravidez, o que faz o diagnóstico imediato de diabetes gestacional e indica início de tratamento.

Referências

Zugaib M, Francisco RPV. Zugaib Obstetrícia. 4.ed. Barueri: Manole; 2020. Seção 5, capítulo 50.

American Diabetes Association. Standards of medical care in diabetes. 2014. Diabetes Care. 2014;37(1):S14-80.

Gestacional diabetes mellitus. Practice bulletin No 137. American College of Obstetrician and Gynecologists. Obstet Gynecol. 2013;122:406-16.

69

Qual exame ultrassonográfico está indicado neste momento?

A) Ultrassonografia morfológica de 2º trimestre.

B) Ultrassonografia obstétrica com dopplervelocimetria.

C) Ultrassonografia morfológica de 1º trimestre.

D) Ecocardiograma fetal com dopplervelocimetria.

Resposta: C

A datação da gravidez deve ser realizada para responder adequadamente a essa questão. No dia da consulta, 19/11/2017, a paciente estava com 16 semanas e 2 dias de gravidez pela data da última menstruação referida (30/07/2017), e, pela ultrassonografia realizada em 30/10/2017 com 9 semanas e 5 dias, a datação era de 12 semanas e 4 dias. Considerando que a diferença entre as datações é de 4 semanas e 2 dias e que a ultrassonografia com 9 semanas e 5 dias apresenta variabilidade em torno de 7 dias, devemos considerar a idade gestacional definitiva de 12 semanas e 4 dias, idade adequada para a realização de ultrassonografia morfológica de 1º trimestre.

Referências

Zugaib M, Francisco RPV. Zugaib obstetrícia. 4.ed. Barueri: Manole; 2020. Seção 5, capítulo 34.

Zugaib M, Bittar RE, Francisco RPV. Zugaib obstetrícia básica. 1.ed. Barueri: Manole; 2015.

Assistência pré-natal: manual técnico. Equipe de elaboração: Janine Schirmer et al. 3.ed. Brasília: Secretaria de Políticas de Saúde – SPS/Ministério da Saúde, 2000.

São Paulo (Estado). Secretaria da Saúde. Coordenadoria de Planejamento em Saúde. Assessoria Técnica em Saúde da Mulher. Atenção à gestante e à puérpera no SUS – SP: manual técnico do pré-natal e puerpério. Organizado por Calife K, Lavras TLC – São Paulo: SES/SP, 2010.

70

Mulher de 30 anos de idade, secundigesta (um parto vaginal anterior), com idade gestacional de 33 semanas, procura pronto atendimento com dor lombar à direita e febre aferida de 39 °C, há 2 dias.

No exame clínico, frequência cardíaca: 120 bpm; pressão arterial: 100 x 60 mmHg; temperatura axilar: 39 °C; saturação de oxigênio em ar ambiente: 91%. Dor à punho-percussão lombar direita. O exame de urina I é positivo para nitritos. Realiza a cardiotocografia a seguir.

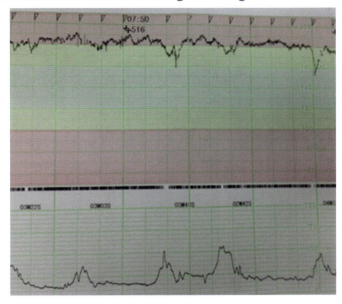

Fonte: Acervo da autoria.

Além de hidratação e antibioticoterapia, qual(is) outra(s) conduta(s) é(são) necessária(s) ao caso?

A) Interrupção da gravidez por sofrimento fetal.

B) Amnioscopia para pesquisa de mecônio.

C) Dopplerfluxometria obstétrica.

D) Máscara de O_2 e monitorização fetal.

Resposta: D

O caso demonstra paciente avaliada em pronto atendimento com quadro de sepse de foco urinário/pielonefrite. Diante da gravidade do quadro clínico materno, é essencial que se faça hidratação materna e antibioticoterapia na primeira hora de assistência da paciente, com impacto nos resultados de mortalidade. A paciente apresenta queda de saturação de oxigênio e, portanto, será beneficiada com oferta em máscara. A cardiotocografia apresentada tem linha de base taquicárdica, com variabilidade normal e desaceleração umbilical. A principal hipótese para a elevação da linha de base está relacionada à hipertermia materna. A frequência cardíaca fetal basal pode se elevar em torno de 10 batimentos por minuto a cada grau de elevação de temperatura materna. Após as medidas iniciais para estabilização clínica materna e antitérmico, espera-se melhora do padrão da monitorização fetal.

Referências

Zugaib M, Francisco RPV. Zugaib obstetrícia. 4.ed. Barueri: Manole; 2020. Seção 3, capítulo 14.

ACOG Practice Bulletin No. 211: Critical Care in Pregnancy. Obstet Gynecol. 2019 May;133(5):e303-e319. Doi:10.1097/AOG.0000000000003241. PubMed PMID:31022122.

Bonet M, Souza JP, Abalos E, Fawole B, Knight M, Kouanda S, et al. The global maternal sepsis study and awareness campaign (GLOSS): study protocol. Reprod Health. 2018 Jan 30;15(1):16. Doi:10.1186/s12978-017-0437-8. PubMed PMID: 29382352; PubMed Central PMCID: PMC5791346.

71 Mulher de 25 anos de idade, primigesta, com idade gestacional de 40 semanas e 6 dias, está em período expulsivo do trabalho de parto. Neste momento, nota-se distocia de ombro.

Qual das manobras está indicada para a assistência ao caso neste momento?

A) Rebater o feto sobre o ventre materno.
B) Utilizar o vácuo extrator dorsal.
C) Mudar a paciente para decúbito lateral.
D) Pressão suprapúbica e hiperflexão de pernas.

Resposta: D

A distocia de ombros ocorre quando o diâmetro biacromial está alinhado com o diâmetro anteroposterior do estreito inferior. O ombro anterior pode ficar impactado no pube materno. A assistência deve ser realizada de maneira assertiva a fim de evitar morbidade neonatal. Não se deve tracionar a cabeça. A manobra inicial consiste na flexão das pernas para deslocamento cranial da sínfise púbica associada à pressão suprapúbica, a fim de facilitar que o ombro deslize lateralmente sobre a sínfise púbica. Posteriormente, tentar girar o diâmetro biacromial para oblíquo e desprendimento do ombro posterior. Outra manobra que pode auxiliar o desprendimento é a posição genupeitoral ou quatro apoios.

Referências

Zugaib M, Francisco RPV. Zugaib obstetrícia. 4.ed. Barueri: Manole; 2020. Capítulo 20.

Practice Bulletin No. 178 Summary: Shoulder Dystocia. Obstet Gynecol. 2017;129(5):961-2. Doi:10.1097/AOG.0000000000002039.

Sokol RJ, Blackwell SC; American College of Obstetricians and Gynecologists. Committee on Practice Bulletins-Gynecology. ACOG practice bulletin: Shoulder dystocia. Number 40, November 2002. (Replaces practice pattern number 7, October 1997). Int J Gynaecol Obstet. 2003;80(1):87-92. Doi:10.1016/s0020-7292(02)90001-9.

72 Mulher de 22 anos de idade está em sua primeira gestação. A idade gestacional é de 8 semanas (conforme data da última menstruação e ultrassonografia de 1º trimestre). Refere sangramento genital abundante há 2 horas, associado a cólica intensa. No exame especular, encontrou-se moderada quantidade de sangue coletado em fórnice posterior. Ao toque vaginal, útero aumentado (duas vezes o tamanho normal), sem dor anexial. Colo grosso, posterior e impérvio. Realizada ultrassonografia ao lado:

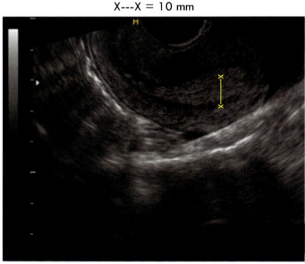

Fonte: Acervo da autoria.

Qual o diagnóstico?

A) Abortamento completo.
B) Gestação incipiente.
C) Abortamento incompleto.
D) Gestação ectópica.

Resposta: A

Aproximadamente 80% dos abortamentos ocorrem antes de 12 semanas, e é bastante frequente a expulsão completa dos produtos da concepção. O útero se contrai, diminuindo o sangramento, e o orifício interno do útero se fecha. Espessura endometrial abaixo de 15 mm em avaliação ultrassonográfica tem sido considerada indicativo de abortamento completo. A paciente apresenta sangramento de 1º trimestre, com colo uterino fechado e ultrassonografia sem massas anexiais e eco endometrial de 10 mm, ou seja, sem imagem de embrião previamente visualizado. Diante de colo uterino fechado, é realizado o diagnóstico de abortamento completo.

Referências

Zugaib M, Francisco RPV. Zugaib obstetrícia. 4.ed. Barueri: Manole; 2020. Seção 5, capítulo 29.

Zugaib M, Bittar R, Francisco RVP. Protocolos assistenciais da clínica obstétrica FMUSP. 5.ed. Atheneu; 2015.

ACOG Practice Bulletin No. 200: Early Pregnancy Loss. Obstet Gynecol. 2018 Nov;132(5):e197-e207. Doi:10.1097/AOG.0000000000002899.PMID: 30157093.

73 Mulher de 42 anos de idade, primigesta, completa hoje 34 semanas de gestação. Procura o pronto atendimento de um hospital terciário por dor torácica em aperto, de forte intensidade, com irradiação para membro superior esquerdo há 30 minutos, acompanhada de dispneia leve. Tem antecedente pessoal de hipertensão arterial (diagnóstico prévio à gestação). No exame clínico, pulso: 96 bpm, pressão arterial: 142 x 98 mmHg, pulsos arteriais presentes nos quatro membros. Altura uterina compatível com a idade gestacional. O restante do exame clínico é normal. O eletrocardiograma realizado na sala de emergência está mostrado a seguir.

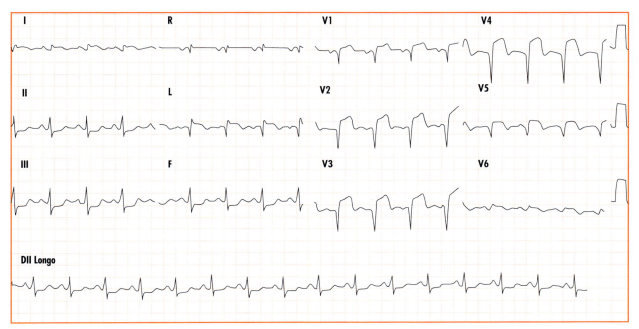

Fonte: Acervo da autoria.

Qual a conduta para o caso?

A) Cesárea imediata.

B) Angioplastia primária.

C) Captopril sublingual.

D) Heparina em dose plena.

Resposta: B

 Como esta questão envolve o domínio de alguns conceitos, ouça a explicação disponível no QR code ao lado.

Referências

Zugaib M, Francisco RPV. Zugaib obstetrícia. 4.ed. Barueri: Manole; 2020. Seção 6, capítulo 47.

Regitz-Zagrosek V, Roos-Hesselink JW, Bauersachs J, Blomström-Lundqvist C, Cífková R, De Bonis M, et al.; ESC Scientific Document Group. 2018 ESC Guidelines for the management of cardiovascular diseases during pregnancy. Eur Heart J. 2018 Sep 7;39(34):3165-241. Doi:10.1093/eurheartj/ehy340. PubMed PMID: 30165544.

Testa C, Borges VT, Bortolotto MR. Pregnancy in patients with heart disease. Revista de Medicina. 2018;97(2):177-86. https://doi.org/10.11606/issn.1679-9836.v97i2p177-186

Sociedade Brasileira de Cardiologia. IV Diretriz da Sociedade Brasileira de Cardiologia sobre Tratamento do Infarto Agudo do Miocárdio com Supradesnível do Segmento ST. Diretrizes [IV Guidelines of Sociedade Brasileira de Cardiologia for Treatment of Acute Myocardial Infarction with ST-segment elevation] [published correction appears in Arq Bras Cardiol. 2010 Oct;95(4):553]. Arq Bras Cardiol. 2009;93(6 Suppl 2):e179–e264.

74

Mulher de 32 anos de idade, com antecedente de pré-eclâmpsia, está no puerpério imediato de parto cesáreo. Durante o parto, ocorreu hipotonia uterina, que foi revertida com misoprostol por via retal. Ainda no centro obstétrico, apresentou crise convulsiva tônico-clônica generalizada, que cessou após a terapêutica adequada. A paciente foi transferida para recuperação pós-anestésica. No momento está orientada, sonolenta, em regular estado geral. Útero contraído, com loquiação fisiológica. Os controles de sinais vitais e diurese estão apresentados a seguir.

Hora	Pressão arterial	Frequência cardíaca	Frequência respiratória	Diurese
9:30	130 x 80 mmHg	90 bpm	18 ipm	25 mL/h
10:30	150 x 90 mmHg	92 bpm	14 ipm	25 mL/h
11:30	150 x 90 mmHg	100 bpm	13 ipm	8 mL/h

Fonte: Acervo da autoria.

Qual a conduta para o caso neste momento?

A) Hidratação endovenosa.
B) Transfusão de hemácias.
C) Furosemida endovenosa.
D) Gluconato de cálcio.

Resposta: D

A paciente, com antecedente de pré-eclâmpsia, apresentou crise convulsiva tônico-clônico generalizada no puerpério imediato. O diagnóstico presumido nesse momento é de eclâmpsia, e, portanto, o tratamento instituído foi o sulfato de magnésio. Ao iniciar um tratamento com sulfato de magnésio, devem ser observados sinais clínicos de toxicidade do medicamento, que, se presentes, devem indicar suspensão do tratamento: abolição dos reflexos profundos, redução da diurese (< 25 mL/h), redução da frequência respiratória (≤ 14 irpm). A paciente apresenta redução de diurese e de frequência respiratória, com diagnóstico clínico de efeitos tóxicos do magnésio, e indica administração do antídoto: gluconato de cálcio 10%, 10 mL, que deve ser administrado via endovenosa em 3 minutos.

Referências

Zugaib M, Francisco RPV. Zugaib obstetrícia. 4.ed. Barueri: Manole; 2020. Seção 5, capítulo 34.

Zugaib M, Bittar RE, Francisco RPV. Protocolos assistenciais. Clínica obstétrica FMUSP. 5.ed. Atheneu; 2015.

Barros ACSD, Kahhale S, Zugaib M. Aspectos práticos do tratamento da eclampsia. Rev Ginecol Obstet. 1991;2(2):91-6.

Ministério da Saúde. Secretaria de Atenção à Saúde. Departamento de Ações Programáticas Estratégicas. Gestação de alto risco: manual técnico. 5.ed. Brasília-DF: 2012. Disponível em: http://bvsms.saude.gov.br/bvs/publicacoes/manual_tecnico_gestacao_alto_risco.pdf.

2019

75 Qual é a referência anatômica utilizada para realizar o procedimento anestésico representado na figura ao lado?

A) Sínfise púbica.
B) Linha íleo pectínea.
C) Espinha isquiática.
D) Forame obturatório.

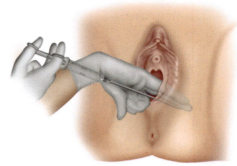

Fonte: Acervo da autoria.

Resposta: C

A figura demonstra a realização do bloqueio do nervo pudendo, técnica de anestesia local que pode ser utilizada na assistência ao parto vaginal. Para a realização do bloqueio, o obstetra palpa por meio de toque vaginal bidigital direcionado à parede lateral vaginal, com o dedo indicador ou médio, a espinha isquiática. A agulha é guiada em direção à espinha isquiática através da pele ou por via vaginal, atravessa o ligamento sacroespinhoso (aproximadamente 1 cm medial e posterior à espinha), atingindo o nervo pudendo. Como os vasos pudendos estão na proximidade, é importante realizar a aspiração antes de injetar o anestésico local.

Referências

Zugaib M, Francisco RPV. Zugaib obstetrícia. 4.ed. Barueri: Manole; 2020. Seção 4.

Zugaib M, Bittar RE, Francisco RPV. Zugaib obstetrícia básica. 1.ed. Atheneu; 2015.

Delascio D, Guarriento A. Obstetrícia normal – Briquet. 3.ed. Editora Sarvier; 1987.

76 Para predição de acidemia fetal, utilizamos a dopplerfluxometria do ducto venoso. Identifique o ducto venoso no esquema de circulação fetal demonstrado ao lado.

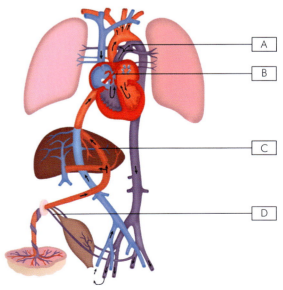

Resposta: C

Na circulação fetal existem algumas comunicações entre os sistemas arterial e venoso, que tendem a se fechar após o nascimento. No esquema de circulação fetal apresentado temos: alternativa A – ducto arterioso; alternativa B – comunicação interatrial; alternativa C – ducto venoso; alternativa D – artérias umbilicais. O ducto venoso é a comunicação entre a veia umbilical (que traz o sangue oxigenado da placenta) e a veia cava inferior, portanto é responsável por aumentar a concentração de sangue oxigenado direcionado ao coração do feto. A resposta fetal à hipóxia acontece priorizando os territórios mais nobres, por isso aparece uma vasodilatação

Fonte: Acervo da autoria.

da artéria cerebral média. Após as alterações arteriais e a vasoconstrição periférica ocorrem anormalidades no território venoso, com aumento em pressão de câmaras cardíacas direitas e repercussão no índice de pulsatilidade do ducto venoso. O fluxo no ducto venoso está diretamente relacionado à acidemia fetal e é marcador prognóstico.

Referências

Zugaib M, Francisco RPV. Zugaib obstetrícia. 4.ed. Barueri: Manole; 2020. Seção 2, capítulo 8.

Zugaib M, Bittar RE, Francisco RPV. Zugaib obstetrícia básica. 1.ed. Barueri: Manole; 2015.

Francisco RP, Miyadahira S, Zugaib M. Predicting pH at birth in absent or reversed end-diastolic velocity in the umbilical arteries. Obstet Gynecol. 2006 May;107(5):1042-8. PubMed PMID: 16648409.

77 Qual dos mecanismos a seguir melhor se correlaciona com a fisiopatologia da pré-eclâmpsia grave?

A) Transformação inadequada do cito para o sinciciotrofoblasto.

B) Invasão inadequada da muscular média das arteríolas espiraladas.

C) Alterações na morfologia do crescimento dos sistemas tambores.

D) Dificuldade de transformação de vilos secundários em terciários.

Resposta: B

No 1º trimestre ocorre o início da invasão trofoblástica, que atinge os vasos da decídua. No 2º trimestre, ocorre a invasão da camada muscular média das artérias espiraladas do endométrio pelo sinciciotrofoblasto, o que diminui a resistência do leito placentário. Na pré-eclâmpsia há invasão inadequada das artérias espiraladas, o que mantém o leito vascular com alta resistência.

Referências

Zugaib M, Francisco RPV. Zugaib obstetrícia. 4.ed. Barueri: Manole; 2020. Seção 5, capítulo 34.

Zugaib M, Bittar RE, Francisco RPV. Zugaib obstetrícia básica. 1.ed. Barueri: Manole; 2015.

Cunningham FG, Leveno KJ, Bloom SL, Dashe JS, Hoffman BL, Casey BM, et al. Willians obstetrics. 25.ed. McGraw-Hill Education; 2018.

78 Gestante com 11 semanas e 4 dias realizou a ultrassonografia apresentada a seguir.

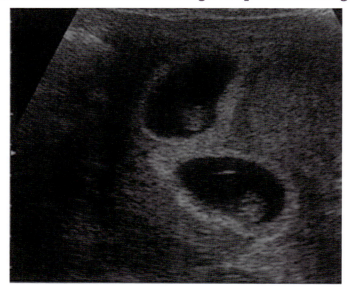

Fonte: Acervo da autoria.

Qual dos esquemas melhor demonstra a corionicidade dessa gestação?

A)
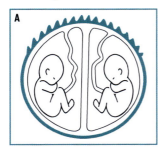
Fonte: Elaborado pela autoria.

B)
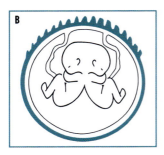
Fonte: Elaborado pela autoria.

C)
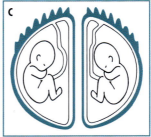
Fonte: Elaborado pela autoria.

E)
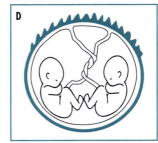
Fonte: Elaborado pela autoria.

Resposta: C

A imagem ultrassonográfica demonstra a presença de dois sacos gestacionais completamente independentes, com um septo espesso entre eles, que representa a projeção em lambda. Tal imagem é correspondente à gestação gemelar dicoriônica, representada no esquema apresentado na letra C. E o esquema demonstrado na letra A é correspondente a gestação gemelar monocoriônica diamniótica, cuja imagem ultrassonográfica é caracterizada por inserção abrupta da membrana, em T. O esquema da letra B demonstra gemelidade imperfeita, e na letra D trata-se de gravidez monocoriônica e monoamniótica.

Referências

Zugaib M, Francisco RPV. Zugaib obstetrícia. 4.ed. Barueri: Manole; 2020. Seção 3, capítulo 13.

Zugaib M, Bittar RE, Francisco RPV. Zugaib obstetrícia básica. 1.ed. Barueri: Manole; 2015.

Peixoto S. Manual de assistência pré-natal. 2. ed. São Paulo: Federação Brasileira das Associações de Ginecologia e Obstetrícia (Febrasgo); 2014.

79 Gestante com 29 semanas é diagnosticada com pré-eclâmpsia grave, restrição de crescimento fetal, insuficiência placentária grave e centralização fetal, com perfil biofísico fetal 10.

Qual dos parâmetros do perfil biofísico fetal tem maior dependência em relação à oxigenação do sistema nervoso central?

A) Movimento respiratório.
B) Tônus corpóreo fetal.
C) Movimento corpóreo.
D) Índice de líquido amniótico.

Resposta: A

O perfil biofísico fetal é um método de avaliação de bem-estar fetal, baseado no fato de que as atividades fetais são reflexo do grau de oxigenação. Os marcadores agudos avaliados são associados a áreas diferentes do sistema nervoso central, que se desenvolvem em diferentes idades gestacionais. O mais precoce dos marcadores desenvolvidos no embrião é o tônus fetal, seguido dos movimentos corpóreos e dos movimentos respiratórios. Por último, o feto adquire regulação do sistema simpático – parassimpático, que se reflete em acelerações transitórias na cardiotocografia. O líquido amniótico é considerado marcador crônico. Segundo a teoria da hipoxemia gradual, há alterações dos marcadores em ordem inversa à do desenvolvimento embrionário. Portanto, diante de hipóxia, as alterações serão de movimento respiratório seguidas de movimentos corpóreos e, por último, tônus fetal. Assim, o parâmetro mais dependente de boa oxigenação fetal entre os apresentados é o movimento respiratório.

Referências

Zugaib M, Francisco RPV. Zugaib obstetrícia. 4.ed. Barueri: Manole; 2020. Seção 3, capítulo 14.

Nomura RM, Miyadahira S, Zugaib M. [Antenatal fetal surveillance]. Rev Bras Ginecol Obstet. 2009 Oct;31(10):513-26. Review. Portuguese. PubMed PMID: 19943000.

Manning FA, Morrison I, Lange IR, Harman CR, Chamberlain PF. Fetal assessment based on fetal biophysical profile scoring: experience in 12,620 referred high-risk pregnancies. I. Perinatal mortality by frequency and etiology. Am J Obstet Gynecol. 1985 Feb 1;151(3):343-50. Doi:10.1016/0002-9378(85)90301-1.PMID: 3881967.

80

Paciente sem doenças realizou parto vaginal de termo. Dez minutos após o nascimento, não ocorreu a dequitação.

Qual é a conduta indicada para o caso?

A) Aguardar pelo menos mais 20 minutos para manobras.

B) Extração manual da placenta com antibioticoprofilaxia.

C) Administração de derivados do *ergot* intramuscular.

D) Laparotomia por suspeita de acretismo placentário.

Resposta: A

A dequitação ocorre de forma variável, e não se deve proceder a manobras para estimular a dequitação nos primeiros minutos. Estima-se que na maior parte dos casos a placenta se desprende até 30 minutos após o nascimento. Após esse período há correlação com aumento de eventos hemorrágicos maternos, o que indica manejo ativo. Portanto, a dequitação pode estar ocorrendo de forma fisiológica, e cabe ao obstetra aguardar mantendo a vigilância de sangramento.

Referências

Zugaib M, Francisco RPV. Zugaib obstetrícia. 4.ed. Barueri: Manole; 2020. Seção 4, capítulo 19.

Zugaib M, Bittar RE, Francisco RPV. Zugaib obstetrícia básica. 1.ed. Barueri: Manole; 2015.

Organização Pan-Americana da Saúde. Recomendações assistenciais para prevenção, diagnóstico e tratamento da hemorragia obstétrica. Brasília: OPAS; 2018.

Begley CM, Gyte GML, Devane D, McGuire W, Weeks A, Biesty LM. Active versus expectant management for women in the third stage of labour. Cochrane Database of Systematic Reviews. 2019;(Issue 2): Art. No.: CD007412. Doi: 10.1002/14651858.CD007412.pub5.

81

Mulher, 19 anos de idade, queixa-se de sangramento genital intenso há 1 dia, acompanhado por cólica leve em hipogástrio. Apresenta atraso menstrual de 10 dias e realizou beta-HCG há 4 dias com valor de 1.250 UI/L. Ao exame clínico apresenta pouca dor na palpação do abdome, sangramento coletado em pequena quantidade ao exame especular e colo grosso, posterior e impérvio ao toque, com útero levemente aumentado e anexos pouco dolorosos. O ultrassom transvaginal revela pequena quantidade de líquido livre na cavidade abdominal, com útero em posição anteversofletida, eco endometrial hiperecogênico de 13,5 mm e imagem paraovariana de 15 x 13 mm demonstrada a seguir.

Qual é a conduta para essa paciente?

A) Novo beta-HCG em 15 dias para confirmar abortamento completo.

B) Curva de beta-HCG por suspeita de gestação ectópica.

C) Aspiração uterina por abortamento incompleto.

D) Novo beta-HCG em 1 semana por ser gestação incipiente.

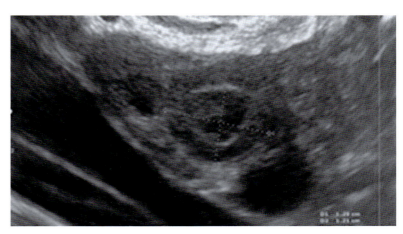

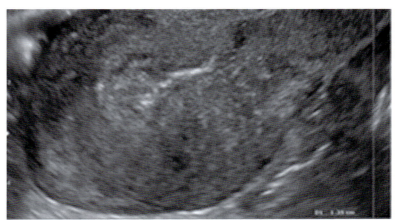

Fonte: Acervo da autoria.

Resposta: C

Esse é um caso de provável gravidez ectópica que requer curva de beta-HCG. O quadro clínico é tipico e a imagem ultrassonográfica fortemente sugestiva, com anel tubário. A concentração de beta-HCG em casos de gestação ectópica tende a ser mais baixa do que em gestações tópicas. Uma única dosagem sérica de beta-hCG, independentemente do valor, não é capaz de fazer diagnóstico. Por isso a importância de fazer uma dosagem seriada. Cerca de 85% das gestações inviáveis apresentam tempo de duplicação do beta-hCG superior a 2,7 dias, enquanto 13% das gestações ectópicas duplicam em 48 horas.

Referências

Zugaib M, Francisco RPV. Zugaib obstetrícia. 4.ed. Barueri: Manole; 2020. Seção 5, capítulo 30, 2020.

Zugaib M, Bittar R, Francisco RVP. Protocolos assistenciais da clínica obstétrica FMUSP. 5.ed. Atheneu; 2015.

Tubal ectopic pregnancy. ACOG Practice Bullettin No 193. American College of Obstetricians and Gynecologists. 2018;131:e91-103.

Cunningham FG, Leveno KJ, Bloom SL, Dashe JS, Hoffman BL, Casey BM, et al. Willians obstetrics. 25.ed. McGraw-Hill Education; 2018.

82 Mulher, 37 anos de idade, tercigesta com dois partos vaginais anteriores, idade gestacional de 39 semanas, em programação de parto cesárea por apresentação fetal córmica. Apresenta diabetes gestacional bem controlada com insulina NPH. Gostaria de realizar laqueadura tubária bilateral por ocasião do parto.

Qual é a orientação segundo a legislação vigente?

A) A laqueadura no momento do parto é proscrita, devendo ser reavaliada após o puerpério.

B) O procedimento pode ser realizado por já apresentar dois filhos vivos e ter idade superior a 25 anos.

C) A laqueadura poderá ser realizada com autorização do serviço de planejamento familiar em decorrência da doença de base.

D) O procedimento poderá ser realizado com anuência do casal, registrada em cartório até o momento do nascimento.

Resposta: A

Nesse caso, deve-se seguir a Lei n. 9.263, de 12 de janeiro de 1996 (regula o § 7º do art. 226 da Constituição Federal, que trata do planejamento familiar, estabelece penalidades e dá outras providências). Essa lei refere que a laqueadura intraparto só pode ser realizada se detectado risco à vida ou à saúde da mulher ou do futuro concepto, e deve ser observado o prazo mínimo de 60 dias entre a manifestação a vontade e o ato cirúrgico, período no qual será propiciado à pessoa interessada acesso a serviço de regulação da fecundidade, incluindo aconselhamento por equipe multidisciplinar, visando desencorajar a esterilização precoce. Portanto, a laqueadura no momento do parto é proscrita; não há demonstração de desejo anterior. Isso pode ser revisto após o puerpério. Consulte a legislação vigente, disponível no QR code ao lado.

Referências

Zugaib M, Francisco RPV. Zugaib obstetrícia. 4.ed. Barueri: Manole; 2020. Seção 4, capítulo 28.

Conitec – Comissão Nacional de Incorporação de Tecnologias no SUS. Diretrizes de atenção à gestante: a operação cesariana, n. 179, março de 2016. Disponível em: http://conitec.gov.br/images/Relatorios/2016/Relatorio_Diretrizes-Cesariana_final.pdf.

83 Gestante, com 6 semanas, procura o pronto atendimento com queixa de dispneia aos mínimos esforços de início súbito após retorno de viagem aérea há 2 dias. A paciente nega febre e tosse no período. Ao exame clínico apresenta edema assimétrico em membro inferior direito. Realizado o eletrocardiograma a seguir.

Considerando a principal hipótese diagnóstica, qual é a terapêutica indicada?

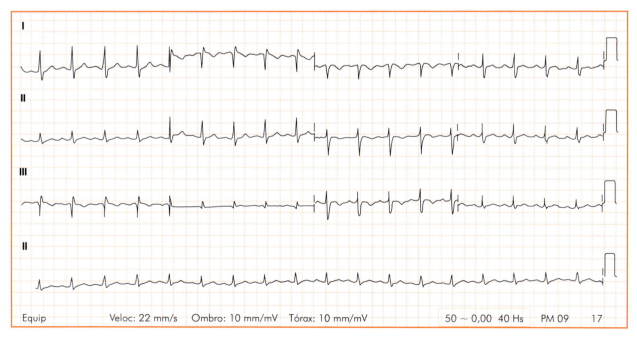

Fonte: Acervo da autoria.

A) Heparina não fracionada 5.000 UI a cada 12 horas, subcutâneo.
B) Antagonista de vitamina K 5 mg/dia, por via oral.
C) Antifator X ativado 10 mg/dia, por via oral.
D) Heparina de baixo peso molecular 2 mg/kg/dia, subcutâneo.

Resposta: D

A questão apresenta caso de gestante com assimetria de membros inferiores e dispneia de início súbito após viagem aérea. A hipótese diagnóstica inicial é de tromboembolismo pulmonar. Consideramos a gravidez e a viagem aérea dois fatores de risco importantes para eventos tromboembólicos. A hipótese é corroborada pelo achado eletrocardiográfico, que apresenta o achado de padrão S1 Q3 T3, frequente na embolia pulmonar. A terapêutica deve ser instituída precocemente, com anticoagulação plena da gestante, e a droga de escolha é a heparina de baixo peso molecular 2 mg/kg/dia. Os antagonistas de vitamina K são teratogênicos, por isso não são utilizados no 1º trimestre da gravidez e não há estudos que demonstrem segurança no uso de novos anticoagulantes orais durante a gravidez.

Referências

Zugaib M, Francisco RPV. Zugaib obstetrícia. 4.ed. Barueri: Manole; 2020. Seção 6, capítulo 45.

Zugaib M, Bittar RE, Francisco RPV. Protocolos assistenciais. Clínica obstétrica FMUSP. 5.ed. Atheneu; 2015.

Dado CD, Levinson AT, Bourjeily G. Pregnancy and Pulmonary embolism. Clin Chest Med. 2018 Sep;39(3):525-37. Doi:10..1016/j.ccm.2018.04007.

84 Mulher, 26 anos de idade, inicia o pré-natal na 34ª semana, referindo palpitações, principalmente quando faz exercícios tais como andar um pouco mais rápido ou subir um curto lance de escadas, com piora progressiva nas 2 últimas semanas. A paciente refere que acorda à noite com falta de ar nesse período, principalmente quando dorme em posição supina. Nega doenças prévias. Refere sedentarismo antes de engravidar. Ao exame clínico apresenta bom estado geral, corada, hidratada, pressão arterial 120 x 80 mmHg, frequência cardíaca 90 bpm, rítmica, sopro sistólico +/6+ em foco aórtico acessório. Edema de membros inferiores ++/4+.

Qual é a principal hipótese diagnóstica?

A) Insuficiência cardíaca congestiva.
B) Anemia fisiológica da gravidez.
C) Alterações normais da gestação.
D) Estenose aórtica reumática.

Resposta: C

Desde o início da gravidez ocorrem adaptações fisiológicas maternas para permitir o desenvolvimento adequado do concepto. O sistema cardiocirculatório inicia suas adaptações precocemente, com aumento progressivo de frequência cardíaca e de volume circulante, associados à queda de resistência vascular periférica e aumento de ejeção sistólica. Como resultado, o débito cardíaco começa a se elevar no 1º trimestre, atingindo os maiores valores no 3º trimestre (em torno de 32 semanas), com platô até o fim da gravidez. É comum que a gestante no 3º trimestre se sinta um pouco desconfortável, em especial com queixas de palpitação e edema (o útero gravídico comprime o sistema aorto-cava e reduz o retorno venoso). As queixas referidas pela paciente fazem parte da evolução normal da gestação, ou seja, da adaptação do aparelho cardiovascular à gravidez. Em geral, após orientações de repouso, dieta adequada e uso de meias elásticas, a paciente apresenta boa evolução.

Referências

Zugaib M, Francisco RPV. Zugaib obstetrícia. 4.ed. Barueri: Manole; 2020. Seção 2, capítulo 9.

Zugaib M, Bittar RE, Francisco RPV. Zugaib obstetrícia básica. 1.ed. Barueri: Manole; 2015.

Sanghavi M, Rutherford JD. Cardiovascular physiology of pregnancy. Circulation. 2014;130(12):1003-8. Doi:10.1161/CIRCULATIONAHA.114.009029.

85 Paciente, 36 anos, secundigesta com parto normal há 16 anos, idade gestacional 39 6/7 semanas. Pré-natal sem intercorrências. Encontra-se no centro obstétrico em trabalho de parto espontâneo. Exame clínico: bom estado geral, normotensa, normocárdica, afebril. Exame obstétrico: altura uterina 39 cm.

Partograma e cardiotocografia a seguir.

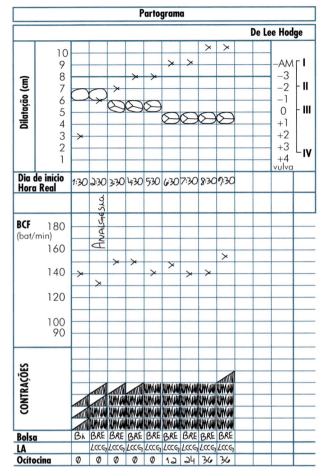

LA: líquido amniótico; BI: bolsa íntegra;
BRE: bolsa rota espontânea; LCCG: líquido claro com grumos.

Fonte: Elaborado pela autoria.

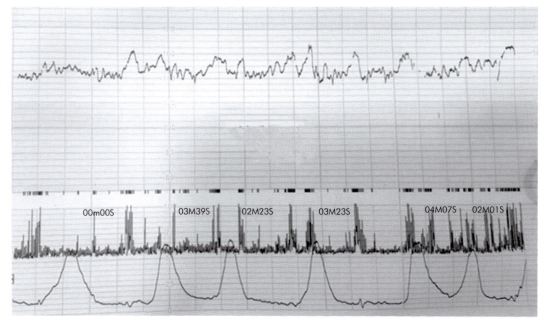

Fonte: Acervo da autoria.

Considerando o partograma, qual é o diagnóstico obstétrico?

Resposta:

Parada secundária de descida. O partograma apresenta uma parada secundária da descida fetal. A paciente apresenta contrações adequadas para o expulsivo em número e quantidade, com progressão adequada da dilatação. No entanto, a altura da apresentação fetal se mantém no plano zero de De Lee (estreito médio) por 4 horas. As possíveis medidas corretivas já foram adotas (amniorrexe espontânea, analgesia de parto), sem resposta da progressão. O quadro é altamente sugestivo de desproporção cefalopélvica, em especial diante de altura uterina maior que a esperada (39 cm).

Neste momento, qual é a conduta obstétrica?

Resposta:

Parto cesárea. Diante de parada secundária de descida, após as possíveis medidas de correção terem sido adotadas, deve-se considerar a mudança de via de parto e indicar parto cesárea. As respostas "parto fórcipe ou equivalentes" foram consideradas erradas porque não há condições de aplicabilidade de fórcipe, dado que a apresentação está no plano zero de De Lee (alta).

A conduta obstétrica adequada foi realizada e a paciente apresentou hemorragia e choque hemorrágico.

Cite as 4 causas de hemorragia obstétrica a serem pesquisadas.

Resposta:

O candidato deve contemplar os 4 grupos de causas de sangramento. Serão aceitos equivalentes. Alterações no tônus uterino, trauma obstétrico, retenção placentária, alterações de coagulação. Equivalentes: tônus: "atonia", "atonia uterina", "hipotonia", "hipotonia uterina". Trauma: "lesão de vasos uterinos", "laceração uterina", "rotura uterina", "prolongamento da incisão uterina". Retenção placentária: "restos placentários", "acretismo placentário". Alterações de coagulação: "coagulopatia", "discrasia". Diante de um sangramento obstétrico, é importante que se faça a revisão das principais causas de hemorragia obstétrica no pós-parto imediato, que são lembradas como os "4 Ts": Tônus, Trauma, Tecido e Trombo. A causa mais comum e que apresenta quadro mais grave é o tônus, ou seja, atonia ou hipotonia uterina. A falta de contração do miométrio faz com que não tenhamos o miotamponamento da ferida placentária, causando sangramento profuso. No parto cesárea, em especial quando a extração fetal é difícil, podem ocorrer traumas como o prolongamento de histerotomia, com lesão de vasos de grande calibre. A retenção de restos placentários e/ou diagnóstico de acretismo placentário também podem ocorrer, sendo importante a identificação para tratamento adequado. Diante de sangramento profuso e de reposição de volume em grande quantidade, a paciente pode apresentar coagulopatia de consumo. Algumas pacientes que nunca foram submetidas a procedimentos cirúrgicos podem ser portadoras de coagulopatias sem diagnóstico prévio. É importante que as hipóteses diagnósticas estejam condizentes com a via de parto. A seguir, listados alguns dos equivalentes: Tônus: "atonia", "atonia uterina", "hipotonia", "hipotonia uterina". Trauma: "lesão de vasos uterinos", "laceração uterina", "rotura uterina", "prolongamento da incisão uterina". Retenção placentária: "restos placentários", "acretismo placentário". Alterações de coagulação: "coagulopatia", "discrasia".

Diante do quadro apresentado, cite 5 condutas sequenciais para tratamento da principal hipótese etiológica do sangramento.

Resposta:

Ácido tranexâmico, massagem uterina, ocitocina, ergotamina ou metilergotamina, misoprostol, tamponamento uterino (balão de Bakri ou sutura de B-Lynch), ligadura vascular, histerectomia. A paciente apresentou hemorragia obstétrica. Entre os 4 grandes grupos de causas de hemorragia obstétrica, a principal hipótese diagnóstica está relacionada às alterações no tônus uterino. Por isso, as medidas devem ser relacionadas ao tratamento de atonia uterina. Foi solicitada ao candidato que apresentasse 5 medidas a serem adotadas em sequência de aplicação. Em geral, a primeira medida escolhida é a massagem uterina, seguida da administração de ocitocina endovenosa (a ocitocina intramuscular é utilizada apenas para profilaxia primária de sangramento. O tratamento de atonia deve ser sempre com ocitocina endovenosa). Após a ocitocina, a medicação de escolha é a ergometrina intramuscular. Os derivados de ergot apresentam algumas contraindicações, em especial em pacientes hipertensas e cardiopatas. O misoprostol por via retal é elegível após a ocitocina e a ergometrina, em geral na dose de 800 mcg. No Brasil não temos apresentação via oral disponível. Caso haja falha no tratamento medicamentoso, medidas mecânicas devem ser adotadas, sendo as medidas de compressão mecânica as primeiras escolhas: sutura compressiva (B-lynch ou Cho) é escolha em parto cesárea, dada a rapidez para realização e o baixo custo. Caso se opte por não realizar a sutura compressiva, pode-se tentar o uso de balão de tamponamento uterino (Bakri). Após as medidas de compressão mecânica, as alterativas são as ligaduras vasculares e a histerectomia. A qualquer momento do tratamento o ácido tranexâmico está indicado como medida para corrigir distúrbio de coagulação.

Referências

Zugaib M, Francisco RPV. Zugaib obstetrícia. 4.ed. Barueri: Manole; 2020. Seção 4, capítulo 25.

Zugaib M, Bittar RE, Francisco RPV. Protocolos assistenciais. Clínica obstétrica FMUSP. 5.ed. Atheneu; 2015.

WHO, UNFPA, UNICEF. Integrated management of pregnancy and childbirth – managing complications in pregnancy and childbirth: a guide for midwives and doctors. 2.ed. 2017.

2020

86 O partograma a seguir caracteriza:

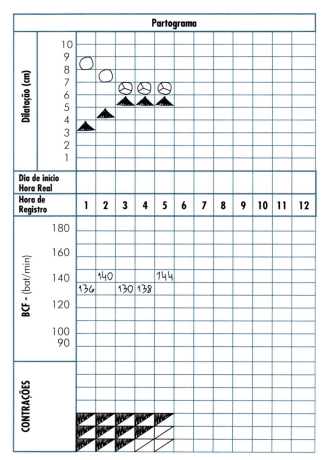

Fonte: Elaborado pela autoria.

A) Fase de latência.
B) Vício pélvico.
C) Distocia funcional.
D) Expulsivo prolongado.

Resposta: C

O partograma apresentado demonstra que a parturiente apresenta dilatação de 5 cm há 2 horas, associada com contrações incompatíveis para a fase de trabalho de parto, caracterizando distocia funcional. Nesse caso a provável etiologia é a incompatibilidade das contrações para a fase do trabalho de parto. Medidas para estimular a contração uterina podem ser adotadas, como amniotomia, mobilização, uso de ocitocina sintética.

Referências

Zugaib M, Francisco RPV. Zugaib obstetrícia. 4.ed. Barueri: Manole; 2020. Seção 3, capítulo 20.

Zugaib M, Bittar RE, Francisco RPV. Zugaib obstetrícia básica. 1.ed. Barueri: Manole; 2015.

Delascio D, Guarriento A. Obstetrícia normal – Briquet. 3.ed. Editora Sarvier; 1987.

87 Paciente com 1 filho vivo deseja engravidar novamente e vem para aconselhamento pré-concepcional. Traz a foto do primeiro filho, quando recém-nascido.

Qual é a orientação específica relacionada a esse quadro?

A) Aconselhamento genético com cariótipo do casal.
B) Sorologias para citomegalovírus, toxoplasmose, herpes.
C) Pesquisa da mutação da metilenotetra-hidrofolato redutase.
D) Suplementação pré-concepcional de ácido fólico.

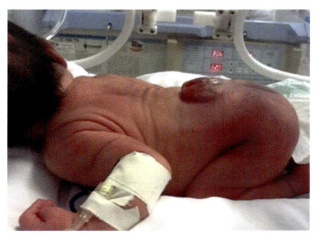

Fonte: Acervo da autoria.

Resposta: D

A foto demonstrada é de recém-nascido que apresenta mielomeningocele, ou seja, um defeito de fechamento do tubo neural que ocorre precocemente na vida intraútero. Tal malformação é diretamente associada à deficiência de ácido fólico. Por isso, é recomendada suplementação universal de ácido fólico 400 mcg no período pré-concepcional e durante o início da gravidez. Nas pacientes com antecedente de filhos com malformações de tubo neural (anencefalia, mielomeningocele) e naquelas que estão em uso de antiepilépticos é indicada suplementação pré-concepcional na dose de 5 mg por dia. Para prevenção do quadro apresentado, é indicada suplementação por pelo menos 3 meses antes da gravidez e nos primeiros 2 meses de gestação.

Referências

Zugaib M, Francisco RPV. Zugaib obstetrícia. 4.ed. Barueri: Manole; 2020. Seção 3, capítulo 10.

Zugaib M, Bittar RE, Francisco RPV. Zugaib obstetrícia básica. 1.ed. Barueri: Manole; 2015.

American College of Obstetricians and Gynecologists. Clinical management guidelines for obstetrician-gynecologists. ACOG Practice Bulletin. Obst Gynecol. 2003;102(1):203-13.

88 Paciente de 16 anos de idade procura o serviço de saúde preocupada porque acha que a barriga está pequena e não sente o bebê mexer ainda. Não iniciou o pré-natal por medo de contar para os pais da gravidez, não se lembra da data da última menstruação, mas acha que está com 7 meses (lembra de ter sangrado em maio). Nega doenças, refere uso eventual de maconha e cigarro. Ao exame obstétrico, altura uterina 22 cm, BCF presente e rítmico ao sonar, especular sem alterações, toque vaginal com colo amolecido, grosso e impérvio. Realizada ultrassonografia obstétrica, com peso fetal estimado de 650 g e índice de líquido amniótico de 10 cm, biometria compatível com 24 semanas.

A orientação para a paciente é de que:

A) A datação da gravidez é de 24 semanas; seguir pré-natal normal.
B) Realizar dopplervelocimetria de artérias uterinas.
C) É necessário repetir a ultrassonografia em 14 a 21 dias para confirmar a datação.
D) Realizar amniocentese e cariótipo fetal.

Resposta: C

A questão refere-se a uma paciente adolescente que não tem certeza sobre a última menstruação, estimando "7 meses", o que é discrepante com relação ao exame clínico obstétrico (altura uterina 22 cm) e à ultrassonografia (biometria compatível com 24 semanas). Todavia, a paciente apresenta fatores de risco importantes para a restrição de crescimento fetal que devem ser considerados pelo pré-natalista: tabagismo, idade materna – adolescência – e condição social. Portanto, a biometria pode representar feto com restrição de crescimento. A confiabilidade da ultrassonografia diminui a cada semana de gravidez, principalmente após 28 semanas, podendo chegar a variações de até 21 dias. Se não há concordância com a data da última menstruação, é recomendada ultrassonografia seriada para determinar a idade da gestação. Portanto, para confirmação de diagnóstico de datação é indicada nova avaliação de biometria fetal no intervalo de 14 a 21 dias.

Referências

Zugaib M, Francisco RPV. Zugaib obstetrícia. 4.ed. Barueri: Manole; 2020. Seção 3, capítulo 11.

Zugaib M, Bittar R, Francisco RVP. Protocolos assistenciais da clínica obstétrica FMUSP. 5.ed. Atheneu; 2015.

São Paulo (Estado). Secretaria da Saúde. Coordenadoria de Planejamento em Saúde. Assessoria Técnica em Saúde da Mulher. Atenção à gestante e à puérpera no SUS – SP: Manual técnico do pré-natal e puerpério. São Paulo: SES/SP; 2010.

89 Gestante, 32 anos de idade, secundigesta com uma cesárea anterior, 40 semanas e 2 dias de gravidez. Refere contrações irregulares e redução de movimentação fetal há 1 dia. Ao exame clínico, bom estado geral, corada, PA 120 x 70mmHg, altura uterina 30 cm, BCF presente rítmico. Toque vaginal com colo grosso, posterior, impérvio. Vitalidade fetal: tônus adequado, movimentação corpórea e respiratória presentes, índice de líquido amniótico de 7,2 cm. Cardiotocografia apresentada a seguir.

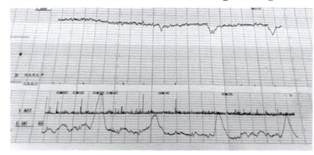

Fonte: Acervo da autoria.

Qual é a conduta adequada neste momento?

A) Controlar a vitalidade fetal em 2 dias.
B) Preparar o colo com prostaglandina.
C) Indicar parto de imediato por via alta.
D) Realizar hidratação materna e reavaliação.

Resposta: C

Nas gestações que atingem o pós-datismo há maior risco de morbidade fetal, em geral relacionadas à senescência placentária. O oligoâmnio, resultante de alterações fetais em resposta à hipoxemia, é fator predisponente para compressão funicular com consequente resposta parassimpática e liberação meconial. Por isso, após a 40ª semana de gravidez é recomendada vigilância de vitalidade fetal. A avaliação do perfil biofísico fetal no caso apresentado demonstrou oligoâmnio e a cardiotocografia com feto taquicárdico e desacelerações variáveis, caracterizando perfil biofísico fetal 6/10. Diante de alteração de perfil biofísico fetal, está indicada a resolução da gravidez. Considerando que se trata de feto com sinais de hipoxemia e de que a paciente tem cicatriz anterior (contraindicação ao uso de prostaglandina), é indicado parto cesárea.

Referências

Zugaib M, Francisco RPV. Zugaib obstetrícia. 4.ed. Barueri: Manole; 2020. Seção 3, capítulo 14.

American College of Obstetricians and Gynecologists. Practice bulletin no. 146: Management of late-term and postterm pregnancies. Obstet Gynecol. 2014 Aug;124(2 Pt 1):390-6. Doi:10.1097/01.AOG.0000452744.06088.48. PubMed PMID:25050770.

ACOG Committee Opinion No 579: Definition of term pregnancy. Obstet Gynecol. 2013 Nov;122(5):1139-40. Reaffirmed 2017. Doi: 10.1097/01.AOG.0000437385.88715.4a. PubMed PMID:24150030.

90 Paciente secundigesta com 9 semanas de gravidez pela data da última menstruação, refere cólica abdominal de forte intensidade e sangramento vaginal volumoso e espontâneo. Ao exame especular, moderada quantidade de sangue em fundo de saco posterior, com sangramento ativo. Toque vaginal com colo pérvio para 2 cm.

Qual é a principal hipótese diagnóstica?

A) Abortamento retido.
B) Gestação incipiente.
C) Abortamento inevitável.
D) Incompetência cervical.

Resposta: C

Trata-se de gestação de 1º trimestre com quadro de sangramento vaginal importante acompanhado de cólicas de forte intensidade. Como ao exame físico o colo uterino encontra-se aberto, caracteriza-se um quadro de abortamento inevitável. Nos quadros de abortamentos retidos, o sangramento costuma ser leve e o colo uterino fechado, além de útero de volume abaixo do esperado para a idade gestacional.

Referências

Zugaib M, Francisco RPV. Zugaib obstetrícia. 4.ed. Barueri: Manole; 2020. Seção 5, capítulo 29, 2020.

ACOG Practice Bulletin No. 200: Early Pregnancy Loss. Obstet Gynecol. 2018 Nov;132(5):e197-e207. Doi:10.1097/AOG.0000000000002899.PMID: 30157093.

Ministério da Saúde – Secretaria de Atenção à Saúde – Departamento de Ações Programáticas Estratégicas. Gestação de alto risco: manual técnico. 5.ed. Brasília-DF, 2010. Disponível em: https://bvsms.saude.gov.br/bvs/publicacoes/gestacao_alto_risco.pdf.

91 Quartigesta com 3 partos vaginais anteriores, 28 semanas de gravidez, vem ao pronto atendimento com queixa de dor em hipogástrio há 3 horas. Nega sangramento e refere secreção vaginal aumentada. Ao exame, bom estado geral, normotensa, afebril. Abdome gravídico, normotônico, duas contrações fracas em 10 minutos, BCF presente rítmico 140 bpm. Especular com secreção bolhosa amarela fluida abundante, toque vaginal com colo amolecido, grosso, entreaberto.

Qual é a conduta recomendada neste momento?

A) Nifedipina.
B) Metronidazol.
C) Betametasona.
D) Progesterona.

Resposta: B

O caso demonstra uma gestante com 28 semanas com quadro típico de vaginose bacteriana, que é uma das principais causas de útero irritável e trabalho de parto prematuro durante a gravidez. O exame especular demonstra uma secreção bolhosa, amarela, abundante, que deve ser tratada com metronidazol. Não é um quadro de trabalho de parto prematuro, pois as contrações são leves e não há dilatação do colo uterino. Diante de útero irritável, não há indicação de inibição de trabalho de parto prematuro, nem de betametasona. Não se recomenda o uso de progesterona na vigência de secreção vaginal tipo vaginose bacteriana.

Referências

Zugaib M, Francisco RPV. Zugaib obstetrícia. 4.ed. Barueri: Manole; 2020. Seção 6, capítulo 59.

Zugaib M, Bittar RE, Francisco RPV. Protocolos assistenciais. Clínica obstétrica FMUSP. 5.ed. Atheneu; 2015.

Kahwati LC, Clark R, Berkman N, et al. Screening for bacterial vaginosis in pregnant adolescents and women to prevent preterm delivery: updated evidence report and systematic review for the US Preventive Services Task Force. JAMA. 2020;323(13):1293-309. Doi:10.1001/jama.2020.0233.

92 AS, secundigesta com 32 semanas de gravidez, 1 parto vaginal há 3 anos, vem ao pronto atendimento com queixa de corrimento de odor fétido há 6 dias. Inicialmente em pequena quantidade, hoje chegou a molhar a roupa. Ao exame clínico, bom estado geral, afebril, FC 114, PA 10 x 7, altura uterina 27 cm, BCF 162, dinâmica uterina três contrações fracas em 10 minutos. Forro vaginal úmido. Aspecto de forro vaginal e de exame especular abaixo. Colo médio, 2 cm de dilatação.

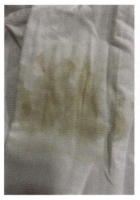 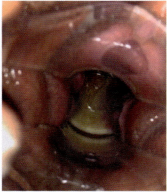

Fonte: Acervo da autoria.

Qual deve ser a conduta obstétrica?

A) Inibição do trabalho de parto.

B) Acompanhamento do trabalho de parto.

C) Realização de cerclagem do colo.

D) Tratamento antimicrobiano vaginal.

Resposta: B

O caso apresenta paciente com queixa de perda vaginal. Em avaliação clínica, é importante notar a taquicardia fetal e a taquicardia materna, que, associadas à saída de secreção purulenta pelo orifício do colo uterino (apresentada em imagem), caracterizam um quadro de corioamnionite. Diante desse diagnóstico, a conduta é ativa, independentemente da idade gestacional. A via de parto preferencial é a vaginal, e antibioticoterapia deve ser iniciada. Portanto, a melhor opção é acompanhamento do trabalho de parto. A inibição de trabalho de parto é contraindicada, assim como a cerclagem do colo ou antimicrobiano vaginal.

Referências

Zugaib M, Francisco RPV. Zugaib obstetrícia. 4.ed. Barueri: Manole; 2020. Seção 5, capítulo 37.

Zugaib M, Bittar RE, Francisco RPV. Protocolos assistenciais. Clínica obstétrica FMUSP. 5.ed. Atheneu; 2015.

American College of Obstetricians and Gynecologist (ACOG): Practice bulletin on prelabor rupture of membranes, 202.

93 Paciente de 34 anos de idade, no 2º dia pós-parto normal, recém-nascido de termo e adequado para a idade gestacional. Refere muita dor mamilar à sucção da criança e pede orientação para a amamentação.

Entre as figuras a seguir, qual das situações está relacionada com a queixa da paciente?

A)
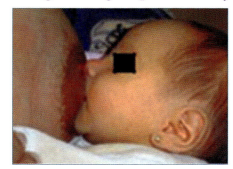
Fonte: Acervo da autoria.

B)
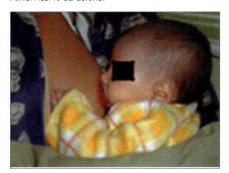
Fonte: Acervo da autoria.

C)
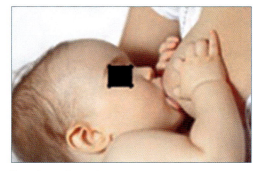
Fonte: Acervo da autoria.

D)
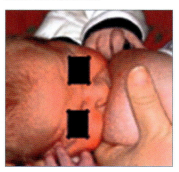
Fonte: Acervo da autoria.

Resposta: A

Habitualmente, a dor mamilar no período de puerpério imediato está relacionada à pega mamilar inadequada. Nas imagens, percebe-se na primeira figura que o recém-nascido está com uma pega inadequada, já que não abocanha boa parte da aréola; somente o mamilo está sendo sugado. O correto é que a criança abocanhe toda a aréola ou boa parte dela, mantendo as gengivas na projeção dos seios lactóforos, como nas demais imagens.

Referências

Zugaib M, Francisco RPV. Zugaib obstetrícia. 4.ed. Barueri: Manole; 2020. Seção 4, Capítulo 27.

Manual de amamentação – Série Orientações e Recomendações Febrasgo n. 6, 2018.

Ministério da Saúde. Secretaria de Atenção à Saúde. Departamento de Atenção Básica. Saúde da criança: aleitamento materno e alimentação complementar. 2.ed. Caderno de Atenção Básica, n. 23. Brasília-DF, 2015.

94 Primigesta, 27 anos de idade, vem para iniciar pré-natal. É hipertensa crônica diagnosticada aos 22 anos de idade, fez uso de enalapril por 3 anos e, após mudança de hábitos de vida, suspendeu o tratamento medicamentoso. Tem diabetes tipo 2, usava metformina antes de engravidar, que também suspendeu. Idade gestacional de 9 semanas, assintomática. Ao exame clínico inicial, apresenta pressão arterial de 166 x 102 mmHg, confirmada em segunda ocasião.

Nesse momento, qual é a conduta com relação à pressão arterial?

A) Tratamento medicamentoso ambulatorial.
B) Tratamento endovenoso em regime de internação.
C) Sulfato de magnésio em regime de urgência.
D) Não há necessidade de tratamento pressórico.

Resposta: A

No caso apresentado temos uma gestante de 9 semanas (1º trimestre de gravidez) com antecedente de hipertensão arterial crônica e que apresenta pressão arterial aferida de 166 x 102 mmHg e confirmada em segunda ocasião. O alvo de tratamento para a hipertensão arterial crônica até as 20 semanas de gravidez é a normalização do nível pressórico, mantendo pressão arterial diastólica abaixo de 90 mmHg. Como a paciente está assintomática, o tratamento medicamentoso ambulatorial deve ser a escolha.

Referências

Zugaib M, Francisco RPV. Zugaib obstetrícia. 4.ed. Barueri: Manole; 2020. Seção 5, capítulo 34.

Zugaib M, Bittar RE, Francisco RPV. Protocolos assistenciais. Clínica obstétrica FMUSP. 5.ed. Atheneu; 2015.

Gillon TER, Pels A, Von Dadelszen P, MacDonell K, Magee L. Hypertensive disorders of pregnancy: a systematic review of international clinical practice guidelines. PloS One. 2014; 9(12):e113715.

95

Paciente com diagnóstico pré-natal de diabetes gestacional realizado no teste de tolerância à glicose com 26 semanas, controlada com insulina NPH e regular.

No pós-parto imediato a prescrição deve contemplar:

A) Dieta geral e suspensão da terapêutica hipoglicemiante, sem controle de glicemia.
B) Dieta para diabetes, manter insulina, controle de glicemia capilar às refeições.
C) Dieta para diabetes, suspensão da terapêutica hipoglicemiante, glicemia às refeições.
D) Dieta geral, iniciar hipoglicemiante oral, controle de glicemia capilar às refeições.

Resposta: A

A maioria das pacientes que desenvolvem diabetes gestacional retornam às condições de normalidade logo após o parto. Por isso se recomenda retorno à dieta geral e suspensão de terapia hipoglicemiante. Sabe-se que mulheres que fizeram quadros de diabetes gestacional apresentam maior risco de intolerância à glicose após o período gestacional e uma pequena porção pode desenvolver diabetes tipo 2 no 1º ano de pós-parto. Por isso se recomenda que em torno de 6 semanas após o parto seja realizado novo teste de tolerância oral à glicose com 75 g de sobrecarga (TTGO-75 g, 0h e 2h). Sendo assim, a melhor resposta é manter dieta geral e suspensão de terapêutica hipoglicemiante, sem controle de glicemia.

Referências

Zugaib M, Francisco RPV. Zugaib obstetrícia. 4.ed. Barueri: Manole; 2020. Seção 6, capítulo 50.

American Diabetes Association. Standards of medical care in diabetes. 2014. Diabetes Care. 2014;37(1):S14-80.

Gestacional diabetes mellitus. Practice Bulletin No 137. American College of Obstetrician and Gynecologists. Obstet Gynecol. 2013;122:406-16.

96

Quartigesta, 34 anos, 32 semanas (confirmado por ultrassonografia de 1º trimestre), procura pronto atendimento por perda de líquido, via vaginal, há 3 horas. A paciente nega doenças prévias. Antecedente obstétrico: partos no termo, sem intercorrências, três cesáreas prévias. Ao exame físico, apresenta bom estado geral, corada, hidratada, acianótica, anictérica, afebril, eupneica. Pressão arterial: 130 x 88 mmHg. Frequência cardíaca: 90 bpm. Abdome gravídico, BCF presente e rítmico, 140 bpm, dinâmica uterina ausente, tônus uterino normal, altura uterina: 30 cm. Ao exame especular, apresenta colo epitelizado, aparentemente fechado, com aspecto umedecido porém sem saída de líquido pelo orifício externo em face da manobra de Valsalva.

Realizado o teste propedêutico a seguir:

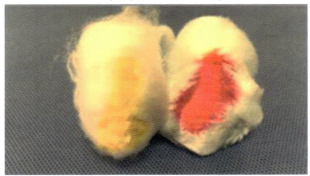

Fonte: Acervo da autoria.

Cite o nome de dois métodos propedêuticos complementares para a confirmação da principal hipótese diagnóstica.

Resposta:

Teste do fenol vermelho, papel de nitrazina, fita de pH, prova de cristalização, pesquisa de células orangiófilas, AmnioSure® / PAMG-1, Actim-prom® / IGFPB1.

Diante da queixa de perda de líquido amniótico, é importante que se faça o diagnóstico de certeza de amniorrexe, dadas as implicações de seguimento da gravidez, riscos adicionais e idade gestacional de alvo para o parto. Em geral é possível que se faça a confirmação por meio do exame obstétrico, em que visualizamos líquido amniótico em fundo de saco posterior e/ou a saída de líquido pelo colo uterino à manobra de Valsalva. Em alguns casos pode haver dúvida diagnóstica, por isso utilizamos testes complementares com a finalidade de identificar o líquido amniótico por meio de seu pH alcalino (teste do fenol, papel de nitrazina, fita de pH), de seu perfil de cristalização após o aquecimento (em "samambaia") ou de proteínas presentes na cavidade amniótica (PAMG-1 ou IGFPB1). A seguir, descrevemos os testes citados:

- Teste do fenol vermelho: coloca-se um tampão vaginal durante certo período, retira-se o tampão e aplica-se a solução do vermelho de fenol. Se houver mudança de coloração de laranja para vermelho, o teste é considerado positivo.
- Papel de nitrazina: apresenta uma coloração azul em pH alcalino.
- Prova de cristalização do líquido amniótico em formato de "samambaia", após aquecimento de lâmina.
- Pesquisa de células orangiófilas: pode-se identificar na microscopia ótica elementos fetais, como células orangiófilas, escamas, penugem.
- AmnioSure®: teste baseado no princípio da imunocromatografia para detecção da proteína alfamicroglobulina humana (PAMG-1) presente no líquido amniótico.
- Actim-prom®: detecta a proteína 1 ligada ao fator de crescimento insulina símile (IGFPB1), presente no líquido amniótico

Cite cinco critérios clínicos para o acompanhamento dessa paciente.

Resposta:

Temperatura materna / febre; frequência cardíaca materna; frequência cardíaca fetal; útero doloroso ou irritável / atividade uterina; secreção vaginal purulenta. As membranas ovulares funcionam como uma barreira protetora do feto em relação às bactérias da flora vaginal. Quando ocorre a rotura das membranas ovulares antes do início do trabalho de parto há uma perda dessa proteção e um risco aumentado de corioamnionite, por isso é indicada pesquisa ativa de sinais infecciosos. O diagnóstico de corioamnionite é feito diante da presença de febre (sem outros focos identificáveis) ou de pelo menos dois sinais:

- Clínicos:
    - taquicardia materna;
    - taquicardia fetal;
    - útero irritável;
    - saída de secreção purulenta pelo colo uterino.
- Laboratoriais:
    - leucocitose (> 15.000/mm^3 ou aumento de 20%);
    - aumento > 20% na proteína C reativa.

Cinco dias após o atendimento inicial, foi realizada a seguinte cardiotocografia, mantida por mais de 30 minutos.

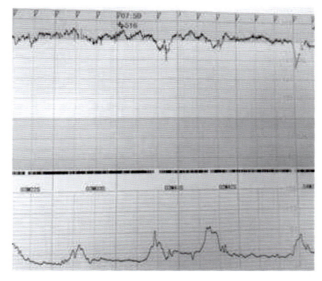

Fonte: Acervo da autoria.

Cite a conduta.

Resposta: parto cesáreo e início de antibioticoterapia endovenosa.

Esse padrão cardiotocográfico demonstra claramente a presença de taquicardia fetal associada a contrações uterinas, o que sugere corioamnionite. Diante desse diagnóstico, a conduta deve ser ativa, ou seja, resolução da gravidez, independentemente da idade gestacional. Uma vez que a paciente já tem três cesáreas anteriores, é contraindicada a indução de parto, sendo mandatório parto por cesariana iterativa. Não fosse por essa razão, a via preferencial seria a vaginal. Importante iniciar a terapia com antibióticos tão logo seja firmado o diagnóstico, sendo possível a administração de:

- Clindamicina + gentamicina.
- Ampicilina + gentamicina + metronidazol.
- Ampicilina + sulbactam.

Saiba mais sobre rotura prematura das membranas ovulares no QR code ao lado.

Referências

Zugaib M, Francisco RPV. Zugaib obstetrícia. 4.ed. Barueri: Manole; 2020. Seção 5, capítulo 37.

Zugaib M, Bittar RE, Francisco RPV. Protocolos assistenciais. Clínica obstétrica FMUSP. 5.ed. Atheneu; 2015.

2021

97. Gestante de 32 anos de idade, secundigesta e primípara, vem para a primeira consulta de pré-natal com 8 semanas e 2 dias de gestação. Está preocupada, pois tem lúpus eritematoso sistêmico com acometimento cutâneo, articular e hematológico. Refere última crise há 7 meses e está em uso de hidroxicloroquina 400 mg e prednisona 10 mg por dia. Qual é a orientação com relação ao uso de hidroxicloroquina e da prednisona na fase inicial da gestação?

A) Deve suspender hidroxicloroquina.
B) Deve manter ambas as medicações.
C) Deve suspender os dois medicamentos.
D) Deve suspender a prednisona.

Resposta: B

As pacientes com lúpus eritematoso sistêmico apresentam risco aumentado durante a gravidez. Do ponto de vista materno, exacerbações da doença podem impactar em piora clínica da lesão inicial, muitas vezes implicando anemia, plaquetopenia, perda de função renal, derrames cavitários, entre outros. Do ponto de vista fetal, apresenta-se como fator de risco importante para insuficiência placentária e prematuridade.

É aconselhável que a gestação dessas pacientes seja programada após período de remissão da doença de pelo menos 6 meses. É essencial que mantenhamos o controle clínico com a finalidade de evitar exacerbações durante a gestação. Por isso, as medicações de uso contínuo para o controle do lúpus eritematoso sistêmico apresentadas no caso devem ser mantidas durante toda a gravidez, inclusive durante o 1º trimestre.

Referência

Zugaib M. Zugaib obstetrícia. 4. ed. Seção 6, capítulo 46. São Paulo: Manole, 2020.

Zugaib M, Bittar RE, Francisco RPV. Protocolos assistenciais. Clínica Obstétrica FMUSP. 5. ed.. Parte 3, Cap. 19. São Paulo: Atheneu, 2015.

Vagelli R, Tani C, Mosca M. Pregnancy and menopause in patients with systemic lupus erythematosus and/or antiphospholipid syndrome. Practical messages from the EULAR guidelines. Pol Arch Intern Med. 2017 Jan 25;127(2):115-121. DOI: 10.20452/pamw.3906. Epub 2017 Jan 25. PMID: 28120818.

Nahal SK, Selmi C, Gershwin ME. Safety issues and recommendations for successful pregnancy outcome in systemic lupus erythematosus. J Autoimmun. 2018 Sep;93:16-23. DOI: 10.1016/j.jaut.2018.07.016. Epub 2018 Jul 27. PMID: 30056945.

98. Gestante de 25 anos de idade, primigesta, com 33 semanas e 3 dias de gravidez, chega ao pronto atendimento obstétrico em crise convulsiva tônico-clônica generalizada. O companheiro refere que a paciente estava com dor de cabeça intensa antes da convulsão. Ao exame clínico, está em mau estado geral, descorada +/4, hidratada, pressão arterial 152×105 mmHg, FC 92 bpm, FR 18 ipm, SatO$_2$ 96%, edema de membros superiores e inferiores (MMII) de 3+/4. Ao exame obstétrico, altura uterina (AU) 33 cm, batimento cardíaco fetal (BCF) presente e rítmico, dinâmica uterina presente (duas contrações em 10 minutos), toque vaginal com colo dilatado em 3 cm, médio, medianizado. Após o tratamento adequado, com estabilização do quadro clínico e avaliação laboratorial, a conduta obstétrica é:

A) Cesárea imediata.
B) Inibição do trabalho de parto.
C) Condução do parto.
D) Cesárea após corticoterapia.

Resposta: C

O caso apresentado remete a uma eclâmpsia, e o tratamento inicial deve ser estabelecido com sulfato de magnésio. A paciente chega ao pronto atendimento com dinâmica uterina presente, colo dilatado em 3 cm, o que caracteriza trabalho de parto.

Diante de uma paciente que teve uma eclâmpsia com feto viável, após estabilização clínica com controle pressórico, avaliação de vitalidade fetal e investigação de síndrome HELLP, a conduta obstétrica para o caso apresentado é o parto, que pode ocorrer por via obstétrica, com monitorização materno-fetal e analgesia.

Portanto, a condução de trabalho de parto é a conduta nesse caso.

Referência

Zugaib M. Zugaib obstetrícia. 4. ed. Seção 5, Cap. 34. São Paulo: Manole, 2020.

Zugaib M, Bittar RE, Francisco RPV. Protocolos assistenciais. Clínica Obstétrica FMUSP. 5. ed. Parte 4, Cap. 60. São Paulo: Atheneu, 2015.

Zugaib M. Zugaib obstetrícia básica. Seção 2, Cap. 9. São Paulo: Manole, 2015.

Cunninham FG, e cols. Willians obstetrics. 25. ed. Section 11. Obstetrical Complications; 745. New York: McGraw-Hill Education, 2018.

99 Paciente hígida foi submetida à maturação de colo com misoprostol e posterior indução de parto por pós-datismo, conforme partograma apresentado.

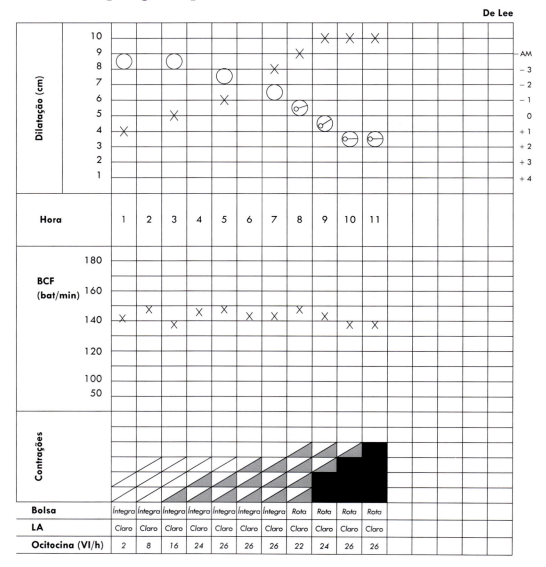

Qual das figuras a seguir representa a insinuação do feto neste caso?

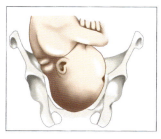 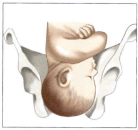 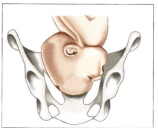 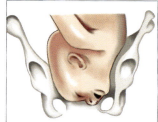

Resposta: B

O partograma demonstra apresentação fetal cefálica defletida, com variedade de posição bregma transversa direita, representada na alternativa (B). As figuras retratam, respectivamente, as apresentações cefálicas fletida (A), bregmática ou defletida de primeiro grau (B), de fronte ou defletida de 2º grau (C) e de face ou defletida de 3º grau (D).

A importância de detecção da variedade de posição está relacionada ao diâmetro insinuado. Nas apresentações defletidas, em especial de 2º grau, o diâmetro é maior e, por isso, há maior chance de distocia.

Referência

Zugaib M. Zugaib obstetrícia básica. Seção 3, Cap. 11. São Paulo: Manoel, 2015.

Lavender T, Cuthbert A, Smyth RMD. Effect of partograph use on outcomes for women in spontaneous labour at term and their babies. Cochrane Database of Systematic Reviews 2018, Issue 8. Art. N: CD005461. DOI: 10.1002/14651858.CD005461.pub5. Acesso em: 28 jul 2021.

WHO recommendations: intrapartum care for a positive childbirth experience. Geneva: World Health Organization; 2018. Licence: CC BY-NC-SA 3.0 IGO.

100 Paciente evoluiu com dor e dificuldade de deambulação no pós-parto, necessitando analgésico de resgate. No 2º dia pós-parto, apresenta temperatura oral aferida de 38,6 °C. No exame clínico, está em bom estado geral e eupneica. O abdome é doloroso à palpação, com sinal de descompressão brusca negativo e ruídos hidroaéreos presentes. A ferida cirúrgica tem bom aspecto. A loquiação é fétida. A conduta inicial indicada para esta paciente é:

A) Administrar antibiótico.
B) Aspirar restos ovulares.
C) Anticoagulação plena.
D) Histerectomia subtotal.

Resposta: A

A febre no pós-parto deve ser um sinal de alerta para a equipe que acompanha a paciente e, uma vez que não haja outro foco infeccioso evidente, está relacionada à infecção puerperal.

No caso apresentado, em que a paciente apresenta loquiação fétida associada, o diagnóstico é de endometrite e a conduta imediata inicial é antibioticoterapia sistêmica endovenosa de amplo espectro (ampicilina-sulbactam ou clindamicina associada à gentamicina são sugestões). Uma vez instituída terapêutica, deve ser mantida por 48 horas com a paciente afebril.

Referência

Zugaib M. Zugaib obstetrícia. 4. ed. Seção 4, Cap. 26. São Paulo: Manole, 2020.

Zugaib M, Bittar RE, Francisco RPV. Protocolos assistenciais. Clínica Obstétrica FMUSP. Parte 5, Cap. 75. 5. ed. São Paulo: Atheneu, 2015.

Dillen J, e cols. Maternal sepsis: epidemiology, etiology and outcome. Curr Opin Infect Dis 2010; 23(3): 249-54.

Karsnitz DB. Puerperal infections of the genital tract: a clinical review. J Midwifery Womens Health 2013; 58(6):632-42.

101 Primigesta, 21 anos de idade, está com 38 semanas de gestação e iniciou trabalho de parto espontâneo. O partograma e a cardiotocografia estão apresentados a seguir.

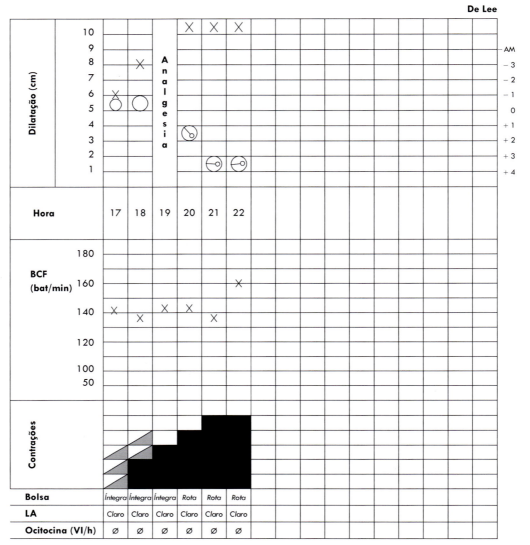
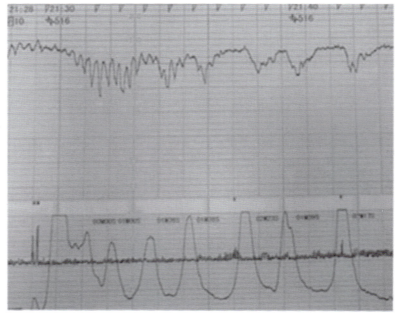

A fisiopatologia do traçado da cardiotocografia apresentado inclui:

A) Compressão funicular.
B) Compressão do polo cefálico.
C) Bloqueio atrioventricular fetal.
D) Acidemia fetal.

Resposta: D

O traçado cardiotocográfico apresenta linha de base taquicárdica, com desacelerações tardias (decalagem).

As desacelerações tardias acontecem em fetos com baixa reserva de oxigênio. Durante as contrações uterinas, com a redução temporária de fluxo sanguíneo uteroplacentário, há queda da pressão arterial de oxigênio abaixo de níveis críticos (18 mmHg), que estimula o centro vagal e tem como resposta a redução de frequência cardíaca fetal. A manutenção da baixa oferta de oxigênio resulta em metabolismo anaeróbio de glicose, com consequente acidemia fetal.

Portanto, a acidemia fetal está diretamente relacionada ao exame apresentado.

Referência

Zugaib M. Zugaib obstetrícia. 4. ed. Seção 4, Cap. 19. São Paulo: Manole, 2020.

Zugaib M. Zugaib obstetrícia básica. Seção 3, Cap. 11. São Paulo: Manole, 2015. Ayres-de-Campos D, Spong CY, Chandraharan E; FIGO Intrapartum Fetal Monitoring Expert Consensus Panel. FIGO consensus guidelines on intrapartum fetal monitoring: cardiotocography. Int J Gynaecol Obstet. 2015 Oct;131(1):13-24. DOI: 10.1016/j.ijgo.2015.06.020. PMID: 26433401.

102 Qual é o método indicado para ultimação do parto?

A) Abreviação com vácuo extrator.
B) Cesárea segmentar transversa.
C) Aguardar parto espontâneo.
D) Rotação com fórcipe Kielland.

Resposta: D

Diante do diagnóstico de desacelerações tardias de repetição e da correlação com acidemia fetal e, portanto, com aumento de morbidade neonatal, é indicado ultimação do parto o mais breve possível. Para tanto, o parto vaginal instrumental é de escolha.

Conforme observamos em partograma, a apresentação fetal é cefálica fletida em occipito-esquerda transversa, em +3 de DeLee. O caso apresenta condições de aplicabilidade para o fórcipe e está indicado rotação com fórcipe de Kielland.

Referência

Zugaib M. Zugaib obstetrícia. 4. ed. Seção 4, Cap. 22. São Paulo: Manole, 2020.

Cunninham FG, e cols. Willians obstetrics. 25. ed. Section 8. Operative vaginal delivery; 553. New York: McGraw-Hill Education, 2018.

Black M, Murphy DJ. Forceps delivery for non-rotational and rotational operative vaginal delivery. Best Pract Res Clin Obstet Gynaecol. 2019 Apr;56:55-68. DOI: 10.1016/j.bpobgyn.2019.02.002. Epub 2019 Feb 11. PMID: 30827815.

103 Gestante de 23 anos de idade está em sua primeira gestação. Iniciou o pré-natal com 19 semanas de gestação. Está em acompanhamento irregular na Unidade Básica de Saúde (UBS), pois trabalha como atendente em um *petshop* e não tem tempo para as consultas. Vem encaminhada ao pré-natal de alto risco com 25 semanas de gestação com os exames descritos a seguir.

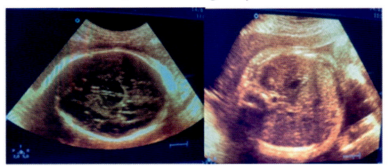

HIV	VDRL	Rubéola
Negativo	Negativo	IgG+ IgM−

Toxoplasmose	Hepatite B	Hepatite C
IgG+ IgM+	Anti-HBs+	Negativo

Qual é a conduta pré-natal imediata?

A) Iniciar ácido fólico em dose dobrada.

B) Iniciar pirimetamina associada à sulfadiazina.

C) Iniciar espiramicina isolada.

D) Iniciar espiramicina associada à pirimetamina.

Resposta: C

O caso clínico apresentado na questão é de uma gestante jovem, com risco exposicional (trabalha em *petshop*), que apresenta sorologia positiva para toxoplasmose, com IgM positivo. A imagem ultrassonográfica apresentada é normal.

Nos casos em que a paciente não tem sorologia prévia e apresenta IgM e IgG positivas, pode haver dificuldade em se determinar se há primoinfecção recente ou infecção prévia com IgM residual. Uma alternativa para diferenciar os casos agudos de casos mais antigos é a avidez do IgG. Altos índices de avidez nos remetam a infecções há mais de 3 a 5 meses.

Diante da sorologia positiva (soroconversão ou suspeita de infecção recente), a conduta imediata no pré-natal é iniciar a espiramicina por via oral, com o objetivo de reduzir o risco de infecção fetal.

Uma vez comprovada a infecção aguda materna, deve-se proceder à investigação de infecção fetal em centro de referência. Caso haja evidência de infecção fetal, o tratamento deve empregar a pirimetamina associada à sulfadiazina, intercaladas a cada 3 semanas com espiramicina.

Referência

Zugaib M, Bittar RE, Francisco RPV. Protocolos assistenciais. Clínica Obstétrica FMUSP. 5. ed. Parte 3, Cap. 31. São Paulo: Atheneu, 2015.

Protocolo FEBRASGO de Obstetrícia 23 – Comissão nacional especializada em medicina fetal. Toxoplasmose e Gravidez, 2021.

Brasil. Ministério da Saúde. Secretaria de Vigilância em Saúde. Departamento de Vigilância das Doenças Transmissíveis. Protocolo de Notificação e Investigação: toxoplasmose gestacional e congênita [recurso eletrônico]/Ministério da Saúde. Secretaria de Vigilância em Saúde. Departamento de Vigilância das Doenças Transmissíveis. Brasília: Ministério da Saúde, 2018.

Paquet C, Yudin MH. No. 285-Toxoplasmosis in pregnancy: prevention, screening, and treatment. J Obstet Gynaecol Can. 2018 Aug;40(8):e687-e693. DOI: 10.1016/j.jogc.2018.05.036. PMID: 30103893

104 Com base nas novas orientações de cuidados no parto, o que se pode dizer a respeito da indicação do procedimento ilustrado na figura a seguir?

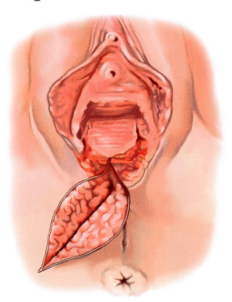

A) É praticado se houver risco de lacerações graves.

B) Trata-se de um procedimento proscrito.

C) Está reservado para primigestas.

D) É indicado apenas em partos instrumentalizados.

Resposta: A

O procedimento retratado é uma episiotomia mediolateral direita.

A episiotomia deve ser realizada de forma restrita e tem sua aplicabilidade nos casos de sofrimento fetal, distocia biacromial, parto instrumentalizado e naqueles com risco de lacerações perineais graves (3º ou 4º graus). Não há benefício em realizar o procedimento de maneira rotineira.

Referência

Zugaib M. Zugaib obstetrícia. 4. ed. Seção 3, Cap. 19. São Paulo: Manole, 2020.

Jiang H, Qian X, Carroli G, Garner P. Selective versus routine use of episiotomy for vaginal birth. Cochrane Database of Systematic Reviews 2017, Issue 2. Art. No.: CD000081. DOI: 10.1002/14651858.CD000081.pub3. Accessed 28 July 2021

Zugaib M. Zugaib obstetrícia básica. Seção 3, Cap. 11. São Paulo: Manole, 2015.

105 Gestante de 43 anos de idade, casada, está em consulta pré-natal após submeter-se à reprodução assistida. É primigesta e tem 33 semanas de gestação. Na avaliação clínica, está em bom estado geral, corada, pressão arterial (PA) 120×75 mmHg, frequência cardíaca (FC) 78 bpm, índice de massa corporal (IMC) 21,4 kg/m². A altura uterina é de 31 cm. O BCF está presente e é rítmico. Tônus normal. Traz ultrassonografia obstétrica mostrando feto único, cefálico, com dorso à esquerda e placenta posterior. Índice de líquido amniótico 9 cm e peso estimado de 1.685 g (percentil 5). Na mesma consulta foi realizada a seguinte avaliação de vitalidade fetal:

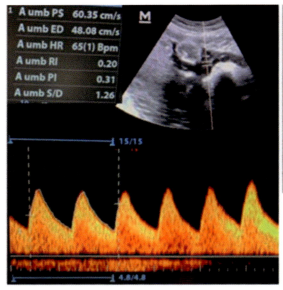
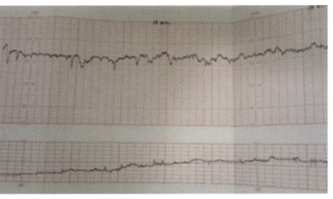

Valores de referência:
A umb PI: 030 a 1,40
A umb S/D: 1,24 a 3,40

A orientação a ser dada à paciente quanto à resolução da gravidez é:

A) Indicar parto com 34 semanas de gestação.
B) Programar parto no termo precoce.
C) Aguardar termo tardio.
D) Aguardar até 40 semanas de gestação.

Resposta: D

 Como esta questão envolve o domínio de alguns conceitos, ouça a explicação disponível no QR code ao lado.

Referência

Zugaib M. Zugaib obstetrícia. 4. ed. Seção 5, Cap. 35. São Paulo: Manole, 2020.

Zugaib M, Bittar RE, Francisco RPV. Protocolos assistenciais. Clínica Obstétrica FMUSP. 5. ed. Parte 4, Cap. 52. São Paulo: Atheneu, 2015.

Royal College of Obstetricians and Gynaecologists. Green-to Guideline n 31. The investigation and management of the small-for-gestacional-age fetus. 2. ed. London: Royal College of Obstetricians and Gynaecologists, 2013.

106 Gestante com 34 anos de idade procura pronto atendimento obstétrico com queixa de contrações dolorosas a cada 3 minutos, associadas a peso em região púbica. A idade gestacional é de 32 semanas. É tercigesta, com dois partos vaginais prévios (último, há 2 anos, sem intercorrências). Está em uso de sertralina 100 mg/dia. Refere que está aguardando avaliação de pré-natal de alto risco por queixa de cansaço físico que é progressivamente mais importante desde o 5º mês de gravidez. Desde o momento em que se iniciaram as contrações, sente opressão torácica, dificuldade para respirar e sensação de desmaio. No exame clínico, apresenta-se em bom estado geral, PA 94×50 mmHg, FC 126 bpm, frequência respiratória (FR) 22 ipm. Ausculta com sopro sistólico aórtico 3+/6+, ejetivo, murmúrios vesiculares presentes com crepitação fina em base direita. Abdome gravídico, altura uterina de 30 cm, BCF presente e rítmico. Sem edemas de MMII, sem sinais de trombose venosa profunda (TVP). Toque vaginal: colo fino, dilatação de 6 cm, apresentação cefálica e bolsa íntegra. O seguimento obstétrico adequado é:

A) Inibição de trabalho de parto prematuro com atosibano.

B) Iniciar maturação pulmonar fetal com corticosteroideterapia.

C) Assistência ao parto com analgesia imediata.

D) Assistir ao período expulsivo com puxos dirigidos.

Resposta C

No caso apresentado, a paciente apresenta sintomas como opressão torácica e dispneia, associados com taquicardia, hipotensão, crepitação em base pulmonar e sopro sistólico aórtico ejetivo. Após a história e exame clínico, a hipótese diagnostica é de estenose aórtica.

Diante de trabalho de parto não inibível (dilatação de 6 cm), a conduta obstétrica é de assistência ao trabalho de parto com analgesia imediata. A analgesia, ao reduzir a dor da paciente, contribui para uma redução do tônus adrenérgico, facilitando o controle de frequência cardíaca e de pré e pós-carga. Portanto, a analgesia contribuirá para a estabilidade hemodinâmica materna.

Os puxos dirigidos devem ser evitados, em especial pelo impacto hemodinâmico do aumento abrupto de pressão intra-abdominal, sendo que o alívio materno-fetal é indicado.

Referências

Zugaib M. Zugaib obstetrícia. 4. ed. Seção 5, Cap. 47. São Paulo: Manole, 2020.

Testa CB, Borges VTM, Bortolotto MR de FL. (2018). Cardiopatia e gravidez. Revista de Medicina, 97(2), 177-186. Disponível em: https://doi.org/10.11606/issn.1679-9836.v97i2p177-186.

Regitz-Zagrosek V, Roos-Hesselink JW, Bauersachs J, Blomström-Lundqvist C, Cífková R, De Bonis M, Iung B, Johnson MR, Kintscher U, Kranke P, Lang IM, Morais J, Pieper PG, Presbitero P, Price S, Rosano GMC, Seeland U, Simoncini T, Swan L, Warnes CA; ESC Scientific Document Group. 2018 ESC Guidelines for the management of cardiovascular diseases during pregnancy. Eur Heart J. 2018 Sep 7;39(34):3165-3241. DOI: 10.1093/eurheartj/ehy340. PMID: 30165544.

Sociedade Brasileira de Cardiologia. Diretriz para Gravidez na Mulher Portadora de Cardiopatia [Guidelines for pregnancy in the woman with heart disease]. Arq Bras Cardiol. 2009 Dec;93(6 Suppl 1):e110-78. Portuguese. PMID: 20694373.

107 A enfermeira aciona o médico plantonista para avaliar a paciente JMB, gestante, de 23 anos de idade. A paciente tem diabetes tipo I e foi internada para ajuste do controle glicêmico. Ela é quartigesta, com três abortamentos anteriores. A idade gestacional é de 18 semanas. Chamou a enfermeira por estar com mal-estar e sudorese fria. A glicemia capilar é de 38 mg/dL. À avaliação clínica, a paciente está torporosa e não responde adequadamente aos questionamentos, PA 110×70 mmHg, FC 82. A conduta imediata deve ser:

A) Oferecer o lanche da tarde.

B) Soro glicosado 5% 300 mL endovenoso.

C) Administrar 15 g de glicose via oral.

D) Glucagon subcutâneo imediato.

Resposta B

Trata-se de caso de hipoglicemia grave, caracterizada pelos valores de glicemia capilar associada ao rebaixamento de nível de consciência. Nesse caso, é importante que sejam tomadas medidas para reestabelecimento rápido da glicemia.

A administração de alimentos ou de glicose por via oral não é segura diante de rebaixamento. A primeira medida a ser adotada é a administração do soro glicose, ficando o glucagon reservado como medida adicional aos casos que não apresentaram resposta à infusão de glicose ou que há impossibilidade de acesso venoso.

Referência

Zugaib M. Zugaib obstetrícia. 4. ed. Seção 6, Cap. 50. São Paulo: Manole, 2020.

Zugaib M, Bittar RE, Francisco RPV. Protocolos assistenciais. Clínica Obstétrica FMUSP. 5. ed. Parte 3, Cap. 25. São Paulo: Atheneu, 2015.

American Diabetes Association. 14. Management of diabetes in pregnancy: standards of medical care in diabetes-2020. Diabetes Care. 2020 Jan;43(Suppl 1):S183-S192. DOI: 10.2337/dc20-S014. PMID: 31862757.

American Diabetes Association. 2. Classification and diagnosis of diabetes: standards of medical care in diabetes-2020. Diabetes Care. 2020 Jan;43(Suppl 1):S14-S31. DOI: 10.2337/dc20-S002. PMID: 31862745.

MEDICINA PREVENTIVA

AUTORES DA SEÇÃO

EPIDEMIOLOGIA

Prof. Dr. Heraclito Barbosa de Carvalho | Prof. Dr. Expedito José de Albuquerque Luna

CIÊNCIAS SOCIAIS E HUMANAS EM SAÚDE POLÍTICAS, PLANEJAMENTO, GESTÃO E AVALIAÇÃO EM SAÚDE, ATENÇÃO PRIMÁRIA EM SAÚDE

Prof. Dr. José Ricardo de Carvalho Mesquita Ayres

COLABORADORES DA SEÇÃO

EPIDEMIOLOGIA

Prof. Dr. Euclides Ayres de Castilho
Prof. Dr. José Eluf Neto
Prof. Dr. Nelson da Cruz Gouveia
Prof. Dr. Paulo Rossi Menezes
Profa. Dra. Alicia Matijasevich
Profa. Dra. Maria Inês Battistella Nemes
Profa. Dra. Carolina Bonilla Richero
Profa. Dra. Gerusa Maria Figueiredo
Profa. Dra. Maria Fernanda Tourinho Peres

CIÊNCIAS SOCIAIS E HUMANAS EM SAÚDE POLÍTICAS, PLANEJAMENTO, GESTÃO E AVALIAÇÃO EM SAÚDE, ATENÇÃO PRIMÁRIA EM SAÚDE

Dr. Alexandre Domingues Grangeiro
Profa. Dra. Ana Cláudia Camargo Gonçalves Germani
Profa. Dra. Ana Flávia Lucas Pires d'Oliveira
Prof. Dr. André Mota
Profa. Dra. Hillegonda Maria Dutilh Novaes
Profa. Dra. Lilia Blima Schraiber

Profa. Dra. Márcia Thereza Couto Falcão
Profa. Dra. Mariana Eri Sato
Prof. Dr. Mário Scheffer
Profa. Dra. Patrícia Coelho de Soárez
Prof. Dr. Ricardo Rodrigues Teixeira
Profa. Dra. Rosana Machin
Thaís Moura Ribeiro do Valle Nascimento

Atividades de Epidemiologia

2017

1. Na avaliação inicial de suspeita de surto de toxoplasmose, constatou-se possível exposição comum de três indivíduos, que participaram de churrasco de confraternização há 1 mês. Nessa investigação, todos os participantes do churrasco colheram sorologia para toxoplasmose. Os resultados dessa investigação são apresentados na tabela que segue.

Resultados de exames de sorologia

Resultado	Número de indivíduos
IgM reagente e IgG não reagente	6
IgM reagente e IgG de baixa avidez reagente	54
IgM reagente e IgG de alta avidez reagente	60
IgM não reagente e IgG reagente	240
IgM não reagente e IgG não reagente	240
Total de indivíduos examinados	600

Fonte: Elaborado pela autoria.

Com base nesses dados, responda qual foi a taxa de ataque da toxoplasmose nesse grupo.

A) 40%.
B) 1%.
C) 10%.
D) 20%.

Resposta: D

 Como esta questão envolve o domínio de alguns conceitos, ouça a explicação disponível no QR code ao lado.

O denominador ficou, então: 600 – 60 – 240 = 300. Os casos novos são aqueles com [IgM reagente e IgG não reagente] e [IgM reagente e IgG de baixa avidez reagente], isto é, 6 + 54 = 60. Logo, a Taxa de Ataque = (60/300) x 100 = 20%.

Referência

Governo do Estado de São Paulo. Secretaria da Saúde. Coordenadoria de Controle de Doenças. Instituto Adolfo Lutz. Revista do Instituto Adolfo Lutz. 2013 Abr-Jun; 72(2). Disponível em: http://www.ial.sp.gov.br/resources/insituto-adolfo-lutz/publicacoes/rial/10/rial72_2_completa/rial-722_completa/rial722.pdf.

2. A Organização Mundial da Saúde incluiu a doença de Chagas na sua lista de doenças tropicais negligenciadas. Estima-se que no Brasil existam entre 1,5 e 3 milhões de portadores crônicos da infecção pelo *Trypanosoma cruzi*.

Em relação à ocorrência da doença de Chagas no Brasil atualmente, pode-se afirmar que:

A) Pela alta prevalência da infecção crônica, o risco de transmissão transfusional permanece elevado.

B) A transmissão vetorial continua a ser a forma de transmissão mais frequente.

C) O caldo de cana é o alimento associado à maioria dos surtos de doença aguda.

D) Por se tratar de zoonose de animais silvestres do continente americano, sua erradicação é considerada inviável.

Resposta: D

A transmissão transfusional no Brasil está controlada pelos protocolos implantados no Sistema de Saúde, desde a triagem clínica até a triagem sorológica dos doadores. O Brasil recebeu da OMS em 2006 o certificado de interrupção da transmissão vetorial pelo principal vetor domiciliado, o *Triatoma infestans*. Atualmente o modo de transmissão mais frequente tem sido a ingestão de alimentos contaminados. O alimento implicado na maioria dos casos de doença de Chagas agudo é o açaí, este sim, quando em seu uso caseiro, sem que passe pelos processos industriais que garantam a sua descontaminação, para mantê-lo próprio para o consumo. A tripanossomíase americana é sim uma zoonose que pode acometer mais de 100 espécies de mamíferos do novo mundo, o que impossibilita a adoção de estratégias de erradicação.

Referências

Heyman D. (ed.). Control of communicable diseases manual. 20.ed. Washington: APHA Press; 2015.

Martins MA et al. (eds.). Clínica médica. 2.ed. amp. rev. São Paulo: Manole; 2016. v. 1.

Brasil. Ministério da Saúde. Doença de Chagas: o que é, causas, sintomas, tratamento e prevenção. Disponível em: https://saude.gov.br/saude-de-a-z/doenca-de-chagas.

3 **A Organização Mundial da Saúde apresentou em 2009 a nova classificação de casos de dengue, que foi implantada no Brasil pelo Ministério da Saúde a partir de 2013.**

Em relação a essa nova classificação, assinale a alternativa correta:

A) A dengue grave é definida pelo envolvimento grave de órgãos, choque e sangramento grave, segundo a avaliação do médico que atendeu o paciente.

B) Os sinais de alarme incluem dor abdominal intensa e contínua, vômitos persistentes e prova do laço positiva.

C) Casos de dengue com sinais de choque são classificados no grupo D.

D) Casos que evoluem com miocardite, encefalite ou elevação de enzimas hepáticas são classificados como dengue com complicações.

Resposta: A

A definição de dengue grave, pela classificação vigente, considera que os "casos graves" de dengue são caracterizados por um "quadro clínico infeccioso, seguido de sangramento grave, disfunção grave de órgãos ou extravasamento grave de plasma. O choque ocorre quando um volume crítico de plasma é perdido pelo extravasamento". A prova do laço positiva não faz parte dos sinais de alarme. A classificação operacional de risco do paciente com dengue foi estabelecida pelo Ministério da Saúde do Brasil para auxiliar os profissionais dos serviços de urgência/emergência na triagem dos pacientes, não fazendo parte a da classificação da OMS. A categoria "dengue com complicações" havia sido criada pelo Ministério da Saúde do Brasil para classificar aqueles casos com grave comprometimento sistêmico (cardiovascular, neurológico etc.) que não se enquadravam na definição de febre hemorrágica da dengue (FHD) da classificação antiga. Na classificação atual esses casos são considerados como "dengue grave".

Foi realizado estudo visando elucidar fatores associados ao óbito por Aids no Brasil. Uma amostra dos óbitos por Aids foi comparada a uma amostra de pacientes vivendo com Aids. Alguns dos resultados do estudo são apresentados na tabela a seguir.

Fatores de risco para óbito em pacientes com Aids em um modelo multivariado

Característica	OR	IC 95%
Sexo		
Masculino	1,23	0,94-1,61
Feminino	1,00	
Faixa etária (em anos)		
9-29	1,11	0,70-1,76
30-39	0,88	0,60-1,29
40-49	0,87	0,60-1,25
50 ou mais	1,00	
Nível educacional		
Fundamental incompleto	1,74	1,07-2,84
Fundamental completo	1,35	0,98-1,85
Médio	0,93	0,62-1,39
Universitário	1,00	
Categoria de exposição		
Usuário de drogas injetáveis	1,26	0,95-1,67
Transfusão	1,14	0,53-2,42
Homo/bissexual masculino	0,65	0,50-0,84
Heterossexual	1,00	
Tratamento com antirretrovirais (ARV)		
Nunca	6,18	4,28-8,92
No passado, mas interrompeu	3,58	2,65-4,85
Em tratamento no momento	1,00	
Tempo desde o diagnóstico de HIV (em anos)		
1 ano	4,39	3,25-5,93
1 a 4 anos	0,96	0,79-1,19
5 a 20 anos	1,00	

OR: *Odds ratio*; IC95%: intervalo de 95% de confiança.
Fonte: adaptado de Veras et al. Cad Saúde Pública. 2010;26(12):S104-S112.

Considerando esses dados, indique a alternativa cujos componentes são fatores associados ao óbito em pacientes com Aids:

A) Nunca ter se tratado com ARV, ser usuário de drogas injetáveis e ter diagnóstico recente de portador do HIV.
B) Não estar em tratamento com ARV, baixo nível educacional e homo/bissexual.
C) Ser jovem (de 9 a 29 anos de idade), do sexo masculino e diagnóstico de HIV entre 1 e 4 anos atrás.
D) Ter interrompido o tratamento com ARV, ter diagnóstico recente de portador do HIV e nível educacional médio.

Resposta: B

A análise das razões de chance (*odds ratio*, OR) e seus intervalos de 95% de confiança revela que o nível educacional fundamental incompleto foi um fator de risco para o óbito por Aids, quando comparado ao nível universitário (referência). Da mesma forma, os indivíduos não tratados com ARV e aqueles que interromperam o tratamento também apresentaram risco significativamente maior em comparação àqueles em tratamento no momento (referência). O tempo de diagnóstico até 1 ano também foi um fator de risco, quando comparado à categoria de 5 a 20 anos (referência). A categoria de transmissão homo/bissexual masculino foi um fator de proteção para o óbito, quando comparada à categoria heterossexual (referência). Os demais fatores listados não apresentaram associação significativa com o óbito. Todos eles incluíram a igualdade (OR = 1) de riscos no intervalo de 95% de confiança da OR.

Referências

Martins MA. Clínica médica. 2.ed. amp. rev. São Paulo: Manole; 2016. v. 1.

Rouquayrol MZ, Almeida Filho N. Epidemiologia e saúde. Rio de Janeiro: Medsi; 2003.

Fletcher RH et al. Epidemiologia clínica: elementos essenciais. 5.ed. Porto Alegre: ArtMed; 2014.

5 O diagnóstico precoce é considerado um dos fatores relevantes para o sucesso do tratamento do câncer. No sentido de avaliar a triagem populacional com mamografia para diagnóstico precoce e a mortalidade dos cânceres de mama, foi realizado estudo no qual as participantes foram alocadas aleatoriamente ao grupo de intervenção ou ao grupo controle. As participantes alocadas no grupo de intervenção foram submetidas anualmente à mamografia durante os 5 primeiros anos do estudo, enquanto as do grupo controle não receberam essa intervenção. Ambos os grupos foram acompanhados durante 25 anos.

A tabela a seguir resume alguns resultados desse estudo.

Resultados do estudo de avaliação da triagem populacional com mamografia

Resultados	GI	GC
Número de participantes	44.925	44.910
Número de casos de câncer de mama	666	524
Número de óbitos por câncer de mama	180	171

OR de óbito: 1,05 (IC 95%: 0,85-1,30); GI: grupo intervenção; GC: grupo controle; OR: *odds ratio* (razão de chances).
Fonte: adaptado de Miller et al. BMJ, 2014.

6 Com base nesses resultados, pode-se afirmar que os dados apresentados:

A) Apontam que a mamografia não teve efeito na redução da mortalidade por câncer de mama.

B) Comprovaram a eficácia do programa de triagem populacional com mamografia.

C) São insuficientes para avaliação da eficácia da triagem populacional com mamografia.

D) Revelaram que a mamografia é eficaz porque permitiu o diagnóstico de maior número de casos.

Resposta: A

Ambos os grupos foram acompanhados por determinado período, para os desfechos "câncer de mama" e "óbito por câncer de mama". Nesse estudo a medida de efeito (risco) utilizada foi o *odds ratio* (OR). A medida de precisão utilizada foi de 95% de confiança, apresentada em intervalo da estimativa. Como o OR é uma fração – *vide* fórmula a seguir –, quando o resultado dessa fração é igual a 1, significa que a exposição não afeta a chance de ocorrência do efeito. OR = chance nos expostos/chance nos não expostos.

7 **Como se denomina o delineamento do estudo descrito na questão anterior?**

A) Estudo de caso-controle.
B) Estudo de coorte.
C) Ensaio clínico.
D) Estudo longitudinal.

Resposta: C

Esse é um estudo epidemiológico experimental, um ensaio clínico, no qual um grupo recebeu a intervenção (mamografias anuais) e o grupo controle não a recebeu.

Referências

Miller AB, Wall C, Baines CJ, Sun P, To T, Narod SA. Twenty five year follow-up for breast cancer incidence and mortality of the Canadian National Breast Screening Study: randomised screening trial. BMJ. 2014;348. Doi:https://doi.org/10.1136/bmj.g366 (Published 11 February 2014).

Rouquayrol MZ, Almeida Filho N. Epidemiologia e saúde. Rio de Janeiro: Medsi; 2003.

Fletcher RH et al. Epidemiologia clínica: elementos essenciais. 5.ed. Porto Alegre: ArtMed; 2014.

Martins MA et al. (eds.). Clínica médica. 2.ed. amp. rev. São Paulo: Manole; 2016. v. 1.

8 **Como parte do esforço final de erradicação da poliomielite, o Programa Nacional de Imunizações (PNI) iniciou em 2012 o processo de substituição da vacina oral (VOP) pela vacina inativada (VIP). Atualmente as crianças brasileiras têm recebido três doses de VIP iniciais e duas doses de VOP de reforço.**

Qual a principal razão dessa mudança?

A) A VIP é mais imunogênica.
B) Aparecimento de poliomielite derivada da VOP.
C) A VIP não depende da absorção gastrointestinal.
D) Dificultar a reintrodução do vírus selvagem

Resposta: B

Embora a vacina inativada (VIP ou Salk) seja mais imunogênica, não é essa a principal razão da mudança. Há aproximadamente 20 anos, em locais onde ocorreu uma queda nas coberturas vacinais com VOP, e com precárias condições de saneamento, o vírus inativado vacinal passou a circular na população pela via fecal-oral. Após algumas gerações de transmissão fecal-oral observou-se uma reversão à virulência, com a emergência dos poliovírus derivados da vacina (cVDPV). Apesar de a VIP ser mais imunogênica e não depender da absorção gastrointestinal, essas não foram as principais razões para a mudança no programa de vacinação. Ambas as vacinas são estratégias que dificultam a reintrodução dos vírus selvagens.

Referências

Heyman D. (ed.). Control of communicable diseases manual. 20.ed. Washington: APHA Press; 2015.

Martins MA et al. (eds.). Clínica médica. 2.ed. amp. rev. São Paulo: Manole; 2016. v. 1.

Brasil. Ministério da Saúde. Poliomielite: causas, sintomas, diagnóstico e vacinação. Disponível em: https://saude.gov.br/saude-de-a-z/poliomielite.

9 **Em relação ao vírus da hepatite C (VHC) e ao vírus da hepatite B (VHB), pode-se afirmar que:**

A) O VHC apresenta menor virulência que o VHB.
B) A hepatite crônica ocorre em maior proporção em infectados pelo VHB.
C) A forma crônica dessas hepatites independe da idade de exposição ao vírus.
D) O VHB apresenta maior infectividade que o VHC.

Resposta: D

Alguns conceitos sobre as características do agente etiológico ou agente infeccioso. Patogenicidade do agente: é a capacidade de produzir uma doença; é medida dividindo-se o número de pessoas que desenvolveram a doença clínica pelo número de pessoas infectadas. Virulência é a capacidade do agente de produzir casos graves ou fatais, sendo, portanto, uma medida da gravidade da doença produzida pelo agente infeccioso. Infectividade é a capacidade do agente infeccioso de penetrar e se desenvolver ou se multiplicar no novo hospedeiro, ocasionando infecção. O VHB apresenta alta infectividade, mas a proporção de casos graves e fatais (virulência) é menor em relação ao VHC. Maior proporção de infectados pelo VHC evolui para a cronicidade, quando comparada ao VHB. Quanto mais precoce é a infecção pelo VHB, maior a proporção do desenvolvimento da forma crônica. Saiba mais sobre as hepatites virais no QR code.

Referências

Heyman D. (ed.). Control of communicable diseases manual. 20.ed. Washington: APHA Press; 2015.

Martins MA et al. (eds.). Clínica médica. 2.ed. amp. rev. São Paulo: Manole; 2016. v. 1.

Bonita R, Beaglehole R, Kjellström T. Epidemiologia básica. Tradução e revisão científica Juraci A. Cesar. 2.ed. São Paulo: Santos; 2010.

10 Levando em conta a situação de saúde no Brasil em 2016, podemos dizer que a principal causa de morte entre crianças menores de ' ano de idade é decorrente de afecções (Classificação Internacional de Doenças – versão 10):

A) Perinatais.
B) Diarreicas.
C) Respiratórias.
D) Infecciosas.

Resposta: A

Nas últimas três décadas observou-se grande redução da mortalidade infantil no Brasil. Essa redução se deu pela queda nos óbitos recorrentes de causas infecciosas, especialmente pela queda nas doenças diarreicas e respiratórias. Assim, atualmente as "causas perinatais" constituem a principal causa de morte em menores de 1 ano.

Referências

Martins MA et al. (eds.). Clínica médica. 2.ed. amp. rev. São Paulo: Manole; 2016. v. 1.

http://www.saude.df.gov.br/wp-conteudo/uploads/2018/03/Relatorio_Mortalidade_Infantil_2016_rev-1.pdf.

11 Com base nas afirmações relativas aos indicadores de mortalidade, assinale a alternativa correta:

A) O coeficiente ou razão de mortalidade materna (RMM) e o coeficiente de mortalidade infantil (CMI) têm o mesmo denominador.
B) A razão de mortalidade materna (RMM) representa o número de óbitos de mães por causas relacionadas com a gestação no período do parto.
C) O denominador do CMI é representado pelo número de óbitos em menores de 1 ano de vida em certa área durante o ano.
D) Componentes da mortalidade infantil compreendem as mortalidades neonatal (antes de 7 dias de vida) e pós-neonatal.

Resposta: A

A razão ou coeficiente de mortalidade materna (CMM) é definida pela razão do número de óbitos por causas maternas pelo número de nascidos vivos. Já o coeficiente de mortalidade infantil (CMI) é definido pela razão do número de óbitos em menores de 1 ano pelo número de nascidos vivos, ou seja, o mesmo denominador do CMM. O numerador do cálculo do coeficiente de mortalidade infantil (CMI) é o número de óbitos em menores de 1 ano de idade, em determinada área e em determinado período de tempo. Os componentes da mortalidade infantil são a mortalidade neonatal (do nascimento até o 28º dia de vida) e a mortalidade infantil tardia (óbitos a partir do 29º dia de vida até completar 1 ano).

Referência

Martins MA et al. (eds.). Clínica médica. 2.ed. amp. rev. São Paulo: Manole; 2016. v. 1.

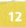 **12. Ao se instituir programa de rastreamento para câncer de colo de útero, qual mudança do indicador de morbimortalidade é esperada em seu primeiro ano?**

A) A letalidade por câncer de colo uterino aumentará.
B) A incidência de câncer de colo de útero aumentará.
C) O coeficiente de mortalidade por câncer de colo uterino aumentará.
D) A letalidade por câncer de colo uterino diminuirá.

Resposta: D

Durante o rastreamento de uma doença é importante observar que haverá em seu primeiro ano um aumento no número de casos dessa doença, devido à maior atenção dos profissionais de saúde e à mobilização da população. No caso do câncer de colo uterino, ao medirmos sua letalidade, teremos um aumento no denominador, enquanto o número de óbitos deverá permanecer praticamente o mesmo. É de concluir que a letalidade deverá diminuir, simplesmente pelo aumento do denominador.

Referência

Martins MA et al. (eds.). Clínica médica. 2.ed. amp. rev. São Paulo: Manole; 2016. v. 1.

 13. Em relação aos níveis de prevenção, aponte a alternativa correta:

A) A prevenção secundária se caracteriza por agir em agravos à saúde mais frequentes, mas sem demandar pessoal especializado e tecnologias de alto custo.
B) A prevenção terciária apresenta a melhor relação custo/efetividade na redução da morbimortalidade da população.
C) A prevenção primária inclui promoção de alimentação saudável, prática do sexo seguro, recreação e descanso adequados, imunização e quimioprofilaxia.
D) A prevenção quaternária visa dar resolutividade a cerca de 95% dos eventos a ela demandados.

Resposta: C

A prevenção primária refere-se a ações relacionadas aos determinantes de adoecimentos ou agravos que incidem sobre indivíduos e comunidades de modo a buscar impedir os processos patogênicos antes que eles se iniciem. Ela se subdivide, por sua vez, em dois níveis: a promoção da saúde e a proteção específica. A prevenção secundária atua já no período patogênico, isto é, nas situações nas quais o processo saúde-doença já está instaurado, nas quais o diagnóstico precoce e o tratamento imediato podem necessitar de pessoal especializado e tecnologia de alto custo. A prevenção terciária consiste em ações relacionadas às situações nas quais o processo saúde-doença alcançou um termo final e nas quais as ações tendem a cuidar das sequelas de forma específica, a fim de que as limitações prejudiquem o mínimo possível a qualidade de vida dos afetados e de suas famílias.

Referências

Leavel HR, Clark EG. Textbook of preventive medicine. 2.ed. New York: McGraw-Hill; 1958.

Rouquayrol MZ, Almeida Filho N. Epidemiologia e saúde. Rio de Janeiro: Medsi; 2003.

Bonita R. Epidemiologia básica. 2.ed. trad. e rev. São Paulo, Santos: Beaglehole, T. Kjellström; 2010.

Martins MA et al. (eds.). Clínica médica. 2.ed. amp. rev. São Paulo: Manole; 2016. v. 1.

2018

14. Nos últimos 3 anos, o Brasil passou por epidemias simultâneas de três arboviroses. Recentemente, esse quadro se agravou, com a emergência do maior surto de febre amarela silvestre dos últimos 50 anos.

Qual é a alternativa correta com relação à vigilância, prevenção e controle das arboviroses?

A) O controle vetorial é a principal medida de controle da febre amarela.

B) Uma das limitações do uso da vacina contra febre amarela é a doença viscerotrópica associada à vacina.

C) A reação cruzada entre as sorologias para zika e chikungunya dificulta a vigilância epidemiológica.

D) O valor preditivo positivo da definição clínica de caso de dengue é alto.

Resposta: B

 Como esta questão envolve o domínio de alguns conceitos, ouça a explicação disponível no QR code ao lado.

Referências

Rouquayrol MZ, Almeida Filho N. Epidemiologia e saúde. Rio de Janeiro: Medsi; 2003.

Bonita R. Epidemiologia básica. 2.ed. trad. e rev. São Paulo, Santos: Beaglehole, T. Kjellström; 2010.

Martins MA et al. (eds.). Clínica médica. 2.ed. amp. rev. São Paulo: Manole, 2016. v. 1.

Fletcher RH et al. Epidemiologia clínica: elementos essenciais. 5.ed. Porto Alegre: ArtMed; 2014.

15. Dentre as alternativas a seguir, qual está correta sobre a epidemiologia da doença meningocócica?

A) A transmissão da Neisseria meningitidis ocorre predominantemente no domicílio.

B) Menores de 5 anos de idade são os mais frequentes portadores do agente etiológico na orofaringe.

C) A ocorrência da doença meningocócica é sazonal, predominando nos meses quentes e úmidos.

D) A patogenicidade e a infectividade da Neisseria meningitidis são altas.

Resposta: A

Contatos domiciliares apresentam maior risco de infecção pela bactéria *Neisseria meningitidis* que a população em geral. A maior proporção de portadores dessa bactéria está na orofaringe de adolescentes e adultos jovens. A ocorrência de doença meningocócica é maior nos meses frios e secos, portanto no inverno. A *Neisseria meningitidis* caracteriza-se pela alta infectividade, ou seja, uma grande proporção da população se infecta, porém dentre ela poucos desenvolvem a doença; em outras palavras, tem baixa patogenicidade.

Referência
Brasil. Ministério da Saúde. Guia de vigilância em saúde. 3.ed. Brasília, 2019.
Martins MA et al (eds.). Clínica médica. 2.ed. amp. rev. São Paulo: Manole; 2016. v. 1.

16. Dentre as alternativas a seguir, qual está correta sobre a epidemiologia e o controle da *influenza*?

A) A maioria das epidemias que ocorreram no Brasil foi causada pelos vírus B.
B) O Programa Nacional de Imunizações utiliza vacinas contendo dois subtipos do vírus A e um do vírus B.
C) A doença pelo vírus B em crianças é mais grave que a causada pelo vírus A.
D) É frequente a transmissão de vírus influenza de outras espécies animais aos humanos.

Resposta: B

Não apenas no Brasil, mas em todo o mundo, a maioria das epidemias de *influenza* tem como agentes etiológicos os vírus *influenza* A, mais especificamente os subtipos A/H1N1 e A/H3N2. A vacina utilizada anualmente pelo Programa Nacional de Imunizações é uma vacina inativada trivalente, contendo material imunogênico proveniente de uma cepa dos vírus A/H1N1, A/H3N2 e B. Não existem diferenças entre os quadros clínicos associados aos vírus *influenza* A ou B. O salto entre espécies dos vírus *influenza*, de animais para humanos, é um evento raro.

Referência
Brasil. Ministério da Saúde. Guia de vigilância em saúde. 3.ed. Brasília, 2019.
Heyman D. (ed.). Control of communicable diseases manual. 20.ed. Washington: APHA Press; 2015.

17. Dentre as alternativas a seguir, qual está correta sobre a epidemiologia e o controle da hanseníase?

A) O Mycobacterium leprae apresenta alta infectividade e alta patogenicidade.
B) A baciloscopia positiva é um critério necessário para a notificação do caso.
C) Os casos da forma tuberculoide são capazes de transmitir o agente etiológico.
D) O critério para a classificação operacional é o número de lesões de pele.

Resposta: D

O *Mycobacterium leprae* infecta grande proporção da população, isto é, tem alta infectividade, mas poucos apresentam a doença clínica, ou baixa patogenicidade. A confirmação do caso de hanseníase é feita por critérios clínicos e epidemiológicos, sendo a baciloscopia um elemento adicional. Os pacientes com hanseníase da forma virchowiana apresentam maior carga bacilar, sendo responsáveis pela transmissão da bactéria. A classificação operacional da hanseníase, amplamente utilizada pelos programas de controle, baseia-se no número de lesões de pele. Com até 5 lesões o caso é classificado como hanseníase paucibacilar (PB), e, com mais de 5 lesões, hanseníase multibacilar (MB).

Referência
Brasil. Ministério da Saúde. Guia de vigilância em saúde. 3.ed. Brasília, 2019.
Heyman D. (ed.). Control of communicable diseases manual. 20.ed. Washington: APHA Press; 2015.

18 Para estudar o possível efeito da depressão na gravidez sobre o baixo peso ao nascer (< 2.500 g), 720 gestantes (gestações únicas) foram avaliadas por meio de uma escala para diagnóstico de sintomas depressivos (EPDS) no 3º trimestre da gestação. Com base nos resultados dessa avaliação, as gestantes foram classificadas como deprimidas ou não deprimidas. Os recém-nascidos foram pesados até 48 horas após o nascimento e classificados quanto à presença de baixo peso (< 2.500 g). Foram obtidos resultados completos para 600 pares mães-bebês, dentre as quais 100 mães estavam deprimidas. No grupo das mães deprimidas, 30 tiveram bebês com baixo peso ao nascer. Dentre as gestantes não deprimidas, 75 tiveram recém-nascidos com baixo peso. (Modificado de Nasree at al. BMC Public Health. 2010;10:515.)

Qual é o risco relativo de baixo peso ao nascer associado à depressão, aproximado para a segunda casa decimal?

A) 2,43.
B) 2,00.
C) 0,50.
D) 0,40.

Resposta: B

O risco relativo é definido como a razão entre dois riscos, em geral o risco entre expostos a um determinado fator, dividido pelo risco entre os não expostos a esse fator. Na questão o risco entre expostos (incidência entre expostos à depressão) é igual a 30/100 = 30%, enquanto o risco entre os não expostos: 75/500 = 15%. Portanto, o risco relativo é: 30/15 = 2.

Referência
Rouquayrol MZ, Almeida Filho N. Epidemiologia e saúde. Rio de Janeiro: Medsi; 2003.
Martins MA et al. (eds.). Clínica médica. 2.ed. amp. rev. São Paulo: Manole; 2016. v. 1.

19 Um estudo foi realizado em Salvador, Bahia, com o objetivo de analisar a associação entre desigualdade socioespacial e mortalidade por homicídio em 2006. Dados sobre renda e nível educacional dos chefes de família foram obtidos para as 75 zonas de informação do Município de Salvador. As 75 zonas foram classificadas em 4 estratos de condição de vida considerando o nível de renda e escolaridade dos chefes de família. Taxas de mortalidade por homicídio (TMH) ajustadas por idade foram calculadas para os 4 estratos de condição de vida, utilizando-se de dados obtidos junto à Secretaria Municipal de Saúde. (Modificado de Viana et al. Cad Saúde Públ. 2011; 27(s2):S298-S308.)

Qual é o tipo de estudo epidemiológico realizado?

A) Estudo de coorte.
B) Ensaio clínico comunitário.
C) Estudo ecológico.
D) Estudo de corte transversal.

Resposta: C

 Como esta questão envolve o domínio de alguns conceitos, ouça a explicação disponível no QR code ao lado.

Referência
Rouquayrol MZ, Almeida Filho N. Epidemiologia e saúde. Rio de Janeiro: Medsi; 2003.
Martins MA et al. (eds.). Clínica médica. 2.ed. amp. rev. São Paulo: Manole; 2016. v. 1.

20 Em muitos países da África, a malária é endêmica e afeta particularmente as crianças, causando anemia, desnutrição e atraso no desenvolvimento ponderoestatural. Para verificar se a administração de pirimetamina aumentaria o efeito protetor do uso de redes contra mosquitos colocadas sobre os berços, foi realizado um estudo em Mali, no qual 2.700 crianças foram distribuídas aleatoriamente para receber pirimetamina (N = 1.500) ou placebo (N = 1.200) durante 3 meses. Todas as crianças dormiam em berços cobertos com redes. Os resultados mostraram que 375 crianças do grupo intervenção e 360 crianças do grupo placebo tiveram malária durante o período de estudo. (Modificado de Dicko A et al. PLoS Medicine. 2011;8(2):e1000407.)

De acordo com esse estudo, quantas crianças precisam receber pirimetamina por 3 meses para evitar um caso de malária?

A) 20.
B) 5.
C) 15.
D) 4.

Resposta: A

O estudo apresentado é um ensaio clínico no qual se solicita o número de crianças que precisam receber o medicamento por 3 meses para evitar um caso de malária. Essa é uma definição de número necessário para tratar (NNT) que é o inverso no risco atribuível. Por sua vez, o risco atribuível é a diferença entre incidência no grupo tratados (It) e grupo placebo (Ip).

It = 360/1.200 = 0,3; Ip = 375/1.500 = 0,25. Portanto, RAR = It – Ip = 0,03 – 0,25 = 0,05

NTT = 1/0,05 = 20 crianças devem ser tratadas com pirimetamina por 3 meses, para se evitar um caso de malária.

Referências

Fletcher RH et al. Epidemiologia clínica: elementos essenciais. 5.ed. Porto Alegre: ArtMed; 2014.

Martins MA et al. (eds.). Clínica médica. 2.ed. amp. rev. São Paulo: Manole; 2016. v. 1.

21 Um estudo analisou a associação entre história familiar de acidente vascular cerebral (AVC) e risco de AVC isquêmico em adultos. Foram selecionados 600 adultos internados consecutivamente por AVC isquêmico em 4 unidades hospitalares da Suécia e 600 adultos sem AVC isquêmico ou outra doença aterotrombótica, pareados por sexo e idade. Os seguintes resultados foram encontrados (Adaptado de Jood et al. Stroke. 2005;36:1383-7.)

História familiar de AVC	AVC isquêmico Não	AVC isquêmico Sim
Sim	162	215
Não	438	385
Total	600	600

Fonte: Elaborado pela autoria.

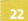

22 Qual é a medida de associação adequada para descrever a relação entre história familiar de AVC isquêmico e ocorrência de AVC nesse estudo?

A) Risco relativo.
B) Razão de prevalência.
C) Risco atribuível.
D) Razão de chances.

Resposta: D

O estudo busca identificar os fatores de risco para acidente vascular cerebral (AVC), selecionando indivíduos que foram internados com diagnóstico de AVC agudo (casos) em unidades hospitalares e o mesmo número de indivíduos, emparelhados por sexo e idade, internados sem essa condição (controles). Portanto, trata-se de um estudo epidemiológico do tipo caso-controle, que tem como medida de associação o *odds ratio* (OR) ou razão de chances (RC).

Referências

Rouquayrol MZ, Almeida Filho N. Epidemiologia e saúde. Rio de Janeiro: Medsi; 2003.

Bonita R. Epidemiologia básica. 2.ed. trad. e rev. São Paulo, Santos: Beaglehole, T. Kjellström; 2010.

Martins MA et al. (eds.). Clínica médica. 2.ed. amp. rev. São Paulo: Manole; 2016. v. 1.

2019

23 Com a finalidade de identificar fatores associados à hipertensão arterial sistêmica (HAS), foram selecionados 1.453 indivíduos de determinada localidade. Cento e três indivíduos (7,1%) foram diagnosticados como hipertensos. O *odds ratio* (OR) de hipertensão entre os que apresentavam hábitos de vida sedentários comparados com aqueles mais ativos foi de 4,01 com IC95% (2,19-6,27). Quando os dados foram ajustados para idade, o OR foi de 3,57 com IC95% (0,87-5,31). Com base nos resultados desse estudo, qual a afirmação correta?

A) Representa avaliação de estudo epidemiológico do tipo caso-controle.

B) Trata-se de estudo epidemiológico do tipo transversal.

C) O risco de desenvolver hipertensão é 4,01 vezes maior entre os que têm hábitos de vida sedentários.

D) A probabilidade de hipertensão é 3,57% superior nos indivíduos com hábitos de vida sedentários.

Resposta: B

Trata-se de estudo que obtém os dados, em um mesmo momento, onde foram selecionados 1.453 indivíduos de determinada localidade para diagnóstico de hipertensão arterial sistêmica (HAS), desfecho ou variável dependente. Utiliza outras medidas, como sexo, idade e hábitos, como variáveis independentes e testa a associação dessas medidas. Portanto, trata-se de um delineamento de estudo epidemiológico do tipo de prevalência ou transversal. O risco de desenvolver hipertensão é 4,01 vezes maior entre os que têm hábitos de vida sedentários não procede, pois, uma vez ajustados para idade, esse risco perde sua significância estatística.

Referências

Rouquayrol MZ, Almeida Filho N. Epidemiologia e saúde. Rio de Janeiro: Medsi; 2003.

Bonita R. Epidemiologia básica. 2.ed. trad. e rev. São Paulo, Santos: Beaglehole, T. Kjellström; 2010.

Martins MA et al. (eds.). Clínica médica. 2.ed. amp. rev. São Paulo: Manole; 2016. v. 1.

Fletcher RH et al. Epidemiologia clínica: elementos essenciais. 5.ed. Porto Alegre: ArtMed; 2014.

24 Qual alternativa lista ordenadamente estratégias de prevenção primária, secundária e terciária quanto à violência contra as mulheres?

A) Suporte longitudinal e integral às vítimas; encaminhamento para serviços de apoio de outros setores; criação de banco de dados proveniente dos atendimentos para compreender melhor o problema de saúde.

B) Conhecimento sobre a rede de serviços de saúde de referência sobre violência; acolhimento em serviços como a delegacia de defesa da mulher; incremento do arcabouço legal que permita o enfrentamento coletivo do problema.

C) Oferta de psicologia breve; orientação jurídica; suporte da rede de serviços de saúde disponível no território.

D) Educação para o respeito a direitos iguais entre homens e mulheres; busca ativa dos casos de violência; psicoterapia para lidar com as consequências do trauma.

Resposta: D

 Como esta questão envolve o domínio de alguns conceitos, ouça a explicação disponível no QR code ao lado.

Referências

Leavel HR, Clark EG. Textbook of preventive medicine. 2.ed. New York: McGraw-Hill; 1958.

Rouquayrol MZ, Almeida Filho N. Epidemiologia e saúde. Rio de Janeiro: Medsi; 2003.

Bonita R. Epidemiologia básica. 2.ed. trad. e rev. São Paulo, Santos: Beaglehole, T. Kjellström; 2010.

Martins MA et al. (eds.). Clínica médica. 2.ed. amp. rev. São Paulo: Manole; 2016. v. 1.

25 Qual a alternativa que representa a análise dos dados fornecidos pela tabela apresentada?

Distribuição e taxas brutas (TB) e ajustadas (TA) de DALY1 (por mil habitantes) segundo sexo e as três principais causas específicas. Regiões do Brasil, 2008

Distribuição e taxas brutas (TB) e ajustadas (TA) de DALY1 (por mil habitantes) segundo sexo e as três principais causas específicas. Regiões do Brasil, 2008.

Sexo e causas específicas		
Homens	**TB**	**TA**
Doença cardíaca isquêmica	14,5	15,4
Homicídio e violência	13,5	13,4
Abuso e dependência de álcool	10,0	10,1
Mulheres	**TB**	**TA**
Depressão	25,1	25,1
Doença cardíaca isquêmica	12,0	11,3
Diabetes mellitus	9,5	9,0

1 – DALY: *disability-adjusted life years* — anos de vida perdidos ajustados por incapacidade. TB: taxa bruta; TA: taxa ajustada, tendo como padrão a população do Brasil, em ambos os sexos, em 2008.

Fonte: adaptado de Cad. Saúde Pública. 2015;31(7):1551-64.

A) As taxas brutas não devem ser usadas para subsidiar políticas públicas por serem dados obtidos diretamente.

B) As diferenças entre as taxas brutas e as ajustadas podem ser atribuídas ao acesso aos serviços de saúde.

C) As taxas ajustadas devem ser usadas para subsidiar políticas públicas por serem dados padronizados.

D) As diferenças das taxas entre homens e mulheres podem ser atribuídas ao acesso aos serviços de saúde.

Resposta: C

Os DALYs para uma doença ou condição de saúde são calculados como a soma dos Anos de Vida Perdidos (YLL) devido à mortalidade prematura na população e dos Anos Perdidos por Incapacidade (YLD) para pessoas vivendo com o estado de saúde ou suas consequências. Um DALY pode ser considerado um ano perdido de vida "saudável". A soma desses DALYs na população pode ser pensada como uma medida da diferença entre o *status* atual de saúde e uma situação ideal de saúde em que toda a população vive até uma idade avançada, livre de doenças e incapacidades. No exemplo, Daly é ajustado pela população do Brasil, cria melhores parametros para subsidiar políticas públicas, pois leva em conta a composição da população (idade e sexo).

Referências

WHO. Metrics: disability-adjusted life year. Disponível em: https://www.who.int/healthinfo/global_burden_disease/metrics_daly/en/.

Rouquayrol MZ, Almeida Filho N. Epidemiologia e saúde. Rio de Janeiro: Medsi; 2003.

Bonita R. Epidemiologia básica. 2.ed. trad. e rev. São Paulo, Santos: Beaglehole, T. Kjellström; 2010.

Martins MA et al. (eds.). Clínica médica. 2.ed. amp. rev. São Paulo: Manole; 2016. v. 1.

26 **A tabela apresentada utiliza o conceito de DALY (*disability-adjusted life years* – anos de vida perdidos ajustados por incapacidade).**

Qual a medida apontada por esse indicador e sua sensibilidade às diferenças regionais?

A) Morbidade e mortalidade; muito sensível.
B) Morbidade e mortalidade; pouco sensível.
C) Morbidade; muito sensível.
D) Morbidade; pouco sensível.

Resposta: A

A Organização Mundial da Saúde (OMS) adotou o DALY, que é composto por dados de morbidade e mortalidade e que é bastante sensível às iniquidades em saúde. É considerado um dos elementos mais importantes no processo de avaliação do estado de saúde das populações. Inicialmente utilizado para estimar a carga de doença de grandes regiões do mundo, o indicador tem sido empregado na estimativa da carga de doença de países, regiões de países, cidade e para avaliar a carga de doenças específicas. Além disso, sendo uma medida bastante sensível às iniquidades em saúde, o DALY também pode ser usado para identificar grupos mais vulneráveis da população. Acesse o modelo DALY no QR code.

Referências

Rouquayrol MZ, Almeida Filho N. Epidemiologia e saúde. Rio de Janeiro: Medsi; 2003.

Bonita R. Epidemiologia básica. 2.ed. trad. e rev. São Paulo, Santos: Beaglehole, T. Kjellström; 2010.

Martins MA et al. (eds.). Clínica médica. 2.ed. amp. rev. São Paulo: Manole; 2016. v. 1.

27 No sentido de avaliar o impacto da poluição do ar no conjunto da Região Metropolitana de São Paulo, foi realizado estudo com dados das estações de monitoramento, tendo o particulado (PM10) como indicador de poluição e as internações por doenças respiratórias e cardiovasculares como indicadores de efeito. Os resultados foram então combinados em metanálise, de modo a estimar o risco global do PM10 na região (Rev Saúde Pública. 2017;51:1-10).

Qual o desenho desse estudo epidemiológico?

A) Transversal.
B) Ecológico.
C) Ambiental.
D) Revisão sistemática.

Resposta: D

O estudo utilizou dados combinados e que na sequência foram analisados em uma metanálise. A metanálise é um procedimento estatístico utilizado nas revisões sistemáticas, no qual se ajustam os efeitos obtidos nos diferentes estudos, em uma estimativa única.

Referências

Rouquayrol MZ, Almeida Filho N. Epidemiologia e saúde. Rio de Janeiro: Medsi; 2003.

Bonita R. Epidemiologia básica. 2.ed. trad. e rev. São Paulo, Santos: Beaglehole, T. Kjellström; 2010.

Fletcher RH et al. Epidemiologia clínica: elementos essenciais. 5.ed. Porto Alegre: ArtMed; 2014.

Martins MA et al. (eds.). Clínica médica. 2.ed. amp. rev. São Paulo: Manole; 2016. v. 1.

28 Qual instrumento metodológico é utilizado em vigilância epidemiológica para definir a existência ou não de uma epidemia?

A) Comparação da prevalência com municípios vizinhos.
B) Comparação da incidência com municípios vizinhos.
C) Busca ativa de casos utilizando visitas domiciliares.
D) Construção de um diagrama de controle.

Resposta: D

A construção do diagrama de controle é uma ferramenta poderosa utilizada para identificar a existência ou não de uma epidemia. Essa ferramenta monitora a evolução da morbidade ao longo do tempo, em determinada população. Visto que a doença apresenta variações da sua manifestação nas populações, o diagrama consegue identificar essas variações em torno de uma média, assim como variações sazonais que, por vezes, são bastante significativas, podendo ser a chave para descartar ou não uma epidemia.

Referências

Rouquayrol MZ, Almeida Filho N. Epidemiologia e saúde. Rio de Janeiro: Medsi; 2003.

Bonita R. Epidemiologia básica. 2.ed. trad. e rev. São Paulo, Santos: Beaglehole, T. Kjellström; 2010.

Martins MA et al. (eds). Clínica médica. 2.ed. amp. rev. São Paulo: Manole; 2016. v. 1.

Fletcher RH et al. Epidemiologia clínica: elementos essenciais. 5.ed. Porto Alegre: ArtMed; 2014.

29 Na década em curso, o Brasil vem passando por epidemias simultâneas de três arboviroses. Nos últimos 2 anos, o quadro tornou-se ainda mais complexo, com a re-emergência da febre amarela na região sudeste do país.

Qual alternativa apresenta a correta afirmação quanto à epidemiologia e ao controle dessas arboviroses?

A) Uma limitação para o dimensionamento do problema é a ocorrência de reação cruzada entre dengue e chikungunya nas provas sorológicas.

B) A vacina contra febre amarela é contraindicada para grávidas e pacientes com doença renal crônica.

C) Idade, etnia e infecção secundária são fatores de risco para a gravidade das infecções pelos vírus da dengue.

D) A exposição da mãe ao larvicida usado no controle do Aedes é um fator de risco para a teratogenicidade da infecção pelo vírus zika.

Resposta: C

 Como esta questão envolve o domínio de alguns conceitos, ouça a explicação disponível no QR code ao lado.

Referências

Martins MA et al. (eds). Clínica médica. 2.ed. amp. rev. São Paulo: Manole; 2016. v. 1.

Brasil. Ministério da Saúde. Dengue: sintomas, causas, tratamento e prevenção. Disponível em: https://saude.gov.br/saude-de-a-z/dengue.

Brasil. Ministério da Saúde. Febre amarela: sintomas, tratamento, diagnóstico e prevenção. Disponível em: https://saude.gov.br/saude-de-a-z/febre-amarela-sintomas-transmissao-e-prevencao.

Brasil. Ministério da Saúde. Secretaria de Vigilância em Saúde. Departamento de Vigilância das Doenças Transmissíveis. Plano de Contingência Nacional para Epidemias de Dengue. Brasília-DF, 2015. Disponível em: https://bvsms.saude.gov.br/bvs/publicacoes/plano_contingencia_nacional_epidemias_dengue.pdf.

30 **Qual é a consequência imediata do início de programa de rastreamento de câncer de colo de útero, em determinado município?**

A) Aumento da incidência.

B) Aumento da letalidade.

C) Aumento do coeficiente de mortalidade.

D) Aumento da mortalidade geral.

Resposta: A

Quando se inicia um programa de rastreamento em determinada população, a consequência imediata que se obtém é o aumento da notificação no número de casos (composto por casos e falso-positivos). Acrescentando a estes, os casos que estavam não diagnosticados na população, mesmo que em estágios avançados, aparecem como casos incidentes. O resultado disso é o aumento do número de casos incidentes.

Referências

Rouquayrol MZ, Almeida Filho N. Epidemiologia e saúde. Rio de Janeiro: Medsi; 2003.

Bonita R. Epidemiologia básica. 2.ed. trad. e rev. São Paulo, Santos: Beaglehole, T. Kjellström; 2010.

Martins MA et al. (eds). Clínica médica. 2.ed. amp. rev. São Paulo: Manole; 2016. v. 1.

Fletcher RH et al. Epidemiologia clínica: elementos essenciais. 5.ed. Porto Alegre: ArtMed; 2014.

31 **Qual das características apresentadas é compatível com a realização de um teste diagnóstico em um cenário de rastreamento populacional?**

A) Baixa sensibilidade.

B) Alta probabilidade pré-teste.

C) Baixo valor preditivo positivo.

D) Alta especificidade.

Resposta: B

A característica do teste mais importante na sua escolha para ser utilizado em um rastreamento é sua alta sensibilidade, isto é, a alta capacidade de identificar um indivíduo doente. A alta sensibilidade do teste também pode ser entendida como sendo a alta probabilidade pré-teste.

Referências
Rouquayrol MZ, Almeida Filho N. Epidemiologia e saúde. Rio de Janeiro: Medsi; 2003.
Bonita R. Epidemiologia básica. 2.ed. trad. e rev. São Paulo, Santos: Beaglehole, T. Kjellström; 2010.
Martins MA et al. (eds). Clínica médica. 2.ed. amp. rev. São Paulo: Manole; 2016. v. 1.
Fletcher RH et al. Epidemiologia clínica: elementos essenciais. 5.ed. Porto Alegre: ArtMed; 2014.

32 Qual das estratégias pode ser utilizada para controlar fatores de confusão em um estudo epidemiológico transversal?

A) Aleatorização.
B) Estratificação.
C) Emparelhamento.
D) Cegamento.

Resposta: B

Como esta questão envolve o domínio de alguns conceitos, ouça a explicação disponível no QR code ao lado.

Referências
Rouquayrol MZ, Almeida Filho N. Epidemiologia e saúde. Rio de Janeiro: Medsi; 2003.
Bonita R. Epidemiologia básica. 2.ed. trad. e rev. São Paulo, Santos: Beaglehole, T. Kjellström; 2010.
Martins MA et al. (eds). Clínica médica. 2.ed. amp. rev. São Paulo: Manole; 2016. v. 1.
Fletcher RH et al. Epidemiologia clínica: elementos essenciais. 5.ed. Porto Alegre: ArtMed; 2014.

33 Qual a afirmativa correta a respeito dos tipos de estudo epidemiológico?

A) Caso-controle tem como medida de força de associação o risco relativo.
B) Coorte é o melhor desenho para o estudo de doenças raras.
C) Caso-controle é o melhor desenho para estimar prevalência.
D) Transversal tem como medida de força de associação o *odds ratio*.

Resposta: D

 Como esta questão envolve o domínio de alguns conceitos, ouça a explicação disponível no QR code ao lado.

Referências
Rouquayrol MZ, Almeida Filho N. Epidemiologia e saúde. Rio de Janeiro: Medsi; 2003.
Bonita R. Epidemiologia básica. 2.ed. trad. e rev. São Paulo, Santos: Beaglehole, T. Kjellström; 2010.
Martins MA et al. (eds). Clínica médica. 2.ed. amp. rev. São Paulo: Manole; 2016. v. 1.

2020

34. As Doenças Tropicais Negligenciadas (DTN) constituem grupo heterogêneo de enfermidades, com características comuns listadas em publicação de 2018 da Organização Mundial da Saúde.

Em relação à ocorrência das DTNs no Brasil, qual é a afirmativa correta?

A) Aumento da incidência de oncocercose na região Nordeste.
B) Incidência de leishmaniose visceral estável.
C) Eliminação da raiva humana transmitida por cães.
D) Maior prevalência de tracoma nas periferias das grandes cidades.

Resposta: B

A – A oncocercose, também conhecida como a "cegueira dos rios", acomete as regiões Norte e Nordeste do Brasil, assim como populações indígenas, como Yanomami, localizadas nos estados de Amazonas e Roraima. Tanto a prevalência quanto a incidência vêm diminuindo nos últimos anos; B – a leishmaniose prevalente no Mato Grosso, regiões Norte e Nordeste, vem sendo descrita em vários municípios brasileiros, apresentando mudanças importantes no padrão de transmissão, inicialmente predominando em ambientes silvestres e rurais e mais recentemente em centros urbanos. O coeficiente de incidência está estável em torno de 2,0 casos/100.000 habitantes. C – Nos últimos anos, a letalidade vem aumentando gradativamente, passando de 3,1% em 2000 para 7,1%; mesmo em um cenário de diminuição da raiva em cães e gatos, ainda assim é importante que se monitore a circulação do vírus e principalmente, diante de um caso positivo de raiva nessas espécies, a identificação da variante viral envolvida, permitindo que se tome as medidas de controle e mitigação necessária em cada caso. D – No tracoma os resultados dos inquéritos e/ou busca ativa mostraram redução da proporção de positividade, que em 2014 foi de 4,5%, e que vem diminuindo.

Referências

Brasil. Ministério da Saúde. Leishmaniose visceral: o que é, causas, sintomas, tratamento, diagnóstico e prevenção. Disponível em: https://saude.gov.br/saude-de-a-z/leishmaniose-visceral.

Brasil. Ministério da Saúde. Raiva: o que é, causas, sintomas, tratamento, diagnóstico e prevenção. Disponível em: https://saude.gov.br/saude-de-a-z/raiva.

35. Considerando os objetivos do desenvolvimento sustentável da OMS, além da vacinação com BCG, quais das seguintes ações programáticas são propostas como estratégias para melhoria dos indicadores de saúde para a tuberculose?

A) Tratar sintomáticos respiratórios.
B) Tratar a infecção latente para todos os contatos.
C) Confirmar cura dos casos.
D) Tratar reatores ao teste tuberculínico

Resposta: C

O terceiro objetivo, saúde e bem-estar, pretende "assegurar uma vida saudável e promover o bem-estar para todas e todos, em todas as idades". No caso da tuberculose (TB), o desafio é acabar com a TB como endemia, com a redução de 90% das taxas de mortalidade e 80% das taxas de incidência até 2030, de modo a eliminar a doença até 2050. A Organização Mundial da Saúde (OMS) lançou a estratégia – Fim da TB (END TB) – para apoiar essas metas, com meta adicional de nenhum paciente precisar arcar com custos catastróficos ou repercussões sociais pela doença. Essa preocupação reflete a visão de que a TB constitui um ciclo vicioso para as populações mais vulneráveis, e sustenta a meta 3.8 dos ODS, que trata de atingir a cobertura universal de saúde, inclui a proteção do risco financeiro e é complementar e indissociável para o controle da TB. Para atingir essas metas, três pilares de ações são recomendados aos governos: cuidados e prevenção centrados no paciente e integrados aos demais cuidados, políticas arrojadas e sistemas de saúde fortes, além da intensificação de pesquisas e inovação.

Referências

OPAS. Organização Pan-Americana de Saúde. Objetivos de desenvolvimento sustentável. Disponível em: https://www.paho.org/bra/index.php?option=com_content&view=article&id=5849:objetivos-de-desenvolvimento-sustentavel&Itemid=875.

Cad. Saúde Pública. 2018;34(6):e00030318.

Sustainable development goals. Sustainable development knowledge platform. Disponível em: https://sustainabledevelopment.un.org/?menu=1300#. Acesso em; 2 fev. 2018.

36. Qual a afirmativa correta com relação às propriedades de um teste diagnóstico?

A) Quanto mais sensível, maior a redução de falsos positivos.
B) Quanto menor a prevalência, menor o valor preditivo positivo.
C) Quanto mais específico, maior a redução de falsos negativos.
D) Quanto maior a prevalência, maior o valor preditivo negativo.

Resposta: B

 Como esta questão envolve o domínio de alguns conceitos, ouça a explicação disponível no QR code ao lado.

Referências

Martins MA et al. (eds). Clínica médica. 2.ed. amp. rev. São Paulo: Manole; 2016. v. 1.

Fletcher RH et al. Epidemiologia clínica: elementos essenciais. 5.ed. Porto Alegre: ArtMed; 2014.

37. Qual a alternativa que corresponde, respectivamente, aos indicadores de saúde estimados a partir das informações a seguir, visto que foram obtidos os seguintes valores: 5/100.000; 1/100.000 e 20%?

Casos notificados e óbitos por meningite bacteriana no Estado de São Paulo, no ano de 2013

Número de casos notificados	2.000
Número de óbitos	400
População residente*	40.000.000

Dados modificados para facilitar cálculos.

*População residente em 2012, estimativa pelo IBGE.

Fonte: SINAN/DDTR/CVE/CCD/SES-S.

A) Taxa de letalidade, coeficientes de mortalidade e de incidência.
B) Coeficientes de prevalência, de mortalidade e taxa de letalidade.
C) Coeficientes de incidência, de mortalidade e taxa de letalidade.
D) Coeficientes de incidência, de mortalidade e de prevalência.

Resposta: C

Para responder a essa questão devemos estimar as taxas e coeficientes de acordo com a definição de cada um(a).

Taxa de letalidade (TL) = número de óbitos/número de doentes

TL = (400/2.000) x 100 = 20 %

Coeficiente de mortalidade (CM) = número de óbitos/população = 400/40.000.000

CM = 1/100.000

Coeficiente de incidência (CI) = número de casos incidentes/população

CI = 2000/40.000.000 = 5/100.000

Referências

Martins MA et al. (eds). Clínica médica. 2.ed. amp. rev. São Paulo: Manole; 2016. v. 1.

Fletcher RH et al. Epidemiologia clínica: elementos essenciais. 5.ed. Porto Alegre: ArtMed; 2014.

38 A força isocinética foi medida em 200 homens e mulheres saudáveis de 45 a 78 anos de idade para examinar a relação entre força muscular, idade e composição corporal. O pico de torque foi medido a 60 e 240 graus/s no joelho e a 60 e 180 graus/s no cotovelo usando o dinamômetro Cybex II®. A massa isenta de gordura (MIG) foi estimada por pesagem hidrostática em todos os sujeitos, e a massa muscular (MM) foi determinada em 141 indivíduos a partir da excreção de creatinina urinária. Observou-se que a MIG e a MM foram menores no grupo dos mais velhos (p < 0,001). A força de todos os grupos musculares foi menor em mulheres e nos mais velhos (p < 0,006), mas, quando ajustada para MIG ou MM, essas diferenças não se mostraram significantes. Esses dados sugerem que o MM é um principal determinante das diferenças relacionadas à idade e sexo na força muscular esquelética. (Journal of Applied Physiology, 7(2), 644-50.)

Qual é o delineamento desse estudo?

A) Transversal.
B) Coorte.
C) Caso-controle
D) Experimental.

Resposta: A

Trata-se de um estudo que obtém os dados, em um mesmo momento, de um grupo de homens e mulheres para medir a força muscular (desfecho ou variável dependente). Utiliza outras medidas, como sexo e idade, como variáveis independentes e testa a associação dessas medidas. Portanto, trata-se de um delineamento de estudo epidemiológico do tipo seccional ou transversal.

Qual das medidas de associação a seguir pode ser utilizada nesse tipo de estudo?

A) Risco atribuível.
B) Hazard ratio.
C) Risco relativo.
D) Razão de prevalência.

Resposta: D

Como visto na questão anterior, que identificou o estudo como transversal, podemos concluir que a medida de associação adequada para esse tipo de estudo pode ser de dois tipos: a Razão de Prevalência (RP) ou o *Odds ratio* (OR).

Referências
Rouquayrol MZ, Almeida Filho N. Epidemiologia e saúde. Rio de Janeiro: Medsi; 2003.
Martins MA et al. (eds). Clínica médica. 2.ed. amp. rev. São Paulo: Manole; 2016. v. 1.
Fletcher RH et al. Epidemiologia clínica: elementos essenciais. 5.ed. Porto Alegre: ArtMed; 2014.

39

Maria, 56 anos, foi mordida na perna pelo cachorro da vizinha. No momento do acidente, a paciente realizou limpeza com água e sabão e manteve suas atividades domésticas. Cerca de 9 horas após o acidente, foi à Unidade Básica de Saúde (UBS), onde foi atendida pela enfermeira. A enfermeira coletou a informação de que o cachorro era conhecido e habitava a casa da vizinha. Avaliou tratar-se de ferimento superficial, sem sangramento, constituído por pontos perfurantes correspondentes à mordedura.

Qual é a conduta?

A) Encaminhar para realizar vacinação antirrábica em Maria.
B) Manter observação do cão por 10 dias.
C) Encaminhar para realizar vacinação e soro antirrábico em Maria.
D) Encaminhar para realizar vacinação antirrábica em Maria se o cão não foi vacinado.

Resposta: B

Nessa questão, existe uma preocupação no que se refere à transmissão do vírus da raiva, ainda prevalente em cães, mesmo domésticos. A conduta adotada pela enfermeira foi adequada, pois Maria agiu corretamente após o acidente – realizar limpeza do local afetado com água e sabão. Uma vez que o cachorro era conhecido, seria facilitada sua observação por 10 dias, para o caso de este apresentar sintomas da doença (raiva) ou até mesmo fugir, impedindo sua observação. Tal medida permite postergar ou mesmo não ter uma ação de tratamento antirrábico para Maria, que é uma vantagem.

Referências
Martins MA et al. (eds). Clínica médica. 2.ed. amp. rev. São Paulo: Manole; 2016. v. 1.
Pinheiro P. Mordida de cachorro: cuidados e tratamento. MD Saúde, 07/04/2020. Disponível em: https://www.mdsaude.com/doencas-infecciosas/mordida-de-cachorro/#Referencias.

Aplicou-se questionário para identificar indivíduos com apneia do sono em 1.800 indivíduos do sexo masculino, com idade média de 52 anos (dp = ±9 anos) e IMC de 33,8 (dp = ± 4 kg/m^2), obtidos em clínicas especializadas em distúrbios do sono. Nesse grupo apresentou o seguinte desempenho: sensibilidade (S) de 97% e especificidade (E) de 13%. O mesmo questionário foi aplicado em população jovem onde essa doença atinge cerca de 1% do grupo.

Qual alternativa reflete corretamente comportamento esperado desse questionário?

A) Aumentará apenas a especificidade.
B) Diminuirá apenas a sensibilidade.
C) Diminuirá a sensibilidade e aumentará a especificidade.
D) Manterá a mesma sensibilidade.

Resposta: D

Nessa questão temos a utilização de um questionário (ou instrumento) para identificar indivíduos com apneia do sono. São fornecidas informações acerca de seu desempenho quando comparado com um padrão ouro para esse diagnóstico, que são sensibilidade (S) e especificidade (E), de 97 e 13%, respectivamente. S e E são propriedades dos testes diagnósticos/triagem que não se alteram, pois são próprias do teste.

Referências
Rouquayrol MZ, Almeida Filho N. Epidemiologia e saúde. Rio de Janeiro: Medsi; 2003.
Martins MA et al. (eds). Clínica médica. 2.ed. amp. rev. São Paulo: Manole; 2016. v. 1.
Fletcher RH et al. Epidemiologia clínica: elementos essenciais. 5.ed. Porto Alegre: ArtMed; 2014.

41 No sentido de quantificar a associação entre consumo de laticínios, doença cardiovascular e óbito, foi realizado um estudo multicêntrico que acompanhou por 15 anos grupo de 136.000 indivíduos entre 35 e 70 anos de idade, em 21 países. Os participantes foram divididos entre os que não consumiram laticínios e aqueles que os consumiram. Os dados que seguem resumem os principais resultados do estudo.

Associação entre consumo diário de laticínios (CDL) e eventos clínicos

Evento	CDL Não&	HR# Sim	IC95%*
Mortalidade total	1	0,83	0,72-0,96
mortalidade não cardiovascular	1	0,86	0,72-1,02
mortalidade cardiovascular	1	0,77	0,58-1,01
Doença cardiovascular grave	1	0,78	0,67-0,90
infarto do miocárdio	1	0,89	0,71-1,11
acidente vascular cerebral	1	0,66	0,53-0,82
insuficiência cardíaca	1	1,06	0,71-1,57

*: intervalo de 95% de confiança; #: hazard ratio; &: grupo de referência para HR.
Fonte: Lancet. 2018;392:2288-97.

42 Qual é a alternativa correta quanto ao consumo de laticínios?

A) Aumentou o risco de óbito.
B) Aumentou o risco de insuficiência cardíaca.
C) Reduziu o risco de doença cardiovascular grave.
D) Diminuiu o risco de infarto do miocárdio.

Resposta: D

O estudo apresentado acompanha um grupo de indivíduos no tempo, para estudar o consumo diário de lacticínios (CDL) e o risco de doença cardiovascular e óbito. Utiliza o *hazard ratio* (HR) como medida de associação e, nesse caso, como medida de risco relativo, por tratar-se de um estudo de coorte. Na definição do risco relativo temos que a unidade (1) representa a neutralidade da influência dos fatores (eventos) sobre o desfecho. O risco maior que 1 indica risco, enquanto o menor que 1 indica proteção. Portanto, a resposta correta é que diminuiu o risco de acidente vascular grave 0,78 (0,67-0,90). HR < 1 e o intervalo de confiança não contêm a unidade.

Referências
Rouquayrol MZ, Almeida Filho N. Epidemiologia e saúde. Rio de Janeiro: Medsi; 2003.
Martins MA et al. (eds). Clínica médica. 2.ed. amp. rev. São Paulo: Manole; 2016. v. 1.
Fletcher RH et al. Epidemiologia clínica: elementos essenciais. 5.ed. Porto Alegre: ArtMed; 2014.

2021

43. Considere um determinado teste diagnóstico de uma infecção sendo utilizado em uma cidade onde sua prevalência é 10%. O que se espera dos valores preditivos positivo (VPP), negativo (VPN) e da especificidade (E) deste teste, se ele for aplicado em outra cidade onde a prevalência da infecção é 20%?

A) Aumentará; diminuirá; será mantida.
B) Diminuirá; aumentará; aumentará.
C) Diminuirá; aumentara; será mantida.
D) Aumentará; aumentará; diminuirá.

Resposta: A

Uma vez que a prevalência da infecção na outra cidade **é maior**, isto é, 20%, teremos consequentemente, um aumento do Valor Preditivo Positivo (VPP) e uma diminuição do Valor Preditivo Negativo (VPN). Em outras palavras, o resultado do teste na segunda cidade, quando positivo, terá uma chance maior de ser verdadeiro, e, quando negativo, uma chance menor de ser verdadeiro, quando comparado com aquele feito na população da primeira cidade. Com relação ao valor da Especificidade (E), visto ser esta uma propriedade do teste, não depende de onde será aplicado; portanto, não sofrerá alteração.

Referências

Clínica Médica. 2 ed. amp. rev. v.1. São Paulo: Manole, 2016.

Fletcher RH, et al. Epidemiologia clínica: elementos essenciais. 5. ed. Porto Alegre: ArtMed, 2014.

44. Entre 2007 e 2012, foi conduzido, na cidade de Kampala, Uganda, um estudo envolvendo 1.583 indivíduos escolhidos por sorteio, moradores de oito locais distantes entre si. Em quatro desses locais foi implantado um programa de educação denominado "estratégia de aceitação", que objetivava maior resposta comunitária de apoio às vítimas de violência doméstica. Quatro anos depois, a metodologia de amostragem foi repetida nos mesmos locais, envolvendo 2.532 indivíduos. Nas duas ocasiões, foram obtidos dados sobre a ocorrência de violência doméstica (desfecho) e fatores de risco e de proteção. As análises dos dados incluíram o ajuste por intenção de tratamento no nível de *cluster*. Quando os resultados dos locais que implantaram o programa foram comparados com os resultados dos locais que não o implantaram, observou-se que as mulheres que sofreram violência nos locais da intervenção tiveram maior chance de receber respostas comunitárias de apoio.

Assinale a alternativa que descreve o desenho epidemiológico deste estudo.

A) Ensaio de comunidade.
B) Ecológico.
C) Ensaio clínico randomizado.
D) Caso-controle.

Resposta: A

 Como esta questão envolve o domínio de alguns conceitos, ouça a explicação disponível no QR code ao lado.

Referências

Clínica Médica. 2 ed. amp. rev.. v. 1. São Paulo: Manole, 2016.

Fletcher RH, et al. Epidemiologia clínica: elementos essenciais. 5. ed. Porto Alegre: ArtMed, 2014.

Abramsky T, et al. Findings from the SASA! Study: a cluster randomized controlled trial to assess the impact of a community mobilization intervention to prevent violence against women and reduce HIV risk in Kampala, Uganda. BMC Med 12, 122 (2014).

45 Uma das preocupações dos órgãos públicos de saúde no enfrentamento da pandemia causada pelo SARS-CoV-2 é a segunda onda epidêmica. Assinale a alternativa que apresenta o fator que poderia influenciar a ocorrência desta segunda onda.

A) A proporção de suscetíveis na população.
B) A taxa de letalidade da covid-19 na primeira onda.
C) A testagem sorológica em massa.
D) A subnotificação dos casos confirmados de covid-19.

Resposta: A

Admitindo que a infecção pelo SARS-CoV-2 induz a imunidade, de duração ainda desconhecida, a chamada "segunda onda pandêmica" seria diretamente influenciada pela proporção de pessoas ainda não infectadas na população (os suscetíveis), ou seja, aqueles que não se infectaram na "primeira onda". A taxa de letalidade da covid-19, embora alta em comparação à de outras doenças infecciosas, não é alta o suficiente para influenciar a proporção de suscetíveis na população. Já a subnotificação e a disponibilidade ampla de testes diagnósticos são indicadores operacionais sobre a cobertura e a qualidade dos serviços de vigilância epidemiológica e controle, não guardando relação direta com a disseminação do agente infeccioso.

Referências

Gordis L. Epidemiologia. 4. ed. Rio de Janeiro: Revinter, 2010.

Kissler SM, et al. Projecting the transmission dynamics of SARS-CoV-2 through the postpandemic period. Science 2020. doi: 10.1126/science.abb5793.

46 Um estudo de coorte foi realizado no Brasil com o objetivo de investigar fatores de risco associados à incidência de dengue sintomática confirmada laboratorialmente. Foi incluída uma amostra de crianças e adolescentes de 2 a 16 anos de idade. Alguns resultados são apresentados na tabela a seguir:

Distribuição dos participantes segundo diagnóstico de dengue sintomática, laboratorialmente confirmado, e variáveis selecionadas com riscos relativos (RR) e seus intervalos de 95% de confiança (IC95%), Estado de São Paulo, 2014-2018

Variável/Categorias	Dengue* Não (n)	Dengue* Sim (n)	RR	IC$_{95\%}$ Valor inferior	IC$_{95\%}$ Valor superior
Sexo					
Feminino	1.647	131	0,73	0,59	0,90
Masculino	1.560	176	1,00		
Frequenta escola					
Não	181	9	1,89	0,99	3,61
Sim	3.026	298	1,00		
Sorologia prévia para dengue					
NR	2.807	280	0,70	0,48	1,02
Reagente	400	27	1,00		
Tipo de domicílio					
Apartamento	108	3	0,30	0,10	0,93
Casa	3.090	304	1,00		
Domicílio ligado à rede pública de água					
Não	29	3	0,96	0,32	2,82
Sim	3.026	298	1,00		

n = número de indivíduos; N[#] = não reagente; *diagnóstico de dengue sintomática laboratorialmente confirmado.

Fonte: Desenvolvida pela autoria.

47 Assinale a alternativa correta quanto aos fatores significativamente associados à incidência de dengue sintomática confirmada laboratorialmente:

A) Sexo feminino foi um fator de risco.
B) Morar em apartamento foi um fator de proteção.
C) Ter sorologia prévia reagente foi um fator de proteção.
D) Frequentar escola foi um fator de risco.

Reposta: B

Este estudo de coorte foi analisado utilizando-se o risco relativo (RR) como medida de efeito. Das cinco variáveis associadas à incidência de dengue sintomática na população, apresentadas na tabela, duas – tipo de domicílio (morar em apartamento comparado com morar em casa); e sexo (feminino comparado ao masculino) – mostraram-se protetoras (RR < 1) e estatisticamente significantes (RR = 0,73; IC95% = 0,59 – 0,90) e (RR = 0,30 IC95% = 0,10 – 0,93), respectivamente. Quanto às outras três, protetoras ou de risco, o IC incluía unidade; portanto, com valores sem significância estatística.

Referências

Luna E, et al. A cohort study to assess the incidence of dengue, Brazil, 2014-2018. Acta Tropica 2020, 203:105313

Lopes MVO & Lima JRC. Análise de dados epidemiológicos. In: Rouquayrol MZ. Epidemiologia e Saúde. 7. ed. Cap 7: 133-47. Rio de Janeiro: Medbook, 2013.

48 A seleção do grupo-controle ideal em estudos de casos e controles sobre malformações congênitas ainda é um ponto de controvérsia entre epidemiologistas. Alguns defendem que o grupo-controle deve ser formado por crianças sem malformação congênita, enquanto outros argumentam que o grupo-controle ideal deveria ser formado por crianças com uma malformação congênita distinta daquela em estudo. No centro deste debate está a validade interna dos estudos, em particular a ocorrência de dois tipos distintos de erro sistemático (vieses de memória e de seleção).

Diante do exposto, assinale a alternativa que indica o efeito esperado dos vieses de memória e de seleção, respectivamente, nos valores de *odds ratio* (OR) em estudos de caso-controle sobre malformações congênitas.

A) Subestimados e superestimados.
B) Ambos sejam superestimados.
C) Ambos valores não sofrem influência.
D) Superestimados e subestimados.

Resposta: D

No grupo-controle com crianças sem malformação congênita, é bem provável que a mãe não tenha se questionado quanto às possíveis exposições durante a gravidez (viés de memória) podendo, por exemplo, não lembrar o uso de um determinado medicamento, o que menos provavelmente ocorreria no grupo dos casos, superestimando o efeito. Já no grupo-controle com crianças com malformação congênita, a situação é outra. Neste caso, pode ser que algum tipo de exposição, comum aos dois grupos, com alguma influência ainda desconhecida, possa minimizar as frequências diferenciadas entre os grupos das demais exposições, subestimando o efeito.

Referência

Rothman KJ, Greenland S, Lash T. Modern epidemiology. 3. ed. Philadelphia: Lippincott Williams & Wilkins, 2008.

Hennekens CH & Buring JF. Epidemiology in Medicine. Boston, Massachusetts: Little Brown, 1987.

Pai Madhukar & Kaufman Jay S. The B files: case studies in real life epidemiologic studies. Bias file 6 – duble whammy: recall and selection bias in case-control studies of congenital malformations. Department of Epidemiology, Biostatistics & Occupational Health. McGill University, Montreal, Canadá. Disponível em: https://www.teachepi.org/teaching-resources/bias-case-studies/. Acessado em: 11 maio 2020.

49 Com base nos dados da tabela a seguir, assinale a alternativa que representa a ação de maior prioridade para o decréscimo do número de casos de sífilis congênita.

Proporção de casos novos de sífilis congênita registrados no sistema de vigilância epidemiológica para o Brasil e o Estado de São Paulo, em 2019

Mães de crianças nascidas com sífilis congênita*	Brasil	São Paulo
Realizaram pré-natal	83,4%	77,6%
Com tratamento para a sífilis durante o pré-natal**	6,4%	6,5%

Obs.: *nativivos ou natimortos; **penicilina benzatina em dosagem adequada para a fase clínica da sífilis
Fonte: MS/SVS/DCCI em http://indicadoresclinicos.aids.gov.br/

A) Aumento da cobertura do pré-natal (maior número de gestantes fazendo pré-natal).
B) Supervisão e melhoria da qualidade do cuidado prestado no pré-natal.
C) Campanhas para aumentar a testagem rápida para a sífilis entre gestantes e parceiros.
D) Campanhas de conscientização da população acerca da sífilis adquirida e congênita.

Reposta: B

A transmissão vertical (da gestante para o feto) da sífilis pode ser evitada pela detecção e pelo tratamento adequado da doença na gestante durante o pré-natal. O diagnóstico e o tratamento são internacionalmente protocolados e disponíveis de modo livre e universal no Sistema Único de Saúde (SUS) (disponível no QRcode ao lado). Os dados mostram que a grande maioria das gestantes que geraram filhos com sífilis congênita em 2019 tinha registro de realização de pré-natal, indicando falhas de qualidade nas etapas de diagnóstico e/ou tratamento. Embora as ações descritas nas alternativas **a** e **c** possam exercer algum papel relevante no controle da transmissão e na melhoria da qualidade do diagnóstico, o tratamento da gestante com sífilis é a ação de maior prioridade atual no Brasil uma vez que é capaz de gerar o maior e mais direto impacto.

Referências

Brasil. Ministério da Saúde. Secretaria de Vigilância em Saúde. Departamento de Doenças de Condições Crônicas e Infecções Sexualmente Transmissíveis. Protocolo clínico e diretrizes terapêuticas para prevenção da transmissão vertical de HIV, sífilis e hepatites virais. Brasília: Ministério da Saúde, 2019.

Peeling RW, e cols. Syphilis. Nature Reviews, Disease Primers, volume 3, article number 17073, 2017.

50 A tabela a seguir apresenta os resultados de um estudo caso-controle que teve como objetivo avaliar a associação entre tuberculose e diabetes. Os casos incidentes de tuberculose pulmonar foram selecionados em serviços públicos da cidade de Salvador, assim como seus controles, sem tuberculose pulmonar. A variável "tem diagnóstico de diabetes" foi categorizada em sim e não com base no valor de corte da glicemia capilar proposto pela American Diabetes Association.

Casos incidentes de tuberculose pulmonar e seus controles, segundo presença ou não de diabetes *mellitus*, Salvador

Diabetes	Casos n	Casos %	Controles n	Controles %
Não	279	86,4	305	94,4
Sim	44	13,6	18	5,6
Total	323	100	323	100

n = número de indivíduos; % = proporção de indivíduos.
Fonte: Adaptado de Pereira SM, et al. Association between diabetes and tuberculosis: a case-control study. Rev Saúde Pública 2016;50:82.

51 Assinale a alternativa que apresenta o valor estimado da medida de associação para o risco de indivíduos com diabetes apresentarem tuberculose, em relação aos não diabéticos.

A) 0,37.
B) 2,44.
C) 2,67.
D) 0,41.

Resposta: C

Em estudos caso-controle, a medida de associação para avaliar a associação entre exposição e doença é o *odds ratio* (OR). Ele é calculado pelo (número de casos expostos * número de controles não expostos) dividido pelo (número de casos não expostos * número de controle não expostos).

$$OR = 44*305/279*18 = 13.420/5.022 = 2,67$$

Referência

Clínica Médica. 2ed. amp. rev. v. 1. São Paulo: Manole, 2016.

Fletcher RH, et al. Epidemiologia clínica: elementos essenciais. 5. ed. Porto Alegre: ArtMed, 2014.

Pereira SM, et al. Association between diabetes and tuberculosis: a case-control study. Rev Saúde Pública 2016;50:82.

52 No verão 2014-2015, observou-se, no Brasil, a emergência de um agente infeccioso até então não descrito nas Américas, o zikavírus. A maioria das infecções é assintomática. Os quadros sintomáticos caracterizam-se pela presença de exantema morbiliforme e hiperemia de conjuntivas, de curta duração e frequentemente sem febre. Um estudo realizado em Salvador (BA) estimou que 70% da população foi infectada na primeira onda epidêmica. Cerca de 1 ano após a emergência, descreveu-se no País o quadro da síndrome congênita pelo zikavírus, resultante da transmissão vertical. A síndrome congênita caracteriza-se pelo intenso comprometimento da neurogênese, resultando em microcefalia, hidrocefalia, hipoplasia do cerebelo, dilatação ventricular, comprometimento oto-oftalmológico e artrogripose. As propriedades de infectividade, patogenicidade e virulência do zikavírus podem ser classificadas respectivamente como:

A) Alta, alta, alta.
B) Baixa, alta, baixa.
C) Alta, baixa, alta.
D) Baixa, baixa, alta.

Resposta: C

A infectividade é a propriedade de um agente infeccioso de penetrar e multiplicar-se em um novo hospedeiro, produzindo infecção. Assim, um agente que em pouco tempo infectou 70% da população pode ser considerado de alta infectividade. A patogenicidade é a capacidade do agente infeccioso, uma vez instalado no organismo humano ou de outro animal, de produzir sintomas. Como a grande maioria dos infectados pelo zikavírus é assintomática, sua patogenicidade pode ser classificada como baixa. Já a virulência é a capacidade do agente infeccioso em produzir casos graves ou fatais. Assim, a infecção pelo zikavírus pode ser classificada como alta.

Referências

Rouquayrol MZ. Epidemiologia e saúde. 7. ed. Rio de Janeiro: Medbook, 2013.

Ministério da Saúde. Guia de Vigilância em Saúde. Brasília. 4. ed, 2019. Disponível em: http://bvsms.saude.gov.br/bvs/publicacoes/guia_vigilancia_saude_4ed.pdf

53 Em relação à infecção pelo vírus da hepatite B, assinale a alternativa correta:

A) A infecção confere imunidade duradoura por toda a vida.
B) Anti-HBe reagente é indicador de menor risco de transmissão.
C) Anti-HBs reagente é indicador de maior risco de transmissão.
D) A infecção perinatal apresenta maior risco de cronificação.

Resposta: D

O vírus da hepatite B (VHB) é transmitido por via sexual, parenteral e vertical. A maioria dos infectados, mas não todos, desenvolverá imunidade duradoura, porém uma proporção deles não o fará. A falha na resposta imune à infecção resulta em sua cronificação. Observou-se que a presença de HBeAg na mãe aumenta a probabilidade do recém-nascido se infectar e que a infecção perinatal apresenta maior probabilidade de cronificação do que a infecção em outras idades. A presença do antígeno HBe indica replicação viral e consequentemente uma maior infectividade. A presença do Anti-HBe indica um melhor prognóstico. A presença de Anti-HBs indica proteção contra a infecção.

Referências

Ministério da Saúde. Protocolo clínico e diretrizes terapêuticas para hepatite B e coinfecções. Brasília, 2017. Disponível em: http://www.aids.gov.br/pt-br/pub/2016/protocolo-clinico-e-diretrizes-terapeuticas-para-hepatite-b-e-coinfeccoes

Ministério da Saúde. Guia de Vigilância em Saúde. Brasília. 4. ed. Brasília, 2019. Disponível em: http://bvsms.saude.gov.br/bvs/publicacoes/guia_vigilancia_saude_4ed.pdf

54 Quanto à ocorrência de hanseníase no Brasil, é correto afirmar que:

A) A alta proporção de casos multibacilares indica diagnóstico tardio.
B) A taxa de detecção está em queda no País.
C) A doença é mais frequente em adultos jovens e adolescentes.
D) A proporção de casos paucibacilares é alta no país.

Resposta: A

A classificação diagnóstica operacional preconizada pela OMS classifica os casos de hanseníase em duas categorias – paucibacilares e multibacilares – com base no número de lesões cutâneas. Os casos de hanseníase multibacilar correspondem às formas clínicas dimorfa e wirchowiana e indicam diagnóstico tardio. Esta alta proporção de casos multibacilares no momento do diagnóstico sugere também que a endemia deva ser muito maior. Após um período em queda, a taxa de detecção voltou a crescer nos últimos anos no Brasil. No nosso País, a taxa de detecção é mais alta entre os adultos, e a maioria dos casos detectados é classificada como multibacilares.

Referências

Ministério da Saúde. Boletim Epidemiológico. Número especial, Hanseníase, Janeiro, 2020. Disponível em: https://antigo.saude.gov.br/images/pdf/2020/janeiro/31/Boletim-hanseniase-2020-web.pdf

55 Em um ensaio clínico, qual dos procedimentos a seguir deve ser seguido para minimizar o vício de seleção?

A) Atingir número mínimo da amostra calculada.
B) Realizar a análise por intenção de tratamento.
C) Realizar a sequência alternada de entrada de indivíduos na alocação dos grupos.
D) Realizar o cegamento do efeito da terapia testada.

Resposta: B

Em um ensaio clínico, é fundamental garantir a distribuição aleatória dos indivíduos no grupo que receberá a intervenção e no grupo-controle. Esta distribuição aleatória, quase sempre, não segue uma estratégia de entrada alternada nos grupos. Realizar a análise por intenção de tratamento mantém a semelhança entre os grupos.

Referências

Clínica Médica. 2. ed. amp. rev. v. 1. São Paulo: Manole, 2016.

Fletcher RH, et al. Epidemiologia clínica: elementos essenciais. 5. ed. Porto Alegre: ArtMed, 2014.

Atividades de Ciências Sociais e Humanas em Saúde

2017

56. Qual princípio do Sistema Único de Saúde (SUS) possibilita que o atendimento a paciente idosa seja priorizado em relação a paciente jovem adulta?

A) Universalidade.
B) Nenhum.
C) Hierarquização.
D) Equidade.

Resposta: D

A pessoa idosa precisa de maior cuidado porque tem maior vulnerabilidade por uma série de aspectos físicos e psicossociais, necessitando, nesse sentido, da chamada discriminação positiva. Entre os princípios doutrinários do SUS, universalidade, integralidade e equidade, este último é justamente aquele que diz respeito à discriminação positiva, dentro da lógica de tratar desigualmente os desiguais, de modo a se alcançar a igualdade de oportunidades de sobrevivência, de desenvolvimento pessoal e social entre os membros de dada sociedade.

Referências

Vasconcelos CM, Pasche DF. O SUS em perspectiva. In: Campos GWS, Bonfim JRA, Minayo MCS, Akerman M, Drumond Jr. M, Carvalho YM (eds.). Tratado de saúde coletiva. 2.ed. São Paulo: Hucitec; 2015. p.559-90.

57. Juan Carlos procura Unidade de Saúde em São Paulo, com encaminhamento para cirurgia de catarata, solicitado por médico de sua cidade natal (La Paz, na Bolívia). Ele não foi atendido em razão de ser originário de outro país.

Qual princípio do Sistema Único de Saúde (SUS) foi contrariado nessa situação?

A) Integralidade.
B) Nenhum.
C) Universalidade.
D) Regionalização.

Resposta: C

Conforme a legislação nacional vigente, e segundo o princípio da universalidade, o SUS garante a assistência à saúde de todas as pessoas que se encontrem em território nacional, independentemente de terem a nacionalidade brasileira.

Referências

Noronha JC, Lima LD, Machado CV. O Sistema Único de Saúde – SUS. In: Giovanella L, Escolrel S, Lobato LVC, Noronha JC, Carvalho AI (orgs.). Políticas e sistema de saúde no Brasil. Fiocruz/CEBES; 2012. p.365-93.

58. O Conselho de Saúde é órgão colegiado, deliberativo e permanente do Sistema Único de Saúde (SUS) em cada esfera de governo. Sua composição, organização e competência são fixadas pela Lei n. 8.142/90.

Qual das alternativas a seguir representa atribuição desse Conselho?

A) Formular princípios e diretrizes da política de saúde de sua esfera correspondente de governo.
B) Executar ações que visem implantar a política de saúde em sua esfera de atuação.
C) Decidir a alocação dos recursos financeiros, de acordo com as prioridades definidas em suas reuniões ordinárias.
D) Formular e propor estratégias, assim como controlar a execução das políticas de saúde, inclusive nos seus aspectos econômicos e financeiros.

Resposta: D

Por constituírem os espaços de participação social na administração do sistema público e atuarem na formulação e controle da execução da política de saúde, propondo estratégias de coordenação e gestão do SUS, os Conselhos de Saúde consolidam o controle social, um dos fatores mais importantes para o processo na implantação do SUS. Você pode acessar a Lei n. 8.142/1990 no QR code ao lado.

Referência

Landerhal MC, Unfer B, Braun K, Skupien JA. Resoluções do Conselho de Saúde: instrumento de controle social ou documento burocrático? Ciência & Saúde Coletiva. 2010; Rio de Janeiro, n.15, p.2431-6.

59 **A Lei Federal n. 12.871 (de 22/10/2013), conhecida como Lei "Mais Médicos", sofreu várias modificações ao longo dos últimos anos. Qual das opções abaixo diz respeito a proposição mantida na Lei em sua conformação atual?**

A) Mudanças no perfil de Programas de Residência Médica.
B) Mantém o número de vagas de graduação em Medicina no país.
C) Implantação de exame anual, geral, durante o curso de Medicina.
D) Mudanças na grade curricular da graduação das escolas médicas.

Resposta: D

A lei não dispõe mais sobre programas de RM. Todos esses os pontos sobre duração e formato de RM foram revogados. A lei original, no entanto, falava disso. A lei nunca tratou de manutenção ou não de vagas, mas fala de reordenamento de vagas, o que permitiu a abertura de muitos cursos após a lei (Art. 2º; I - reordenação da oferta de cursos de Medicina e de vagas para residência médica, priorizando regiões de saúde com menor relação de vagas e médicos por habitante e com estrutura de serviços de saúde em condições de ofertar campo de prática suficiente e de qualidade para os alunos). A antiga lei, instituía avaliação a cada dois anos (Art. 9º É instituída a avaliação específica para curso de graduação em Medicina, a cada 2 (dois) anos), no entanto esse artigo foi revogado, a lei atual não trata do assunto. A lei original já tratava da grade curricular da graduação médica, e continua tratando (Art. 4º O funcionamento dos cursos de Medicina é sujeito à efetiva implantação das diretrizes curriculares nacionais definidas pelo Conselho Nacional de Educação (CNE)

60 **O que podemos afirmar acerca do mercado de planos e seguros de saúde no Brasil?**

A) Existe uma concentração de usuários nas regiões Sudeste e Sul, com expansão do mercado para as médias e pequenas empresas.
B) Predominam no mercado os planos de saúde coletivos, fornecidos pelas empresas aos seus funcionários.

C) O Sistema Único de Saúde (SUS) é ressarcido quando o cliente de plano de saúde é atendido em hospital público.

D) O mercado de planos e seguros de saúde foi regulado na Constituição de 1988, e cabe ao Ministério da Saúde fiscalizar esse setor.

Resposta: B

A alternativa A está parcialmente correta ao afirmar que o Sudeste (com 35,1% dos total de usuários de planos de saúde do pais) e o Sul (com 24,85%) são regiões que concentram esse mercado. Mas a segunda parte da frase, "com expansão do mercado para as médias e pequenas empresas", é uma construção dúbia, pois não fica claro se faz referência às duas regiões ou ao Brasil como um todo, se faz referência ao porte das operadoras (tamanho das empresas de planos de saúde) ou se diz respeito ao porte das empresas empregadoras (contratantes de planos de saúde). A alternativa B está correta: os planos coletivos são responsaveis por mais de 80% do mercado de planos de saúde. Quanto à alternativa C, é verdade que o ressarcimento ao SUS foi criado pelo art. 32 da Lei n. 9.656/1998 e regulamentado por normas da ANS. É obrigação legal das operadoras de planos de saúde restituir as despesas do SUS no eventual atendimento de seus beneficiários, porém desde que o procedimento coberto pelo SUS esteja previsto no contrato dos planos de saúde. Portanto, a afirmação "O Sistema Único de Saúde (SUS) é ressarcido quando o cliente de plano de saúde é atendido em hospital público" precisa ser relativizada. No lugar de "é atendido", fato consumado, o mais correto seria "tem o direito de ser atendido", e faltaria condicionar o atendimento, no caso hospitalar, à cobertura contratual do plano de saúde. A alternativa D está incontestavelmente errada, pois os planos de saúde foram regulamentados pela Lei n. 9.656, de 1998, 10 anos após a Constituição de 1988, e cabe à Agência Nacional de Saúde Suplementar, criada no ano 2000, e não ao Ministério da Saúde, a fiscalização do setor.

Referências

Agência Nacional de Saúde. Caderno de Informação da Saúde Suplementar: beneficiários, operadoras e planos. Ano 1, n. 2 (mar. 2007). Rio de Janeiro: ANS, ano 13, n. 2 (jun.) 2019-2. Disponível em: http://www.ans.gov.br/images/stories/Materiais_para_pesquisa/Perfil_setor/Dados_e_indicadores_do_setor/total-cad-info-jun-2019.pdf.

61 Durante visita domiciliar realizada por enfermeira, foi notada na casa a presença de adolescente de 16 anos, que se mostrava retraída. Foi identificado que ela havia desistido da escola havia cerca de 3 meses, sem motivo plausível. Após conversa reservada com a enfermeira, a jovem revelou que estava em relacionamento sexual havia 4 meses e demonstrava preocupação com possível gravidez, uma vez que a menstruação estava atrasada havia 2 meses, mas que não queria que seus pais soubessem.

Qual a melhor estratégia a ser usada pela equipe de saúde da família?

A) Pedir exames de rotina pré-natal, encaminhando o quanto antes para o Pré-Natal de Alto Risco.

B) Iniciar diálogo assertivo sobre essa gravidez entre a jovem e os pais, para fortalecer o acolhimento.

C) Encaminhar ao serviço de acolhimento da UBS, pelo alto risco de abortamento clandestino e depressão.

D) Encaminhar à UBS para teste de gravidez, combinando com ela o melhor momento para contar o fato aos pais.

Resposta: D

A primeira coisa a saber é se, de fato, a adolescente está grávida (nessa faixa etária, inclusive, ainda pode haver casos de irregularidade menstrual fisiológica, o que poderia explicar o atraso). No caso em questão, qualquer que seja o desfecho, deve-se estar atento aos aspectos psicossociais do caso, conforme o princípio da integralidade do cuidado. Será importante, portanto, atentar para o apoio familiar, mas, conforme o Estatuto da Criança e do Adolescente, sempre de forma consensuada com a adolescente.

Referência

Figueredo R. Atenção em saúde sexual e reprodutiva de adolescentes desacompanhados. In: Jesus NF, Soares Jr. JM, Moraes SDTA (orgs.). Adolescência e saúde 4: construindo saberes, unindo forças, consolidando direitos. São Paulo: Instituto de Saúde; 2018. p.73-8.

62 **Em relação aos níveis de prevenção, aponte a alternativa correta.**

A) A prevenção secundária se caracteriza por agir em agravos à saúde mais frequentes, mas sem demandar pessoal especializado e tecnologias de alto custo.

B) A prevenção terciária apresenta a melhor relação custo/efetividade na redução da morbimortalidade da população.

C) A prevenção primária inclui promoção de alimentação saudável, prática do sexo seguro, recreação e descanso adequados, imunização e quimioprofilaxia.

D) A prevenção quaternária visa dar resolutividade a cerca de 95% dos eventos a ela demandados.

Resposta: C

Os níveis de prevenção foram originalmente desenvolvidos por Leavell & Clark, em seu Modelo de História Natural da Doença. Segundo esse modelo, as ações de efeito preventivo podem se agrupar em três níveis, conforme o quadro a seguir.

Níveis de prevenção	
Prevenção primária	Medidas gerais de promoção da saúde (saneamento ambiental, boa nutrição, atividade física etc.) e de proteção específica (vacinação, quimioprofilaxias, fluoretação da água etc.). Dizem respeito a ações que atingem os indivíduos e populações antes que os agravos estejam em desenvolvimento.
Prevenção secundária	Diagnóstico precoce e pronto tratamento. Incidem quando já há patologia em desenvolvimento, antes ou depois do aparecimento de sintomas, visando intervir cedo e precocemente para que o desenvolvimento do agravo tenha curso e desfecho os mais benéficos possíveis.
Prevenção terciária	Diz respeito a ações que se dirigem a situações de desfecho (cronificação ou cura com sequelas), que requeiram ações de reabilitação física ou psicossocial para garantir qualidade de vida às pessoas atingidas.

A prevenção quaternária é um conceito de desenvolvimento posterior, proposto por Bury já nos anos 1990, que tem como objetivo evitar ou reduzir danos relacionados à própria intervenção em saúde, em qualquer dos três níveis acima.

Referência

Ayres JRCM. Prevenção de agravos, promoção da saúde e redução de vulnerabilidade. In: Martins MA, Carrilho FJ, Alves VAF, Castilho EA, Cerri GG (eds.). Clínica médica. 2.ed. Barueri: Manole; 2016. v. 1. p.436-54.

63 **A finalidade do acolhimento nos serviços de atenção primária à saúde (APS), na experiência brasileira, é:**

A) classificar riscos e triar para nível secundário.

B) oferecer suporte emocional e acesso à rede de saúde mental.

C) facilitar o acesso à saúde utilizando tecnologias leves.

D) responder à demanda aguda e estabelecer plano de cuidado.

Resposta: C

 Como esta questão envolve o domínio de alguns conceitos, ouça a explicação disponível no QR code ao lado.

Referências

Teixeira RR. Agenciamentos tecnosemiológicos e produção de subjetividade: contribuição para o debate sobre a trans-formação do sujeito na saúde. Ciência & Saúde Coletiva. 2001;6(1):49-61.

Merhy EE. Um ensaio sobre o médico e suas valises tecnológicas: contribuições para compreender as reestruturações produtivas do setor Saúde. Interface – Comunic, Saúde, Educ. 2000;6:109-16.

2018

64 A Lei n. 8.142, de 1990, define a organização das instâncias de controle social que devem ser instituídas pelo Sistema Único de Saúde nas diferentes esferas de governo.

Dentre as alternativas a seguir, qual está correta sobre a forma de organização dessas instâncias?

A) A Conferência de Saúde deve se reunir a cada 2 anos com a representação dos vários segmentos sociais, para avaliar a situação de saúde, deliberar e constituir a política de saúde nos níveis correspondentes.

B) O Controle Social relacionado ao SUS é centrado nas ouvidorias, responsáveis pelas sugestões e críticas de usuários nos serviços. Elas desempenham papel estratégico na participação efetiva da população, por constituir um canal de comunicação acessível.

C) Os Conselhos de Saúde são órgãos permanentes e deliberativos e se organizam em colegiados compostos por representantes do governo, prestadores de serviço, profissionais de saúde e usuários. Atuam na formulação de estratégias e no controle da execução da política de saúde.

D) Os Conselhos de Saúde são instâncias de controle social ligado ao legislativo de cada esfera de governo. Têm o papel de regular o acesso da população aos serviços, participar ativamente da gestão do sistema de saúde e analisar a política nos aspectos econômicos e financeiros.

Resposta: C

O Controle Social é uma das diretrizes do SUS e foi regulamentado pela Lei n. 8.142/1990, considerada uma complementação à Lei Orgânica do SUS (Lei n. 8.080/1990). A Lei n. 8.142 define duas instâncias colegiadas de participação da comunidade, as Conferências e os Conselhos de Saúde, que devem ser instituídas em cada uma das três esferas de governo – municipal, estadual e federal. A relevância das Conferências de Saúde se dá pelo fortalecimento do processo democrático de participação social e para a formulação de uma política de saúde que atenda, de fato, aos anseios da população. Juntamente com outros instrumentos de participação da comunidade na gestão do SUS, representam a democratização da política de saúde e do Estado, ampliando as relações entre democracia representativa e democracia participativa direta, sobretudo por seu caráter ascendente, com a participação desde a análise da situação de saúde local até a definição de prioridades e a formulação da política pública. Segundo a Lei n. 8.142/1990, "§ 2º O Conselho de Saúde, em caráter permanente e deliberativo, órgão colegiado composto por representantes do governo, prestadores de serviço, profissionais de saúde e usuários, atua na formulação de estratégias e no controle da execução da política de saúde na instância correspondente, inclusive nos aspectos econômicos e financeiros, cujas decisões serão homologadas pelo chefe do poder legalmente constituído em cada esfera do governo". Acesse a Lei n. 8.142 na íntegra no QR code ao lado.

Referência

Martins RL, Shimizu HE, Santos LMP. As Conferências Nacionais de Saúde e o processo de planejamento do Ministério da Saúde. Saúde Debate [Internet]. 2017 Sep;41(spe3):155-70. Disponível em: http://www.scielo.br/scielo.php?script=sci_arttext&pid=S0103-11042017000700155&lng=en. http://dx.doi.org/10.1590/0103-11042017s312.

65 No ano de 2011 foi lançada a Rede de Atenção Psicossocial (RAPS), que organizou os diversos pontos de atenção à saúde mental em torno de 7 componentes estratégicos que vão desde a atenção básica até estratégias de reabilitação.

Quais são os pontos de atenção do componente de atenção básica à saúde?

A) Centros de atenção psicossocial, unidades básicas de saúde, consultórios na rua e ambulatórios médicos de especialidade.

B) Hospital geral, unidades de acolhimento, residências terapêuticas e programa de saúde da família.

C) Unidades básicas de saúde, núcleos de apoio à saúde da família, centros de convivência e cultura e consultórios na rua.

D) Unidades de pronto atendimento, leitos em hospital geral e núcleo de apoio à saúde da família.

Resposta: C

A questão visa aferir conhecimentos sobre a organização do Sistema Único de Saúde, mobilizando centralmente o princípio organizacional da "hierarquização" dos serviços. Foca a Política Nacional de Saúde Mental e a organização específica da Rede de Atenção Psicossocial (RAPS), tal como foi instituída pela Portaria n. 3.088, de 23 de dezembro de 2011. Em seu art. 5º, são definidos seus componentes que, *grosso modo*, distinguem os serviços "básicos" dos diferentes serviços "especializados". O primeiro componente é o de *atenção básica em saúde*, tendo como pontos de atenção as unidades básicas de saúde (com a ação dos Núcleos de Apoio à Saúde da Família aí incluída), as equipes de atenção básica para populações específicas (Equipes de Consultório na Rua e Equipes de apoio aos serviços do componente Atenção Residencial de Caráter Transitório) e os Centros de Convivência.

Referência

Brasil. Ministério da Saúde. Portaria n. 3.088, de 23 de dezembro de 2011. Institui a Rede de Atenção Psicossocial [...]. Disponível em: http://bvsms.saude.gov.br/bvs/saudelegis/gm/2011/prt3088_23_12_2011_rep.html.

66 Dentre as alternativas a seguir, qual está correta com relação à análise comparativa dos sistemas de saúde?

A) O modelo bismarckiano foi instituído na Alemanha e tem como princípio a cobertura por planos privados regulados, com financiamento advindo de contribuição social compulsória de empregados e patrões.

B) O Brasil organiza sua saúde em um sistema do tipo beveridgiano (influenciado pelo modelo do Reino Unido), que é único para toda a população e com financiamento advindo de contribuições sociais.

C) O *Affordable Care Act*, conhecido como Obamacare, foi proposto como uma reforma do modelo de saúde norte-americano, visando ampliar a cobertura com serviços públicos de gestão estatal.

D) O Sistema Único de Saúde foi influenciado pelo modelo alemão, no qual as empresas arcam com a saúde suplementar, com programas governamentais voltados à população não coberta por essa estratégia.

Resposta: B

 Como esta questão envolve o domínio de alguns conceitos, ouça a explicação disponível no QR code ao lado.

Referência

Bosquetti I. Seguridade social no Brasil. Disponível em: http://portal.saude.pe.gov.br/sites/portal.saude.pe.gov.br/files/seguridade_social_no_brasil_conquistas_e_limites_a_sua_efetivacao_-_boschetti.pdf.

67 A Lei de Responsabilidade Fiscal surgiu para impor maior controle sobre os gastos públicos. Ela instituiu um teto de gastos para pagamento de pessoal em todas as esferas de governo, incluindo a saúde.

Dentre as alternativas a seguir, qual apresenta um dos efeitos gerados pela Lei de Responsabilidade Fiscal para o setor saúde?

A) Uma retração na abertura de novas unidades de saúde no Sistema Único de Saúde, reflexo da incompatibilidade entre a lei e as demandas sociais crescentes.

B) A ampliação de entes privados (como as Organizações Sociais) na gestão de serviços públicos, evitando gasto direto em pessoal acima do teto constitucional.

C) Um grande aumento nos programas de demissão voluntária em todo o país, que determinou o fechamento de muitas unidades básicas de saúde.

D) A ampliação das autarquias municipais em larga escala, aumentando a proporção de contratos regidos pela CLT (sem estabilidade empregatícia), reduzindo os custos.

Resposta: B

O Supremo Tribunal Federal (STF) ratificou a constitucionalidade da contratação, pelo Poder Público, por meio de contrato de gestão, de organizações sociais para a gestão e prestação de serviços públicos de saúde, incluindo a contratação de recursos humanos. Por sua vez, o Tribunal de Contas da União (TCU) definiu que a despesa com pagamento de salários nesses contratos não precisa constar nos limites de gastos com pessoal previstos na Lei de Responsabilidade Fiscal (LRF). Com isso, houve ampliação das OSs e entes privados na gestão de serviços públicos. Uma das principais justificativas dessa expansão é a necessidade de os gestores contornarem os limites da Lei de Responsabilidade Fiscal, evitando gasto direto em pessoal acima do teto constitucional. A Lei de Responsabilidade Fiscal não teve impacto na retração da abertura de unidades de saúde (alternativa A); pelo contrário, houve ampliação da oferta de serviços do SUS nos últimos 20 anos; não houve aumento de programas de demissão voluntária e consequente fechamento de serviços (alternativa C), sendo que aumentou o número de profissionais contratados pelo SUS, embora via terceirização e OSs; e também não houve impacto nas contratações por autarquias e via CLT (alternativa D).

Referências

Santos L. Limite de gasto com pessoal na área da saúde: Lei de Responsabilidade Fiscal. Disponível em: http://blogs.bvsalud.org/ds/2014/06/04/limite-de-gasto-com-pessoal-na-area-da-saude-lei-de-responsabilidade-fiscal.

Brasil. Supremo Tribunal Federal. Convênio do poder público com organizações sociais deve seguir critérios objetivos. Notícias STF, 16/04/2015. Disponível em: http://www.stf.jus.br/portal/cms/verNoticiaDetalhe.asp?idConteudo=289678.

68 Qual das alternativas a seguir é correta com relação à estrutura e ao funcionamento da estratégia de saúde da família?

A) A identificação das características epidemiológicas define a composição da equipe de saúde da família.

B) A delimitação das microáreas adota parâmetros político-operacionais estabelecidos pelo último censo disponível.

C) A adscrição do território é ferramenta utilizada pelo SUS com a finalidade de diminuir a demanda da unidade.

D) O mapeamento de equipamentos como igrejas e organizações não governamentais é atribuição da equipe de saúde da família.

Resposta: D

Há possibilidade de flexibilização da composição das equipes de saúde da família, no entanto a composição mínima deve ser mantida, independentemente de características epidemiológicas. A Estratégia de Saúde da Família (ESF) é prioritária na reorganização da atenção básica no país, de acordo com os preceitos do SUS. É considerada a melhor via para a expansão, qualificação e consolidação da atenção básica, por favorecer uma reorientação do processo de trabalho com maior potencial para ampliar a resolutividade e impactar na situação de saúde das pessoas e coletividades, além de propiciar uma importante relação custo-efetividade. É composta no mínimo por médico, preferencialmente da especialidade medicina de família e comunidade, enfermeiro, preferencialmente especialista em saúde da família; auxiliar e/ou técnico de enfermagem e agente comunitário de saúde (ACS). Pode fazer parte da equipe o agente de combate às endemias (ACE) e os profissionais de saúde bucal: cirurgião-dentista, preferencialmente especialista em saúde da família, e auxiliar ou técnico em saúde bucal. A delimitação das microáreas não se baseia no censo. Há recomendação numérica quanto à população adscrita por equipe de Atenção Básica (eAB) e de Saúde da Família (eSF) de 2.000 a 3.500 pessoas, localizada dentro do seu território, garantindo os princípios e diretrizes da atenção básica. No entanto, além dessa faixa populacional, podem existir outros arranjos de adscrição, conforme vulnerabilidades, riscos e dinâmica comunitária, facultando aos gestores locais, conjuntamente com as equipes que atuam na Atenção Básica e Conselho Municipal ou Local de Saúde, a possibilidade de definir outro parâmetro populacional de responsabilidade da equipe, podendo ser maior ou menor que o parâmetro recomendado, de acordo com as especificidades do território. A adscrição do território, por sua vez, visa assegurar acesso e qualidade do cuidado e não diminuir a demanda. E, para bem atender a população adscrita, faz parte do processo de trabalho das equipes: desenvolver ações intersetoriais, integrando projetos e redes de apoio social, voltados para o desenvolvimento de uma atenção integral. É atribuição dos membros das equipes identificar parceiros e recursos na comunidade que possam potencializar ações intersetoriais, como igrejas e ONGs.

Referência

Brasil. Ministério da Saúde. Portaria n. 2.436, de 21/09/2017. Aprova a Política Nacional de Atenção Básica, estabelecendo a revisão de diretrizes para a organização da Atenção Básica, no âmbito do Sistema Único de Saúde (SUS). Disponível em: http://www.in.gov.br/materia/-/asset_publisher/Kujrw0TZC2Mb/content/id/19308123/do1-2017-09-22-portaria-n-2-436-de-21-de-setembro-de-2017-19308031.

69 O câncer de colo uterino responde por uma parcela importante das causas primárias de mortalidade por câncer entre as mulheres brasileiras.

Qual das alternativas a seguir apresenta recomendações do Ministério da Saúde para prevenção primária e secundária deste câncer?

	Prevenção primária	Prevenção secundária
A)	Vacinação contra o HPV para meninas de 9 a 14 anos de idade e meninos de 11 a 14 anos.	Colpocitologia oncótica desde os 25 até os 64 anos de idade para mulheres que tiveram atividade sexual, com periodicidade trienal depois de dois exames negativos.
B)	Colpocitologia oncótica com periodicidade anual a partir do início da vida sexual da mulher.	Histeroscopia com biópsia a cada 5 anos para mulheres com 30 anos de idade ou mais e múltiplos parceiros sexuais.
C)	Vacinação contra o HPV para meninas e mulheres de 9 a 25 anos de idade.	Colpocitologia oncótica com periodicidade anual a partir do início da vida sexual da mulher.
D)	Colpocitologia oncótica desde os 25 até os 64 anos de idade para mulheres que tiveram atividade sexual, com periodicidade trienal depois de dois exames negativos.	Histeroscopia com biópsia a cada 5 anos para mulheres com 30 anos de idade ou mais e história familiar de câncer de colo uterino.

Resposta: A

A prevenção primária do câncer do colo do útero está relacionada à diminuição do risco de contágio pelo papilomavírus humano (HPV). A transmissão da infecção pelo HPV ocorre por via sexual, presumidamente por meio de abrasões microscópicas na mucosa ou na pele da região anogenital. Consequentemente, o uso de preservativos (camisinha) durante a relação sexual com penetração protege parcialmente do contágio pelo HPV, que também pode ocorrer pelo contato com a pele da vulva, região perineal, perianal e bolsa escrotal. A principal forma de prevenção, entretanto, é a vacina contra o HPV. O Ministério da Saúde implementou no calendário vacinal, em 2014, a vacina contra o HPV para meninas e em 2017 para meninos. A vacinação, em conjunto com o exame preventivo (Papanicolau), complementam-se como ações de prevenção desse câncer. Mesmo as mulheres vacinadas, quando alcançarem a idade preconizada, deverão realizar o exame preventivo, pois a vacina não protege contra todos os subtipos oncogênicos do HPV. O método principal e mais amplamente utilizado para prevenção secundária é o rastreamento do câncer do colo do útero, por meio do teste de Papanicolaou (exame citopatológico do colo do útero). A rotina recomendada para o rastreamento no Brasil é a repetição do exame Papanicolau a cada 3 anos, após dois exames normais consecutivos realizados com um intervalo de 1 ano. A repetição em 1 ano após o primeiro teste tem como objetivo reduzir a possibilidade de um resultado falso-negativo na primeira rodada do rastreamento. A periodicidade de 3 anos tem como base a recomendação da OMS e as diretrizes da maioria dos países com programa de rastreamento organizado.

Referência

Brasil. Ministério da Saúde. HPV: o que é, causas, sintomas, tratamento, diagnóstico e prevenção. Disponível em: http://www.saude.gov.br/saude-de-a-z/hpv.

70 O Sistema de Saúde brasileiro está organizado no Sistema Único de Saúde (SUS) desde 1988, fruto de um movimento denominado Reforma Sanitária.

Qual das alternativas a seguir está correta com relação à Reforma Sanitária brasileira e suas implicações para o SUS?

A) Na Reforma Sanitária brasileira, os partidos políticos e suas disputas monopolizaram o movimento.
B) A criação do SUS foi fruto de pressões de organizações internacionais, como a OMS, devido à sua estratégia "Saúde para todos no ano 2000".
C) Uma característica fundamental da Reforma Sanitária brasileira é o fato de ela ter sido conduzida pela sociedade civil.
D) O subfinanciamento do SUS é consequência da condução da Reforma Sanitária brasileira por organizações externas ao setor saúde.

Resposta: C

A proposta da Reforma Sanitária foi resultante de um longo movimento da sociedade civil brasileira em defesa da democracia, dos direitos sociais e de um novo sistema de saúde. A Reforma Sanitária poderia ser definida como uma reforma social centrada nos seguintes elementos: democratização da saúde, democratização do Estado, democratização da sociedade.

Referência

Paim JS. Reforma Sanitária Brasileira: contribuição para a compreensão e crítica. Salvador: DUFBA; Rio de Janeiro: Fiocruz; 2008.

71 Ana, 17 anos de idade, procurou a Unidade Básica de Saúde há 2 semanas por dor abdominal. Estava sozinha e visivelmente angustiada. A profissional que a acolheu identificou que Ana ingeriu vários medicamentos (cujos nomes não sabe) para interromper a gravidez. Naquele dia, foi encaminhada para o pronto-socorro de referência, onde foi atendida. A gravidez não foi interrompida. Retorna hoje à Unidade Básica de Saúde para prosseguir seu acompanhamento.

Ana diz que a ação de tentar terminar a gestação ocorreu após briga com líder de sua religião, que, por indiretas, sugeriu que ela não era bem-vinda e que procurasse outra religião. Além da ação religiosa, costumava também voluntariar-se em uma organização não governamental que já havia sido assaltada três vezes por seu irmão. Esses episódios a deixaram muito envergonhada, e, por isso, não frequenta mais o local.

Esse irmão também está em acompanhamento na UBS, e na última consulta médica disse sentir que deveria diminuir a quantidade de bebida alcoólica ingerida, pois vários membros da família o criticam por isso. Ele estranhou a pergunta do médico sobre o costume de ingerir bebidas pela manhã para diminuir o nervosismo ou a ressaca. O pai, caminhoneiro, passa um dia por semana em casa, e a mãe abandonou os dois filhos ainda muito pequenos, por motivo desconhecido. O pai do bebê de Ana tem 18 anos, é aluno do curso técnico de informática e trabalha à noite em uma lanchonete perto da UBS.

Qual estratégia adotada na atenção primária terá maior utilidade na sistematização da abordagem dessa família?

A) Genograma associado a ecomapa.
B) Projeto terapêutico singular.
C) Matriciamento com saúde mental.
D) Atendimento compartilhado com psicólogo.

Resposta: A

O genograma associado ao ecomapa pode dar à equipe melhor visualização e compreensão da dinâmica familiar e social da paciente, ajudando a compor o plano de cuidado. "O *genograma* é a elaboração da árvore da família, uma prática antiga que vem, recentemente, sendo usada como uma técnica de avaliação clínica das famílias. O *ecomapa* fornece uma visão ampliada da família, desenhando a estrutura de sustentação e retratando a ligação entre a família e o mundo." Observe modelos de genograma e ecomapa no QR code ao lado.

Referência

Mello DF et al. Genograma e ecomapa: possibilidades de utilização na estratégia de saúde da família. Rev Bras Crescimento Desenvolv Hum. 2005 Abr; São Paulo, v.15, n.1, p.78-91. Disponível em: http://pepsic.bvsalud.org/scielo.php?script=sci_arttext&pid=S0104-12822005000100009&lng=pt&nrm=iso.

72 **Além das perguntas feitas ao irmão de Ana na última consulta, qual das perguntas a seguir integra a estratégia de rastreamento CAGE para abuso/dependência de álcool?**

A) Quantas doses, contendo álcool, você consome num dia em que normalmente bebe?
B) Já se sentiu culpado em relação à ingestão de bebida alcoólica?
C) Com que frequência que você consome 6 ou mais doses de bebida alcoólica em uma única ocasião?
D) Com que frequência você consome bebidas alcoólicas (cerveja, vinho, cachaça etc.)?

Resposta: B

O questionário CAGE é constituído por quatro questões referentes ao anagrama *Cut-down, Annoyed, Guilty* e *Eye-opener*. São as seguintes:

- *Cut-down*: Alguma vez o(a) senhor(a) sentiu que deveria diminuir a quantidade de bebida alcoólica ou parar de beber?
- *Annoyed*: As pessoas o(a) aborrecem porque criticam o seu modo de tomar bebida alcoólica?

- *Guilty*: O(a) senhor(a) se sente chateado(a) consigo mesmo(a) pela maneira como costuma tomar bebidas alcoólicas?
- *Eye-opener*: Costuma tomar bebidas alcoólicas pela manhã para diminuir o nervosismo ou a ressaca?

No Brasil, sua validação foi feita em 1983. Encontrou-se uma sensibilidade de 88% e uma especificidade de 83%.

Referência

Amaral RA, Malbergier A. Avaliação de instrumento de detecção de problemas relacionados ao uso do álcool (CAGE) entre trabalhadores da Prefeitura do Campus da Universidade de São Paulo (USP) – Campus Capital. Rev Bras Pisquiatr. 2004;26(3):156-63.

73

Mulher de 40 anos de idade, profissional do sexo, procura o serviço por estar na 7ª semana de gestação. Faz uso de preservativos em todas as relações profissionais e refere que a gestação é fruto de um estupro. Na época do estupro, ficou muito traumatizada e não fez boletim de ocorrência.

Além das profilaxias indicadas, qual deve ser a orientação para a paciente nesse caso?

A) Ela não tem direito ao aborto legal, já que sua ocupação profissional impede a confirmação do estupro.
B) Ela deve registrar queixa na Delegacia de Defesa da Mulher para ter direito ao aborto legal.
C) Ela deve registrar queixa em qualquer Delegacia de Polícia para ter direito ao aborto legal.
D) Ela tem direito ao aborto legal mesmo sem a realização do Boletim de Ocorrência.

Resposta: D

O direito ao abortamento legal em caso de estupro não tem qualquer condicionante relacionado à profissão ou a qualquer outro qualificativo das vítimas, sendo direito de todas elas. A legislação vigente estabelece que "o atendimento da pessoa em situação de violência nos serviços de saúde dispensa a apresentação do Boletim de Ocorrência (BO)". Entretanto, cabe às instituições de saúde, conforme a Lei n. 12.845/2013, art. 3º, III, "estimular o registro da ocorrência e os demais trâmites legais para encaminhamento aos órgãos de medicina legal, no sentido de diminuir a impunidade dos(as) autores(as) de agressão". E ainda estabelece que: "Na saúde, não é necessário o registro de boletim de ocorrência para o atendimento. Se a pessoa não deseja registrar o boletim de ocorrência, sua vontade deverá ser respeitada, sem prejuízo ao atendimento integral à saúde e de todas as orientações necessárias sobre seus direitos".

Referência

Brasil. Ministério da Saúde, Ministério da Justiça, Secretaria de Política para as mulheres. Norma técnica. Atenção humanizada às pessoas em situação de violência sexual com registro de informações e coleta de vestígios. Brasília: Ministério da Saúde, 2015.

74

Mulher de 40 anos de idade vem para consulta na Unidade Básica de Saúde por dor na região genital há 2 dias. É solteira, não tem parceiro fixo, mas tem vida sexual ativa. Nega outros antecedentes mórbidos relevantes. No exame clínico é feito o diagnóstico de primoinfecção herpética.

Além do tratamento medicamentoso para a paciente, qual é a conduta para o caso?

A) Esclarecer as formas de transmissão e orientar a comunicação aos seus parceiros sexuais para diagnóstico e tratamento.
B) Evitar revelar aos parceiros a transmissão sexual da doença, pela incerteza do contágio sexual.
C) Evitar revelar aos parceiros a transmissão sexual da doença pelo risco de violência contra a paciente.
D) Prescrever o mesmo tratamento medicamentoso para o seu parceiro.

Resposta: A

O herpes genital é considerado uma das doenças sexualmente transmissíveis mais prevalentes no mundo. A abordagem geral do tratamento, para cada caso, inclui a prevenção da transmissão, a atenuação da sintomatologia, a redução da possibilidade de complicações posteriores, a promoção da cura do episódio e a supressão possível dos episódios de recrudescência. Considerando que as medidas de prevenção do HSV genital incluem educação em saúde para o paciente, uso de métodos de barreira e terapia de supressão crônica, é importante que o médico esclareça ao paciente sobre a possibilidade de recorrência e o risco de transmissão para o(s) parceiro(s) sexual(is).

Referências

FEBRASGO. Manual de orientação: trato genital inferior. Capítulo 8: Herpes genital. Disponível em: https://www.febrasgo.org.br/images/arquivos/manuais/Manual_de_Patologia_do_Trato_Genital_Inferior/Manual-PTGI-Cap-08-Herpes-genital.pdf.

Penello AM, Campos BC, Simão MS, Gonçalves MA, Souza PM, Salles RS, Pellegrini E. Herpes genital. J Bras Doenças Sex Transm. 2010;22(2):64-72.

2019

75. Hoje temos no Brasil um perfil de morbimortalidade conhecido como "tripla carga de doenças", que define uma agenda ainda não concluída em: (1) doenças infectocontagiosas e saúde materna; (2) grande prevalência de doenças crônicas não transmissíveis (seus diversos fatores de risco associados a hábitos e estilos de vida); e (3) causas externas (principalmente violência e acidentes de trânsito).

Diante desse cenário, para lograr melhores objetivos, o sistema de saúde deve avançar em que modelo organizativo?

A) O modelo principal deve ser focado integralmente em práticas preventivas e de promoção à saúde, ampliando as ações das unidades básicas de saúde em atividades de educação, deixando o diagnóstico e práticas clinicas para unidades com maior densidade tecnológica.

B) A reorganização do modelo passa, invariavelmente, pela formação mais ampla de geriatras e clínicos gerais, ainda escassos no país. Com o aumento dessas especialidades e com uma boa distribuição desses atores, tanto em unidades básicas de saúde quanto em serviços de urgência e emergência, teríamos a cobertura para a maior parte dos problemas de saúde.

C) Trata-se de um modelo que cumpra os critérios de integralidade, tendo a Unidade Básica de Saúde como porta de entrada exclusiva com médico generalista e psiquiatra vinculados às equipes, visando a maior resolutividade dos casos mais complexos, e foco nas redes de urgência e emergência visando dirimir a alta incidência de mortes por causas externas, tal como prevê o conceito de Redes de Atenção à Saúde.

D) O modelo que deve acompanhar essa transição é baseado em Redes de Atenção à Saúde, com múltiplos pontos de atenção organizados regionalmente, com atenção primária como porta de entrada preferencial do sistema e coordenadora do cuidado, atuando com equipes multiprofissionais com sistema logístico e de gestão integrados.

Resposta: D

A tripla carga exige considerar desafios ao Sistema Único de Saúde nos três níveis de prevenção – primária (promoção da saúde, prevenção de agravos), secundária (diagnóstico precoce e tratamento adequado) e terciária (reabilitação física e psicossocial) – e nos três níveis de organização do sistema de saúde – primário (atenção básica), secundário (serviços especializados) e terciário (hospitais de especialidades). Por isso é importante contar com Redes de Atenção à Saúde, capazes de articular equipes multiprofissionais, diferentes serviços de saúde e diversos setores das políticas públicas, de modo a responder de forma integral e adequada regionalmente às necessidades de saúde da população.

Referência

Schefer M, Aith F. O Sistema de saúde brasileiro. In: Martins MA, Carrilho FJ, Alves VAF, Castilho EA, Cerri GG (eds.). Clínica médica. 2.ed. Barueri: Manole, 2016. v.1. p.355-65.

76 **O setor de saúde brasileiro se organiza em subsistemas com forte inter-relação e que atuam com formas de financiamento, normas regulatórias, instituições e carteiras de serviços próprias. Profissionais, usuários e instituições transitam entre esses subsistemas, com reflexo na assistência ofertada e consequentemente na efetividade do sistema.**

Qual a afirmativa correta quanto a esses subsistemas?

A) Mais de 1/4 de tudo que se gasta em saúde no Brasil é relativo à saúde suplementar, que não recebe subsídio ou apoio estatal. Por esse motivo é um subsistema dispendioso e que, pela forte regulação da Agência Nacional de Saúde (ANS), é obrigado a cumprir ações de saúde que seriam de responsabilidade pública, tais como transplantes e tratamentos de alto custo.

B) O SUS é responsável pela saúde de toda a população brasileira. Se contabilizarmos as pessoas que dependem exclusivamente do SUS (57% da população), podemos afirmar que se trata de um Sistema com financiamento adequado (principalmente se comparado a países com sistemas universais de saúde) e que só não obtém melhores resultados por problemas de gestão.

C) Contabilizando a renúncia fiscal concedida às operadoras de saúde e o gasto público relativo à compra de planos privados para servidores de estatais, nota-se um forte componente de subsídios públicos aplicados ao setor privado. Essa relação se intensifica se considerarmos a compra de serviços privados para complementaridade do SUS e a gestão de unidades públicas de prestação de serviço por entes privados.

D) O Subsistema público brasileiro, segundo suas normas regulatórias (Lei n. 8080), deve ser composto por unidades estatais, geridas pelos governos subnacionais, sem qualquer tipo de vinculação com o setor privado, financiado por impostos e acessível a todo e qualquer brasileiro sem diferenciação de raça, cor, classe social ou religião (princípio de universalidade).

Resposta: C

A alternativa A está incorreta, pois o mercado de saúde suplementar é beneficiado com subsídios púbicos diretos e indiretos, a exemplo da renúncia fiscal relativa a desconto dos gastos com plano de saúde no Imposto de Renda. Além disso, de acordo com o art. 10 da Lei 9.656/98, os planos não estão desobrigados de cobrir transplantes e procedimentos de alto custo. Também incorreta, a alternativa B subestima a população coberta pelo SUS (pois 75% dos brasileiros dependem exclusivamente do SUS) e desconhece o subfinanciamento crônico do sistema público de saúde. Também a alternativa D está errada, pois "as instituições privadas podem participar de forma complementar do Sistema Único de Saúde". A alternativa C está correta ao elencar várias possibilidades de relação público-privada, e de uso de recursos públicos pelo setor privado da saúde.

Referência

Schefer M, Aith F. O Sistema de saúde brasileiro. In: Martins MA, Carrilho FJ, Alves VAF, Castilho EA, Cerri GG (eds.). Clínica médica. 2.ed. Barueri: Manole; 2016. v.1. p.355-65.

77. Assinale a alternativa que corresponde a uma diretriz organizativa e constitucional do SUS.

A) Descentralização, com direção única em cada esfera de governo.
B) Atendimento universal, com garantia de acesso a toda a população.
C) Atendimento integral, com atividades preventivas, sem prejuízo dos serviços assistenciais.
D) Equidade da atenção, compondo setor público e privado.

Resposta: A

A Constituição Federal de 1988, juntamente com a Lei Orgânica da Saúde (Lei n. 8.080), definiram como os princípios do SUS a universalidade, a igualdade, a equidade e a integralidade, e como suas diretrizes organizacionais a descentralização, o comando único, a hierarquização, a regionalização, a complementariedade do setor privado e a participação social. Acesse a Lei Orgânica de Saúde na íntegra no QR code ao lado.

Referência

Schefer M, Aith F. O Sistema de saúde brasileiro. In: Martins MA, Carrilho FJ, Alves VAF, Castilho EA, Cerri GG (eds.). Clínica médica. 2.ed. Barueri: Manole; 2016. v.1. p.355-65.

78. Qual a alternativa correta relacionada aos aspectos comunicacionais da relação médico-paciente?

A) As habilidades comunicacionais do profissional resultam em: formação de vínculo entre o médico e o paciente; aumento da precisão diagnóstica; determinação da autonomia do médico nas tomadas de decisão e maior adesão ao tratamento.
B) Empatia diz respeito à disponibilidade interna para o contato emocional, capacidade de compreensão das vivências do outro e possibilidade de comunicação desse entendimento.
C) A transferência é um fenômeno inconsciente, em que há projeção de traços de memória de personagens do passado e repetição de padrões de comportamento sobre pessoas com as quais se estabelecem relações no presente, portanto não diz respeito a processos comunicacionais.
D) A dimensão subjetiva do adoecimento interfere no raciocínio diagnóstico do médico, por isso o profissional deve evitar essa "contaminação" no processo de comunicação com o paciente.

Resposta: B

 Como esta questão envolve o domínio de alguns conceitos, ouça a explicação disponível no QR code ao lado.

Referência

Caprara A, Franco ALS. A relação paciente-médico: para uma humanização da prática médica. Cad Saúde Pública. 1999;15(3):647-54.

79. Dentre as alternativas a seguir, qual é a melhor opção para preencher o campo de Avaliação no Registro Clínico Orientado a Problemas (SOAP)?

A) Resfriado comum.
B) Tosse, febre e dor de garganta (sintoma como diagnóstico).
C) *Influenza*.
D) Chikungunya.

Resposta: B

Essa questão visa aferir conhecimentos sobre a prática clínica na Estratégia de Saúde da Família, com foco na organização do registro médico na Atenção Primária à Saúde. Considerando que a Estratégia de Saúde da Família adotou o Registro Clínico Orientado por Problemas (RCOP), a pergunta se dirige ao conhecimento sobre o registro da evolução clínica dentro dessa proposta, estruturada em quatro partes, conhecidas pelo acrônimo SOAP (subjetivo, objetivo, avaliação e plano). Quanto ao campo avaliação, em que se registra a avaliação do profissional em relação à demanda trazida e à evolução dos problemas, embora todas as opções acima possam eventualmente constar desse campo, seja como diagnóstico, seja como hipótese diagnóstica, a opção que melhor caracteriza o tipo de registro recomendado nesse campo é a que formula o problema como um conjunto de sintomas, que podem ser demandas ou motivos de consulta que redundem em um conjunto de orientações e cuidados, sem necessariamente precisar de um diagnóstico definido.

Referência

Lopes JMC. Registro de saúde orientado por problemas. In: Gusso G, Lopes JMC (orgs.). Tratado de medicina de família e comunidade: princípios, formação e prática. Porto Alegre: Artmed; 2012. p.346-63.

80. Quando o professor pergunta (ao paciente) "o aluno Maicon me relatou que você está com um quadro gripal. Você acha que é isso mesmo?", está abordando qual componente do Método Clínico Centrado na Pessoa?

A) Entendendo a pessoa como um todo.
B) Explorando a saúde, a doença e a experiência da doença.
C) Elaborando um plano conjunto de manejo dos problemas.
D) Fortalecendo a relação entre a pessoa e o médico.

Resposta: B

Quando o médico busca checar com o paciente a avaliação realizada pelo aluno, está buscando verificar a experiência subjetiva do paciente em relação ao seu problema de saúde, explorando o que se costuma denominar na linguagem da antropologia da saúde *illness*, em contraste com a dimensão *disease*, relacionada com a leitura médica da situação, o diagnóstico clínico.

Referência

Lopes JMC. Consulta e abordagem centrada na pessoa. In: Gusso G, Lopes, JMC (orgs.). Tratado de medicina de família e comunidade: princípios, formação e prática. Porto Alegre: Artmed; 2012. p.113-23.

81. Joana tem 20 anos e é paciente da unidade de saúde desde que nasceu. Toda a equipe conhece sua história. O pai era traficante de drogas e morreu assassinado pela polícia em um tiroteio. A mãe se casou novamente, e Joana foi abusada pelo padrasto quando tinha 10 anos de idade. Aos 16 anos, teve o primeiro filho. O pai desse filho é um traficante que atualmente está preso. O filho é saudável, e Joana tem surpreendido a equipe como mãe. Ela está grávida do seu novo companheiro, e a agente de saúde relata comentários da comunidade de que ela tem usado cocaína mesmo depois de ter engravidado. O agendamento de consultas na unidade é feito semanalmente, mas gestantes têm prioridade, com retorno previamente agendado. Joana não consegue se organizar para as consultas agendadas e prefere ir no dia em que está "bem da cabeça". A equipe consente e combina com ela que vai conseguir um encaixe com o médico ou a enfermeira, desde que ela venha com a frequência necessária para o pré-natal. Ela já conseguiu fazer os primeiros exames de pré-natal e deram todos normais, inclusive sorologia para HIV.

Quais atributos nucleares (essenciais) da Atenção Primária à Saúde estão presentes no relato desse caso?

A) Coordenação e integralidade.
B) Intersetorialidade e trabalho em equipe.
C) Universalidade e equidade.
D) Longitudinalidade e acesso.

Resposta: D

A Atenção Primária à Saúde é porta de entrada preferencial do sistema de saúde e, simultaneamente, instância responsável pelo atendimento das principais demandas e necessidades de promoção da saúde, prevenção de agravos e recuperação de capacidades e bem-estar, assim como pela coordenação do cuidado, integrando mesmo as ações que envolvem os níveis secundários e terciários em um acompanhamento integral e longitudinal dos moradores de sua área de abrangência. No caso, a preocupação central da equipe está focada no acompanhamento pré-natal, que implica um seguimento longitudinal e que depende, para se efetivar no caso de Joana, da superação de uma barreira de acesso importante, que é a dificuldade da gestante, por suas características singulares, de adaptar-se ao agendamento semanal das consultas.

Referências

Starfield B. Atenção primária: equilíbrio entre as necessidades de saúde, serviços e tecnologia. Brasília: Unesco; Ministério da Saúde, 2004. p.207-415.

Tesser CD, Norman AH, Vidal TB. Acesso ao cuidado na Atenção Primária à Saúde brasileira: situação, problemas e estratégias de superação. Saúde Debate. 2018;42(Número Especial 1):361-78.

82 Qual a conduta para o caso?

A) Manter estratégia de "encaixe" de consultas.
B) Denunciar Joana ao conselho tutelar.
C) Internar Joana compulsoriamente.
D) Reforçar a necessidade de agendamento prévio.

Resposta: A

Pode-se afirmar que todo problema de saúde é também mental e que envolve a produção de saúde. A construção de vínculo pode ser considerada igualmente como um recurso terapêutico, possuidor de potência e de capacidade de resolução de problemas de saúde. Assim, se os usuários tiverem apoio, conseguirão mudanças no contexto de suas condições adversas de vida. A escuta qualificada e/ou o acolhimento de problemas psicossociais da população durante o processo de trabalho das equipes de saúde constitui importante ferramenta para a melhora da relação equipe-usuária. Ademais, colabora para o enfrentamento e a superação de diversos problemas.

Referência

Brasil. Ministério da Saúde. Secretaria de Atenção à Saúde. Departamento de Atenção Básica. Diretrizes do NASF: Núcleo de Apoio à Saúde da Família / Ministério da Saúde, Secretaria de Atenção à Saúde, Departamento de Atenção Básica. Brasília: Ministério da Saúde, 2010.

83 Mariza é uma executiva de multinacional e marca uma consulta para o mesmo dia no seu médico de família, Dr Henrique. Relata que está com o "nariz escorrendo" (coriza) e tosse há 5 dias. Diz ainda que há 3 dias começou uma dor na região frontal da face. Acha que está começando uma sinusite. Nega febre ou outras queixas e era alérgica na infância. Ela já teve esse problema há 2 anos e lembra que foi uma experiência ruim. Diz que vai sair de férias em 5 dias e, no primeiro dia de férias, quer ir ao *show* do Peppino Di Capri com o marido. Não quer correr o risco de não estar bem no dia do *show*. Ela diz que está tomando vitamina C que um amigo deu e pergunta o que precisa fazer para "garantir que estará bem no início das férias". Por fim, questiona se deve tomar antibiótico e prednisona, que foi o que deram para uma amiga no pronto-socorro de um hospital de grande reputação quando ela tinha apenas 1 dia de sintomas. O médico escuta com atenção, examina a orofaringe e não encontra alteração. Conversa sobre o roteiro das férias e sugere uma estratégia intermediária: fariam um tratamento intensivo sintomático nos próximos 5 dias com higiene nasal e anti-histamínico; se falariam todos os dias e, se o quadro persistisse, combinariam outra estratégia, eventualmente utilizando prednisona. Dr. Henrique explica ainda que a vitamina C não tem função nesse momento e sugere parar. A paciente diz que vai apenas terminar a caixa da vitamina C e "parar de gastar tempo e dinheiro com vitaminas".

Seguindo a sistematização do Registro Clínico Orientado a Problemas, qual o melhor registro dentre os relacionados a seguir?

A) S – coriza
    O – orofaringe sem alteração
    A – cefaleia frontal
    P – prevenção quaternária

B) S – coriza e cefaleia frontal
    O – orofaringe sem alteração
    A – coriza e cefaleia frontal
    P – sintomáticos e observação atenta

C) S – medo de sinusite
    O – coriza
    A – ansiedade
    P – negociação da prednisona

D) S – deseja antibiótico
    O – orofaringe sem alteração
    A – ansiedade
    P – observação atenta

Resposta: B

Subjetivo" (S): aqui se anotam as informações recolhidas na entrevista clínica sobre o motivo da consulta ou o problema de saúde em questão. Inclui as impressões subjetivas do profissional de saúde e as expressadas pela pessoa que está sendo cuidada. Se tivermos como referencial o "método clínico centrado na pessoa" (MCCP), é nessa seção que exploramos a "experiência da doença" ou a "experiência do problema" vivida pela própria pessoa, componente fundamental do MCCP. "Objetivo" (O): aqui se anotam os dados positivos (e negativos que se configurarem importantes) do exame físico e dos exames complementares, incluindo os laboratoriais disponíveis. "Avaliação" (A): após a coleta e o registro organizado dos dados e informações subjetivas (S) e objetivas (O), o profissional de saúde faz uma avaliação (A) mais precisa em relação ao problema, queixa ou necessidade de saúde, definindo-o e denominando-o. Nessa parte se poderá utilizar, se for o caso, algum sistema de classificação de problemas clínicos, por exemplo, o CIAP "Plano" (P) é parte final da nota de evolução SOAP. É o plano de cuidados ou condutas que serão adotados em relação ao problema ou necessidade avaliada. De maneira geral, podem existir quatro tipos principais de planos: 1) Planos Diagnósticos: nos quais se planejam as provas diagnósticas necessárias para elucidação do problema, se for o caso; 2) Planos Terapêuticos: nos quais se registram as indicações terapêuticas planejadas para a resolução ou manejo do problema da pessoa: medicamentos, dietas, mudanças de hábitos, entre outras; 3) Planos de Seguimento: nos quais se expõem as estratégias de seguimento longitudinal e continuado da pessoa e do problema em questão; 4) Planos de Educação em Saúde: nos quais se registram brevemente as informações e orientações apresentadas e negociadas com a pessoa.

Referência

Demarzo MMP, Oliveira CA, Gonçalves DA. Prática clínica na Estratégia Saúde da Família: organização e registro. Especialização em Saúde da Família. UNASUS. Disponível em: https://www.unasus.unifesp.br/biblioteca_virtual/esf/2/unidades_conteudos/unidade15m/unidade15m.pdf.

2020

84. O Núcleo de Apoio à Saúde da Família (NASF) é importante dispositivo de organização do sistema de atenção à saúde no Brasil.

Quais são seus objetivos?

A) Suprir a atenção básica com especialistas para ampliar a cobertura de casos complexos.

B) Incrementar e ampliar a referência e contrarreferência de casos.

C) Ampliar a abrangência das ações da atenção básica, bem como sua resolutividade.

D) Encaminhar os casos que necessitem atendimento especializado.

Resposta: C

A pergunta remete diretamente à criação do Núcleo de Apoio a Saúde da Família, NASF. O documento oficial do Ministério da Saúde acerca do NASF, na página 7, refere-se da seguinte forma à atuação desse NASF: "A Estratégia de Saúde da Família (ESF), vertente brasileira da APS, caracteriza-se como a porta de entrada prioritária de um sistema de saúde constitucionalmente fundado no direito à saúde e na equidade do cuidado e, além disso, hierarquizado e regionalizado, como é o caso do SUS. A ESF vem provocando, de fato e de direito, um importante movimento de reorientação do modelo de atenção à saúde em nosso país. Assim é que, dentro do escopo de apoiar a inserção da Estratégia de Saúde da Família na rede de serviços e ampliar a abrangência, a resolutividade, a territorialização, a regionalização, bem como a ampliação das ações da APS no Brasil, o Ministério da Saúde criou os Núcleos de Apoio à Saúde da Família (NASF), mediante a Portaria GM n. 154, de 24 de janeiro de 2008". Com o apoio técnico das equipes NASF, os profissionais da atenção básica, ou atenção primária, podem ampliar sua capacidade de manejo dos casos, sem precisar referenciá-los, favorecendo a integralidade e a coordenação do cuidado. Mais recentemente, seguindo nova regulamentação, essa equipe passou a ser denominada Núcleo Ampliado de Saúde da Família e Atenção Básica (NASF-AB).

Referências

Brasil. Ministério da Saúde. Secretaria de Atenção à Saúde. Departamento de Atenção Básica. Cadernos de Atenção Básica n. 27. Diretrizes do NASF. Núcleo de Apoio à Saúde da Família. Brasília: Ministério da Saúde, 2010.

Brasil. Ministério da Saúde. Secretaria de Atenção à Saúde. Departamento de Atenção Básica. Núcleo Ampliado de Saúde da Família. Disponível em: https://aps.saude.gov.br/ape/nasf.

85. O estudo histórico dos processos de adoecimento e das demandas de saúde da população brasileira traz em seus objetivos a possibilidade de reflexão em fade cos contextos em que tais processos e demandas são produzidos, em meio a rupturas e permanências históricas.

Nesse contexto, qual a afirmação correta?

A) As chamadas "artes de curar" se apresentam ainda hoje como relevantes na formação geral da população brasileira, ainda que em contextos conflitantes, contribuindo ativamente para a conformação de práticas de cuidado, com suas atitudes de acolhimento, concepções de adoecimento e estratégias de cura.

B) A história de formação sociocultural brasileira produziu uma série de concepções populares em torno dos adoecimentos e suas causas, produzindo aquilo que entendemos por "artes de curar", mas essas foram completamente suplantadas e desconsideradas pela chamada medicina tradicional, não existindo mais suas práticas e representações.

C) A Saúde Pública no Brasil teve como eixo formador a identificação das representações populares como nucleares em sua produção tecnológica, o que teria redundado em uma perspectiva de cunho sempre popular, pouco afeita às influências advindas do campo médico e de instituições internacionais.

D) A Medicina no Brasil foi criada, a partir do século XIX, em um contexto circular, sempre tendo em conta e sem conflitos, as dimensões do mundo popular, das cidades e das áreas rurais, criando tecnologias apropriadas no sentido de dar conta de todas as demandas nacionais, incluindo seus profissionais no mundo político e social do país.

Resposta: A

Os estudos históricos dos processos de adoecimento e de cura têm proporcionado novos horizontes analíticos para explicação desses processos e de sua relação com as práticas médicas e de saúde. As denominadas artes de curar vinculadas ao saber popular de diversos grupos, como africanos, indígenas ou mesmo europeus, contribuíram de forma significativa para a formação geral da população brasileira. No entanto, rupturas importantes ocorreram a partir da chegada do pensamento iluminista às universidades, no século XIX, na medida em que esses saberes populares foram associados à falta de cientificidade e combatidos em nome da ciência. Esses saberes seguem sendo práticos de forma comunitária, apesar de desconsiderados pela chamada medicina tradicional. Leia mais sobre os estudos históricos em medicina e saúde pública no artigo disponível no QR code ao lado.

86 Considere os princípios e diretrizes do SUS e a situação atual do expressivo número de refugiados que estão atravessando a fronteira brasileira na região norte do país.

Qual é a afirmação correta?

A) Os refugiados, não sendo cidadãos brasileiros, não representam demanda potencial por atenção nos serviços de saúde, apesar de criarem novo cenário epidemiológico que demanda ações de vigilância e articulação com setores envolvidos em políticas sociais.

B) Os refugiados, não sendo cidadãos brasileiros, não representam demanda potencial por atenção nos serviços de saúde, mas demandam ações de vigilância epidemiológica a cargo de organismos internacionais (OPAS, OMS) que serão integradas a outros setores envolvidos em políticas sociais.

C) Ações de vigilância epidemiológica e articulação com outros setores envolvidos em políticas sociais devem ser desenvolvidas para o potencial aumento de demanda por atenção nos serviços de saúde.

D) Embora não tragam impactos diretos ao setor saúde, os refugiados representarão impacto indireto, pois as mudanças sociossanitárias certamente impactarão nas demandas por atenção à saúde, ações de vigilância epidemiológica e políticas intersetoriais de impacto na saúde.

Resposta: C

De acordo com um dos princípios do Sistema Único de Saúde (SUS), a universalidade, a saúde é um direito de todos os cidadãos que estiverem em território nacional, inclusive os estrangeiros – não importa se estudantes, turistas ou refugiados, com ou sem visto. O acesso à saúde, enquanto direito humano, em consonância com a Lei da Migração (n. 13.445/2017), é extensível aos estrangeiros que se encontram no território nacional. Assim, estão incorretas todas as alternativas (A, B e D) que ignoram demandas de saúde dos refugiados nos serviços e no sistema de saúde. A alternativa C está correta ao prever ações devido ao potencial aumento de demanda, por parte de refugiados, aos serviços de saúde.

Referências

Noronha JC, Lima LD, Machado CV. O Sistema Único de Saúde – SUS In: Giovanella L, Escolrel S, Lobato LVC, Noronha JC, Carvalho AI (orgs.). Políticas e sistema de saúde no Brasil. Fiocruz/CEBES; 2012. p.365-93.

Barreto TMAC, Barreto F. Vigilância epidemiológica e sua relação com os processos migratórios: observações do caso dos venezuelanos em Roraima. Saúde em Redes. 2019;5(2):339-42.

87 Segundo o Sistema Único de Saúde (SUS), qual é um dos objetivos das agências de Avaliação de Tecnologias em Saúde?

A) Reduzir os custos decorrentes dos processos de decisão sobre incorporação de novas tecnologias no Sistema de Saúde.

B) Fornecer aos fabricantes de medicamentos informações que auxiliem nos processos de decisão sobre incorporação de tecnologias no Sistema de Saúde.

C) Impedir a incorporação de novas tecnologias que não apresentem uma relação de custo-efetividade aceitável.

D) Assegurar que as novas tecnologias incorporadas ao Sistema de Saúde sejam seguras, efetivas e eficientes.

Resposta: D

O objetivo principal da Avaliação de Tecnologias em Saúde nos sistemas de saúde é auxiliar os gestores no processo de tomada de decisão sobre a incorporação de tecnologias em saúde. O círculo daqueles que decidem ou são afetados pelo uso das tecnologias inclui desde profissionais de saúde e provedores de serviços até legisladores, administradores de saúde, pesquisadores, executivos da indústria farmacêutica e de equipamentos, além, claro, dos pacientes e suas famílias. As agências e órgãos de Avaliação de Tecnologias em Saúde são instâncias especificamente voltadas para informar aos formuladores de políticas sobre as implicações do desenvolvimento, difusão e uso de tecnologias de saúde. Os objetivos das agências e órgãos responsáveis pela realização de Avaliação de Tecnologias em Saúde são:

A) Assegurar que as tecnologias sejam seguras e evitem danos à saúde.

B) Garantir que as tecnologias sejam eficazes (trazem benefícios com o seu uso).

C) Assegurar que os benefícios decorrentes do uso das tecnologias compensem os custos incorridos.

D) Prover os formuladores de políticas com informações, auxiliando na tomada de decisão relacionadas com alocação de fundos de pesquisa, desenvolvimento de legislações, decisões sobre incorporação de tecnologias e pagamento de procedimentos e serviços.

Referência

Novaes HMD, Soárez PC. Avaliação de Tecnologias em Saúde. In: Akerman M, Furtado JP (orgs.). Práticas de avaliação em saúde no Brasil: diálogos. Série Atenção Básica e Educação na Saúde. Porto Alegre: Rede Unida; 2016. p.58-92.

88 É reconhecido que a saúde de indivíduos é determinada pela interação de fatores físicos, mentais, sociais e espirituais.

Por que a religiosidade e a espiritualidade são aspectos importantes a considerar no enfrentamento da doença?

A) (A) É necessário tornar o ambiente clínico imune a influências de aspectos religiosos ou espiritualistas, os quais prejudicam a eficácia terapêutica.

B) O uso da religiosidade para lidar com a doença pode mobilizar atitudes e iniciativas positivas e também negativas, com potencial de impacto para a melhoria ou piora da qualidade de vida das pessoas em tratamento.

C) É necessário evitar que a religiosidade interfira na terapêutica, protegendo o paciente de eventuais efeitos depreciativos sobre suas convicções religiosas.

D) A religiosidade pode mobilizar atitudes positivas e também negativas, mas seu potencial de impacto é indiferente para a melhoria ou piora da qualidade de vida das pessoas em tratamento.

Resposta: B

A religiosidade e a espiritualidade, assim como outros fatores culturais, influenciam o processo saúde-doença e cuidado. Desse modo, cabe ao médico explorar aspectos da espiritualidade/religiosidade no ambiente clínico. As expressões de espiritualidade/religiosidade do paciente devem ser acolhidas e respeitadas pelos médicos, pois podem ser importantes na abordagem do reconhecimento da doença, na adesão ao tratamento, bem como para maximizar a eficácia terapêutica quando a espiritualidade/religiosidade do paciente for importante em sua vida. O *coping*/enfrentamento religioso pode mobilizar energias e iniciativas positivas e também negativas, com potencial de impacto para a melhoria ou piora da qualidade de vida das pessoas.

Referência

Faria JB, Seidl E. Religiosidade e enfrentamento em contextos de saúde-doença: revisão da literatura. Psicologia: Reflexão e Crítica. 2005;18(3):381-9.

89 Josefa é uma mulher negra de 62 anos de idade que frequenta a Unidade Básica de Saúde há muitos anos. Ela era acompanhada por diabetes e hipertensão arterial, ambas as condições com bom controle clínico. Há cerca de 10 dias, Josefa foi ao pronto-socorro devido a um desmaio seguido de perda de força em braço e perna esquerdos. Foi encaminhada a hospital terciário, com hipótese de acidente vascular encefálico (AVE). Essa hipótese diagnóstica foi confirmada com tomografia. Ela recebeu cuidados adequados e teve alta hospitalar, ainda com alguma perda de força em perna esquerda. Hoje ela vem em consulta e traz os documentos que recebeu na alta hospitalar, além da prescrição medicamentosa: encaminhamento ao endocrinologista, por *diabetes mellitus;* encaminhamento ao cardiologista, por hipertensão arterial sistêmica; encaminhamento ao fisioterapeuta, para reabilitação pós-AVE; retorno na neurologia do hospital em um mês. Durante a consulta, Josefa mostra-se preocupada com o custo dos remédios prescritos no hospital e a dificuldade de ir às consultas. Chora ao falar das suas dificuldades. Ela mora com uma filha e três netos. No momento, sua filha está desempregada e era Josefa quem trabalhava como diarista para pagar as contas. Um de seus netos está envolvido com drogas e álcool, e isso preocupa muito Josefa. Tem irmãos que moram em cidades vizinhas, porém sem tanta proximidade. Josefa mora em uma viela no morro, e para chegar à sua casa é preciso subir uma escada estreita e íngreme. Hoje ela teve muita dificuldade para descer os degraus para ir à UBS. O médico escuta Josefa, realiza exame clínico que constata hemiparesia desproporcionada à esquerda, com força muscular grau V em membro superior e grau III em membro inferior. O restante do exame clínico é normal. Conversa com Josefa e propõe seguir o tratamento da diabetes e hipertensão na própria UBS. Troca alguns medicamentos de sua prescrição por outros de mesmas classes disponíveis na UBS. Escreve contrarreferência para o hospital informando a troca de medicação e seguimento da hipertensão e diabetes na UBS, cancelando esses encaminhamentos. Planeja discutir o caso com equipe multidisciplinar para acionar o fisioterapeuta, pensando na reabilitação de Josefa, e assistente social para discutir a indicação de benefícios aplicáveis. Por fim, combina retorno precoce com Josefa na UBS para conversar sobre a adaptação dela e da família a esse novo ciclo de vida.

Qual dos componentes do método clínico centrado na pessoa foi mais acionado para abordar as dificuldades da Josefa com o uso da medicação?

A) Acolhimento e escuta qualificada.

B) Fortalecimento da relação entre a pessoa e o médico.

C) Elaboração de um plano conjunto de manejo dos problemas.

D) Entendimento da pessoa como um todo.

Resposta: C

Uma das tarefas da atenção básica é a coordenação do cuidado dos seus usuários, e o método clínico centrado na pessoa deve buscar garantir a integralidade da atenção de forma tecnicamente correta e adequada às necessidades e possibilidades efetivas de cada paciente. No caso de Josefa, substituir medicações por equivalentes acessíveis gratuitamente, realizar a maior parte possível dos procedimentos de acompanhamento clínico e reabilitação na própria unidade e buscar auxílio de possíveis benefícios sociais é reconhecer as fragilidades sociais e econômicas de Josefa na orientação de seu plano de cuidado.

Referência

Lopes JMC. Consulta e abordagem centrada na pessoa. In: Gusso G, Lopes JMC (orgs.). Tratado de medicina de família e comunidade: princípios, formação e prática. Porto Alegre: Artmed; 2012. p.113-23.

90. Com relação ao cancelamento dos encaminhamentos para o endocrinologista e o cardiologista, realizados pelo médico da UBS, é correto afirmar:

A) Foi uma conduta correta, pois, apesar de Josefa se beneficiar desse seguimento especializado, poderia reduzir o acesso de outros pacientes.

B) Foi uma conduta correta, pois, se a paciente tinha bom controle clínico, não há necessidade atual para esse seguimento especializado.

C) Foi uma conduta incorreta, pois a interferência na autonomia de prescrição de outro colega é infração prevista no Código de Ética Médica.

D) Foi uma conduta incorreta, pois não ir a essas consultas pode prejudicar o acompanhamento de Josefa com a equipe da neurologia.

Resposta: B

A pergunta remete às competências resolutivas da Atenção Primária à Saúde (APS) como o primeiro nível de um sistema hierarquizado de saúde, e também como a sua porta de entrada preferencial. Também remete à questão das referências e contrarreferências no interior do sistema, o que diz respeito às práticas de encaminhamento (referenciamento) que ocorrem do nível primário ao secundário e deste ao terciário do sistema de saúde, sempre que pertinentes ao caso em tela, sendo esses níveis definidos em razão de maior incorporação de tecnologias e complexidade clínica do caso. Na direção inversa, cabe restituir o caso, sempre que pertinente, ao nível primário de atenção (contrarreferenciamento), uma vez que esse nível da APS tem a responsabilidade do acompanhamento longitudinal dos pacientes. A APS também se responsabiliza pela atenção integral aos usuários que não necessitam de internação e cujo seguimento assistencial pode ser realizado mediante assistência em caráter ambulatorial e de baixa incorporação tecnológica, assim como pela coordenação do cuidado do paciente. Tais responsabilidades da APS estão dadas pelo fato de ser toda a APS uma assistência territorializada e voltada para ações de promoção da saúde e prevenção de agravos. No caso visto, não há necessidade de encaminhar ao nível secundário, já que a paciente encontra-se em situação clínica estável, podendo ser manejada no nível da APS, o que representa, inclusive, maior efetividade para a manutenção do seu seguimento, em razão da complexidade do caso na perspectiva econômica e psicossocial.

Referências

Starfield B. Primary care: an increasingly important contributor to effectiveness, equity, and efficiency of health services. SESPAS report 2012A. Gac Sanit. 2012;26(S):20-6.

Starfield B. Atenção primária: equilíbrio entre as necessidades de saúde, serviços e tecnologia. Brasília: Unesco; Ministério da Saúde, 2004, p.207-415.

 91 **De acordo com a sistematização do registro clínico orientado a problemas (modelo SOAP), qual das opções a seguir apresenta em todos os campos itens corretamente registrados para essa consulta?**

	S	O	A	P
A)	Preocupada com custo dos medicamentos	Hemiparesia	Acidente vascular encefálico	Discussão com equipe multidisciplinar
B)	Medo de doença	Diabetes e hipertensão	Acidente vascular encefálico	Retorno precoce para reavaliação
C)	Medo de doença	Hemiparesia	Divergência com especialista	Discussão com equipe multidisciplinar
D)	Preocupada com custo dos medicamentos	Diabetes e hipertensão	Divergência com especialista	Retorno precoce para reavaliação

Resposta: A

O SOAP é um método de registro das demandas, necessidades e estratégias para a atenção à saúde conforme o método clínico centrado na pessoa. O nome é um acrônimo para:

- S = Subjetivo – diz respeito ao relato, espontâneo ou provocado, que a pessoa faz sobre sua situação de saúde. No caso de Josefa, as preocupações relatadas, como a questão do custo dos remédios.
- O = Objetivo – trata-se das observações oriundas de exame físico, resultado de exames complementares ou documentos enviados por outros serviços (laudos, pareceres etc.). No caso acima, além da documentação da alta hospitalar relativa ao AVE, o médico realiza o exame físico e constata a hemiparesia à esquerda.
- A = Avaliação – corresponde à identificação de diagnóstico, problemas e situações que requerem algum tipo de intervenção do profissional ou da equipe de saúde. No caso de Josefa, além dos problemas crônicos já em seguimento, o médico relata o AVE.
- P = Plano – corresponde às ações a serem implementadas decorrentes dos itens listados em A. No caso de Josefa e de seu histórico de AVE, recomendou-se discussão do caso com a equipe, pensando em uma possível atuação do fisioterapeuta, além de possível apoio de assistente social.

Referência

Lopes JMC. Registro de saúde orientado por problemas. In: Gusso G, Lopes JMC (orgs.). Tratado de medicina de família e comunidade: princípios, formação e prática. Porto Alegre: Artmed; 2012. p.346-63.

 92 **Durante atendimento de pré-natal de baixo risco, primigesta recebe orientação alimentar, indicação para cessar tabagismo e solicitação para realizar sorologia de sífilis e HIV. Realiza vacina para tétano.**

Segundo o modelo clássico de Leavell & Clark, qual das alternativas a seguir traz a correspondência correta entre a medida adotada e seu nível de prevenção?

	Medida adotada	Nível de prevenção
A)	Orientação alimentar	Secundário
B)	Cessação do tabagismo	Secundário
C)	Sorologia para sífilis	Terciário
D)	Vacinação	Primário

Resposta: D

De acordo com o clássico modelo de História Natural das Doenças e Níveis de Prevenção, as ações preventivas dividem-se em:

- Prevenção primária: ações inespecíficas de promoção da saúde e de proteção específica. No caso acima. Orientação alimentar, cessação do tabagismo, vacinação.
- Prevenção primária: ações de rastreamento para diagnóstico precoce e tratamento rápido e adequado. No caso acima, a sorologia para sífilis.
- Prevenção terciária: ações de reabilitação. Não se aplicam ao caso acima.

Referência

Ayres JRCM. Prevenção de agravos, promoção da saúde e redução de vulnerabilidade. In: Martins MA, Carrilho FJ, Alves VAF, Castilho EA, Cerri GG (eds.). Clínica médica. 2.ed. Barueri: Manole, 2016. v.1. p.436-54.

2021

93. Uma médica de família atende muitos casos de dependência química na Unidade Básica de Saúde onde trabalha. Para se capacitar, passou a aplicar escalas de avaliação destes casos. Ao atender um paciente adulto, aplicou um instrumento da Organização Pan-americana da Saúde, cujos resultados foram 2 pontos para maconha e 23 para álcool. Para o tratamento do paciente, está prevista a intervenção breve.

Considerando-se os atributos da Atenção Primária à Saúde e as formas de trabalho em equipe previstas pela Estratégia Saúde da Família, assinale a alternativa correta. A médica de família deve:

A) Pedir apoio ao matriciamento.
B) Encaminhar o paciente para a rede especializada.
C) Encaminhar o paciente para atendimento pelo Núcleo de Apoio à Saúde da Família (NASF).
D) Confirmar o diagnóstico com teste toxicológico antes de iniciar o tratamento.

Resposta: A

Há várias escalas para rastreamento de problemas relacionados ao álcool e a outras substâncias. O Ministério da Saúde orienta a utilização do ASSIST (*alcohol, smoking anda substance involvement screening test*, ou teste de rastreamento para envolvimento com álcool, tabaco e outras substâncias), instrumento desenvolvido pela Organização Mundial da Saúde para uso na Atenção Primária (disponível no *QRcode* a seguir). Esta prática de rastreamento pelos trabalhadores da saúde da família é recomendada e tem interface direta com o apoio pelos matriciadores. O enunciado informa que o resultado do paciente prevê a intervenção breve (que, pelos escores atingidos, seria focada no consumo do álcool), sem necessidade de encaminhamento para tratamento intensivo. Alinhada ao atributo da integralidade do cuidado, espera-se que a intervenção breve possa e deva ser oferecida pela equipe de referência, com apoio matricial se necessário. Importante aqui entender o matriciamento como processo de intervenção pedagógico-terapêutica em contraponto ao encaminhamento ao especialista ou atendimento individual pelo profissional de saúde mental. Lembrando que para problemas relacionados ao álcool não há indicação de confirmação com teste toxicológico.

Referência

Guia prático de matriciamento em saúde mental. Dulce Helena Chiaverini (org.) ... [et al.]. Brasília, DF. Ministério da Saúde: Centro de Estudo e Pesquisa em Saúde Coletiva, 2011. 236 p

94 **Você está atendendo a consulta de pré-natal de uma gestante de baixo risco muito interessada e que faz várias perguntas. Você precisa solicitar os exames de rotina da gestação e quer fazê-lo de forma rápida porque a consulta já passou do tempo previsto e você tem muitas pacientes aguardando atendimento. Em relação às orientações e ao consentimento sobre os exames a serem solicitados, assinale a alternativa correta.**

A) Você deve sempre informar o que é e para que serve cada um dos exames solicitados e a paciente deve consentir em fazê-los.

B) Você pode pedir o conjunto dos exames e a paciente pode se informar depois *online* sobre eles, pois você está com pressa e não é mandatório que a paciente dê o consentimento.

C) Exames, quando previstos em protocolo do Ministério da Saúde, não necessitam de consentimento do paciente para serem realizados.

D) No pré-natal não é necessário consentimento da gestante para a realização dos procedimentos previstos, já que o cuidado da criança é prioritário, independentemente da decisão da gestante.

Resposta: A

Entre os princípios fundamentais do Código de Ética Médica, quanto à responsabilidade do profissional, à dimensão relativa aos direitos humanos e à relação com os pacientes e familiares no exercício da profissão, é vedado ao médico deixar de obter o consentimento da paciente ou de seu representante legal após o esclarecimento dos procedimentos a serem realizados. O profissional deve fornecer as explicações sobre cada um dos exames a serem solicitados e a paciente deve manifestar, no momento da solicitação, seu consentimento para fazê-los. Nesse sentido, as alternativas **b** e **c** são incorretas ao preverem a possibilidade de a paciente buscar a informação por seus próprios meios posteriormente e considerarem que exames previstos em protocolo do Ministério da Saúde não necessitam de consentimento. O fato de os exames constarem de protocolo não retira a responsabilidade do profissional em obter o consentimento da paciente. A alternativa **d** está em desacordo com o direito da paciente de decidir livremente sobre sua pessoa e seu bem-estar, independentemente da sua condição de gestante.

Referência

Código de Ética Médica: Cap. V art. 56 – Desrespeitar o direito do paciente de decidir livremente sobre a execução de práticas diagnósticas ou terapêuticas, salvo em caso de iminente perigo de vida.

95 **Você, médico de uma Unidade Básica de Saúde, recebe uma paciente de 30 anos de idade, sem fatores de risco para câncer de mama, mas que acredita que fazer exames preventivos é a melhor forma de se cui-**

dar. Por isso, solicita que você peça uma mamografia de rotina para ela. No entanto, você deve recusar o pedido da paciente quanto à solicitação da mamografia, pois se trata de uma medida de prevenção:

A) Primária.
B) Secundária.
C) Terciária.
D) Quaternária.

Resposta: D

A prevenção quaternária diz respeito ao cuidado para não provocar danos desnecessários aos pacientes, sejam físicos, psíquicos, econômicos ou relacionais, em decorrência de alguma intervenção, seja uma ação preventiva, diagnóstica, terapêutica ou de reabilitação. Nesse sentido, a ausência de história clínica ou de fundamento epidemiológico que o justifiquem, tornam contraindicado submeter a paciente a um procedimento que, ademais de expô-la desnecessariamente à radiação, implicará desconforto e eventualmente despesas de locomoção, interrupção de suas atividades regulares etc. As demais alternativas são relativas ao clássico modelo de História Natural da Doença e Níveis de Prevenção e se referem não à redução do que podemos denominar genericamente "iatrogenia" (embora, como já exposto, os danos a evitar não são sejam de caráter estritamente clínicos), mas a medidas positivas para interromper processos patogênicos já desde condições prévias que os podem determinar, até o momento de desfechos que impliquem algum tipo de intervenção para propiciar a reabilitação e/ou potencialização da qualidade de vida dos afetados por esses processos patogênicos. Seja na prevenção primária (com medidas gerais de promoção da saúde ou de proteção específica), secundária (como rastreamentos e tratamentos precoces) ou terciária (como medidas de reabilitação), sempre haverá a necessidade de pensarmos o que *não* devemos fazer para evitar danos e, portanto, todos esses níveis estarão atravessados pela prevenção quaternária.

Referência

Prevenção quaternária: primeiro não causar dano. In: Gusso G, Lopes JMC. Tratado de Medicina de Família e Comunidade. v. 1. cap. 34. Porto Alegre: Artmed, 2012; p 205-11.

96 A vigilância sanitária (VS) é uma das atividades exercidas pelo SUS. Ela contempla "ações capazes de eliminar, diminuir ou prevenir riscos à saúde e de intervir nos problemas de saúde decorrentes do meio ambiente, da produção e circulação de bens e da prestação de serviços de interesse da saúde". Entre as áreas de atuação da VS, existem áreas de intersecção com a vigilância epidemiológica, entre elas estão a vigilância de:

A) Alimentos.
B) Água para consumo humano.
C) Qualidade do ar.
D) Efeitos adversos de fármacos.

Resposta: D

A configuração das práticas de vigilância sanitária no Brasil engloba atividades voltadas para a garantia da qualidade e a segurança de produtos de uso humano, como água, alimentos, bebidas e medicamentos, e também a vigilância dos potenciais efeitos adversos resultantes do consumo desses produtos, como a farmacovigilância, a hemovigilância e a vigilância das toxinfecções alimentares. Ao se dirigirem a doenças e agravos humanos, estas práticas incorporam os métodos tradicionalmente empregados pela vigilância epidemiológica.

Referências

Costa EA. Regulação e vigilância sanitária: proteção e defesa da saúde. In: Rouquayrol MZ. Epidemiologia e Saúde. Cap 26: 493-520. 7. ed. Rio de Janeiro: Medbook, 2013.

Lei n. 8.080/90 – Lei Orgânica da Saúde (art. 5°, § 1°. Define o que é vigilância sanitária). Disponível em: http://www.planalto.gov.br/ccivil_03/leis/l8080.htm

97 Sobre o financiamento do sistema de saúde brasileiro, assinale a alternativa correta.

A) Do total de gastos do sistema de saúde, o percentual de gastos públicos é dirigido somente para os 80% da população que usam exclusivamente o sistema público.

B) O financiamento da saúde suplementar é composto em maior parte pelo desembolso de indivíduos e famílias e em menor parte por empregadores e associações que financiam planos de saúde coletivos.

C) Os gastos públicos com saúde, oriundos de impostos e contribuições sociais, representam aproximadamente 43% dos gastos totais com saúde no Brasil e o restante é gasto privado.

D) Na composição do orçamento público federal da saúde, o item de maior despesa do Sistema Único de Saúde é a assistência farmacêutica (fornecimento de medicamentos à população).

Resposta: C

O financiamento da saúde no Brasil é predominantemente privado. Aproximadamente 57% dos recursos da saúde, segundo cálculo das Contas Satélites do IBGE, são gastos privados aqueles realizados com planos de saúde de pessoas físicas e empresas, mas também com a compra de medicamentos na farmácia, com o pagamento direto (frequentemente denominado pelo termo em inglês "*out of pocket*") de consultas, exames etc. Os gastos públicos, para o financiamento de todo o SUS, cuja fonte são os impostos e as contribuições sociais, representam 43% do gasto total com saúde no Brasil. É incorreto afirmar que 80% da população é usuária exclusiva do SUS. Na verdade, 75% da população usa exclusivamente o SUS, ou seja, a população total descontada a parcela usuária de planos de saúde (em torno de 25% da população). Cabe também lembrar que existem gastos públicos, diretos e indiretos (como isenção de imposto de renda), que beneficiam a parcela da população que tem planos de saúde e que também tem o direito constitucional de usar os serviços do SUS. Também é incorreto atribuir a indivíduos e famílias a maior parte do financiamento da saúde suplementar. O mercado de planos e seguros de saúde no Brasil, sensível aos níveis de emprego e renda, é majoritariamente formado por contratos coletivos, por planos oferecidos por empregadores para seus empregados e trabalhadores. Menos de 20% do mercado refere-se a planos de saúde contratados diretamente por indivíduos e famílias. Por fim, cabe lembrar que os itens responsáveis pelo maior volume de gastos públicos federais do SUS são a assistência de média e alta complexidade, seguida pela atenção primária à saúde.

Referência

Contas Satélites do IBGE. Disponível em: https://agenciadenoticias.ibge.gov.br/media/com_mediaibge/arquivos/c785b65bd4fc25954bfbc9a4588039c6.pdf.

98 Uma paciente HIV-positiva está em tratamento e tem um plano de saúde oferecido pela empresa na qual trabalha. Ela é acompanhada por infectologista em consultório particular e realiza exames cobertos por seu convênio médico. Todos os meses, a paciente retira gratuitamente medicamentos antirretrovirais dispensados por serviço público de referência do SUS. Qual é o princípio do SUS que garante às pessoas o acesso a esses medicamentos?

A) Equidade.
B) Ressarcimento.
C) Universalidade.
D) Hierarquização.

Resposta: C

O SUS tem como base três princípios doutrinários: universalidade; equidade; e integralidade. O princípio da universalidade determina que o acesso às ações e aos serviços oferecidos pelo SUS deve ser garantido a todas as pessoas, independentemente de sexo, raça, ocupação ou outras características sociais ou pessoais. É esse o caso descrito na questão proposta, a paciente tem direito a acessar as medicações de que necessita. O princípio da equidade diz respeito à diferenciação dos cuidados oferecidos de forma a responder às diferentes necessidades de pacientes e grupos populacionais. Já o princípio da integralidade refere-se ao oferecimento e acesso, de forma integrada, às diversas atividades oferecidas no SUS, seja na promoção da saúde, prevenção de riscos e agravos, diagnóstico e tratamento e reabilitação. A hierarquização também é um princípio, mas de caráter organizacional – junto aos princípios de descentralização e regionalização – e diz respeito à organização dos diversos níveis do sistema de atenção (primário, secundário e terciário). Já ressarcimento não é princípio, nem doutrinário, nem organizacional, mas uma norma relacionada às formas de relacionamento do setor privado com o SUS. Conforme a Lei Orgânica da Saúde (Lei n. 8080/90). Art. 7º. As ações e serviços públicos de saúde e os serviços privados contratados ou conveniados que integram o Sistema Único de Saúde (SUS), são desenvolvidos de acordo com as diretrizes previstas no art. 198 da Constituição Federal, obedecendo ainda aos seguintes princípios: I - universalidade de acesso aos serviços de saúde em todos os níveis de assistência.

Referência

A Lei Orgânica da Saúde pode ser consultada na íntegra no link: http://www.planalto.gov.br/ccivil_03/leis/l8080.htm

99

Um médico de uma equipe de Saúde da Família, notando o aumento do número de casos de aids na área de cobertura de sua Unidade Básica de Saúde, decide realizar um inquérito populacional na região para investigar a vulnerabilidade da população local à infecção pelo HIV. Considerando-se os modos de exposição à infecção pelo HIV e as três dimensões utilizadas nas análises de vulnerabilidade, assinale a alternativa que apresenta o aspecto relevante a ser incluído no estudo e a dimensão de vulnerabilidade a que está relacionado:

A) Acesso a meios de comunicação (dimensão programática).
B) Relações de gênero (dimensão social).
C) Acesso a testagem e aconselhamento (dimensão individual).
D) Qualidade dos serviços de saúde (dimensão social).

Resposta: B

O quadro conceitual da vulnerabilidade busca apreender a determinação do processo saúde-doença-cuidado na articulação de três planos de análise interdependentes:

- o individual, ou seja, padrões de comportamento, atividade e relações interpessoais que possam expor alguém a um determinado agravo à saúde;
- o contexto social que permite compreender esse plano individual à luz de aspectos como condições socioeconômicas, relações de gênero, relações raciais etc.;
- o modo como as políticas, programas e serviços de saúde propiciam ou não a proteção das pessoas nesses contextos sociais propiciadores de exposição, conforme a qualidade, pertinência e eficácia de suas ações, acesso e aceitabilidade pelos interessados, sustentabilidade etc.

No caso da epidemia de HIV/aids, considerando-se suas formas de transmissão e os perfis epidemiológicos de sua disseminação, fica claro que as relações de gênero, intrinsecamente ligadas a padrões de relacionamento sexual, uma das mais importantes formas de transmissão do HIV, devem ser necessariamente incluídas no estudo. Acesso a meios de comunicação e a testagem e o aconselhamento, assim como a qualidade dos serviços de saúde são, naturalmente, aspectos também relevantes nas análises de vulnerabilidade ao HIV/aids, mas referem-se às dimensões social, individual e programática, respectivamente, diversamente do descrito nas demais opções.

Referência

Ayres JRCM. Prevenção de agravos, promoção da saúde e redução de vulnerabilidade. In: Martins MA, Carrilho FJ, Alves VAF, Castilho EA, Cerri GG (Eds.). Clínica Médica. 2. ed. Barueri: Manole, 2016, p. 436-54.

Mulher de 65 anos de idade, oriunda de região rural e vivendo em São Paulo há 2 anos, procura a Unidade Básica de Saúde porque está com sangramento vaginal esporádico há 6 meses. Estava com medo de ir à consulta médica porque nunca fizera exame ginecológico e tem muita vergonha. Acha que o

sangramento acontece porque a "mãe do corpo" está muito baixa e vem tomando chá sem melhora. O caso remete à importante tarefa do cuidado em saúde, particularmente na atenção primária, que é a construção de contatos terapêuticos culturalmente sensíveis. Nesse sentido, é correto afirmar que:

A) É necessário relacionar a experiência da doença vivida pelos pacientes (*illness*) com o modo como é compreendida pelos profissionais de saúde (*disease*) para que a interculturalidade possa ser produtiva.

B) É necessário desmistificar respeitosamente a noção de "mãe do corpo" para que o contato terapêutico possa ser bem-sucedido.

C) É necessário estabelecer as racionalidades terapêuticas diversas para uma boa relação médico-paciente.

D) É necessário adaptar os termos usados pelos profissionais ao universo cultural dos pacientes para que a explicação correta do adoecimento e, em consequência, a do tratamento supere medos e constrangimentos.

Resposta: A

 Como esta questão envolve o domínio de alguns conceitos, ouça a explicação disponível no QR code ao lado.

Referências

Targa LV, Oliveira FA. Cultura, saúde e o médico de família. In: Gusso G, Lopes JMC (Orgs.). Tratado de Medicina de Família e Comunidade: princípios, formação e prática. Porto Alegre: Artmed, 2012; p. 52-9.

Couto MT, Schariber LB, Ayres JRCM. Aspectos sociais e culturais da saúde e da doença. In: Martins MA, Carrilho FJ, Alves VAF, Castilho EA, Cerri GG (eds.). Clínica Médica. 2. ed. Barueri: Manole, 2009; p. 350-6.

101 Para que o sistema de saúde brasileiro se torne mais resolutivo, é fundamental que o nível de Atenção Primária à Saúde:

A) Realize ações rotineiras de baixa complexidade no cuidado da saúde das pessoas e famílias de baixa renda e encaminhe-as para os níveis secundário e terciário do sistema sempre que ocorrerem problemas de difícil solução.

B) Exerça prioritariamente ações de cunho preventivo e de promoção da saúde e atenda às demandas diagnósticas, terapêuticas e de reabilitação quando houver recursos financeiros suficientes para essas demandas.

C) Ordene-se segundo os atributos de porta de entrada para o sistema, de acolhimento às demandas de saúde de pessoas, famílias e comunidades, de coordenação do cuidado e de longitudinalidade.

D) Seja o responsável por combater os determinantes sociais do processo saúde-doença-cuidado.

Resposta: C

A Atenção Primária à Saúde (APS) é a porta preferencial para o sistema de saúde no Brasil e representa um esforço para que o SUS se consolide, tornando-se mais eficiente, fortalecendo os vínculos entre serviço e população e contribuindo para a universalização do acesso e a garantia da integralidade e equidade da assistência. A ordenação da APS deve ter como base seus atributos essenciais, que são a atenção no primeiro contato, a longitudinalidade, a integralidade e a coordenação do cuidado; e, como atributos derivados, a orientação familiar e comunitária e a competência cultural. Nestes temos, a efetivação destes atributos na e pela APS contribuirá para maior resolutividade do sistema de saúde. A APS não se destina apenas às pessoas de baixa renda e não deve priorizar as ações de prevenção e promoção da saúde em detrimento do atendimento às demandas de assistência à saúde; antes, deve sempre realizá-las de forma integrada. Por fim, cabe salientar que, embora esteja em posição estratégica para identificá-los e analisá-los, o combate aos determinantes sociais do processo saúde-doença-cuidado não é atribuição da APS, mas depende de ações estruturais e políticas públicas que combatam a pobreza, a exclusão social, as iniquidades relacionadas a gênero, raça, idade etc., promovendo e protegendo os direitos humanos e de cidadania.

Referência

Starfield B. Primary care: an increasingly important contributor to effectiveness, equity, and efficiency of health services. SESPAS report 2012A. Gac Sanit. 2012; 26(S):2022.

102. De acordo com as Diretrizes Curriculares Nacionais para o curso de Medicina, é fundamental que a formação médica promova o desenvolvimento de competências nas áreas de atenção, gestão e educação em saúde. Entre outras, estas competências incluem:

A) Responsabilidade social, tolerância ao estresse, trabalho interprofissional.
B) Construção coletiva de conhecimento, trabalho em equipe, tolerância à frustração.
C) Prática do cuidado centrado na pessoa, organização do processo de trabalho, comunicação.
D) Priorização de problemas, prática do cuidado centrado na pessoa, praticar a liderança verticalizada nas relações interpessoais.

Resposta: C

No que se refere à atenção à saúde dos pacientes, a Resolução n. 3, de 20 de junho de 2014, que dispõe sobre as Diretrizes Curriculares Nacionais para o ensino médico (disponível na íntegra no *link* a seguir), na sua Seção I – Artigo 5º, item IX, refere-se à seguinte competência médica: "cuidado centrado na pessoa sob cuidado, na família e na comunidade, no qual prevaleça o trabalho interprofissional, em equipe, com o desenvolvimento de relação horizontal, compartilhada, respeitando-se as necessidades e os desejos da pessoa sob cuidado, família e comunidade, a compreensão destes sobre o adoecer, a identificação de objetivos e responsabilidades comuns entre profissionais de saúde e usuários no cuidado". A Resolução também se refere à gestão, quando propõe na Seção II, artigo 16, item I, a "Organização do Trabalho em Saúde" como competência a ser desenvolvida pelos médicos. Na Seção II, artigo 6º, item IV, a Resolução refere-se à competência para a "comunicação, incorporando, sempre que possível, as novas tecnologias da informação e comunicação (TIC), para interação a distância e acesso a bases remotas de dados". As Diretrizes Curriculares nada falam sobre tolerância à frustração ou ao estresse, posto que não se trata de competências técnicas. Também não se refere à liderança verticalizada nas relações interpessoais, posto que, ao contrário, em sua Seção II, artigo 6º, item V, recomenda "liderança exercitada na horizontalidade das relações interpessoais que envolvam compromisso, comprometimento, responsabilidade, empatia, habilidade para tomar decisões, comunicar-se e desempenhar as ações de forma efetiva e eficaz, mediada pela interação, participação e diálogo, tendo em vista o bem-estar da comunidade".

Referência

Resolução n. 3, de 20 de junho de 2014; Resolução CNE/CES 3/2014. Diário Oficial da União, Brasília, 23 de junho de 2014 – Seção 1 – p. 8-11.

103. Assinale o indicador utilizado para monitoramento da Atenção Básica.

A) Proporção de encaminhamentos para internação hospitalar no mês.
B) Taxa de mortalidade por doenças respiratórias no ano.
C) Frequência de casos vítimas de violência doméstica no mês.
D) Proporção de atendimentos a crianças nascidas a termo por mês.

Resposta: A

Este indicador reflete a proporção dos encaminhamentos médicos para internação hospitalar em relação ao total de consultas médicas na Atenção Básica. Tem a função de monitoramento no Programa Nacional de Melhoria do Acesso e da Qualidade da Atenção Básica (PMAQ). Uma proporção de encaminhamentos maior do que a esperada pode refletir condições inadequadas de atendimento e comprometimento da resolubilidade da equipe que não está conseguindo evitar internações por condições sensíveis à Atenção Básica. Resultados insatisfatórios deste indicador (muitos encaminhamentos) devem ser alvo do apoio institucional às equipes de Atenção Básica.

Os indicadores colocados nas demais alternativas não se relacionam apenas à atenção básica. A taxa de mortalidade por doenças respiratórias relaciona-se também às ações de média e alta complexidade, além de guardar relações com as condições de vida e perfil epidemiológico das populações. A frequência de casos de vítimas de violência doméstica tem a ver com as relações de gênero, além de estar também relacionada às condições de vida. A proporção de atendimentos de crianças nascidas a termo, relaciona-se também às ações de média e alta complexidade, além de guardar relações com as condições de vida e perfil epidemiológico das populações.

Referência

Brasil. Ministério da Saúde. Secretaria de Atenção à Saúde. Departamento de Atenção Básica. Qualificação dos Indicadores do Manual Instrutivo para as equipes de Atenção Básica (Saúde da Família, Saúde Bucal e Equipes Parametrizadas) 2015,103 p.

104 O agente comunitário traz para a reunião da equipe de Saúde da Família o caso de uma puérpera de 17 anos de idade que está em casa com seu recém-nascido (RN) de 3 dias de vida, após alta do Hospital Universitário naquele dia. Fez pré-natal na Unidade Básica de Saúde a partir dos 5 meses de gestação, sem intercorrências e os exames de rotina foram normais. Segundo informações do hospital, a criança nasceu de parto vaginal, a termo, peso = 2.800 g, sem intercorrências. Saiu do hospital com aleitamento materno exclusivo, recebeu BCG e uma dose da vacina para o vírus da hepatite B, foi registrada.

Qual é a medida imediata que deve ser adotada neste caso?

A) Agendar para a semana seguinte uma consulta médica com o pediatra do Hospital Universitário, pois a 1ª semana de vida é o período de maior risco para RN de mãe adolescente.

B) Agendar uma consulta com o médico de família quando o RN fizer 1 mês de vida, pois a gestação foi de baixo risco, não houve intercorrências no parto e a criança nasceu saudável.

C) Inscrever a puérpera no grupo de apoio às mães adolescentes que fazem encontros semanais, para que ela possa receber orientações sobre os cuidados com o RN.

D) Realizar uma visita domiciliar ainda na 1ª semana de vida do RN para verificar a saúde do binômio mãe-filho e garantir a manutenção da amamentação exclusiva.

Resposta: D

A taxa de mortalidade infantil (referente às crianças menores de 1 ano) caiu muito nas últimas décadas no Brasil. Entretanto, a meta de garantir a toda criança brasileira o direito à vida e à saúde ainda não foi alcançada, pois persistem desigualdades regionais e sociais inaceitáveis. No Brasil, 68,6% das mortes de crianças com menos de 1 ano acontecem no período neonatal (até 27 dias de vida), sendo a maioria no 1º dia de vida. A primeira consulta do recém-nascido deve ser realizada idealmente na 1ª semana de vida. Visitar gestantes e recém-nascidos é uma prática comum em muitos países. Esta atividade vem crescendo em função do reconhecimento de que os primeiros anos de vida são determinantes para a saúde do adulto e demonstrado boas evidências em relação ao desenvolvimento da parentalidade, melhoria de alguns problemas de comportamento da criança (segundo os pais), melhoria no desenvolvimento cognitivo de grupos específicos, como os prematuros e os recém-nascidos de baixo peso, redução de lesões não intencionais, melhoria na detecção e no manejo da depressão pós-parto e melhoria na prática da amamentação. Visitas domiciliares são recomendadas às famílias de gestantes e crianças na 1ª semana pós-parto e podem ser realizadas não apenas por agente comunitário de saúde (ACS), mas também por médicos ou enfermeiras, realizando a primeira consulta na casa. O recém-nascido saudável não tem necessidade de ser atendido por um pediatra e muito menos necessidade de uma consulta hospitalar. A atenção aos recém-nascidos saudáveis deve ser feita por profissionais de saúde da atenção primária. A época ideal para a primeira consulta do recém-nascido é a sua 1ª semana de vida, portanto agendar uma consulta com 1 mês de vida é muito tarde. Grupos de apoio a mães podem reforçar as redes de apoio social e ser fator protetor para a relação mãe-bebê. A alternativa é uma ação correta no caso, mas está errada porque não é medida imediata como diz o enunciado, e deve ser oferecida em momento oportuno.

Referência

Ministério da Saúde. Secretaria de Atenção Básica. Cadernos de Atenção Básica n. 33, 2014; p. 33 e Atenção ao RN, p. 23

105 **A linha de cuidado da pessoa com sobrepeso e obesidade prevê:**

A) A integração em todos os níveis de atenção à saúde do sistema de saúde regionalizado.

B) O encaminhamento dos pacientes para os serviços de maior complexidade para aumentar as chances de sucesso dos tratamentos disponíveis neste nível de atenção à saúde.

C) A realização de exames laboratoriais a cada 3 meses para monitoramento das comorbidades associadas ao excesso de peso.

D) A convocação das pessoas com excesso de peso quando elas se encontram nas fases iniciais de ganho de peso.

Resposta: A

A linha de cuidado para o sobrepeso e a obesidade estabelece um conjunto de ações de vigilância, promoção, prevenção e tratamento que devem ser desenvolvidas nos diferentes pontos (atenção básica, ambulatorial e hospitalar) da rede de atenção à saúde e nos sistemas de apoio e logísticos. Ela estabelece fluxos regionalizados de reorganização do processo de trabalho e de acesso a serviços e procedimentos, a fim de garantir a assistência integral ao usuário com excesso de peso e obesidade no SUS.

Referência

Ministério da Saúde. Secretaria de Atenção Básica. Cadernos de Atenção Básica n. 32, 2014.

PEDIATRIA

AUTORES DA SEÇÃO

Dra. Eliana Giorno
Dra. Filumena Maria da Silva Gomes
Dra. Jaqueline Christiane Lanaro Sgroi
Dr. Rafael Yanes Rodrigues da Silva
Profa. Dra. Vera Hermina Koch

COLABORADORAS DA SEÇÃO

Dra. Silvia Maria Ibidi
Dra. Cristina Q. Grassioto
Dra. Danielle Saad Nemer Bou Ghosn

Atividades

2017

1. **Na avaliação do desenvolvimento neuropsicomotor normal de lactente de 3 meses é adequado:**

A) Acompanhamento com o olhar.

B) Ausência do reflexo cutâneo-plantar em extensão.

C) Preensão voluntária das mãos.

D) Noção de permanência do objeto.

Resposta: A

Os marcos do desenvolvimento de uma criança de 3 meses são:

- Entre 2 e 3 meses: sorriso social.
- Entre 2 e 4 meses: o bebê fica de bruços, levanta a cabeça e os ombros.
- Em torno de 2 meses: inicia-se a ampliação do seu campo de visão (o bebê visualiza e segue objetos com o olhar).

Referência

Brasil. Ministério da Saúde. Secretaria de Atenção à Saúde. Departamento de Atenção Básica. Saúde da criança: crescimento e desenvolvimento / Ministério da Saúde. Secretaria de Atenção à Saúde. Departamento de Atenção Básica. Brasília: Ministério da Saúde, 2012. 272 p.: il. (Cadernos de Atenção Básica, n. 33). Disponível em: http://bvsms.saude.gov.br/bvs/publicacoes/saude_crianca_crescimento_desenvolvimento.pdf. Acesso em: 25 fev. 2020.

2. **Na avaliação de recém-nascido, nota-se a presença de icterícia que se estende até a região inferior do tronco, pouco abaixo do umbigo. Pelos critérios de Kramer, podemos classificar essa icterícia como:**

A) Zona III.

B) Zona IV.

C) Zona V.

D) Zona II.

Resposta: A

A icterícia neonatal por hiperbilirrubinemia indireta é uma condição cuja manifestação clínica de coloração da pele segue na progressão craniocaudal. Quadros leves manifestam alterações apenas em face, mas, conforme o quadro vai progredindo, segue em direção ao tronco e membros, sendo que nos casos mais graves atinge as palmas das mãos e as plantas dos pés. O quanto a icterícia progrediu no sentido caudal apresenta uma correlação razoável com os níveis de bilirrubinas esperados. Com base nisso, a classificação de Kramer divide os recém-nascidos por zonas, que vão de I a V. Em recém-nascidos a termo saudáveis, a constatação de icterícia somente na face (zona I) está associada a valores de bilirrubina indireta que variam de 4 a 8 mg/dL (média de 6 mg/dL); e a presença de icterícia desde a cabeça até a cicatriz umbilical (zona 2) corresponde a valores desde 5 até 12 mg/dL (média de 9 mg/dL). Já os RNs a termo com icterícia até os joelhos e cotovelos (zona III) podem apresentar bilirrubina indireta de 8 a 17 mg/dL (média de 12 mg/dL). Quando atinge os joelhos e tornozelos (zona IV), os valores podem ser 11 a 18 mg/dL (média de 15 mg/dL). Por fim, pacientes com icterícia que atingem a palma das mãos e as plantas dos pés (zona V) certamente têm nível de bilirrubina indireta superiores a 15 mg/dL. Logo, é possível perceber que essas zonas não fornecem respostas precisas, mas ajudam a triar a necessidade ou não de investigação adicional em um recém-nascido.

No caso do recém-nascido do enunciado, a icterícia chegava logo abaixo do umbigo, ou seja, compatível com a zona 3 de Kramer.

Referência

Intervenções comuns, icterícia e infecções em atenção à saúde do recém-nascido: guia para os profissionais de saúde / Ministério da Saúde, Secretaria de Atenção à Saúde, Departamento de Ações Programáticas Estratégicas. 2.ed. atual. Brasília: Ministério da Saúde, 2014. Disponível em: http://bvsms.saude.gov.br/bvs/publicacoes/atencao_saude_recem_nascido_v2.pdf.

3 **Menino, 5 anos de idade, está internado no leito 01 de enfermaria geral de pediatria. Encontra-se no 3º dia de tratamento de pneumonia lobar (com derrame pleural laminar à direita não puncionável) em uso de penicilina cristalina e melhora clínica significativa. Contudo, desde hoje pela manhã surgiram lesões pruriginosas, difusas pelo corpo, com o seguinte aspecto:**

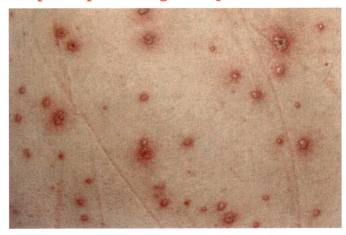

Fonte: Acervo da autoria.

Sabe-se que o paciente divide o quarto da enfermaria com outras duas crianças (leitos 02 e 03), ambas com sorologia suscetível para a condição clínica atual do paciente do leito 01.

Leito 01	Leito 02	Leito 03
Menino, 5 anos, 3º dia de internação	Menina, 9 anos, 2º dia de internação	Menina, 3 anos, 9º dia de internação
Diagnósticos: #Pneumonia com derrame pleural #Exantema pruriginoso iniciado hoje Em uso de Penicilina Cristalina (D3) **Programação:** aguarda término da antibioticoterapia	**Diagnósticos:** #Leucemia Linfoide Aguda #7º dia pós-quimioterapia #Neutropenia Febril Em uso de Cefepime (D2) – ainda com febre **Programação:** aguarda resultado de culturas	**Diagnósticos:** #Bexiga Neurogênica #Mielomeningocele #Pielonefrite por E. coli ESBL Em uso de Meropenem (D9) Urocultura de controle negativa, afebril há 7 dias **Programação:** Alta hospitalar amanhã

Fonte: Elaborado pela autoria.

Visando evitar que os pacientes dos leitos 02 e 03 evoluam com a mesma condição clínica do paciente do leito 01, a conduta mais adequada é:

A) Leito 02: vacina para a doença em questão; Leito 03: imunoglobulina para a doença em questão.

B) Leito 02: prescrição de aciclovir ou ganciclovir. Leito 03: Prescrição de aciclovir ou ganciclovir.

C) Leito 02: apenas observação clínica rigorosa. Leito 03: Apenas observação clínica rigorosa.

D) Leito 02: imunoglobulina para a doença em questão. Leito 03: Vacina para a doença em questão.

Resposta: D

 Como esta questão envolve o domínio de alguns conceitos, ouça a explicação disponível no QR code ao lado.

Referências

Guia de vigilância epidemiológica. Ministério da Saúde, Secretaria de Vigilância em Saúde, Departamento de Vigilância Epidemiológica. 7.ed. 1.reimpr. Série A. Normas e Manuais Técnicos Brasília – DF, 2010. Disponível em: http://bvsms.saude.gov.br/bvs/publicacoes/guia_vigilancia_epidemiologica_7ed.pdf.

Secretaria de Estado da Saúde / Coordenadoria de Controle de Doenças / Centro de Vigilância Epidemiológica "Professor Alexandre Vranjac" / Divisão de Imunização / Ofício Circular IMUNI n. 21/2010. Disponível em: ftp://ftp.cve.saude.sp.gov.br/doc_tec/resp/if10_varicela.pdf.

Blanco A, Markus JR. Vírus varicela zoster. In: Burns DAR et al. (orgs.). Tratado de pediatria: Sociedade Brasileira de Pediatria. 4.ed. Barueri: Manole; 2017.

4 **Menino, 11 anos de idade, com fibrose cística, em seguimento regular em ambulatório de pneumologia. Procura pronto-socorro com quadro de tosse produtiva, com secreção esverdeada, associado a dispneia e dor torácica há 3 dias. Radiografia de tórax com padrão semelhante ao basal do paciente, sem novos achados. Em consultas recentes, realizou coletas de culturas de escarro, nas quais foram encontradas *Staphylococcus aureus* meticilino-sensível e *Pseudomonas aeruginosa* multissensível. O melhor esquema antimicrobiano para tratamento do quadro atual é a associação de:**

A) Clindamicina, ceftriaxone e claritromicina.
B) Oxacilina, ceftazidima e amicacina.
C) Teicoplanina, cefuroxima e azitromicina.
D) Vancomicina, cefotaxima e gentamicina.

Resposta: B

A manifestação pulmonar da fibrose cística é caracterizada por exacerbações recorrentes, acompanhadas de perda progressiva de função pulmonar. "Exacerbações pulmonares" é o nome dado às pioras agudas, e, embora não exista uma definição universal, o diagnóstico é feito mediante a presença de sintomas como desconforto respiratório, piora no aspecto do escarro e aumento da tosse, acompanhada de diminuição aguda da função pulmonar. É consenso que as exacerbações devem ser pronta e agressivamente tratadas, haja vista que elas cursam com deterioração da função pulmonar a longo prazo. Embora as exacerbações possam eventualmente ser causadas ou precipitadas por vírus, usualmente o tratamento é voltado para as bactérias que comumente causam as exacerbações, quais sejam: *Staphylococcus aureus*, *Pseudomonas aeruginosa*, *Burkholderia cepacia complex*, *Stenotrophomonas maltophilia*, entre outras. A depender do local, dos protocolos internos e do histórico do paciente, os quadros leves podem ser tratados com antibióticos orais. O paciente apresentado na questão, no entanto, apresenta sintomas agudos e dispneia, tendo sido optado por tratamento parenteral, conforme evidenciado pelas alternativas. A escolha do antibiótico é feita com base na colonização do paciente e no padrão de sensibilidade dos agentes encontrados. No caso do paciente, os agentes identificados são *Staphylococcus aureus* meticilino-sensível e *Pseudomonas aeruginosa* multissensível. Para o primeiro agente, a suscetibilidade à meticilina permite o tratamento com oxacilina, preferível à teicoplanina ou à vancomicina. Para o segundo agente, não há evidências de que o tratamento com um único antibiótico seja equivalente à associação de dois antibióticos, sendo a associação de dois antibióticos a estratégia mais utilizada. Ceftazidima e amicacina são antibióticos ativos contra *Pseudomonas* e, por isso, uma boa opção nesse cenário.

Referências

Flume PA, Mogayzel PJ Jr, Robinson KA. Pulmonary exacerbations clinical care guidelines: executive summary. Am J Respir Crit Care Med. 2009 Nov 1;180(9):802-8. Doi: 10.1164/rccm.200812-1845PP.

Bhatt JM. Treatment of pulmonary exacerbations in cystic fibrosis. European Respiratory Review. 2013;22:205-216. Doi: 10.1183/09059180.00006512.

5 Menina, 12 anos de idade, apresenta febre de até 39,2 °C, associada a odinofagia intensa, cefaleia e dor abdominal há 2 dias. Nega tosse ou coriza. Sem outras queixas. Nega comorbidades ou alergias. Ao exame clínico, está em bom estado geral, com presença de gânglios fibroelásticos de até 1 cm de diâmetro, em região cervical bilateral. Sem outras alterações significativas ao exame clínico, exceto pela seguinte oroscopia (foto com artefato de brilho: áreas brancas):

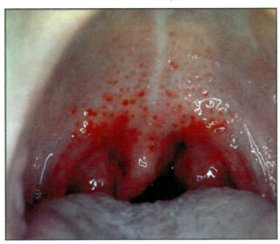

Fonte: Acervo da autoria.

Foi realizada prova rápida para o estreptococo nessa paciente, cujo resultado foi negativo.

A conduta é:

- A) Iniciar a antibioticoterapia, independentemente do resultado da prova rápida, devido ao quadro clínico apresentado pela paciente.
- B) Colher cultura de orofaringe e aguardar para iniciar a antibioticoterapia apenas se o resultado da cultura for positivo.
- C) Colher cultura de orofaringe e já iniciar a antibioticoterapia, podendo ser suspensa, a depender da evolução clínica da paciente.
- D) Colher cultura de orofaringe e já iniciar a antibioticoterapia, completando 10 dias de tratamento, independentemente do resultado da cultura.

Resposta: B

As faringoamigdalites estreptocócicas acometem predominantemente crianças de 5 a 15 anos, e o quadro típico consiste em sintomas como: início súbito de dor de garganta, febre, cefaleia, náuseas, vômitos e/ou dor abdominal. Ao exame, pode-se encontrar: faringe eritematosa com amígdalas hipertrofiadas, úvula edemaciada, exsudatos, petéquias em mucosa e linfonodos cervicais aumentados e dolorosos. Ocorre que nenhum desses sinais ou sintomas é sensível ou específico o suficiente para confirmar ou descartar o diagnóstico, sendo que a única evidência clínica específica de infecção pelo *Streptococcus pyogenes* é o exantema escarlatiniforme. Os escores clínicos destinados a essa diferenciação foram úteis na identificação de pacientes com muito baixo risco de faringite estreptocócica. No entanto, os pacientes com escores altamente sugestivos de faringite bacteriana tiveram confirmação estreptocócica em apenas 35 a 50% dos casos. Diante da dificuldade de estabelecer um diagnóstico etiológico preciso com base apenas em dados clínicos, está indicada a investigação estreptocócica rotineira em pacientes com aspectos clínicos e epidemiológicos compatíveis com o quadro. A exceção se faz nos quadros em que a apresentação é muito sugestiva de faringite viral, ou seja, na presença de rinorreia, rouquidão, úlceras orais e/ou tosse. A investigação pode ter início com o teste rápido, cuja sensibilidade varia entre 80 e 90%. O padrão ouro para o diagnóstico, entretanto, continua a ser a cultura de orofaringe. Diante de um teste rápido negativo, a recomendação vigente é justamente a realização de uma cultura de orofaringe e iniciar o antibiótico se esse exame for positivo. Visando a prevenção de febre reumática, o tratamento deve ser iniciado até 9º dia de sintomas, ou seja, tempo suficiente para aguardar o resultado da cultura. Veja a recomendação do Departamento de Infectologia da Sociedade Brasileira de Pediatria para conduta de crianças e adolescentes com faringoamigdalites agudas no QR code ao lado.

Referências

ISDA Guidelines. Clinical practice guideline for the diagnosis and management of group A Streptococcal Pharyngitis: 2012 Update by the Infectious Diseases Society of America. Clinical Infectious Diseases. 2012;55(10):e86-102.

Carvalho CMN, Marques HH. Sousa. Recomendação do Departamento de Infectologia da Sociedade Brasileira de Pediatria para conduta de crianças e adolescentes com faringoamigdalites agudas. J Pediatr. (Rio J.). 2006 Feb; Porto Alegre, v. 82, n. 1, p.79-82. Disponível em: http://www.scielo.br/scielo.php?script=sci_arttext&pid=S0021-75572006000100016&lng=en&nrm=iso. Acesso em: 17 jul. 2020.

6 **Menino, 4 anos de idade, apresenta quadro de vômitos e diarreia há 2 dias, associado a febre de 38,5 °C. Na avaliação clínica inicial, o paciente está em regular estado geral, descorado 1+/4+, hipoativo, com tempo de enchimento capilar de 5 segundos, FR = 26 irpm, T = 37,3 °C. Sem outras alterações. Colhidos exames laboratoriais e iniciada expansão volêmica. Os resultados dos exames foram: Na+ = 138 mEq/L, K+ = 2,1 mEq/L, ureia = 48 mg/dL, creatinina = 0,3 mg/dL, gasometria venosa: pH = 7,29, Bic = 17 mEq/L. O eletrocardiograma mais compatível com o caso é:**

A)

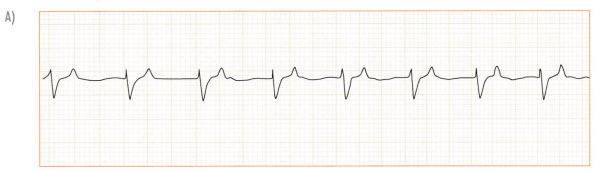

B)

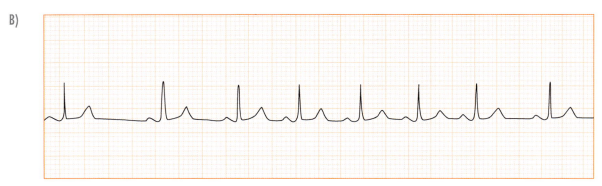

C)

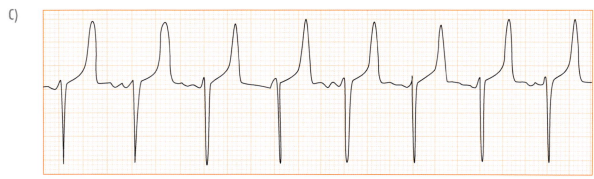

D)

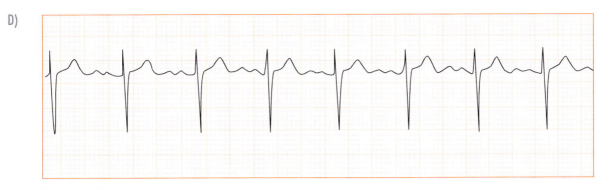

Fonte: Acervo da autoria.

Resposta: D

A questão acima descreve um paciente com gastroenterite, apresentando queda do estado geral, hipoatividade e lentificação da perfusão. Como parte do manejo, foram coletados exames e iniciada expansão volêmica parenteral. Os exames revelaram acidose metabólica com hipocalemia, distúrbios que podem ocorrer nesses casos de perdas intestinais importantes. Para responder a essa questão, o candidato deve analisar as alterações clínicas e laboratoriais do paciente, identificar que há um distúrbio eletrolítico que predispõe a alterações de ritmo cardíaco e conhecer quais são os achados eletrocardiográficos indicativos desse distúrbio.

O potássio é fisiologicamente regulado para ficar na faixa entre 3,5 e 5,0 mEq/L. Valores acima ou abaixo dessa estreita faixa ocasionam efeitos eletrofisiológicos que frequentemente causam arritmias cardíacas pelo efeito direto do potássio ou pelo acúmulo intracelular de sódio e cálcio (hipocalemia inibe atividade da Na-K ATPase).

A alteração eletrocardiográfica mais precoce associada à hipocalemia é a diminuição da amplitude da onda "T", seguida da depressão do segmento "ST" e inversão da onda "T". Ocorre também o surgimento da onda "U", uma deflexão positiva que aparece depois da onda "T", melhor vista nas derivações precordiais V2 e V3. Nos casos de hipocalemia mais graves, a onda U excede em amplitude a onda T e, por vezes, até se funde com ela, gerando um falso alargamento de QT. Nos casos mais extremos, a hipocalemia pode também degenerar em taquicardia ventricular e fibrilação ventricular. Dos traçados eletrocardiográficos apresentados, o correspondente à letra D mostra justamente o aparecimento da onda "U", sendo o eletrocardiograma mais compatível com o quadro apresentado.

Referência

Weiss JN, Qu Z, Shvkumar K. Electrophysiology of hypokalemia and hyperkalemia. Circulation: Arrhythmia and Electrophysiology. 2017;10:e004667. Doi: org/10.1161/CIRCEP.116.004667. Disponível em: https://www.ahajournals.org/doi/pdf/10.1161/CIRCEP.116.004667.

7 **Menina, 20 meses de idade, chega para atendimento em pronto-socorro devido a exantema. A mãe refere que há 3 dias a criança iniciou quadro de febre (temperatura máxima de 39,5 °C) e discreta diminuição do apetite, sem outros sinais ou sintomas. Está afebril há 18 horas, em bom estado geral e, hoje, ao acordar, apresentava lesões não pruriginosas no corpo conforme demonstrado na foto a seguir. Sem outras alterações ao exame clínico.**

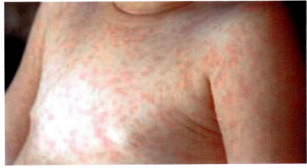

Fonte: Acervo da autoria.

A principal hipótese diagnóstica é:

A) Exantema súbito.
B) Escarlatina.
C) Coxsackiose.
D) Eritema infeccioso.

Resposta: A

O quadro apresentado descreve a apresentação clássica do exantema súbito, também conhecido como roséola ou sexta doença. Trata-se de uma infecção causada pelo herpes vírus tipo 6 ou 7 que ocorre tipicamente em crianças de 1 a 5 anos. O quadro tem início com febre elevada por 3 a 5 dias. A febre desaparece abruptamente e é seguida de um exantema macular no tronco e nas extremidades proximais, que dura por mais 1 a 3 dias.

Referência

Campadelli-Fiume G, Mirandola P, Menotti L. Human herpesvirus 6: an emerging pathogen. Emerging Infectious Diseases. 1999;5(3):353-66. Doi:10.3201/eid0503.990306. Disponível em: https://wwwnc.cdc.gov/eid/article/5/3/99-0306_article.

8 Recém-nascido do sexo masculino, 22 dias de vida, está na primeira consulta de rotina em Unidade Básica de Saúde. A mãe refere que acha a criança "amarelinha" desde o nascimento. Está em aleitamento materno exclusivo, com boa aceitação das mamadas. Troca a fralda a cada 3 horas, com presença de urina abundante, de cor acastanhada, e evacua de 5 a 6 vezes ao dia, com fezes claras. Observa-se a fralda conforme figura a seguir.

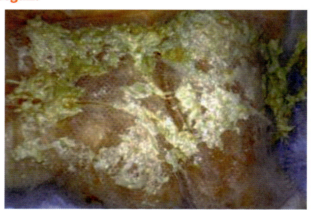

Fonte: Santos et. al., 2012.

No exame clínico atual, o paciente apresenta-se hidratado, com icterícia 3+/4+. Tem abdome globoso, flácido, com fígado palpável a 2 cm do rebordo costal direito, baço palpável a 1 cm do rebordo costal esquerdo. Peso atual de 3.310 g. Sem outras alterações significativas. Trata-se de recém-nascido de termo, adequado para a idade gestacional, parto vaginal; boletim de Apgar 9/10. Peso de nascimento de 3.100 g, estatura de 48 cm e perímetro cefálico de 36 cm. Apresentou icterícia neonatal tardia, permanecendo em fototerapia por 48 horas. Alta hospitalar no 4º dia de vida. Tipagem sanguínea da mãe: O positivo. Tipagem sanguínea do RN: A positivo.

Dentre as opções a seguir, o diagnóstico mais provável é:

A) Icterícia associada ao leite materno.
B) Icterícia por incompatibilidade ABO.
C) Atresia de vias biliares.
D) Deficiência de G6PD.

Resposta: C

A questão apresenta um recém-nascido com 22 dias de vida e ainda ictérico, com descrição de urina de cor acastanhada e com fotografia com fraldas onde é possível ver fezes acólicas. Dessa forma, trata-se de uma icterícia à custa de bilirrubina direta, devido à presença de colúria e acolia fecal típicas dessa condição clínica. A etiologia dessa icterícia se deve a colestase neonatal. Logo, das alternativas listadas, a única compatível é a atresia de vias biliares. A colestase neonatal é resultante de bloqueio (intra ou extra-hepático) da excreção dos componentes biliares para o intestino delgado, que tem início nos primeiros 30 dias de vida e se manifesta clinicamente com icterícia, colúria, hipocolia ou acolia fecal. A hepatite neonatal idiopática, a atresia biliar e a colestase multifatorial dos prematuros são responsáveis pela maioria dos casos. A atresia de vias biliares é uma doença que afeta os ductos biliares intra e extra-hepáticos, decorrente de um processo inflamatório que provoca ausência ou obliteração progressiva dos ductos, de etiologia ainda não esclarecida. A importância de um diagnóstico rápido e preciso se deve ao fato de que a atresia de vias biliares deve ter correção cirúrgica precoce, idealmente antes de 60 dias de vida. Pacientes com diagnóstico tardio, além dos 6 meses de idade, ou que não obtiveram o desaparecimento da icterícia com a portoenterostomia (cirurgia de Kasai), devem ser encaminhados a um programa de transplante de fígado.

Referências

Queiroz TCN, Fagundes EDT, Roquete MLV, et al. Yellow alert: icterus after two weeks of life is equal of medical evaluation. Rev Med Minas Gerais. 2013;23(Supl 2):S20-26.

Vilela PC. Lesões das vias biliares intra e extra-hepáticas. In: Burns DAR et al. (orgs.). Tratado de pediatria: Sociedade Brasileira de Pediatria. 4.ed. Barueri: Manole; 2017.

9 **Menina, 7 meses de idade, sem antecedentes mórbidos, chega ao pronto-socorro com história de agitação e choro estridente há 3 dias. Não apresenta febre ou outros sintomas, trauma ou uso de medicações. Nascida de parto vaginal não assistido. Pré-natal materno não realizado. A criança não tem qualquer avaliação ou seguimento médico até o momento. Ao exame clínico encontra-se irritada e inconsolável, mucosas descoradas +2/4+, icterícia 2+/4+, propedêutica cardíaca com sopro sistólico suave 2+/6+ em foco mitral, FC 160 bpm, pressão arterial normal para a idade. Importante edema não depressível das mãos até a altura dos punhos e dos pés até a região dos tornozelos, com hiperemia e aumento de temperatura local. O restante do exame clínico não apresenta alterações.**

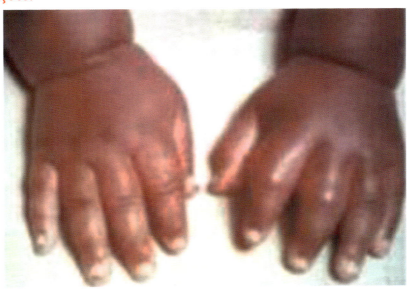

Fonte: Acervo da autoria.

Para elucidação diagnóstica do caso, deve-se solicitar:

A) Proteinúria de 24 horas.
B) Eletroforese de hemoglobina.
C) Exame de fundo de olho.
D) Radiografia de ossos longos.

Resposta: B

Pelos dados fornecidos, é possível presumir que, associado ao edema de mãos e pés, a lactente em questão apresenta também as seguintes condições:

1) Quadro álgico: está irritada e com choro inconsolável.
2) Anemia hemolítica: está descorada, com sopro sistólico e ictérica.

O conjunto descrito é muito sugestivo da síndrome mão-pé, ou dactilite, no paciente portador de doença falciforme. Esse processo predomina nas crianças entre 6 meses e 2 anos, quando a medula óssea dos pequenos ossos periféricos ainda é ativa e, portanto, sujeita à necrose isquêmica. O quadro clínico resultante consiste em edema súbito e doloroso que pode acometer desde um segmento de um dedo até as quatro extremidades, por 1 a 2 semanas. O diagnóstico é clínico, já que as alterações radiológicas, como adelgaçamento cortical e destruição de metacarpos, metatarsos e falanges, aparecem apenas cerca de 2 semanas após. A dactilite é frequentemente a primeira manifestação clínica da doença, e, previamente à instituição da triagem neonatal obrigatória (teste do pezinho), não era incomum o diagnóstico ser feito nesse momento. O enunciado da questão, no entanto, pontua que a menor não faz acompanhamento de puericultura e que também não houve acompanhamento médico no pré-natal e nem no parto, o que justifica a ausência desse diagnóstico mais precoce na triagem neonatal. A fim de confirmar a presença de doença falciforme, o exame a ser solicitado é a eletroforese de hemoglobina.

Referências

Manual de diagnóstico e tratamento de doença falciformes. Brasília: ANVISA, 2001. Disponível em: http://bvsms.saude.gov.br/bvs/publicacoes/anvisa/diagnostico.pdf.

Ministério da Saúde. Comissão Nacional de Incorporação de Tecnologias no SUS (CONITEC). Protocolo Clínico e Diretrizes. Terapêutica doença falciforme. Relatório de Recomendação. Brasília, DF: Ministério da Saúde, agosto 2016. Disponível em http://conitec.gov.br/images/Consultas/Relatorios/2016/Relatorio_PCDT_DoencaFalciforme_CP_2016_v2.pdf.

10 Em consulta ambulatorial de rotina de menina de 6 anos de idade sem queixas, os valores da medida de pressão arterial sistólica e diastólica encontram-se entre os percentis 90 e 95 para idade, sexo e percentil de estatura. O restante de seu exame clínico encontra-se normal. De acordo com as VII Diretrizes Brasileiras de Hipertensão Arterial, esse nível pressórico é classificado como:

A) Hipertensão arterial estágio 1.
B) Hipertensão arterial estágio 2.
C) Pressão arterial com valor normal.
D) Pré-hipertensão (pressão arterial limítrofe).

Resposta: D

Define-se como pré-hipertensão (termo atual pressão arterial elevada – houve mudança da nomenclatura nas diretrizes mais recentes) quando a PAS/PAD ≥ p 90 < p 95, e ≥ 120/80 mmHg e < p 95 em adolescentes. Crianças e adolescentes são considerados hipertensos quando PAS e/ou PAD forem superiores ao percentil (p) 95, de acordo com idade, sexo e percentil de altura, em pelo menos três ocasiões distintas. Para mais informações, acesse o Documento Científico de Hipertensão Arterial na Infância da Sociedade Brasileira de Pediatria (2019) disponível no QR code ao lado:

Referência

Hipertensão Arterial na Infância e na Adolescência. Documento Científico de Nefrologia. Sociedade Brasileira de Pediatria, 2019. Disponível em: https://www.sbp.com.br/fileadmin/user_upload/21635c-MO_-_Hipertensao_Arterial_Infanc_e_Adolesc.pdf.

11 Menino, 5 anos de idade, está em consulta ambulatorial de rotina. Seus pais estão preocupados, pois notam que ele está mais baixo que os colegas de mesma idade. Sem outras queixas. Trata-se de criança nascida a termo, adequada para a idade gestacional, sem internações ou cirurgias prévias. Vacinação em dia. Frequenta a escola desde os 4 anos de idade, com boa interação com as demais crianças. Mora com pai, mãe e irmã de 8 anos de idade, em casa de 4 cômodos, com boas condições. Alimentação balanceada, tendo boa aceitação alimentar. Os pais restringem acesso a doces e outras guloseimas. Na consulta atual, tem estatura de 100 cm (abaixo do percentil 3), peso de 15 kg (entre o percentil 3 e 15). Estádio puberal: G1 P1. Exame clínico sem alterações significativas. A última consulta ambulatorial foi há 6 meses, quando apresentava estatura de 97 cm (abaixo do percentil 3) e peso de 14 kg (entre o percentil 3 e o 15). O pai tem estatura de 185 cm e a mãe tem estatura de 172 cm.

A conduta é solicitar:

A) Radiografia de punho esquerdo para determinar idade óssea.
B) Dosagem de hormônios tireoidianos (TSH e T4L) e glicemia de jejum.
C) Dosagem de hormônios de crescimento (GH e IGF1) e DHEAS.
D) Ressonância magnética de sela túrcica para avaliar a hipófise.

Resposta: A

A baixa estatura é definida com estatura abaixo do percentil 3 para idade e sexo da população normal, e essa criança apresenta baixa estatura. O enunciado destaca que a criança tem boa nutrição e desenvolvimento; e ainda está pré-púbere ao exame clínico, sendo todos esses dados muito importantes na avaliação. Em casos de baixa estatura, dois importantes parâmetros a serem avaliados são: estatura alvo e velocidade de crescimento. A estatura alvo é calculada baseada na média da estatura dos pais e, no caso de meninos, some-se 6,5 cm ao resultado final. Neste caso, a estatura alvo da criança baseada na estatura dos pais é: (185 + 172)/2 + 6,5 = 185 cm (entre percentil 75 e 90), portanto sua estatura atual está bem abaixo do percentil da estatura alvo. A criança sempre mantém o mesmo canal de crescimento, com velocidade de crescimento normal (neste caso 3 cm em 6 meses, ou seja, velocidade de 6 cm/ano, normal no pré-púbere). O atraso constitucional do crescimento é uma causa comum de baixa estatura. Espera-se que sua idade óssea seja atrasada quando comparada com a idade cronológica.

Referências

Allen DB, Cutler L. Clinical practice: short stature in childhood — challenges and choices. N Engl J Med. 2013;368(13):1220-8.

Ali O. Short stature. In: Kliegman R, Lye PS, Bordini JB, Toth H, Basel D. Nelson pediatric symptom-based diagnosis. Philadelphia, PA: Elsevier; 2018. p.791-810.

12 Menina, 18 meses de idade, está em seguimento regular de puericultura, sem nenhuma queixa. Nega comorbidades ou uso de medicações contínuas. Avaliação clínica em bom estado geral; ambos os valores de peso e altura entre os percentis 15 e 50 (curvas OMS). Na consulta anterior foram solicitados hemograma completo e reticulócitos para avaliação de quadro de discreta palidez cutânea, sem outras alterações ao exame clínico. Os resultados encontrados são:

Exame	Resultado	Referência (Wintrobe's, 12.ed., 2009)
Hemoglobina	9,4 g/dL	10,5-13,5 g/dL
Hematócrito	29,6%	33-39%
Volume corpuscular médio (VCM)	64,5 fl	70-86 fl
Hemoglobina corpuscular média (HCM)	20,5 pg	23-31 pg
Concentração de hemoglobina corpuscular média (CHCM)	31,8 g/dL	30-36 g/dL
Red cell distribution width (RDW)	15,2%	Até 14,9%
Leucócitos	12.770/mm³	6.000 a 17.500/mm³
Plaquetas	466.000	150.000 a 400.000
Reticulócitos	0,4%	0,5 a 2,0%

Fonte: Elaborado pela autoria.

Tendo em vista os dados apresentados, a conduta indicada é:

A) Investigar se a mãe é vegetariana e realizar a coleta dos níveis séricos de folato e vitamina B12 da criança.

B) Prosseguir na investigação com a coleta de bilirrubinas, desidrogenase láctica e pesquisa de sangue oculto nas fezes.

C) Iniciar teste terapêutico com sulfato ferroso em dose terapêutica e coleta de exames de controle em 4 a 6 semanas.

D) Aprofundar a investigação com a coleta de eletroforese de hemoglobina e, se normal, indicar a realização de mielograma.

Resposta: C

O ponto de corte para diagnóstico de anemia são valores de hemoglobina menores que 11 g/dL em crianças de 6 a 60 meses, e 11,5 g/dL em crianças de 5 a 11 anos de idade, respectivamente. Considera-se hematócrito inadequado os valores abaixo de 33 e 34% para crianças de 6 a 60 meses e crianças de 5 a 11 anos de idade, respectivamente. No momento atual utilizam-se variações no nível da hemoglobina de acordo com a idade, com intervalos aceitáveis.

Ainda na avaliação do hemograma, leucopenia e plaquetose também podem ser indicativos de quadro de anemia e devem ser consideradas. A contagem dos reticulócitos se relaciona à eritropoiese, uma vez que o volume de hemoglobina presente nos reticulócitos representa o volume de ferro disponível para a eritropoiese e é um indicador precoce da anemia ferropriva e déficit de hemoglobinização; a referência para crianças do seu valor relativo é de 0,5 a 2%, e do valor absoluto de 25.000-85.000/mm^3, devendo este último ser utilizado por ser mais fidedigno.

O planejamento do tratamento da anemia ferropriva deve ser feito na confirmação diagnóstica e identificação da etiologia da anemia, seguida pela correção da causa primária, suplementação com ferro oral (dose de 3 a 5 mg de ferro elementar/kg/dia, fraccionado ou em dose única, antes das refeições, por 3 a 6 meses) e confirmação do sucesso terapêutico.

A monitorização da anemia é realizada pelos exames laboratoriais de reticulócitos e hemograma completo a cada 30 a 60 dias, e dosagem de marcadores do estoque de ferro-ferritina, com 30 e 90 dias, sendo que o tratamento deve durar até a reposição dos estoques de ferro, quase sempre por volta dos 6 meses de tratamento. Para mais informações, consulte o documento Consenso sobre a Anemia Ferropriva da Sociedade Brasileira de Pediatria, disponível no QR code ao lado.

Referência

SBP. Departamento de Nutrologia e Hematologia-Hemoterapia. Consenso sobre Anemia Ferropriva: mais que uma doença, uma urgência médica! Diretrizes. 2018 Jun;2. Disponível em: https://www.sbp.com.br/fileadmin/user_upload/21019f-Diretrizes_Consenso_sobre_anemia_ferropriva-ok.pdf.

13 Menina, 2 anos de idade, apresenta quadro de tosse, coriza hialina, obstrução nasal e febre de até 38,9 °C há um dia. Nega vômitos ou diarreia, mantém boa aceitação alimentar. Há 1 hora, os pais presenciaram quadro de perda de consciência, abalos de membros superiores e inferiores, associado a sialorreia e eversão do olhar. Referem que o episódio durou 3 minutos, com resolução espontânea; a criança ficou sonolenta após o episódio e foi se recuperando. Trata-se de criança previamente hígida, os pais negam quadro semelhante prévio. Ao exame clínico, a criança está em bom estado geral, corada, hidratada, ativa e reativa, com boa perfusão periférica, FR = 28 irpm, FC = 90 bpm, PA = 92 x 58 mmHg, T = 39,1 °C. Discreta hiperemia de orofaringe. Sem sinais meníngeos ou outras alterações ao exame clínico.

Diante do quadro, além de administrar antitérmico, a conduta é:

A) Prescrever dose de ataque de fenitoína e proceder a coleta de glicemia de jejum, eletrólitos e gasometria venosa.

B) Manter observação clínica, sem outras medicações e sem coleta de exame laboratorial nesse momento.

C) Realizar tomografia de crânio e, se estiver normal, iniciar fenobarbital e programar eletroencefalograma ambulatorialmente.

D) Iniciar triagem infecciosa, incluindo a coleta de líquor para realizar exame quimiocitológico, bacterioscopia e cultura.

Resposta: B

O caso descrito acima é de uma criança que, na vigência de uma infecção de vias aéreas superiores (IVAS), evoluiu com crise convulsiva febril. A convulsão febril é o evento convulsivo mais comum em crianças de 6 meses a 6 anos e a origem é multifatorial, envolvendo provavelmente fatores ambientais e genéticos. Embora seja um evento benigno, a crise convulsiva febril impõe um desafio ao clínico responsável pelo atendimento, na medida em que convulsão pode ser a única apresentação de uma infecção de sistema nervoso central (SNC). A abordagem desses casos deve então ser realizada em duas frentes: 1) identificar indícios na história e exame físico do paciente que indiquem a possibilidade de comprometimento de SNC e, portanto, a necessidade de investigação adicional; 2) identificar a origem da febre como em qualquer outro quadro infeccioso e avaliar a necessidade de exames adicionais ou medicações específicas. De acordo com a Academia Americana de Pediatria, a punção lombar para investigação de infecção de sistema nervoso central está indicada na presença de rigidez de nuca, sinal de Kernig ou Brudzinski ou outra alteração neurológica que sugira meningite. É uma opção a punção lombar em lactentes de 6 meses a 1 ano com vacinação incompleta para *Haemophilus influenzae* tipo b ou *Streptococcus pneumoniae* e nas crianças que foram pré tratadas com antibiótico, o qual pode mascarar um quadro bacteriano mais grave. Exames como neuroimagem, eletrólitos e hemograma não estão indicados de rotina, como parte da investigação da crise convulsiva por si. A paciente descrita na questão apresentou uma crise convulsiva tônico-clônico generalizada, de curta duração, e não apresenta alteração de nível de consciência ou qualquer indício de infecção/lesão de SNC. Portanto, não está indicada investigação adicional com punção lombar ou neuroimagem. A febre tem um foco bem definido de uma infecção de vias aéreas superiores não complicada, para a qual também não está indicada nenhuma investigação adicional ou tratamento específico, além de sintomáticos.

Referência

Febrile seizures: guideline for the neurodiagnostic evaluation of the child with a simple febrile seizures. Pediatrics. 2011;127(2);389-94. Doi:https://doi.org/10.1542/peds.2010-3318.

14 Menina, 12 anos de idade, com diagnóstico de sarcoma de Ewing em quadril esquerdo há 1 ano. Há 3 dias foi internada em enfermaria para controle álgico. Recebe omeprazol, gabapentina, amitriptilina, dipirona e morfina. Mãe refere que a criança não está com bom controle álgico, necessitando de doses extras de morfina. Encontra-se sonolenta há 4 horas. Ao exame clínico, está em regular estado geral, sonolenta, confusa, abre o olho quando chamada, pupilas puntiformes. Conseguiu sentar-se na cama quando solicitado pelo médico. Parâmetros vitais: FR = 12rpm, FC = 60 bpm, PA = 98 x 56 mmHg, glicemia capilar de 70 mg/dL.

O escore que essa paciente obtém na escala de coma de Glasgow é:

A) 14.
B) 12.
C) 13.
D) 11.

Resposta: C

A escala de coma de Glasgow é uma escala padrão que lista pontos-chave da avaliação neurológica. Publicada pela primeira vez em 1974, com o intuito de padronizar a avaliação de pacientes submetidos a trauma cranioencefálico, ela tem sido utilizada durante anos como parâmetro para classificação da gravidade do trauma. Contudo, devido à facilidade de aplicação e à possibilidade de padronização, é muito comum ser utilizada na prática clínica para avaliação de outras situações em que se tem alteração neurológica, como exemplificado aqui. A pontuação da escala é baseada em 3 grandes campos: abertura ocular, resposta verbal e resposta motora, podendo-se obter um total de 3 a 15 pontos. Recentemente, na 10ª edição do ATLS (Advanced Life Trauma Support), de 2018, a nomenclatura "ao estímulo de dor" foi substituída por "ao estímulo de pressão". Tal mudança foi feita não só pela dificuldade da definição de dor, mas também pelo questionamento da necessidade de submeter o paciente a essa sensação. A escala atual é apresentada a seguir.

Abertura ocular	Pontuação	Resposta verbal	Pontuação	Resposta motora	Pontuação
Espontânea	4	Orientado	5	Obedece a comandos	6
Ao estímulo verbal	3	Confuso	4	Localizando	5
À pressão	2	Palavras	3	Flexão normal	4
Nenhum	1	Sons	2	Flexão anormal	3
Não testável	NT	Nenhuma	1	Extensão	2
		Não testável	NT	Nenhuma	1
				Não testável	NT

Fonte: Elaborado pela autoria.

Neste caso, a paciente do enunciado apresentava abertura ocular quando chamada (3), estava confusa (4) e obedeceu ao comando de sentar-se na cama (6), atingindo um total de 13 pontos.

Referências

The Glasgow structured approach to assessment of the Glasgow coma scale. Disponível em: https://www.glasgowcomascale.org/.

Henry S. ATLS. 10.ed. Bulletin of the American College of Surgeons [Internet] [published 01 Jun; 2018; cited 9 Jul; 2019]. Disponível em: http://bulletin.facs.org/2018/06/atls-10th-edition-offers-new-insights-into-managing-traumapatients/.

Glasgow coma scale (PICU Chart). Disponível em: https://uichildrens.org/health-library/glasgow-coma-scale-picu-chart.

15. Em relação ao caso clínico anterior, a terapêutica nesse momento é:

A) Naloxone.
B) Glicose.
C) Flumazenil.
D) Atropina.

Resposta: A

O caso clínico é de uma paciente com diagnóstico de sarcoma de Ewing, e que está bradicárdica, bradipneica, sonolenta e com pupilas puntiformes. Foi realizada a dosagem de glicemia capilar, que veio no limite inferior da normalidade, não justificando qualquer alteração do estado clínico da paciente. Dentre os eventos que ocorreram anteriormente a essa apresentação clínica, o que mais chama a atenção é a necessidade de doses extras de morfina para controle álgico. A intoxicação por opioides, como a morfina, poderia justificar todos os achados encontrados. O antídoto de primeira escolha recomendado na intoxicação por opioides é o naloxone.

Referências

The Glasgow structured approach to assessment of the Glasgow coma scale. Disponível em: https://www.glasgowcomascale.org/.

Henry S. ATLS. 10.ed. Bulletin of the American College of Surgeons [Internet] [published 01 Jun; 2018; cited 9 Jul; 2019]. Disponível em: http://bulletin.facs.org/2018/06/atls-10th-edition-offers-new-insights-into-managing-traumapatients/.

Glasgow coma scale (PICU Chart). Disponível em: https://uichildrens.org/health-library/glasgow-coma-scale-picu-chart.

Schvartsman C, Schvartsman S. Intoxicações exógenas agudas. J Pediatr (Rio de J). 1999;75(Suppl2):S244-50.

Paulis M. Intoxicações exógenas agudas. In: Burns DAR et al. (orgs.). Tratado de pediatria: Sociedade Brasileira de Pediatria. 4.ed. Barueri: Manole; 2017.

16 Menina, 6 anos de idade, portadora de *diabetes mellitus* tipo 1, está em sala de emergência há 3 horas recebendo tratamento para cetoacidose diabética. Desde a entrada no pronto-socorro, recebeu três expansões de 20 mL por kg de soro fisiológico, duas correções de potássio e duas doses de insulina ultrarrápida de 0,1 U/kg. A glicemia inicial era de 484 mg/dL, e no momento está 78 mg/dL. Evoluiu com quadro de confusão mental, bradicardia e hipertensão arterial.

A complicação apresentada pela paciente é:

A) Hipoglicemia relativa.
B) Edema cerebral.
C) Mielinólise pontina.
D) Hipercalemia.

Resposta: B

Crianças com cetoacidose diabética grave apresentam risco de evoluir com edema cerebral. A incidência estimada de casos clinicamente significativos é de 0,5 a 0,9%, e a mortalidade de 21 a 24%. Usualmente essa complicação ocorre nas primeiras 12 horas do tratamento, mas pode ocorrer antes do início deste ou até 24-48 horas depois. A patogênese ainda não é completamente esclarecida e era classicamente atribuída à fluidoterapia agressiva e mudanças rápidas de osmolaridade, porém estudos recentes apontam que o grau de desidratação e o de hipoperfusão cerebral podem ser os responsáveis por essa complicação. Os sinais de edema cerebral são: cefaleia, alteração do estado neurológico (sonolência, confusão mental, irritabilidade), alterações neurológicas específicas (paralisia de nervo facial, papiledema) ou tríade de Cushing (hipertensão, bradicardia, depressão respiratória). A paciente em questão evoluiu na terceira hora de tratamento com alteração do estado neurológico, bradicardia e elevação da pressão arterial, sinais e sintomas indicativos de hipertensão intracraniana nesse contexto de risco.

Referência

Wolfsdorf JI, Glaser N, Agus M, et al. ISPAD clinical practice consensus guidelines 2018: Diabetic ketoacidosis and the hyperglycemic hyperosmolar state. Pediatr Diabetes. 2018;19 Suppl 27:155-77. Doi:10.1111/pedi.12701.

17 Menina, 9 meses de idade, moradora da cidade de São Paulo, chega à Unidade Básica de Saúde para atualização vacinal, pois foi imunizada adequadamente apenas até o 3º mês de vida. Além da pentavalente (DTP, Hib, hepatite B) e meningocócica C, as vacinas que deverá receber nessa consulta são:

A) Contra poliomielite atenuada (VOP) e contra rotavírus.
B) Contra poliomielite atenuada (VOP) e pneumocócica 10V.
C) Contra poliomielite inativada (VIP) e contra rotavírus.
D) Contra poliomielite inativada (VIP) e pneumocócica 10V.

Resposta: D

A segunda dose da vacina rotavírus é dada somente até os limites de faixa etária: primeira dose aos 2 meses (limites de 1 mês e 15 dias até, no máximo, 3 meses e 15 dias) e a segunda dose aos 4 meses (limites de 3 meses e 15 dias até no máximo 7 meses e 29 dias), portanto essa criança não receberá a segunda dose da vacina rotavírus. As cepas vacinais da poliomielite oral podem sofrer mutações dando origem a vírus derivados de vacinas. Estes podem causar paralisia nos vacinados (entre 4 e 75 dias após) como nos contatos de vacinados (4 a 80 dias). O risco de paralisia associada aos vírus derivados de poliovírus vacinal (VDPV), chamados de vírus circulantes derivados dos poliovírus vacinais (cVDPV), é de cerca de um para 750.000, e nas outras doses de 1 para 5 milhões. O Ministério da Saúde implantou o esquema de vacinação contra poliomielite (de 3 doses) com a vacina VIP a partir de janeiro de 2016, disponível no QR code ao lado. Portanto, criança com dose 1 de VIP deve receber a VIP dose 2.

18. A primeira sorologia para sífilis de uma gestante de 23 anos de idade apresentou TPPA positivo e VDRL (*venereal disease research laboratory*) de 1/64, sendo adequadamente tratada na 12ª semana de gestação. Controles de VDRL revelaram queda dos níveis até 1/4 na 30ª semana de gestação. Com 39 semanas de gestação, evoluiu para parto vaginal, sem intercorrências. A sorologia materna para sífilis, na admissão para o parto, revelou VDRL de 1/32. No RN, o VDRL foi de 1/16 e TPPA (*treponema pallidum particle agglutination*) reagente.

Esse recém-nascido deverá:

A) Realizar hemograma e radiografia de ossos longos. Se houver alteração de ao menos um desses exames, colher líquor e iniciar tratamento.

B) Realizar hemograma e radiografia de ossos longos, colher líquor e iniciar tratamento com penicilina cristalina.

C) Receber alta do berçário sem coleta de exames e realizar VDRL na Unidade Básica de Saúde aos 18 meses de vida.

D) Receber alta do berçário sem coleta de exames e realizar VDRL na Unidade Básica de Saúde com 1, 2, 4 e 6 meses de vida.

Resposta: A

Títulos persistentemente positivos do VDRL, mesmo após tratamento adequado, podem, significar infecção persistente ou re-exposição, especialmente se os títulos forem superiores a 1:4. O acompanhamento do VDRL no recém-nascido tem o objetivo de confirmar se os seus títulos diminuem até a negativação, concluindo-se que são anticorpos passivos maternos e que não houve sífilis congênita. Caso os títulos do VDRL permaneçam reagentes até o 3º mês de vida, a criança deverá ser tratada, pois após esse período as sequelas podem se instalar. Nos recém-nascidos de mães com sífilis não tratada ou inadequadamente tratada, independentemente do resultado do VDRL do recém-nascido, realizar: hemograma, radiografia de ossos longos, punção lombar (na impossibilidade de realizar esse exame, tratar o caso como neurossífilis) e outros exames, quando clinicamente indicados.

Referência

Brasil. Ministério da Saúde. Secretaria de Vigilância em Saúde. Programa Nacional de DST/AIDS. Diretrizes para controle da sífilis congênita: manual de bolso / Ministério da Saúde, Secretaria de Vigilância em Saúde, Programa Nacional de DST/Aids. 2.ed. Brasília: Ministério da Saúde, 2006. 72 p. il. (Série Manuais 24). Disponível em: https://bvsms.saude.gov.br/bvs/publicacoes/manual_sifilis_bolso.pdf. Acesso em: 25 fev. 2020.

19. Gestante com 35 semanas e 2 dias de gestação que evolui para parto vaginal sem intercorrências. O pré-natal foi adequado, e a sorologia para hepatite B revelava HBsAg positivo. O recém-nascido, do sexo masculino, é pequeno para a idade gestacional, com peso de nascimento de 1.850 g. Qual a conduta a ser adotada para a prevenção de hepatite B nesse caso?

A) Vacina para hepatite B nas primeiras 12 horas de vida, sem necessidade de administração de imunoglobulina para hepatite B.

B) Imunoglobulina específica contra a hepatite B, e a vacina para hepatite B só poderá ser administrada após atingir peso acima de 2.000 g.

C) Vacina para hepatite B nas primeiras 12 horas de vida e imunoglobulina específica contra a hepatite B.

D) Imunoglobulina específica contra a hepatite B, e aplicar a vacina para hepatite B após 30 dias de vida, em razão da prematuridade.

Resposta: C

Em recém-nascidos de mães portadoras de HBsAg, administrar a vacina e a imunoglobulina humana anti-hepatite B preferencialmente nas primeiras 12 horas de vida, podendo a imunoglobulina ser administrada no máximo em até 7 dias de vida.

Referência

Brasil. Ministério da Saúde. Secretaria de Vigilância em Saúde. Departamento de Vigilância das Doenças Transmissíveis. Manual de normas e procedimentos para vacinação / Ministério da Saúde, Secretaria de Vigilância em Saúde, Departamento de Vigilância das Doenças Transmissíveis. Brasília: Ministério da Saúde, 2014. 176 p. il. Disponível em: http://biblioteca.cofen.gov.br/wp-content/uploads/2017/02/Manual-de-Normas-e-Procedimentos-para-Vacina%C3%A7%C3%A3o.pdf. Acesso em: 25 fev. 2020.

20 Recém-nascido de termo, parto vaginal espontâneo, adequado para a idade gestacional, apresenta temperatura de 38,2 ºC e tremores, com 38 horas de vida. Mãe moradora de rua, que compareceu a apenas duas consultas de pré-natal, ambas no segundo trimestre. O exame clínico do RN demonstra hipoatividade e taquipneia com frequência respiratória de 56 irpm, sem outras alterações. Hemograma com leucocitose e desvio à esquerda, proteína C reativa elevada e líquor normal.

Quais são os agentes mais prováveis para essa infecção, considerando as alterações laboratoriais e o exame clínico?

A) Streptococcus agalactiae e Escherichia coli.

B) Staphylococcus aureus e Klebsiella pneumoniae.

C) Streptococcus pyogenes e Listeria monocytogenes.

D) Enterococcus faecalis e Bacterioides fragilis.

Resposta: A

O quadro clínico apresentado por esse recém-nascido, com história de febre, tremores, com alterações no hemograma e nas provas inflamatórias, é compatível com sepse neonatal precoce. O líquor normal afasta a hipótese de meningite associada. A sepse precoce geralmente se apresenta com comprometimento multissistêmico. Muitas vezes o diagnóstico de sepse neonatal precoce é difícil. Os sinais clínicos iniciais podem ser mínimos ou inespecíficos, podendo ser confundidos com as manifestações clínicas de outras doenças, por exemplo, cardiopatia congênita grave. Além disso, os exames laboratoriais auxiliares apresentam sensibilidade e especificidades inferiores ao ideal. A presença do germe em culturas é considerada "padrão ouro" para o diagnóstico, apesar de a sensibilidade desse exame não ultrapassar 80%. A sepse é uma das principais causas de morbimortalidade no período neonatal. Sua incidência varia de 1 a 8 casos por 1.000 nascidos vivos. O diagnóstico e a antibioticoterapia precoces, acompanhados do manejo apropriado dos problemas metabólicos e respiratórios, podem reduzir de forma significativa os problemas relacionados com a sepse neonatal. As infecções precoces geralmente são decorrentes da contaminação do RN por bactérias do canal de parto, ou secundárias a bacteremias maternas. Os exemplos mais clássicos são infecções por *Streptococcus agalactiae*, *Listeria monocitogenes* e *Escherichia coli*, sendo que *Haemophilus influenzae* e *Staphylococcus* coagulase negativos também seriam possíveis.

Referências

Intervenções comuns, icterícia e infecções em atenção à saúde do recém-nascido: guia para os profissionais de saúde / Ministério da Saúde, Secretaria de Atenção à Saúde, Departamento de Ações Programáticas Estratégicas. 2.ed. atual. Brasília: Ministério da Saúde, 2014. Disponível em: http://bvsms.saude.gov.br/bvs/publicacoes/atencao_recem_nascido_%20guia_profissionais_saude_v2.pdf.

Palhares DB, Figueiredo CSM. Infecções perinatais: sepse neonatal precoce e tardia. In: Burns DAR et al. (orgs.). Tratado de pediatria: Sociedade Brasileira de Pediatria. 4.ed. Barueri: Manole; 2017.

2018

21. Menino de 12 anos de idade é trazido pela mãe à consulta devido a quadro de movimentos involuntários. Na última semana, a mãe e os professores haviam notado que a criança estava mais desatenta e apresentava hiperatividade. Há 2 dias, os movimentos involuntários iniciaram, de forma aguda. O menino não tinha antecedentes mórbidos relevantes e não usava medicamentos. A última intercorrência clínica foi uma faringite há 1 mês, tratada com antibiótico. No exame neurológico, observam-se movimentos involuntários generalizados, de curta duração, com intensidade variável e de caráter migratório. Quando o paciente anda, esses movimentos parasitam a marcha e também os movimentos voluntários, e muitas vezes o próprio paciente incorpora deliberadamente o movimento involuntário em um movimento voluntário, originando uma gesticulação exagerada. Não há outras alterações no exame clínico.

Qual é a principal hipótese diagnóstica?

A) Meningoencefalite herpética.
B) Coreia de Sydeham.
C) Doença de Parkinson juvenil.
D) Doença de Huntington.

Resposta: B

O exame neurológico descrito é compatível com coreia de Sydehan, forma mais prevalente de coreia na infância. Trata-se de uma complicação neurológica provavelmente autoimune do estreptococo beta-hemolítico do grupo A e um dos critérios maiores presente nos critérios de Jones para febre reumática. O aparecimento da coreia é tardio (cerca de 4 a 8 semanas ou mais após a infecção) e, por isso, na ausência de outras hipóteses, dispensa os demais critérios e, também, a evidência laboratorial de infecção estreptocócica para o diagnóstico de febre reumática. Não há exames laboratoriais específicos, e os poucos exames de ressonância magnética de crânio reportados foram inespecíficos. O diagnóstico é clínico, baseado em história e exames que possam descartar outras causas, como lúpus eritematoso sistêmico, intoxicação, doença de Wilson, hipertireoidismo e coreia familiar. Não há dados reportados no enunciado que sejam sugestivos desses outros diagnósticos, e a história pregressa de faringite seguida dessa apresentação clínica permite afirmar que a principal hipótese é coreia de Sydehan

Referências

Sociedade de Pediatria de São Paulo. Departamento de Reumatologia. Recomendações. Atualizações de condutas em pediatria. "Febre reumática". Gestão 2010-2013. N. 59, dez. 2011. Disponível em: https://www.spsp.org.br/site/asp/recomendacoes/Rec_59_FebreReumatica.pdf.

Diretrizes Brasileiras para o Diagnóstico, Tratamento e Prevenção da Febre Reumática. Arq Bras Cardiol. 2009;93(3 Supl.4):1-18. Disponível em: http://publicacoes.cardiol.br/consenso/2009/diretriz_febrereumatica_93supl04.pdf.

Ekici A, Yakut A, Yimenicioglu S, Bora Carman K, Saylısoy S. Clinical and neuroimaging findings of Sydenham's chorea. Iran J Pediatr. 2014;24(3):300-6.

22. Menino de 8 anos de idade estava no clube jogando futebol quando apresentou perda súbita de consciência. Foi avaliado imediatamente pelo médico do clube, que notou que a criança não respondia e não tinha pulso. O médico chamou ajuda e iniciou as compressões torácicas e ventilação, na relação de 30:2. Os maqueiros do clube levaram a criança até uma sala de emergência, onde o médico do clube checou o ritmo cardíaco com as pás do monitor, obtendo o seguinte achado:

Qual é a conduta para o caso nesse momento?

A) Desfibrilação elétrica com carga de 2 J/kg.
B) Choque sincronizado com carga de 4 J/kg.
C) Amiodarona na dose de 5 mg/kg.
D) Adenosina na dose de 0,6 mg/kg.

Resposta: A

A análise do ritmo apresentado no monitor permite identificar um traçado monomórfico, com alargamento de QRS, ausência de onda P e frequência cardíaca superior a 100 bpm, achados compatíveis com taquicardia ventricular. O paciente encontra-se, portanto, em parada cardiorrespiratória (PCR) por um ritmo chocável, e a conduta diante disso é a desfibrilação seguida de retorno das compressões torácicas, sendo a carga indicada inicialmente para crianças de 2 J/kg. O tempo transcorrido entre o início de uma PCR por TV ou fibrilação ventricular (FV) e a desfibrilação é fator determinante no prognóstico do paciente. Por isso, uma vez identificados esses dois ritmos, deve-se proceder à desfibrilação imediata. A cardioversão sincronizada estaria indicada no paciente com taquicardia ventricular instável, porém com sinais de vida.

Referência

2018 American Heart Association focused update on pediatric advanced life support: an update to the American Heart Association guidelines for cardiopulmonary resuscitation and emergency cardiovascular care. Circulation. 2018 Dec 4;(Issue 23):e731-e739. Disponível em: https://doi.org/10.1161/CIR.0000000000000612.

23 Menina de 6 anos de idade é levada ao pronto-socorro por quadro de desconforto respiratório de início súbito, notado há 20 minutos. A criança estava em um passeio no zoológico, e, logo após a pausa para o lanche, quando a criança comeu amendoim, foi notado que começou a apresentar vômitos e dor abdominal, seguida de queixa súbita de falta de ar. Nega episódios prévios semelhantes. Não tem antecedentes mórbidos relevantes ou qualquer infecção aguda recente. No exame clínico, a criança encontra-se sonolenta, com ausculta pulmonar com estridor inspiratório, com tiragem subdiafragmática presente, frequência respiratória de 40 ipm e saturação de 91% em ar ambiente. Ao exame abdominal, dor à palpação difusa, mais intensa em epigástrio, sem massas ou visceromegalias, sem sinais de irritação peritoneal. Frequência cardíaca: 160 bpm, pressão arterial: 74 x 50 mmHg. Tempo de enchimento capilar: 4 segundos. Restante do exame clínico normal.

Qual é a conduta para o caso nesse momento?

A) Salbutamol inalatório.
B) Dexametasona endovenosa.
C) Epinefrina intramuscular.
D) Expansão volêmica com soro fisiológico.

Resposta: C

 Como esta questão envolve o domínio de alguns conceitos, ouça a explicação disponível no QR code ao lado.

Referência

Sociedade Brasileira de Pediatria. Guia prático de atualização. Departamento de Alergia. Anafilaxia. Outubro de 2016.

24 Menino de 4 anos de idade apresenta quadro de febre diária (até 39 °C) iniciada há 7 dias. No segundo dia de febre, a mãe notou redução de aceitação alimentar e levou ao pronto-socorro. Na ocasião, foi feito o diagnóstico de amigdalite e prescrita penicilina benzatina. Desde então, não houve melhora dos sintomas. Há 2 dias, a criança evoluiu com hiperemia conjuntival, sem prurido ou secreção ocular. Hoje pela manhã a criança foi levada novamente ao pronto-socorro. No exame clínico de hoje, a criança se encontra em regular estado geral, descorada 1+/4+, febril (38 °C). Hiperemia conjuntival bilateral. Notam-se enantema e fissuras labiais. Linfonodo em cadeia cervical anterior direita, com 2 cm de diâmetro, móvel, fibroelástico, sem sinais flogísticos. Semiologia pulmonar, cardíaca e abdominal normais. Edema em ambas as mãos, com discreta descamação periungueal. Foram feitos os seguintes exames:

Hemograma	
Hb	10,7 g/dL
Ht	33,4%
Leucócitos	13.240/mm³
Segmentados	32,70%
Linfócitos	47,4%
Monócitos	17,3%
Eosinófilos	2,6%
Plaquetas	720.000/mm³

Urina tipo I	
Densidade	1,015
pH	6,8
Leucócitos	420.000/mL
Hemácias	5.000/mL
Nitrito	Negativo
Bactérias	Negativo

Fonte: Elaborado pela autoria.

Qual outro exame complementar está indicado para o caso?

A) Antiestreptolisina O (ASLO).
B) Teste tuberculínico (PPD).
C) Cultura aeróbia de urina.
D) Ecodopplercardiograma.

Resposta: D

A doença de Kawasaki é uma vasculite sistêmica aguda autolimitada, que acomete predominantemente crianças com menos de 5 anos. O diagnóstico da forma clássica da doença é feito com base nos critérios clínicos estabelecidos pela Associação Americana de Cardiologia, descritos a seguir.

Febre por mais de 5 dias, associada a 4 dos 5 critérios abaixo:

- Eritema e fissura labial, língua em framboesa e/ou eritema da mucosa oral e faríngea.
- Hiperemia conjuntival bilateral não exsudativa e indolor.
- Exantema maculopapular, eritrodermia difusa ou eritema multiforme.
- Eritema e edema de mãos e pés na fase aguda ou descamação periungueal na fase tardia.
- Linfadenopatia cervical (> ou igual a 1,5 cm), geralmente unilateral.

O paciente apresentado na questão já preenche os critérios clínicos para doença de Kawasaki, mas em algumas circunstâncias os achados não são suficientes para firmar o diagnóstico. Nesses casos, chamados de Kawasaki incompleto, algumas alterações em exames laboratoriais podem auxiliar, quais sejam: elevação importante das provas inflamatórias, anemia, leucocitose, plaquetose, hipoalbuminemia, aumento de enzimas hepáticas e leucocitúria asséptica. A complicação mais temida dessa doença são as alterações coronarianas, como dilatação, aneurisma e estenose. O exame de ecocardiograma está, portanto, indicado no diagnóstico e no seguimento do paciente.

Referência

Diagnosis, treatment, and long-term management of Kawasaki disease: a scientific statement for health professionals from the American Heart Association. Circulation. 2017;135:e927-e999. Doi:10.1161/CIR.0000000000000484.

25 **Menina de 9 anos de idade é levada pela mãe no pronto-socorro por estar confusa e referindo cefaleia intensa há 1 dia. A mãe nega que a criança teve febre, mas notou diminuição do volume urinário, com urina mais escura há 2 dias. A criança teve infecção urinária aos 2 anos de idade. Nega outros antecedentes mórbidos relevantes. Durante o exame clínico, a paciente apresentou crise convulsiva tônico-clônica generalizada, que cessou após uma dose de midazolam intravenoso. Após o término da crise convulsiva, a criança estava sonolenta, mas respondendo aos estímulos (pontuação na escala de coma de Glasgow: 14). Frequência cardíaca: 76 bpm, Frequência respiratória: 18 ipm, pressão arterial: 158 x 98 mmHg. Ausculta pulmonar com discretos estertores crepitantes bibasais, sem sinais de desconforto respiratório. Semiologia cardíaca e abdominal normais. Boa perfusão periférica. Membros inferiores com lesões crostosas pré-tibiais. Glicemia capilar de 118 mg/dL.**

Qual é a conduta medicamentosa nesse momento?

A) Fenitoína.
B) Furosemida.
C) Ceftriaxone.
D) Insulina.

Resposta: B

Alguns dados do enunciado apontam que a crise convulsiva apresentada pela paciente foi ocasionada pela elevação dos níveis pressóricos (PA 158 x 98 mmHg). A elevação dos níveis pressóricos deve-se, por sua vez, ao excesso de retenção hídrica e salina. Dados do caso apresentado que sugerem ser esse o mecanismo envolvido são: redução do volume urinário e as crepitações em bases pulmonares.

Outra queixa descrita no enunciado é a urina escura. É possível que seja por maior concentração urinária ou por hematúria. A hematúria da glomerulonefrite é frequentemente reportada como uma urina escurecida, cor de chá ou coca, pois a hemoglobina sofre oxidação e torna-se marrom no ambiente ácido da urina.

Hipertensão, oligúria e provável hematúria, na presença de lesões cutâneas há 1 mês, são dados sugestivos de glomerulonefrite pós-estreptocócica (GNPE) com componente de encefalopatia hipertensiva, a qual é reportada em até 11% das GNPE.

O tratamento da glomerulonefrite pós-estreptocócica consiste em restrição hidrossalina, administração de diuréticos, e, se houver necessidade de melhor controle pressórico, anti-hipertensivos devem ser associados. No caso apresentado, a paciente já cessou a crise e não há qualquer indício de infecção mais grave além das lesões cutâneas. Por isso, entre outras medidas a serem instituídas está a administração de um diurético potente.

Referências

Academia Americana de Pediatria.

VanDeVoorde III RG. Acute Poststreptococcal glomerulonephritis: the most common acute glomerulonephritis. Pediatrics in Review. 2015.

26 Menina de 7 anos de idade está em consulta ambulatorial de rotina. Não há queixas ativas durante a consulta. No exame clínico observa-se índice de massa corpórea acima do percentil 97 para seu sexo e idade, de acordo com as curvas da OMS.

Sem outras alterações ao exame. Além da glicemia de jejum, colesterol total e frações e triglicérides, qual exame laboratorial está indicado de acordo com as recomendações da Sociedade Brasileira de Pediatria?

A) Alanina aminotransferase.
B) Insulina de jejum.
C) Teste de tolerância oral à glicose.
D) Hormônio tireoestimulante.

Resposta: A

A ALT (alanina-aminotransferase) elevada é um marcador de dano hepático e pode ocorrer em indivíduos com doença hepática gordurosa não alcoólica (DHGNA) e nos indivíduos obesos em particular. A ALT apresenta semivida longa (45 horas), está presente no citosol dos hepatócitos e tem atividade predominante nessas células (existe em menor quantidade no músculo esquelético e no rim). Na prática é utilizada para monitorizar a lesão dos hepatócitos. A ALT tem maior especificidade para lesão celular hepática. Em cerca 25 a 30% das crianças com obesidade a DHGNA a alteração pode estar presente.

Referências

Sociedade Brasileira de Pediatria. Departamento Científico de Nutrologia. Obesidade na infância e adolescência: manual de orientação. 2.ed. rev. ampl. São Paulo: SBP; 2012. Disponível em: https://www.sbp.com.br/fileadmin/user_upload/pdfs/14297c1-Man_Nutrologia_COMPLETO.pdf.

Brasil. Agência Nacional de Saúde Suplementar. Diretoria de Normas e Habilitação dos Produtos. Gerência-Geral de Regulação Assistencial. Gerência de Monitoramento Assistencial. Coordenadoria de Informações Assistenciais. Manual de diretrizes para o enfrentamento da obesidade na saúde suplementar brasileira [recurso eletrônico] / Agência Nacional de Saúde Suplementar. Diretoria de Normas e Habilitação dos Produtos. Gerência-Geral de Regulação Assistencial. Gerência de Monitoramento Assistencial. Coordenadoria de Informações Assistenciais. Rio de Janeiro: ANS, 2017. Disponível em: http://www.ans.gov.br/images/stories/noticias/pdf/Manual_Diretrizes_Obesidade.pdf.

27 Mulher de 28 anos de idade, realizou quatro consultas durante o pré-natal, cujo cartão está mostrado a seguir.

Sorologias			
Toxoplasmose	IgC + IgM −	Hepatite B	Anti-Hbs + Ab Hbs − Anti-Hbc −
Rubéola	IgC + IgM −	HIV	Positivo (ELISA e Western Blot)
Antitreponêmico	Negativo		

O filho nasceu em parto cesariano, a termo, sem intercorrências e com peso ao nascer de 3.250 g. O exame clínico do recém-nascido é normal. Em relação à imunização, qual conduta está indicada para esse recém-nascido durante sua estadia na maternidade?

A) Apenas vacina para hepatite B.
B) Vacina BCG-ID e imunoglobulina anti-hepatite B.
C) Vacinas BCG-ID e para hepatite B.
D) Apenas vacina BCG-ID.

Resposta: C

No Brasil, a vacina BCG é recomendada pelo PNI para todas as crianças logo após o nascimento, independentemente da exposição ao HIV. Crianças infectadas assintomáticas, e sem imunossupressão, devem ser vacinadas ao nascimento com a vacina BCG após avaliação criteriosa. Saiba mais no Guia de Imunização SBIm/SBI, disponíveis no QR code ao lado.

Referência

Brasil. Ministério da Saúde. CONITEC (Comissão Nacional de Incorporação de Tecnologias no SUS). Protocolo Clínico e Diretrizes Terapêuticas para Manejo da Infecção pelo HIV em Crianças e Adolescentes. Maio de 2016. Disponível em: http://conitec.gov.br/images/Consultas/Relatorios/2017/Relatorio_PCDT_HIV_CriancasAdolescentes_CP24_2017.pdf. Acesso em: 24 fev. 2020.

28 **Menino de 13 anos de idade é levado pela mãe para Unidade Básica de Saúde. Eles procuram orientação médica sobre a vacinação para HPV.**

Qual alternativa reflete as recomendações atuais do Ministério da Saúde?

A) Ele não pode receber a vacina, pois é disponibilizada apenas para meninas.
B) Ele só pode receber a vacina ser for transplantado, portador de câncer ou HIV.
C) Ele não pode receber a vacina, pois ela é indicada aos 11 anos de idade ou menos.
D) Ele pode receber duas doses da vacina, com intervalo de 6 meses entre as doses.

Resposta: D

A vacina contra o papilomavírus humano está no Sistema Único de Saúde e atualmente é aplicada em meninas e adolescentes, entre 9 e 14 anos de idade, meninos e adolescentes entre 11 e 14 anos de idade e para grupos com condições clínicas especiais.

Referência

Ministério da Saúde. Brasil. Secretaria de Vigilância em Saúde. Departamento de Vigilância das Doenças Transmissíveis. Coordenação-Geral do Programa Nacional de Imunizações. Informe técnico da ampliação da oferta das vacinas papilomavírus humano 6, 11, 16 e 18 (recombinante) — vacina HPV quadrivalente e meningocócica C (conjugada). Brasília, março de 2018. Disponível em: https://portalarquivos2.saude.gov.br/images/pdf/2018/marco/14/Informe-T--cnico-HPV-MENINGITE.pdf. Acesso em: 24 fev. 2020.

29 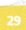 **Menina de 3 anos de idade apresenta episódios de dores abdominais discretas, diarreia esporádica e prurido anal, principalmente à noite. A mãe encontrou na região anal um possível verme. Na consulta, o exame clínico não tinha alterações.**

Qual é a principal hipótese diagnóstica?

A) Ascaridíase.
B) Tricuríase.
C) Giardíase.
D) Enterobíase.

Resposta: D

O diagnóstico, em geral, é clínico, devido ao prurido anal característico. O diagnóstico laboratorial reside no encontro do parasito e de seus ovos. Os parasitológicos de fezes de rotina não encontram o verme, sendo achado somente se o parasitismo é intenso, assim se pode pesquisar diretamente na região perianal.

Referência

Brasil. Ministério da Saúde. Secretaria de Vigilância em Saúde. Departamento de Vigilância Epidemiológica. Doenças infecciosas e parasitárias: guia de bolso / Ministério da Saúde, Secretaria de Vigilância em Saúde, Departamento de Vigilância Epidemiológica. 8.ed. rev. Brasília: Ministério da Saúde, 2010. 444 p.: Il. (Série B. Textos Básicos de Saúde). Disponível em: https://bvsms.saude.gov.br/bvs/publicacoes/doencas_infecciosas_parasitaria_guia_bolso.pdf.

30 Menina de 7 anos de idade está internada, pois será submetida a amigdalectomia amanhã. Ela acorda no meio da noite chorando, dizendo que tem "um urso" no seu quarto. Fica mais tranquila quando a enfermeira acende a luz, mostrando que o urso era uma cadeira que estava coberta com uma capa.

Qual é a principal hipótese diagnóstica para o caso?

A) Delírio.
B) Ilusão.
C) Alucinação simples.
D) Reação dissociativa.

Resposta: B

 Como esta questão envolve o domínio de alguns conceitos, ouça a explicação disponível no QR code ao lado.

Referência

American Psychiatric Association. Manual diagnóstico e estatístico de transtornos mentais [recurso eletrônico]: DSM-5. Tradução de Maria Inês Corrêa Nascimento et al. Revisão técnica de Aristides Volpato Cordioli et al. 5.ed. Dados eletrônicos. Porto Alegre: Artmed, 2014.

31 Menina de 9 anos de idade está em seguimento ambulatorial por quadro de sibilância recorrente, iniciada aos 6 meses de idade. Os episódios são desencadeados por infecções virais, mudança de temperatura ambiental e exposição a alérgenos (poeira e fumaça). Foi internada 3 vezes devido a exacerbações, e a última internação foi aos 6 anos de idade. Nas últimas 4 semanas, a mãe refere que a criança tem apresentado tosse e cansaço durante a noite, acordando 1 vez por semana devido a esses sintomas. Durante o dia a criança fica bem, faz suas atividades habituais sem dificuldades, participando, inclusive, das aulas de educação física da escola. A mãe refere que a criança não faz uso de broncodilatador há mais de 6 meses.

Qual é a classificação da asma dessa paciente?

A) Parcialmente controlada.
B) Intermitente moderada.
C) Persistente leve.
D) Episódica descontrolada.

Resposta: A

Na avaliação da asma usamos os parâmetros do controle de seus sintomas, usando as 4 últimas semanas de sintomas da criança, sendo que esta apresentou:

1) Sintomas diurnos por mais de alguns minutos e mais de uma vez na semana?

    Sim ( )   Não ( )

2) Alguma limitação devido à asma? (Correu/brincou menos que as outras crianças, ou cansou facilmente durante as caminhadas e brincadeiras?)

    Sim ( )   **Não** ( )

3) Necessidade de utilizar medicação de alívio mais de 1 vez na semana?

    Sim ( )   **Não** ( )

4) Despertares noturnos ou tosse devido à asma?

    Sim ( )   Não ( )

Resultado do nível de controle dos sintomas de asma:

Bem controlada – nenhum dos desfechos acima.

Parcialmente controlada – até dois dos desfechos acima.

Não controlada – três ou mais desfechos acima.

Referência

Neto HJC, Solé D, Camargos P, Rosário NA, Sarinho EC, Chong-Silva DC, et al. Diretrizes da Associação Brasileira de Alergia e Imunologia e Sociedade Brasileira de Pediatria para sibilância e asma no pré-escolar. Arq Asma Alerg Imunol. 2018;2(2):163-208. Disponível em: http://aaai-asbai.org.br/detalhe_artigo.asp?id=868.

32

Menino de 2 meses de idade foi levado pela mãe ao pronto-socorro por tosse e coriza há 3 dias, com piora do cansaço hoje, sem febre. Ele nasceu em parto cesárea, prematuro (idade gestacional de 35 semanas), com peso ao nascer de 2.600 g e boletim de Apgar de 8/9/10. Teve alta do berçário com 3 dias de vida e, desde então, está em aleitamento materno exclusivo. O pré-natal foi feito adequadamente e não houve outras intercorrências. Não tem outros antecedentes mórbidos relevantes. No exame clínico de entrada, estava em regular estado geral, ativo e reativo. Presença de tiragem subcostal e intercostal. Temperatura axilar: 36,8 °C, frequência respiratória: 70 ipm, frequência cardíaca: 160 bpm, tempo de enchimento capilar: 2 segundos, saturação de oxigênio em ar ambiente: 89%. Fontanela plana e normotensa. Bulhas rítmicas normofonéticas em 2 tempos sem sopros. Ausculta pulmonar com estertores grossos, roncos e sibilos difusos. Fígado palpável a 3 cm do rebordo costal direito e baço palpável no rebordo costal esquerdo. Restante do exame clínico normal.

Qual é a principal hipótese diagnóstica para o caso?

A) Síndrome gripal.

B) Pneumonia afebril do lactente.

C) Bronquiolite viral aguda.

D) Insuficiência cardíaca congestiva.

Resposta: C

O diagnóstico da bronquiolite é baseado na história e exame clínicos, nos sinais e sintomas da doença. Pode acometer mais gravemente grupos mais suscetíveis, ou seja, os prematuros, os portadores de cardiopatias congênitas e de doença pulmonar crônica da prematuridade.

Referência

Sociedade Brasileira de Pediatria. Departamentos Científicos de Cardiologia, Imunizações, Infectologia, Neonatologia e Pneumologia. Diretrizes para o manejo da infecção causada pelo vírus sincicial respiratório (VSR) – 2017. Disponível em: https://www.sbp.com.br/fileadmin/user_upload/Diretrizes_manejo_infeccao_causada_VSR2017.pdf. Acesso em: 24 fev. 2020.

33

Menina de 1 ano e 2 meses de idade é trazida ao pronto-socorro por febre (até 38,5 °C), vômitos, diarreia e dor abdominal há 2 dias. A mãe refere que a criança não está aceitando alimentos ou líquidos no período. Aceita apenas soro de reidratação oral, após muita insistência. Nega antecedentes mórbidos relevantes. No exame clínico, regular estado geral, com sinais de desidratação grave. Restante do exame clínico normal. Foi iniciada expansão volêmica com 20 mL/kg de soro fisiológico por via endovenosa e coletados os seguintes exames:

Bioquímica sérica	
Sódio	158 mEq/L
Potássio	4,1 mEq/L
Ureia	48 mg/dL
Creatinina	0,3 mg/dL
Glicemia	92 mg/dL

Gasometria venosa	
pH	7,29
Bicarbonato	17 mEq/L

Qual é a principal hipótese diagnóstica etiológica para a hipernatremia nesse caso?

A) Inadequação do soro de reidratação oral.

B) Secreção inapropriada de hormônio antidiurético.

C) Reabsorção tubular de sódio.

D) Perda excessiva de bicarbonato.

Resposta: A

 Como esta questão envolve o domínio de alguns conceitos, ouça a explicação disponível no QR code ao lado.

Referências

https://rehydrate.org/ors/pdf/ors-who-unicef-update.pdf. Acesso em: 7 abr. 2020.

Sociedade Brasileira de Pediatria. Guia prático de atualização. Departamento Científico de Gastroenterologia. Diarreia aguda: diagnóstico e tratamento. Março de 2017, disponível em: https://www.sbp.com.br/fileadmin/user_upload/2017/03/Guia-Pratico-Diarreia-Aguda.pdf

Brandt et al. Acute diarrhea: evidence-based management. J Pediatr (Rio J). 2015;91(6 Suppl 1):S36-S43.

34

Menino de 4 anos de idade está internado em enfermaria para tratamento de pneumonia. Na radiografia de tórax de entrada há imagem compatível com pneumonia lobar em base direita. Foi prescrita ampicilina endovenosa. Está no 4º dia de internação, apresentando febre e sem melhora do estado geral. No exame clínico, regular estado geral, descorado 1+/4+, hidratado. Frequência respiratória: 46 ipm, saturação de oxigênio em ar ambiente: 93%. Ausculta pulmonar com estertores finos em terço médio de hemitórax direito e murmúrios vesiculares diminuídos em base direita. O restante do exame clínico é normal.

Qual é a conduta para o caso nesse momento?

A) Trocar ampicilina por ceftriaxone.

B) Pesquisar BK no suco gástrico.

C) Associar claritromicina ao tratamento.

D) Repetir radiografia de tórax.

Resposta: D

O paciente descrito no enunciado está internado por uma pneumonia, cujas características clínicas e radiológicas nos permitem presumir que seja de origem bacteriana. O principal agente implicado nesse tipo de pneumonia e nessa faixa etária é o *Streptococcus pneumoniae*, que em nosso meio ainda apresenta boa suscetibilidade ao antibiótico escolhido. A propedêutica pulmonar realizada nesse 4º dia de internação sugere que a ausência de melhora possa ser decorrente de complicação com derrame pleural. Por isso, o próximo passo é a realização de um novo exame de imagem para confirmar se essa hipótese procede e se a extensão indica a realização de algum procedimento. Sem a realização de um novo exame de imagem, presumir que a ausência de melhora é por cobertura antimicrobiana inadequada seria muito precipitado.

Referência

Pneumonia adquirida na comunidade na infância. Documento Científico do Departamento Científico de Pneumologia. Sociedade Brasileira de Pediatria, julho de 2018.

35

Menina de 2 anos de idade está internada em enfermaria de pediatria por quadro de febre a esclarecer, há 2 dias. O exame de hemocultura apresenta diplococos gram-negativos em identificação.

A infecção por qual agente é a hipótese etiológica principal?

A) Streptococcus pneumoniae.
B) Neisseria meningitidis.
C) Escherichia coli.
D) Staphylococcus aureus.

Resposta: B

Trata-se de criança com febre sem sinais localizatórios, que colheu uma hemocultura cujo resultado identifica um potencial agente bacteriano. Todas as bactérias listadas nas alternativas são potenciais candidatas a causar infecção bacteriana em uma criança. Logo, o principal aspecto que deve ser abordado pelo candidato para responder a essa questão é a microbiologia, pois a resposta será pautada nas características da bactéria isolada. Entre as principais características das células bacterianas estão suas dimensões, forma, estrutura e arranjo. Esses elementos constituem a morfologia da célula, podendo ser: cocos, cocobacilos, bacilos, e que podem apresentar diferentes arranjos em pares ou cadeias. Outro ponto muito importante é a coloração de gram, que diferencia os tipos de bactérias com base na permeabilidade das paredes celulares bacterianas. As bactérias gram-positivas retêm o cristal violeta devido à presença de uma espessa camada de peptidoglicano (polímero constituído por açúcares e aminoácidos que originam uma espécie de malha na região exterior à membrana celular das bactérias) em suas paredes celulares, apresentando-se na cor roxa a microscopia. Já as bactérias gram-negativas possuem uma parede de peptidoglicano mais fina, que não retém o cristal violeta durante o processo de descoloração, e recebem a cor vermelha no processo de coloração final. O enunciado descreve que na hemocultura foi identificada a presença de diplococos gram-negativos. Logo, é necessário saber, entre as alternativas, qual das bactérias listadas se apresenta como diplococo gram negativo. *Streptococcus pneumoniae* e *Staphylococcus aureus* são as primeiras bactérias a serem descartadas, por se tratar de cocos gram-positivos, sendo que as primeiras se agrupam em pares (diplococos) ou em cadeias curtas, e as segundas se agrupam em cachos. Entre as bactérias restantes, ambas gram-negativas, a *Escherichia coli* é um bacilo gram-negativo; já a *Neisseria meningitidis* (meningococo) é um coco gram-negativo que geralmente se agrupa em pares. Logo, meningococo é a única resposta possível para a questão.

Referência

Trabulsi LR, Alterthum F (eds.). Microbiologia. 6.ed. São Paulo: Atheneu; 2015.

36 **Menino de 3 anos de idade foi levado a consulta médica por queixa de tosse, coriza e obstrução nasal há 12 dias, sem melhora. Apresenta secreção nasal esverdeada intensa, principalmente ao acordar, que vai melhorando ao longo do dia. Queixa-se de cefaleia em região frontal durante todo o período de doença. Não há alterações do exame clínico. Traz radiografia de seios da face realizada hoje, com nível hidroaéreo em seios maxilares.**

Considerando a principal hipótese diagnóstica para o caso, qual das alternativas a seguir justifica a introdução de antibioticoterapia?

A) Cefaleia em região frontal.
B) Secreção nasal esverdeada intensa.
C) Sintomas respiratórios por 12 dias.
D) Nível hidroaéreo na radiografia.

Resposta: C

O diagnóstico da sinusite bacteriana aguda em menores de 6 anos de idade é baseado na história clínica de sintomas respiratórios persistentes por mais de 10 dias e sem sinal de melhora, principalmente a presença de secreção em vias aéreas superiores. Estudos de imagem não são necessários para a confirmação diagnóstica da sinusite bacteriana aguda.

Referência

Wald E. Sinusite bacteriana aguda. In: Interamerican Association of Pediatric Otorhinolaryngology. IAPO. Disponível em: http://www.iapo.org.br/manuals/25-2.pdf. Acesso em: 24 fev. 2020.

37

Menino com 16 horas de vida, em alojamento conjunto, apresenta icterícia em região de face e tronco, pouco acima do umbigo. Nasceu por via vaginal, com idade gestacional de 35 semanas e 4 dias. Apresentava máscara equimótica em face, devido a duas circulares cervicais de cordão umbilical. Seu peso ao nascer foi 2.620 g, e seu boletim de Apgar 8-10-10.

Dentre as alternativas a seguir, qual está correta sobre a icterícia desse recém-nascido?

A) Trata-se de icterícia neonatal precoce decorrente da prematuridade, com quadro clínico diverso da icterícia fisiológica do RN de termo.

B) É decorrente de colestase transitória, encontrada no prematuro nas primeiras 24 horas de vida, e deve desaparecer com 3 a 5 dias de vida.

C) É causada pela reabsorção do sangue extravasado em face (máscara equimótica), e espera-se que desapareça entre 24 e 48 horas de vida.

D) Deve ser iniciado tratamento com fototerapia e investigada doença hemolítica (decorrente de incompatibilidade sanguínea, por exemplo).

Resposta: D

O quadro clínico é compatível com uma icterícia neonatal precoce, pois se instalou nas primeiras 24 horas de vida. Essa condição é um dos fatores de risco para desenvolvimento de hiperbilirrubinemia significante, sendo inclusive um sinal de alerta para a presença de doença hemolítica hereditária ou adquirida. Logo, é uma situação na qual deve ser realizada a investigação de possíveis causas, como doenças hemolíticas, por exemplo, e instituído tratamento precocemente, com início da fototerapia. A idade gestacional abaixo de 37 semanas e a presença de máscara equimótica também são fatores que podem contribuir para a icterícia desse caso, pois também são fatores de risco para desenvolvimento de hiperbilirrubinemia significante, mas que não excluem a necessidade de investigação de outras causas, justamente por ser uma icterícia precoce.

Referências

Brasil. Ministério da Saúde. Secretaria de Atenção à Saúde. Departamento de Ações Programáticas Estratégicas. Atenção à saúde do recém-nascido: guia para os profissionais de saúde / Ministério da Saúde, Secretaria de Atenção à Saúde, Departamento de Ações Programáticas Estratégicas. 2.ed. atual. Brasília: Ministério da Saúde, 2014. 4 v.: il. Disponível em: http://bvsms.saude.gov.br/bvs/publicacoes/atencao_saude_recem_nascido_v2.pdf.

Enk I, Andres L, Enk FL. Icterícia neonatal. In: Burns DAR et al. (orgs.). Tratado de pediatria: Sociedade Brasileira de Pediatria. 4.ed. Barueri: Manole; 2017.

38

Mulher de 17 anos de idade, primigesta, está em relacionamento estável com seu parceiro há 1 ano e meio. Recebeu diagnóstico de sífilis na 16ª semana de gestação. Naquele momento, o VDRL da gestante era 1/32, com teste treponêmico positivo. Foi tratada, juntamente com seu parceiro, terminando o tratamento na 20ª semana de gestação. Na 30ª semana de gestação, o VDRL da gestante era 1/2. A criança, do sexo masculino, nasceu a termo (idade gestacional de 40 semanas), por parto vaginal, e com peso ao nascer 2.470 g. No dia do parto, o VDRL materno e do recém-nascido era 1/64, e ambos tinham teste treponêmico positivo.

Qual alternativa indica a conduta para esse recém-nascido?

A) Sorologia para sífilis no primeiro, no 3º e 6º meses de idade, e penicilina benzatina (dose única).

B) Coleta de líquor, hemograma, radiografia de ossos longos e penicilina cristalina por 10 dias.

C) Hemograma, radiografia de ossos longos e penicilina procaína por 10 dias.

D) Coleta de líquor, hemograma, radiografia de ossos longos. Se esses exames forem normais, observação clínica ambulatorial.

Resposta: B

No caso clínico apresentado, a mãe realizou tratamento adequado durante a gestação, com tratamento dela e do parceiro, mas ao final da gestação ocorreu nova elevação dos títulos, sendo inclusive superior ao do momento do diagnóstico. Com esses dados, podemos concluir que houve uma reativação da doença, ou uma reinfecção. Nesse caso, a gestante deveria ser reinvestigada, incluindo investigação para neurossífilis na gestante, e teria indicação para retratamento, mas, como o exame já foi colhido no momento do parto, a criança se enquadraria em um recém-nascido filho de mãe sem tratamento adequado para sífilis.

Dessa forma, o fluxograma a seguir é do recém-nascido com sífilis congênita, que pressupõe a coleta de hemograma, VDRL sérico, coleta de líquor (com análise de celularidade, glicorraquia, proteinorraquia e VDRL) e radiografia de ossos longos. Também está indicada a notificação compulsória do caso, etapa obrigatória, mas se optou por não a citar no enunciado ou nas alternativas. Além disso, está indicado o tratamento, que dependerá do resultado do VDRL no líquor. Se o VDRL no líquor for não reagente, o tratamento poderia ser com penicilina procaína por 10 dias ou penicilina cristalina por 10 dias. Caso o VDRL do líquor seja positivo, o tratamento seria obrigatoriamente com penicilina cristalina por 10 dias.

Referência

Brasil. Ministério da Saúde. Secretaria de Vigilância em Saúde. Departamento de Doenças de Condições Crônicas e Infecções Sexualmente Transmissíveis. Protocolo clínico e diretrizes terapêuticas para prevenção da transmissão vertical do HIV, sífilis e hepatites virais / Ministério da Saúde, Secretaria de Vigilância em Saúde, Departamento de Doenças de Condições Crônicas e Infecções Sexualmente Transmissíveis. Brasília: Ministério da Saúde, 2019. 248 p.: il. Disponível em: http://www.aids.gov.br/pt-br/pub/2015/protocolo-clinico-e-diretrizes-terapeuticas-para-prevencao-da-transmissao-vertical-de-hiv.

39 **Mulher de 29 anos de idade, primigesta, com idade gestacional de 38 semanas, entrou espontaneamente em trabalho de parto. Quando a dilatação uterina era de 6 cm, observou-se à amnioscopia líquido amniótico tinto por mecônio. O parto foi por via vaginal, e o recém-nascido foi levado à mesa de reanimação por apresentar apneia e frequência cardíaca abaixo de 100 bpm. Foi feita a aspiração suave de boca e narinas. Após esse procedimento, a frequência cardíaca se manteve abaixo de 100 bpm, com apneia.**

Qual é a conduta imediata?

A) Ventilação com pressão positiva utilizando máscara facial e fração inspirada de oxigênio de 50%.

B) Intubação, aspiração traqueal e ventilação com pressão positiva com ar ambiente (fração inspirada de oxigênio de 21%).

C) Ventilação com pressão positiva utilizando máscara facial e ar ambiente (fração inspirada de oxigênio de 21%).

D) Intubação, ventilação com fração inspirada de oxigênio de 50% e aspiração traqueal após 30 segundos de ventilação.

Resposta: C

 Como esta questão envolve o domínio de alguns conceitos, ouça a explicação disponível no QR code ao lado.

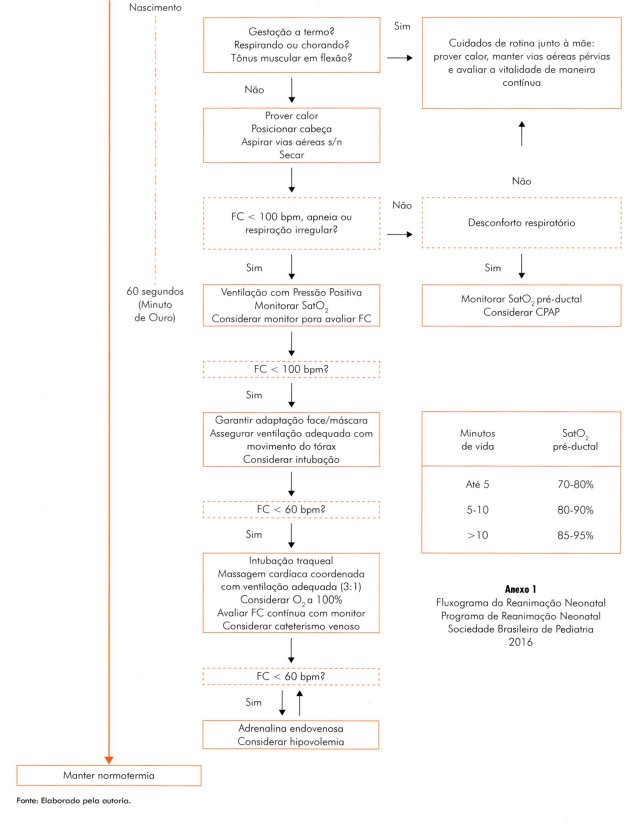

Anexo 1
Fluxograma da Reanimação Neonatal
Programa de Reanimação Neonatal
Sociedade Brasileira de Pediatria
2016

Fonte: Elaborado pela autoria.

Referência

Reanimação do recém-nascido ≥ 34 semanas em sala de parto: Diretrizes 2016 da Sociedade Brasileira de Pediatria. 26 de janeiro de 2016. Disponível em: www.sbp.com.br/reanimacao. Direitos autorais SBP.

40 Menino de 10 dias de vida é trazido ao pronto-socorro por sangue nas fezes há 2 dias. Nasceu com idade gestacional de 39 semanas e 2 dias, por via vaginal, com boletim de Apgar 9/10/10. As triagens neonatais indicadas foram realizadas e resultaram normais. Na maternidade, recebeu 1 mg de vitamina K por via intramuscular e as vacinas para hepatite B e BCG-ID. Permaneceu em alojamento conjunto, com alta da maternidade no terceiro dia de vida, sem intercorrências. Atualmente está em aleitamento misto, com leite materno e fórmula láctea, que a mãe iniciou após a alta da maternidade, pois sentia que tinha pouco leite. A mãe usa carbamazepina, há 6 anos, para controle de epilepsia. No exame clínico, criança em bom estado geral. Semiologia abdominal sem alterações. Não há fissuras ou outras lesões perineais. A mãe traz fralda com presença de sangue (confirmado pelo teste de catalase, que veio positivo). O restante do exame clínico da criança é normal. Também foram examinadas as mamas da mãe, sem fissuras ou quaisquer outras lesões.

Qual é a principal hipótese diagnóstica para o sangramento do recém-nascido?

A) É compatível com sangramento por deficiência de vitamina K forma tardia, devendo-se administrar uma dose de 2 mg de vitamina K intravenosa, com parada do sangramento esperada em, no máximo, 4 horas.

B) É a forma clássica de sangramento por deficiência de vitamina K, devido à baixa quantidade de vitamina K na fórmula derivada do leite de vaca. Deve-se administrar 2 mg de vitamina K via oral e reforçar o aleitamento materno exclusivo.

C) É decorrente do uso de anticonvulsivante, que interfere na absorção intestinal da vitamina K pelo RN, levando a uma coagulopatia, sendo denominado sangramento dependente da deficiência de vitamina K, forma precoce.

D) É sugestivo de alergia à proteína do leite de vaca, não podendo ser classificado como sangramento dependente de deficiência de vitamina K, seja nas formas clássica ou tardia.

Resposta: D

O caso apresenta uma criança de termo, com 10 dias de vida, que apresenta sangramento fecal confirmado pela visualização de sangue na fralda e pelo teste de catalase positivo. O exame das mamas da mãe também revela a ausência de lesões ou fissuras, excluindo uma das causas mais frequentes de sangramento gastrointestinal nessa idade, por ingestão de sangue materno.

A doença hemorrágica do recém-nascido é dividida em três formas: precoce, clássica e tardia, conforme detalhado a seguir:

- Forma precoce: está associada ao uso materno de anticonvulsivantes (barbitúricos e fenitoína), de anticoagulante oral, rifampicina, isoniazida ou a causas idiopáticas. No enunciado é relatado o uso materno de carbamazepina, mas a forma precoce não é compatível com o quadro clínico, pois o sangramento costuma se manifestar nas primeiras 24 horas de vida.

- Forma clássica: está associada à oferta inadequada de vitamina K e costuma ocorrer entre 2 e 7 dias de vida, estando excluída nesse caso tanto pela idade de início dos sintomas quanto pelo fato de ficar claro que foi administrada uma dose de 1 mg de vitamina K por via intramuscular, medida para profilaxia de doença hemorrágica do recém-nascido. Os estudos demonstram que essa dose pela via intramuscular é eficaz na prevenção da forma clássica da doença.

- Forma tardia: ocorre entre 2 e 12 semanas de vida, associada a alteração na absorção da vitamina K (diarreia, fibrose cística, hepatite, doença celíaca, deficiência de alfa-1 antitripsina e atresia de vias biliares). A criança descrita no enunciado não parece conviver com qualquer dessas condições. Como a vitamina K foi administrada intramuscular, a profilaxia também seria útil nessa condição.

Assim, por exclusão, o diagnóstico mais provável é a alergia à proteína do leite de vaca, que pode cursar com sangramento nas fezes devido ao quadro de colite, e que tem a exposição precoce à proteína do leite de vaca como um dos principais fatores de risco, assim como ocorre com essa criança, que está em aleitamento misto.

Referência

Nader PJH, Nader SS, Holanda MRR. Doença hemorrágica do recém-nascido. In: Burns DAR et al. (orgs.). Tratado de pediatria: Sociedade Brasileira de Pediatria. 4.ed. Barueri: Manole; 2017.

2019

41 Qual dos seguintes parâmetros é consistente com um crescimento normal nos 6 primeiros meses de vida?

A) Aumentar a altura em 10 cm.
B) Dobrar o peso de nascimento.
C) Aumentar o perímetro cefálico em 0,5 cm por mês.
D) Ganho de peso de 10 g por dia.

Resposta: B

A criança dobra o seu peso de nascimento entre 5 e 6 meses de idade, ganha mais de 15 cm no comprimento, ganha 2 cm por mês nos primeiros 3 meses de vida e ganha cerca de 30 g por dia.

Referências

Brasil. Ministério da Saúde. Secretaria de Políticas de Saúde. Departamento de Atenção Básica. Saúde da criança: acompanhamento do crescimento e desenvolvimento infantil / Ministério da Saúde. Secretaria de Políticas de Saúde. Brasília: Ministério da Saúde, 2002. Disponível em: https://bvsms.saude.gov.br/bvs/publicacoes/crescimento_desenvolvimento.pdf.

Levine DA. Crescimento e desenvolvimento. In: Marcdante K, Kliegman RM. Nelson princípios de pediatria. 7.ed. Rio de Janeiro: Elsevier; 2017.

42 Segundo o Ministério da Saúde, assinale a alternativa correta sobre o armazenamento adequado do leite materno.

A) Pode ficar em ar ambiente por até 12 horas.
B) Quando descongelado, pode ser consumido em até 12 horas.
C) Pode ser armazenado congelado por até 40 dias.
D) Se colocado na geladeira, deve ser consumido em até 24 horas.

Resposta: B

O leite humano deve ser ordenhado e colocado em geladeira em até 2 horas. Ao ser colocado em geladeira, apresenta duração de 12 horas. A armazenagem em *freezer* ou congelador é por até 15 dias.

Referências

Brasil. Ministério da Saúde. Secretaria de Atenção à Saúde. Departamento de Atenção Básica. Dez passos para uma alimentação saudável: guia alimentar para crianças menores de dois anos: um guia para o profissional da saúde na atenção básica / Ministério da Saúde, Secretaria de Atenção à Saúde, Departamento de Atenção Básica. 2.ed. 2.reimpr. Brasília: Ministério da Saúde, 2013. 72 p.: il. Disponível em: http://www.redeblh.fiocruz.br/media/10palimsa_guia13.pdf.

Fiocruz. Rede Global de Bancos de Leite Humano (rBLH). Todas as normas técnicas. Disponível em: https://rblh.fiocruz.br/todas-normas-tecnicas. Acesso em: 24 fev. 2020.

43 Uma criança é capaz de correr, fazer uma torre com quatro cubos de blocos e brincar de "comidinha". Ela entende "meu" e se sente mal quando pisa no pé de sua mãe.

Dada a progressão normal do desenvolvimento, a descrição acima é esperada de uma criança de qual idade?

A) 15 meses.
B) 18 meses.
C) 24 meses.
D) 30 meses.

Resposta: C

Uma criança de 24 meses de idade já demonstra empatia e consideração com o sofrimento de outra pessoa.

Referências

Scharf JC, Scharf GJ, Stroustrup A. Developmental milestones. Pediatr Rev. 2016;37(1):25-38.

Brasil. Ministério da Saúde. Secretaria de Atenção à Saúde. Departamento de Atenção Básica. Saúde da criança: crescimento e desenvolvimento / Ministério da Saúde. Secretaria de Atenção à Saúde. Departamento de Atenção Básica. Brasília: Ministério da Saúde, 2012. 272 p.: il. (Cadernos de Atenção Básica, n. 33). Disponível em: http://bvsms.saude.gov.br/bvs/publicacoes/saude_crianca_crescimento_desenvolvimento.pdf.

 44 Você está no alojamento conjunto, avaliando recém-nascido no 2º dia de vida, nascido a termo, parto vaginal, adequado para a idade gestacional, sem intercorrências perinatais, evoluindo com boa aceitação do seio materno. Exame clínico sem alterações. A mãe apresenta quadro de tosse crônica, colhido pBAAR (pesquisa de bacilo álcool-ácido resistente) na semana passada, que veio positivo, mas ainda não iniciou qualquer tratamento. Até o momento o recém-nascido em questão ainda não recebeu a vacina da BCG.

De acordo com as recomendações do Ministério da Saúde, a conduta indicada para o recém-nascido nesse momento é:

A) Não dar BCG, início imediato de isoniazida e realizar teste tuberculínico com 3 meses de vida.
B) Vacinação imediata com BCG e realizar teste tuberculínico com 3 meses de vida e após, isoniazida se necessário.
C) Não dar BCG, realizar teste tuberculínico imediato e após, isoniazida se necessário.
D) Vacinação imediata com BCG, início imediato de isoniazida e realizar teste tuberculínico com 3 meses de vida.

Resposta: A

A prevenção da infecção pelo *M. tuberculosis* ou quimioprofilaxia primária é realizada em recém-nascidos expostos a casos de tuberculose pulmonar. Nesse caso a própria mãe, pois poderão ser infectados pelo *M. tuberculosis* e desenvolver formas graves da doença. Nessas situações se recomenda a prevenção da infecção. Não se deve vacinar o recém-nascido com a BCG ao nascer, e se deve iniciar a isoniazida imediatamente, que deve ser mantida por 3 meses e, após esse período, fazer a prova tuberculínica. Após 3 meses, se prova tuberculínica menor que 5 mm, suspender a isoniazida e fazer BCG.

Referência

Brasil. Ministério da Saúde. Secretaria de Vigilância em Saúde. Departamento de Vigilância das Doenças Transmissíveis. Manual de recomendações para o controle da tuberculose no Brasil / Ministério da Saúde, Secretaria de Vigilância em Saúde, Departamento de Vigilância das Doenças Transmissíveis. Brasília: Ministério da Saúde, 2019. 364 p.: il. Disponível em: https://sbpt.org.br/portal/wp-content/uploads/2019/06/manual_recomendacoes_tb_2ed_atualizada_8maio19.pdf.

45 Menina, 3 anos de idade, com diagnóstico recente de síndrome nefrótica, está na terceira semana de tratamento com prednisolona 2 mg/kg/dia. Está evoluindo com boa resposta, com redução do edema, e não apresenta alterações urinárias neste momento. Sua mãe resolve procurar UBS, devido a atraso vacinal.

Segundo a recomendação do Ministério da Saúde, é uma contraindicação absoluta neste momento vacinar com:

A) Vacina tríplice bacteriana (DTP).
B) Vacina tríplice viral (SCR).
C) Vacina contra *influenza*.
D) Vacina contra hepatite A.

Resposta: B

Doses maiores ou iguais a 2 mg/kg/dia de prednisolona ou equivalente em crianças, ou maiores ou iguais a 20 mg/dia em adultos, por mais de 14 dias, são consideradas imunossupressoras, e esses indivíduos não deverão receber vacinas vivas, devendo aguardar 90 dias após o término da medicação para serem vacinados. Em vigência de imunossupressão, as vacinas vivas atenuadas estão contraindicadas: BCG, rotavírus, pólio oral (VOP), febre amarela, SCR, varicela, SCR-V, herpes-zóster e dengue.

Referências

Brasil. Ministério da Saúde. Secretaria de Vigilância em Saúde. Departamento de Vigilância das Doenças Transmissíveis. Manual dos centros de referência para imunobiológicos especiais / Ministério da Saúde, Secretaria de Vigilância em Saúde, Departamento de Vigilância das Doenças Transmissíveis. 5.ed. Brasília: Ministério da Saúde, 2019. Disponível em: http://portalarquivos2.saude.gov.br/images/pdf/2019/dezembro/11/manual-centros-referencia-imunobiologicos-especiais-5ed.pdf. Acesso em: 18 jul. 2020.

Brasil. Ministério da Saúde. Secretaria de Vigilância em Saúde. Departamento de Vigilância das Doenças Transmissíveis. Manual de normas e procedimentos para vacinação / Ministério da Saúde, Secretaria de Vigilância em Saúde, Departamento de Vigilância das Doenças Transmissíveis. Brasília: Ministério da Saúde, 2014. Disponível em: http://biblioteca.cofen.gov.br/wp-content/uploads/2017/02/Manual-de-Normas-e-Procedimentos-para-Vacina%C3%A7%C3%A3o.pdf. Acesso em: 20 fev. 2020.

46 Menino, 5 anos de idade, apresenta história de eczema desde o primeiro ano de vida. Foi tratado com hidratante diariamente e utilizou corticosteroides tópicos intermitentemente, com boa resposta. Agora está na pré-escola, e é trazido pelos pais para avaliação de lesões nas fossas antecubitais e poplíteas bilateralmente, conforme figura a seguir.

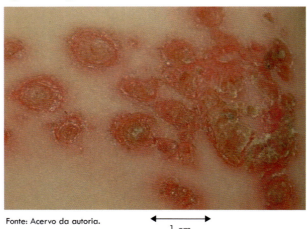

Fonte: Acervo da autoria. 1 cm

Qual dos seguintes patógenos é a causa mais provável da infecção da pele nesse paciente?

A) Staphylococcus aureus.
B) Vírus Coxsackie.
C) Staphylococcus epidermidis.
D) Vírus herpes simplex.

Resposta: C

A lesão dermatológica apresentada é caracterizada pela presença de vesículas rompidas de fundo hiperemiado cobertas por crostas melicéricas, sendo o padrão típico de impetigo não bolhoso. Trata-se de uma infecção bacteriana superficial, mais frequente em crianças, facilitada por fatores como escoriações, picadas de insetos ou traumas. Entre os agentes etiológicos desse tipo de lesão temos o *Staphylococcus aureus* e ou o *Streptococcus pyogenes*.

Referências

Brasil. Ministério da Saúde. Secretaria de Atenção à Saúde. Departamento de Atenção Básica. Acolhimento à demanda espontânea: queixas mais comuns na Atenção Básica / Ministério da Saúde, Secretaria de Atenção à Saúde, Departamento de Atenção Básica. 1.ed.; 1.reimp. Brasília: Ministério da Saúde, 2013. 290 p.: il. (Cadernos de Atenção Básica n. 28, Volume II). Disponível em http://bvsms.saude.gov.br/bvs/publicacoes/acolhimento_demanda_espontanea_queixas_comuns_cab28v2.pdf.

Markus JR, Simoni AGP. Piodermites. In: Burns DAR et al. (orgs.). Tratado de pediatria: Sociedade Brasileira de Pediatria. 4.ed. Barueri: Manole; 2017.

47 Menina, 1 ano e 3 meses de idade, é levada pela mãe ao pronto-socorro devido a quadro de febre de 38,8 °C iniciada hoje, associado a tosse produtiva com expectoração clara, rinorreia e obstrução nasal. Refere diminuição da aceitação alimentar. Sem alterações intestinais ou urinárias. Sem outras queixas. Possui antecedente de prematuridade de 31 semanas, tendo evoluído com broncodisplasia, em seguimento regular com pneumologista e em uso apenas de profilaxia com sulfato ferroso e vitamina D. Ao exame, criança em bom estado geral, corada, hidratada, acianótica, anictérica. FR 34 irpm, FC 112 bpm, T 36,4 °C, com boa perfusão periférica. Exame pulmonar com expansibilidade simétrica, presença de roncos de transmissão esparsos, sem outros ruídos adventícios, sem sinais de desconforto respiratório. Oroscopia com discreta hiperemia em palato. Otoscopia sem alterações. Sem outras alterações ao exame clínico.

Dentre as opções a seguir, está indicado para o tratamento do quadro agudo atual:

A) Amoxicilina.
B) Palivizumab.
C) Ceftriaxona.
D) Oseltamivir.

Resposta: D

O quadro clínico apresentado é de uma febre de início súbito associada a presença de sintomas respiratórios, sendo que, no exame clínico, não há outras alterações que justifiquem a presença de febre (ausculta pulmonar sem localização específica, frequência respiratória normal para a idade, ausência de alterações na oroscopia ou otoscopia). Dessa forma, a principal hipótese diagnóstica para o quadro clínico é de síndrome gripal. Esse diagnóstico costuma ser feito para pacientes que, na ausência de outro diagnóstico específico, apresentem quadro de febre de início súbito, mesmo que referida, acompanhada de tosse e/ou dor de garganta e pelo menos um dos sintomas entre: cefaleia, mialgia ou artralgia. Contudo, para pacientes abaixo de 2 anos de idade, cuja sintomatologia acima não pode ser referida, considera-se como síndrome gripal, na ausência de outro diagnóstico específico, em pacientes com febre de início súbito, mesmo que referida, acompanhada de sintomas respiratórios, como tosse, coriza e obstrução nasal. Logo, a paciente enquadra-se perfeitamente nesses critérios. Em tais casos, estará indicada a introdução de terapêutica específica com oseltamivir para pacientes que apresentem quadro clínico compatível com síndrome respiratória aguda grave (SRAG), que não é o caso, mas também para pacientes que apresentem fatores de risco para evoluir com maior gravidade, por exemplo, ter idade inferior a 5 anos, como é o caso desta paciente (sendo que o maior risco de hospitalização é em menores de 2 anos, especialmente menores de 6 meses com maior taxa de mortalidade). Logo, o oseltamivir está indicado nesse caso, ressaltando-se que a eficácia é maior nas primeiras 48 horas de doença (embora o Ministério da Saúde não faça qualquer ressalva sobre o momento de início da medicação).

Referências

Brasil. Ministério da Saúde. Secretaria de Vigilância em Saúde. Departamento de Vigilância das Doenças Transmissíveis. Protocolo de tratamento de influenza: 2017 [recurso eletrônico] / Ministério da Saúde, Secretaria de Vigilância em Saúde, Departamento de Vigilância das Doenças Transmissíveis. Brasília: Ministério da Saúde, 2018. 49 p.: il. Disponível em: https://bvsms.saude.gov.br/bvs/publicacoes/protocolo_tratamento_influenza_2017.pdf.

Almeida FJ, Berezin EN, Marques HHS. Vírus influenza. In: Burns DAR et al. (orgs.). Tratado de pediatria: Sociedade Brasileira de Pediatria. 4.ed. Barueri: Manole; 2017.

48 Menino, 4 anos de idade, apresenta quadro de febre de até 38,2 °C associado a cefaleia frontal de leve intensidade, mialgia e prostração, iniciado há 4 dias. Os sintomas apresentaram melhora progressiva. Contudo, há 2 dias, evoluiu com hiperemia em região de face, que, desde ontem, espalhou-se para o restante do corpo, conforme a figura a seguir. Além do exantema apresentado, não possui outras alterações ao exame clínico.

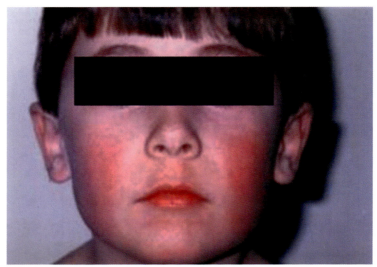

Fonte: Acervo da autoria.

Assinale a alternativa que contém o agente etiológico mais provável para o quadro apresentado.

A) Coxsackievirus A16.
B) Herpes vírus tipo 6.
C) Parvovírus B19.
D) Vírus parainfluenza 3.

Resposta: C

A doença febril associada ao exantema mais intenso na região malar bilateral (face esbofeteada) é típica do quadro de eritema infeccioso (também conhecido como quinta doença), cujo principal agente etiológico é o parvovírus B19. Sintomas como mialgia e prostração, citados no enunciado, também são muito frequentes.

Referência

Marques HHS, Sakane PT. Viroses exantemáticas. In: Burns DAR et al. (orgs.). Tratado de pediatria: Sociedade Brasileira de Pediatria. 4.ed. Barueri: Manole; 2017.

49 Menino, 7 anos de idade, é levado ao pronto-socorro por quadro de febre de até 39 °C há 2 dias, associado a queda do estado geral. Mãe refere ter notado surgimento de lesões orais há 2 dias, que ontem evoluíram para o restante da pele. Sem outras queixas. Tem por antecedente o diagnóstico de epilepsia, tendo iniciado uso de carbamazepina há 3 semanas. Ao exame clínico, criança em regular estado geral, com presença de erosões e crostas hemáticas nos lábios, com vesículas e bolhas rotas, com erosões na mucosa gengival, palato mole e palato duro, mucosa jugal e base da língua. Apresenta também vesículas e bolhas de conteúdo sero-hemático, erosões e áreas de descolamento epidérmico com comprometimento de 40% da superfície corpórea.

O diagnóstico mais provável para o quadro clínico atual é:

A) Eritema pigmentar fixo.
B) Pênfigo bolhoso.
C) Erupção variceliforme de Kaposi.
D) Necrólise epidérmica tóxica.

Resposta: D

O quadro clínico presente no enunciado apresenta um paciente com erosões e crostas hemáticas acometendo pele e mucosas, com vesículas e bolhas rotas, sugerindo descolamento da epiderme. Esses achados, e o antecedente de uso de droga antiepiléptica, faz pensar na possibilidade de reação adversa grave a medicamento. Nesse caso, os diagnósticos mais prováveis seriam síndrome de Stevens-Johnson ou necrólise epidérmica tóxica, sendo o segundo o mais provável pela extensão do acometimento (superior a 30%).

A necrólise epidérmica tóxica (NET) ou síndrome de Lyell é uma reação adversa grave e rara que atinge predominantemente pele e mucosas. É caracterizada pela morte generalizada dos queratinócitos e pelo destacamento da epiderme no nível da junção dermoepidérmica. Suas manifestações dermatológicas incluem erupção maculopapular semelhante a um exantema morbiliforme, que precede a formação de bolhas de conteúdo sero-hemático, erosões em mucosas e, posteriormente, o destacamento da epiderme, atingindo mais de 30% da superfície corporal total. Possui baixa incidência e alta mortalidade, configurando um quadro extremamente grave e que deve ser prontamente reconhecido.

Referência

Bau AEK. Eritema multiforme, síndrome de Stevens-Johnson e necrose epidérmica tóxica. In: Burns DAR et al. (orgs.). Tratado de pediatria: Sociedade Brasileira de Pediatria. 4.ed. Barueri: Manole; 2017.

50 Você é chamado para a sala de emergência pediátrica e, ao entrar, encontra seu colega plantonista realizando a ressuscitação cardiopulmonar de uma criança de 8 anos de idade. Vocês realizam os ciclos de compressão/ventilação na razão de 15:2. O enfermeiro coloca o monitor cardíaco, obtendo o seguinte ritmo:

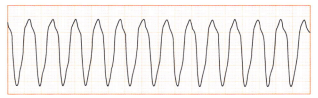

Fonte: Acervo da autoria.

É realizada a desfibrilação com 2 J/kg e, em seguida, é administrada uma dose de epinefrina 0,01 mg/kg. É realizada uma segunda verificação do ritmo cardíaco, mantido mesmo achado, sendo feita uma nova desfibrilação com 4 J/kg.

Considerando que o ritmo se mantenha na próxima checagem, a próxima droga indicada é:

A) Gluconato de cálcio.
B) Atropina.
C) Sulfato de magnésio.
D) Amiodarona.

Resposta: D

A sequência de intervenções recomendadas no algoritmo vigente de ressuscitação cardiopulmonar pediátrica prevê a administração dos antiarrítmicos amiodarona ou lidocaína nos casos de fibrilação ventricular (FV) ou taquicardia ventricular (TV) refratárias ao choque. A definição de FV/TV refratária a choque é definida por persistência ou recorrência desses ritmos após pelo menos uma desfibrilação.

Referência

2018 American Heart Association focused update on pediatric advanced life support: an update to the American Heart Association guidelines for cardiopulmonary resuscitation and emergency cardiovascular care. Circulation. 2018 Dec 4;138(Issue 23):e731-e739. Disponível em: https://doi.org/10.1161/CIR.0000000000000612.

51

Menino, 11 meses de idade, dá entrada no pronto-socorro, com quadro de febre de 39 °C, vômitos e diarreia aquosa, há 2 dias. No exame clínico, criança classificada como desidratada de algum grau, sendo indicado realizar terapia de reidratação oral (TRO). Após 1 hora a criança se encontra em regular estado geral, mantendo diversas perdas. Ao exame clínico, criança pálida, taquicárdica, sonolenta, com perfusão lentificada, tempo de enchimento capilar de 4 segundos.

A conduta indicada neste momento é:

A) Manter apenas a TRO e realizar reavaliação após mais 1 hora.
B) Indicar expansão endovenosa com 20 mL/kg de soro fisiológico.
C) Manter a TRO associada a soro de reposição endovenoso.
D) Iniciar antibioticoterapia devido à não resposta à hidratação instituída.

Resposta: B

O tratamento realizado para o paciente com soro de reidratação oral foi adequado e de acordo com o proposto pelo Ministério da Saúde e pela Organização Mundial da Saúde para os casos de desidratação de algum grau (plano B). Ocorre que, na reavaliação, o paciente mantinha perdas importantes e passou a apresentar alteração do nível de consciência, um dos sinais indicativos de desidratação grave na estratégia de avaliação de hidratação proposta pela OMS e pelo MS (plano C). Embora não contemplados nessa estratégia de avaliação, outros sinais observados no paciente traduzem gravidade, como palidez e taquicardia. Diante dessa piora clínica na vigência de um tratamento adequado, deve-se assumir que houve falha deste e indicar hidratação parenteral com fluido isotônico, na dose preconizada de 20 mL/kg (plano C).

Referência

Sociedade Brasileira de Pediatria. Guia prático de atualização. Departamento Científico de Gastroenterologia. Diarreia aguda: diagnóstico e tratamento. Março de 2017, disponível em: https://www.sbp.com.br/fileadmin/user_upload/2017/03/Guia-Pratico-Diarreia-Aguda.pdf

52

Menina, 3 anos de idade, está internada em enfermaria devido a pneumonia, no primeiro dia de tratamento com ceftriaxona. Tem antecedente de encefalopatia crônica não progressiva por anoxia neonatal, tendo evoluído com epilepsia, mas sem necessidade de anticonvulsivantes no último ano. Durante a internação, a criança evoluiu com quadro de febre de 39 °C, cursando com crise epiléptica tônico-clônica generalizada. A paciente foi monitorizada, oferecido oxigênio e solicitada administração de midazolam e dipirona, que foram aplicados por via intramuscular devido à perda de acesso venoso. A crise epiléptica não cessou, apesar de receber uma segunda e uma terceira dose de midazolam intramuscular. Tentada a obtenção de acesso venoso periférico, sem sucesso.

A conduta neste momento é:

A) Passagem de sonda nasogástrica para administrar dose de ataque de fenobarbital.
B) Manter bolus de midazolam intramuscular a cada 5 minutos até cessação das crises.
C) Obtenção de acesso intraósseo para administrar dose de ataque de fenitoína.
D) Passagem de cateter venoso central para controle de crise com midazolam contínuo.

Resposta: C

O manejo da crise convulsiva prolongada inclui alguns passos essenciais, cujo intuito é garantir a estabilidade clínica e cessar a crise o mais breve possível. A primeira fase do tratamento, chamada fase de estabilização, deve ser instituída em até 5 minutos e inclui medidas de suporte como fornecimento de oxigênio, monitorização e obtenção de acesso venoso. A fase terapêutica inicial, a ser instituída em até 20 minutos, contempla a administração preferencialmente intramuscular ou endovenosa de benzodiazepínicos, classe de medicamentos de comprovada eficácia, segurança e tolerabilidade. Quando a fase terapêutica inicial falha, dá-se início à segunda fase terapêutica, em que opções medicamentosas razoáveis incluem ácido valproico, levetiracetam, fenitoína e fenobarbital. Estas duas últimas são as medicações preconizadas pelo Ministério da Saúde e as mais facilmente disponíveis no nosso meio. A administração em crise prolongada é por via vascular, por isso é inquestionável a indicação da obtenção do acesso intraósseo nesse cenário, em que todas as tentativas de obtenção de acesso venoso foram falhas. O acesso intraósseo é mais rapidamente obtido que o acesso venoso central e está indicado em qualquer situação clínica em que o acesso vascular é emergencialmente necessário, porém não imediatamente disponível.

Referências

Ministério da Saúde. Avaliação e conduta da epilepsia na atenção básica e na urgência e emergência [recurso eletrônico]. 2018.

American Epilepsy Society. Proposed algorithm for convulsive status epilepticus from "treatment of convulsive status epilepticus in children and adults. Epilepsy Currents. 2016 Jan/Feb;16.

53 **Menino, 12 anos de idade, dá entrada no pronto-socorro com quadro de febre de 39 °C há 1 dia, sem outras queixas. Tem diagnóstico de leucemia linfoide aguda, está no 7º dia pós-quimioterapia. Ao exame clínico, criança em bom estado geral, sem alterações significativas. Colhidos exames laboratoriais, com: Hb 10,2, HT 31%, leucócitos: 1.000 (35% neutrófilos, 3% eosinófilos, 48% linfócitos, 14% monócitos), plaquetas: 155.000/mm³, urina 1 sem alterações, radiografia de tórax normal. Optado pela internação hospitalar.**

O antimicrobiano de escolha para o quadro atual é:

A) Cefepime.

B) Vancomicina.

C) Ceftriaxona.

D) Anfotericina B.

Resposta: A

Neutropenia e febre são condições frequentes em pacientes recebendo quimioterapia, por isso diversas diretrizes já foram formuladas visando guiar o manejo dessas complicações. A febre pode ter etiologia viral, bacteriana, fúngica ou não ser infecciosa.

Em pacientes recebendo quimioterapia, a febre na vigência de < 500 neutrófilos/mL, ou < 1.000 neutrófilos/mL com previsão de queda nas próximas 48 horas, demanda, além de história e exame físico minuciosos, investigação adicional com exames complementares e introdução de antimicrobianos. Essa abordagem mais empírica e agressiva justifica-se pela alta suscetibilidade a infecções mais graves e potencialmente fatais. A progressão da infecção pode ser rápida e silenciosa devido à quebra de barreiras naturais e à imunidade humoral e celular, extremamente prejudicadas nesses pacientes.

A escolha do antimicrobiano sofre influência de aspectos clínicos do paciente, classificação de risco e epidemiologia local. Em pacientes estáveis com febre sem foco aparente, está indicada inicialmente monoterapia empírica com cobertura para gram-negativos, incluindo pseudomonas, sendo que muitos centros optam pela cefalosporina de quarta geração.

Referência

Lehrnbecher T, Robinson P, Fisher B, et al. Guideline for the management of fever and neutropenia in children with cancer and hematopoietic stem-cell transplantation recipients: 2017 update. Journal of Clinical Oncology. 2017 Jun 20;35(18):2082-94. Doi:10.1200/JCO.2016.71.7017.

Menina, 2 anos de idade, previamente hígida, foi trazida ao pronto-socorro pelo avô, que a encontrou vomitando no quintal, onde foi aplicado veneno para ratos recentemente. Criança descorada, hipoativa, sonolenta, pupilas mióticas, com presença de sudorese, lacrimejamento e salivação intensas. FC 62 bpm, FR 12 irpm, tempo de enchimento capilar de 4 segundos. Sem outras alterações ao exame clínico.

Para reversão do quadro atual, está indicado o uso de:

A) Gluconato de cálcio.
B) Atropina.
C) Flumazenil.
D) Bicarbonato de sódio.

Resposta: B

A questão acima propõe ao candidato a identificação de uma toxíndrome e a escolha do melhor antídoto para revertê-la. Os achados de miose, sudorese, lacrimejamento, salivação e bradicardia apontam para uma síndrome anticolinesterásica, em que há aumento da atividade parassimpática. Inseticidas organofosforados e carbamatos, prostigminas, e alguns cogumelos são os principais agentes causadores dessa toxíndrome. O dado do enunciado sobre a aplicação recente de raticida no local onde a menor brincava corrobora a hipótese de intoxicação por organofosforado. Para reverter o aumento do estímulo colinérgico causado por esses agentes, deve-se administrar a atropina, antagonista colinérgico nos receptores muscarínicos.

Referência

Schvartsman C, Schvartsman S. Intoxicações exógenas agudas. J Pediatr (Rio de J). 1999;75(Suppl 2):S244-50.

55 **Menina, 1 mês e 18 dias de idade, apresenta tosse há 7 dias, que evoluiu com piora do padrão respiratório há 2 dias, sem febre, sem outras queixas. Trata-se de criança nascida de termo, parto vaginal, sem intercorrências perinatais. Apresentou quadro de conjuntivite na terceira semana de vida, resolvido com uso de colírio de tobramicina. Ao exame clínico, criança em bom estado geral, descorada 1+/4+, hidratada, acianótica, anictérica, afebril. Exame pulmonar com estertores finos em base direita, com presença de tiragem subdiafragmática leve, FR 62 irpm, saturação de 89% em ar ambiente. Ausculta cardíaca sem alterações, FC 180 bpm. Exame abdominal com fígado a 3 cm do rebordo costal direito, baço percutível a 1 cm do rebordo costal esquerdo. Boa perfusão periférica. Sem outras alterações ao exame clínico. Realizada radiografia de tórax, com presença de infiltrado intersticial bilateral, mais intenso em base direita, com sinais de hiperinsuflação e espessamento brônquico. Área cardíaca de tamanho normal.**

Qual a principal hipótese diagnóstica?

A) Bronquiolite viral aguda.
B) Síndrome aspirativa.
C) Miocardite viral aguda.
D) Pneumonia afebril do lactente.

Resposta: D

O caso clínico apresentado é de um lactente que apresenta uma história de 7 dias de evolução de sintomas respiratórios, com piora recente, evidente pela taquipneia e hipoxemia. Os dados de exame físico pulmonar sugerem a presença de um foco pneumônico à direita, e a imagem radiológica mostra um acometimento difuso, predominante à direita. Embora relativamente incomum, os dados apresentados no enunciado sugerem um quadro de pneumonia afebril do lactente. A apresentação clínica da pneumonia afebril do lactente é de um quadro agudo ou subagudo de um processo pulmonar difuso, afebril ou minimamente febril. Um dos agentes principais dessa doença é a *Chlamydia trachomatis*, que é transmitida ao recém-nascido na passagem pelo canal de parto. Embora os sinais e sintomas sejam semelhantes a outras infecções respiratórias, o relato de uma conjuntivite prévia reforça a hipótese de uma pneumonite por *Chlamydia*, dado que os olhos e a nasofaringe são portas de entrada frequentes desse agente.

Referência

Bedran RM, Andrade CR, Ibiapina CC, et al. Pneumonias adquiridas na comunidade na infância e adolescência. Rev Med Minas Gerais. 2012;22 (Supl 7):S40-S47.

56. Menina de 7 anos de idade, com diagnóstico de infecção urinária de repetição por bexiga neurogênica, está internada em uso de ceftriaxona para tratamento de pielonefrite. No segundo dia de internação, ainda mantendo febre, é obtido o resultado da urocultura, com presença de *Escherichia coli* produtora de betalactamases de espectro ampliado (ESBL). Diante desse achado, assinale a melhor alternativa de antibiótico para continuar o tratamento:

A) Ceftriaxona.
B) Cefepime.
C) Meropenem.
D) Ceftazidima.

Resposta: C

Bactérias produtoras de betalactamases de espectro ampliado (ESBL – *extended-spectrum beta-lactamase*) produzem enzimas que degradam não apenas penicilinas e derivados, mas cefalosporinas como um todo. Logo, o tratamento atual com ceftriaxone não será eficaz, por se tratar de uma cefalosporina. Entre as alternativas listadas, a única que não contém cefalosporinas é o meropenem, antibiótico da classe dos carbapenêmicos, não afetado por betalactamases de espectro ampliado, e que possui boa cobertura para bactérias gram-negativas, como a *E. coli*. Muito provavelmente, o diagnóstico de infecção urinária de repetição, como necessidade de diversos cursos de antibiótico previamente, que deve ter determinado a seleção de uma bactéria multirresistente, como a apresentada no caso.

Referência

Mimica MJ, Coser EM. Controle de bactérias multirresistentes. In: Burns DAR et al. (orgs.). Tratado de pediatria: Sociedade Brasileira de Pediatria. 4.ed. Barueri: Manole; 2017.

57. Um recém-nascido de termo, adequado para a idade gestacional, com Apgar de 5, 8 e 9 no 1º, 5º e 10º minutos de vida, é submetido, com 30 horas de vida, ao teste de triagem cardiológica. A saturação de oxigênio do membro superior direito e a do membro inferior esquerdo foram de 94 e 96%, respectivamente.

Sobre esse resultado, podemos afirmar que:

A) O teste está alterado, devendo ser repetido em 1 hora e, se permanecer alterado, indicar ecocardiograma.
B) O teste está normal, sem necessidade de repetir o exame ou fazer qualquer investigação complementar.
C) O resultado do teste não pode ser levado em consideração, pois foi realizado antes de 48 horas de vida.
D) O resultado deve ser desconsiderado, pois foi utilizado o membro inferior contralateral em relação ao membro superior.

Resposta: A

Caso qualquer medida da saturação de oxigênio seja menor que 95% ou se houver uma diferença igual ou maior que 3% entre as medidas do membro superior direito e do membro inferior, uma nova aferição deverá ser realizada após 1 hora. Caso o resultado se confirme alterado, um ecocardiograma deverá ser realizado dentro das 24 horas seguintes.

Referências

Sociedade Brasileira de Pediatria. Diagnóstico precoce de cardiopatia congênita crítica: oximetria de pulso como ferramenta de triagem neonatal. Departamentos de Cardiologia e Neonatologia da SBP de 07/11/2011. Disponível em: https://www.sbp.com.br/fileadmin/user_upload/pdfs/Diagnostico_precoce_cardiopatia_Cardiologia.pdf. Acesso em: 20 fev. 2020.

Brasil. Ministério da Saúde. Nota Técnica n. 7/2018-CGSCAM/DAPES/SAS/MS. Orientações para profissionais de saúde quanto à sistematização e padronização do teste de triagem neonatal para cardiopatia congênita crítica (teste do coraçãozinho), 2018. Disponível em: https://portalarquivos2.saude.gov.br/images/pdf/2018/junho/12/SEI-MS-2937931-Nota-Tecnica.pdf. Acesso em: 20 fev. 2020.

58 Recém-nascida de termo, adequada para a idade gestacional. Pré-natal e parto vaginal sem intercorrências. Mãe primigesta, saudável, com 30 anos de idade. Com 12 horas de vida observa-se icterícia zona I/II na RN. Neste momento a dosagem de bilirrubina indireta (BI) revelou 8 mg/dL. Iniciada fototerapia. Tipagem sanguínea materna O Rh negativo, *coombs* indireto (CI) negativo e do RN A Rh positivo, *coombs* direto (CD) negativo e eluato positivo. Com 20 horas de vida a BI estava em 10 mg/dL, repetida com 24 horas de vida e mantida em 11 mg/dL. Reticulócitos 11%.

A causa para a alteração observada e a conduta devem ser:

A) Doença hemolítica não imune, manter fototerapia e solicitar curva de fragilidade osmótica da RN.

B) Doença hemolítica por incompatibilidade A-O, manter fototerapia, com controle sérico de bilirrubina.

C) Doença hemolítica por incompatibilidade Rh, administrar imunoglobulina e realizar controle sérico de bilirrubina.

D) Doença hemolítica devida a grupos menores, solicitar a pesquisa do antígeno envolvido e realizar a exsanguineotransfusão.

Resposta: B

Em casos de mães com tipagem sanguínea O, com recém-nascido com tipagens sanguíneas A ou B, é muito comum a icterícia por incompatibilidade ABO, devido à presença dos anticorpos anti-A e anti-B oriundos do sangue materno. O teste de eluato, citado no enunciado como positivo, representa a pesquisa de anticorpos adsorvidos às hemácias do RN e, quando positivo, confirma isoimunização ABO. No caso descrito, a fototerapia foi indicada por se tratar de a icterícia precoce (menos de 24 horas de vida), e, com base nos valores apresentados, a conduta indicada é manter a fototerapia.

Referências

Brasil. Ministério da Saúde. Secretaria de Atenção à Saúde. Departamento de Ações Programáticas Estratégicas. Atenção à saúde do recém-nascido: guia para os profissionais de saúde / Ministério da Saúde, Secretaria de Atenção à Saúde, Departamento de Ações Programáticas Estratégicas. 2.ed. atual. Brasília: Ministério da Saúde, 2014. 4 v.: il. Disponível em: http://bvsms.saude.gov.br/bvs/publicacoes/atencao_saude_recem_nascido_v2.pdf.

Enk I, Andres L, Enk FL. Icterícia neonatal. In: Burns DAR et al. (orgs.). Tratado de pediatria: Sociedade Brasileira de Pediatria. 4.ed. Barueri: Manole; 2017.

59 Recém-nascido de termo, sexo masculino, pequeno para a idade gestacional, com 2.200 g de peso de nascimento, nasce bem, sem intercorrências. Submetido a controles de glicemia capilar, apresenta, com 6 horas de vida, glicemia de 45 mg/dL, sem sinais ao exame clínico. Em aleitamento materno.

A conduta em face da glicemia encontrada é:

A) Administrar soro glicosado a 10%, 2 mL/kg, IV, em 1 minuto, devido ao baixo peso ao nascer.

B) Administrar 20 mL de leite humano pasteurizado ou fórmula láctea para termo, já que o RN é assintomático.

C) Administrar soro de manutenção com velocidade de infusão de glicose de 5 mg/kg/min, levando em conta que é uma hipoglicemia leve.

D) Reforçar o aleitamento materno e a manutenção dos controles de glicemia, pois a glicemia está normal.

Resposta: D

Hipoglicemia é a dosagem de glicose sérica menor que 40 mg/dL (menor que 2,2 mmol/L) nos recém-nascidos de termo. Nas primeiras horas 4 a 6 horas de vida o recém-nascido mantém níveis de 45 mg/dL, que se mantêm nas primeiras 12 horas de vida. Nos RNs assintomáticos com glicemia baixa (entre 25 e 45mg/dL), a orientação é alimentar a criança preferencialmente com leite materno. Repetir a dosagem da glicemia em 30-60 minutos.

Referências

Sociedade Brasileira de Pediatria. Diretrizes da SBP. Hipoglicemia no período neonatal. Disponível em: https://www.sbp.com.br/fileadmin/user_upload/2015/02/diretrizessbp-hipoglicemia2014.pdf. Acesso em: 24 fev. 2020

Brasil. Ministério da Saúde. Secretaria de Atenção à Saúde. Departamento de Ações Programáticas Estratégicas. Atenção à saúde do recém-nascido: guia para os profissionais de saúde / Ministério da Saúde, Secretaria de Atenção à Saúde, Departamento de Ações Programáticas Estratégicas. 2.ed. Brasília: Ministério da Saúde, 2012.

60 **Menina, 13 meses de idade, previamente saudável, é levada ao pronto atendimento com história de febre e tosse há 2 dias. Mãe refere boa aceitação alimentar e eliminações normais. Vacinações em dia. Ao exame clínico se apresenta em regular estado geral, alerta, com temperatura de 38,9 °C, frequência cardíaca é de 142 bpm, a frequência respiratória é de 50 irpm e a saturação de oxigênio é de 95% no ar ambiente. Não apresenta estridor ou retrações torácicas, há presença de estertores crepitantes na base do pulmão direito. O restante do exame clínico é normal. Não apresenta antecedentes alérgicos.**

Qual das alternativas a seguir é o patógeno mais provável?

A) Bordetella pertussis.
B) Haemophilus influenzae tipo B.
C) Streptococcus pneumoniae.
D) Mycoplasma pneumoniae.

Resposta: B

O quadro clínico apresentado é de um lactente febril com sintomas respiratórios, presença de taquipneia (o limite superior para idade é de frequência respiratória de 40 irpm), e com ausculta pulmonar alterada por presença de estertores crepitantes localizados em base do pulmão direito, ou seja, quadro clínico sugestivo de pneumonia. Dentre os agentes bacterianos listados nas alternativas, o mais provável para pneumonias comunitárias do nosso meio na faixa etária entre 7 meses e 5 anos de idade é o *Streptococcus pneumoniae*.

Referências

Pneumonia adquirida na comunidade na infância. Documento Científico do Departamento Científico de Pneumologia. Sociedade Brasileira de Pediatria, julho de 2018. Disponível em: https://www.sbp.com.br/fileadmin/user_upload/Pneumologia_-_20981d-DC_-_Pneumonia_adquirida_na_comunidade-ok.pdf.

Souza ELS, Ribeiro JD, Ferreira S, March MFBP. Pneumonias comunitárias. In: Burns DAR et al. (orgs.). Tratado de pediatria: Sociedade Brasileira de Pediatria. 4.ed. Barueri: Manole; 2017.

2020

61 **Menina, 1 ano e 11 meses de idade, sem comorbidades, levada a UBS hoje devido a lesões em períneo surgidas há 1 semana, conforme a figura a seguir. Sem outras queixas e sem outras alterações ao exame clínico. Para o tratamento da lesão atual está indicado o uso tópico de:**

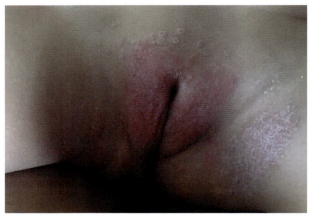

Fonte: Acervo da autoria.

A) hidrocortisona pomada.
B) cetoconazol creme.
C) neomicina + bacitracina pomada.
D) pimecrolimo creme.

Resposta: B

No lactente a área de pele ocluída pelas fraldas ocasiona aumento da temperatura e da umidade local; é um ambiente propício para a proliferação de *Candida albicans*. A dermatite de fraldas é geralmente a porta de entrada para a proliferação desse fungo. A característica da lesão é a hiperemia intensa, com áreas descamativas, bordas recortadas e nítidas, com confluência de placas e presença de pústulas vesiculares. Ocorrem lesões-satélite na pele ao redor da dermatite. O tratamento de primeira linha é realizado com antifúngicos tópicos. Saiba mais sobre dermatologia na atenção básica à saúde acessando o QR code ao lado.

Referências

Diiorio DA, Humphrey SR. Cutaneous fungal infections. In: Nelson textbook of pediatrics. 21.ed. Elsevier; 2020. p.1642; p.3564-5.

Brasil. Ministério da Saúde. Secretaria de Políticas de Saúde. Departamento de Atenção Básica. Dermatologia na Atenção Básica / Ministério da Saúde, Secretaria de Políticas de Saúde. 1.ed. Brasília: Ministério da Saúde, 2002. 142p.:il. (Série Cadernos de Atenção Básica; n. 9) Série A. Normas e Manuais Técnicos; n. 174. Disponível em: https://bvsms.saude.gov.br/bvs/publicacoes/guiafinal9.pdf.

62 Lactente feminino, 4 meses de idade, é levada a UBS pela mãe, que deseja orientações sobre vacinação. A mãe refere que a criança apresentou um quadro de palidez intensa, associado a hipotonia generalizada, iniciado 6 horas após a aplicação da vacina dos 2 meses de vida. Refere que a criança não reagia quando estimulada. À época, a mãe levou a criança ao serviço de saúde, mas o episódio se resolveu antes da chegada ao hospital. A criança foi avaliada, permaneceu em observação por algumas horas e depois foi liberada. Evoluiu bem, sem novos episódios. Atualmente com desenvolvimento neuropsicomotor adequado para a idade.

Levando em consideração os dados informados pela mãe, a conduta é:

A) contraindicar as vacinas de vírus vivos atenuados (rotavírus e poliomielite) e encaminhar para imunologia pediátrica para avaliação.

B) administrar todas as vacinas previstas para a idade e manter observação médica por 6 horas após aplicação.

C) administrar cada uma das vacinas previstas para a idade em dias diferentes e observar possíveis reações de cada uma.

D) trocar a vacina tríplice bacteriana de células inteiras (DPT) por DPT acelular e aplicar as demais vacinas previstas para a idade.

Resposta: D

 Como esta questão envolve o domínio de alguns conceitos, ouça a explicação disponível no QR code ao lado.

Referências

Brasil. Ministério da Saúde. Secretaria de Vigilância em Saúde. Departamento de Vigilância das Doenças Transmissíveis. Manual de vigilância epidemiológica de eventos adversos pós-vacinação / Ministério da Saúde, Secretaria de Vigilância em Saúde, Departamento de Vigilância das Doenças Transmissíveis. 3.ed. Brasília: Ministério da Saúde, 2014. 250 p.: il. Disponível em: http://bvsms.saude.gov.br/bvs/publicacoes/manual_vigilancia_epidemiologica_eventos_adversos_pos_vacinacao.pdf. Acesso em: 7 fev. 2020.

Brasil. Ministério da Saúde. Secretaria de Vigilância em Saúde. Departamento de Vigilância das Doenças Transmissíveis. Manual dos centros de referência para imunobiológicos especiais / Ministério da Saúde, Secretaria de Vigilância em Saúde, Departamento de Vigilância das Doenças Transmissíveis. 4.ed. Brasília: Ministério da Saúde, 2014. 160 p.: il. Disponível em: http://www.saude.pr.gov.br/arquivos/File/-01VACINA/manual_crie_.pdf. Acesso em: 7 fev. 2020.

Sociedade Brasileira de Imunizações (SBIM). Vacina tríplice bacteriana acelular infantil DTPa. Disponível em: https://familia.sbim.org.br/vacinas/vacinas-disponiveis/vacina-triplice-bacteriana-acelular-infantil-dtpa. Acesso em: 5 fev. 2020.

63 Lactente masculino, 3 meses de vida, está em consulta ambulatorial de rotina. Tem antecedente de prematuridade de 34 semanas de gestação, devido a pré-eclâmpsia e trabalho de parto prematuro, tendo nascido com peso de 1.820 g, adequado para a idade gestacional. Nasceu bem, sem necessidade de manobras de reanimação, permaneceu internado por 15 dias para tratamento de icterícia por incompatibilidade ABO e para ganho de peso. Atualmente a criança tem estatura de 59 cm e peso de 4.700 g (ambos no percentil 50 pela idade gestacional corrigida), tendo ganhado 32 g por dia desde a última consulta. Alimenta-se de seio materno complementado com fórmula infantil adequada para idade (30 mL, 7 vezes ao dia). Nega intercorrências desde o nascimento. Na semana passada, colheu hemograma que veio com Hb 10,0 g/dL, Ht 30,0%, VCM 82 fl, RDW 14,1%, com leucócitos e plaquetas sem alterações. Tendo em vista os dados apresentados, qual a recomendação da diretriz mais recente de Sociedade Brasileira de Pediatria (SBP – 2018) sobre o uso de sulfato ferroso para esse paciente?

A) Oferecer na dose de 4 mg/kg/dia com hemograma de controle em 4 semanas.
B) Iniciar apenas após completar 6 meses de idade corrigida.
C) Oferecer na dose de 2 mg/kg/dia até completar 1 ano de idade.
D) Iniciar apenas se deixar de receber fórmula infantil adequada para idade.

Resposta: C

Alguns conceitos sobre anemia na infância são fundamentais para o manejo desse caso.

O primeiro deles é o conceito de anemia fisiológica, pois a criança nasce com níveis elevados de hemoglobina, à custa de hemoglobina fetal, e a elevação rápida da fração inspirada de oxigênio, devido ao nascimento, leva a uma redução significativa da eritropoiese. Como a hemoglobina fetal tem meia-vida mais curta, ao redor de 70 a 90 dias, nesse momento da vida (2 a 3 meses de idade), os valores de hemoglobina são os mais baixos da infância, podendo chegar a 9,0 mg/dL em uma criança de termo e sem intercorrências perinatais. Esse processo ocorre em todas as crianças, não tendo relação direta com ferropenia; os níveis de hemoglobina são mais baixos em prematuros, que têm uma reserva menor ao nascimento. Logo, o hemograma do caso em questão está normal para a idade da criança.

O segundo ponto importante é entender que algumas condições clínicas, como baixo peso e prematuridade, são fatores de risco para ferropenia, tornando indicado iniciar a profilaxia para ferropenia precocemente e com doses maiores de ferro. Para prematuros, com baixo peso ao nascer (entre 1,5 e 2,5 kg), a Sociedade Brasileira de Pediatria recomenda iniciar a profilaxia para ferropenia aos 30 dias de vida, na dose de 2 mg/kg/dia de ferro, mantendo essa dose até 1 ano de idade.

Outro ponto importante é que fórmulas lácteas são enriquecidas em ferro, e, em crianças de termo, o consumo de 500 mL de fórmula por dia exclui a necessidade de profilaxia medicamentosa. Entretanto, isso não se aplica ao caso em questão, pois não é uma criança de termo, e o consumo diário de fórmula é inferior a 500 mL/dia.

Referência

Consenso sobre anemia ferropriva: mais que uma doença, uma urgência médica! Sociedade Brasileira de Pediatria. Departamento de Nutrologia e Departamento de Hematologia-Hemoterapia. Julho de 2018. Disponível em: https://www.sbp.com.br/fileadmin/user_upload/21019f-Diretrizes_Consenso_sobre_anemia_ferropriva-ok.pdf.

64 **Lactente masculino, 2 meses de idade, é levado ao pronto-socorro por tosse produtiva há 10 dias. Teve febre de 37,8 °C no início do quadro. Há 2 dias com piora da tosse, apresentando episódios de cianose após tosse e pausa respiratória. Na casa moram 4 pessoas: a mãe, o pai e um irmão de 2 anos de idade, este sem comorbidades e sem qualquer vacinação prévia.**

Considerando a principal hipótese diagnóstica para esse paciente, qual é a conduta imediata para seu irmão?

A) Indicar bloqueio vacinal.

B) Coletar secreção respiratória e medicar se resultado positivo.

C) Manter observação clínica e só medicar se apresentar sintomas.

D) Iniciar azitromicina em dose terapêutica.

Resposta: D

Uma alta cobertura de vacinação precisa ser mantida para garantir a proteção de coqueluche em recém-nascidos e lactentes jovens, os dois grupos que tendem a mostrar os sintomas mais graves e que ainda não iniciaram, ou não completaram, a sua série primária de vacinas. O lactente de 2 meses apresenta um quadro característico da apresentação clínica de coqueluche nessa idade, com paroxismos clássicos, associado a cianose, apresentando episódios de apneia e exigindo hospitalização. Todos os pacientes diagnosticados com coqueluche e seus contactantes domiciliares devem receber antibiótico terapêutico ou profilático. A recomendação atual do Ministério da Saúde é de uso da azitromicina. Tanto o tratamento da doença como sua quimioprofilaxia têm os mesmos esquemas terapêuticos. O irmão de 2 anos de idade é um contactante domiciliar, além disso a orientação é a de que crianças com idade entre 1 e 7 anos de idade não vacinados, ou com situação vacinal desconhecida ou que tenham tomado menos de 4 doses da vacina pentavalente ou DPT, devem receber a quimioprofilaxia com antibióticos.

Referências

Sociedade Brasileira de Pediatria. Coqueluche. Disponível em: https://www.sbp.com.br/imprensa/detalhe/nid/coqueluche/. Acesso em: 17 fev. 2020.

Brasil. Ministério da Saúde. Secretaria de Vigilância em Saúde. Coordenação Geral de Desenvolvimento da Epidemiologia em Serviços. Guia de vigilância em saúde: volume único. 2.ed. Brasília: Ministério da Saúde, 2017. Disponível em: http://portalarquivos.saude.gov.br/images/pdf/2017/outubro/06/Volume-Unico-2017.pdf. Acesso em: 17 fev. 2020.

65 **Menino, 1 ano e 6 meses de vida, está em acompanhamento ambulatorial devido a sibilância recorrente. O primeiro episódio foi com 7 meses de vida, iniciado por tosse, coriza e febre baixa, evoluindo com desconforto respiratório. Foi internado devido a hipoxemia, recebeu alta hospitalar após 2 dias**

com receitas de inalação com soro fisiológico e lavagem nasal. Ocorreram mais 5 episódios, nos quais ele recebeu prednisolona e inalações com salbutamol, sempre com boa resposta, e sem novas internações. O último episódio foi há 1 mês. A mãe notou que não é sempre que a sibilância é precedida por sintomas respiratórios virais. Refere que fica assintomático entre os episódios, sem limitações nas atividades do dia a dia. Sono tranquilo. João nasceu de termo, sem intercorrências, começou a frequentar a creche com 6 meses de vida. Mora com mãe, pai e irmão de 7 anos, todos sem comorbidades conhecidas. Apresenta ausculta pulmonar normal. A única alteração ao exame clínico é a presença de um eczema em face, acometendo maxilares e mento, poupando o maciço central da face, com xerodermia difusa.

Com base nos critérios de Castro-Rodriguez (índice preditivo de asma) para o diagnóstico de asma em lactentes, podemos afirmar que a probabilidade de essa criança ter asma é:

A) Alta, devido à ocorrência de mais de 3 episódios em um ano e à boa resposta ao corticoide e ao broncodilatador.

B) Alta, devido ao diagnóstico pessoal de dermatite atópica e à presença de sibilância sem desencadeante viral.

C) Baixa, devido à ausência de história familiar de doenças atópicas, sendo o quadro atribuível à entrada precoce na creche.

D) Baixa, devido à ausência de sintomas no período intercrítico e à ausência de interferência no sono e nas atividades do dia a dia.

Resposta: B

 Como esta questão envolve o domínio de alguns conceitos, ouça a explicação disponível no QR code ao lado.

Referências

Castro-Rodriguez JA, Holberg CJ, Wright AL, Martinez FD. A clinical index to define risk of asthma in young children with recurrent wheezing. Am J Respir Crit Care Med. 2000; 162:1403-6.

Diretrizes da Associação Brasileira de Alergia e Imunologia e Sociedade Brasileira de Pediatria para sibilância e asma no pré-escolar. Disponível em: https://www.sbp.com.br/fileadmin/user_upload/DiretrizSibilancia.pdf.

66 Adolescente, sexo feminino, 14 anos de idade, veio para consulta ambulatorial acompanhada de sua mãe, que está muito preocupada com seu desempenho escolar. A adolescente está no 9º ano, nunca reprovou, mas este semestre está de recuperação em matemática, física e química, cujas provas serão realizadas amanhã. Ao ser questionada se já começou a estudar para as provas de amanhã, diz que pretende fazer isso hoje após a consulta, pois acha que a matéria não é muito extensa. Na consulta de hoje, a adolescente está nitidamente sonolenta. Quando confrontada sobre a sonolência, refere que passou a madrugada na fila para comprar ingressos de um show musical que ocorrerá em junho do próximo ano. A previsão de abertura da bilheteria era hoje pela manhã, mas ela chegou com 24 horas de antecedência, por medo de perder o ingresso, sendo a primeira da fila.

Levando em consideração as características do desenvolvimento psicológico-emocional presentes na adolescência, podemos enquadrar a descrição acima como uma manifestação de:

A) Vivência temporal singular.

B) Atitude social reivindicatória.

C) Desenvolvimento do pensamento abstrato.

D) Flutuação constante de humor.

Resposta: A

Sob o ponto de vista psicanalítico, considera-se que o adolescente precisa superar três lutos durante a adolescência, correspondentes às perdas do corpo infantil, da identidade da infância e da figura protetora dos pais. No enfrentamento desses lutos, os adolescentes apresentam, em maior ou menor grau, um conjunto de características comportamentais, sendo que o conjunto dessas características é chamado por alguns autores de "síndrome da adolescência normal". Integraria essa síndrome:

- Busca de si mesmo e da identidade;
- Tendência grupal;
- Desenvolvimento do pensamento abstrato;
- Crises religiosas;
- Vivência temporal singular;
- Evolução sexual manifesta;
- Atitude social reivindicatória;
- Contradições sucessivas em todas as manifestações da conduta;
- Separação progressiva dos pais; e
- Constantes flutuações do humor e do estado de ânimo.

No enunciado temos uma adolescente em crise com a temporalidade: há urgência na obtenção de um ingresso para um show musical que ocorrerá daqui a vários meses, optando por chegar à fila com 24 horas de antecedência, mas não há pressa para estudar para um conjunto de provas que ocorrerá no dia seguinte. Logo, temos uma manifestação da vivência temporal singular, também chamada de deslocalização temporal.

Referências

Leal MM, Saito MI. Síndrome da adolescência normal. In: Saito MI, Silva LEV, Leal MM (eds.). Adolescência: prevenção e risco. 3.ed. São Paulo: Atheneu; 2014. p.75-82.

Hagel LD, Reato LFN, Picanço MRA. Desenvolvimento psicossocial na adolescência. In: Burns DAR et al. (orgs.). Tratado de pediatria: Sociedade Brasileira de Pediatria. 4.ed. Barueri: Manole; 2017.

67 Menina, 9 anos de idade, vem para sua primeira consulta de acompanhamento. A mãe afirma que sempre apresentou infecções respiratórias frequentes, com uso de antibióticos em múltiplos tratamentos desde 1 ano de idade. Refere ter tosse com produção de secreção, diariamente, e falta de ar na atividade física da escola. A mãe também está preocupada com seu baixo crescimento e baixo ganho de peso. Ao exame clínico está abaixo do percentil 5 na altura e também no peso para sua idade. À ausculta apresenta estertores grossos difusos e baqueteamento de dedos.

Qual é a principal hipótese diagnóstica para o quadro?

A) Asma não controlada.
B) Fístula traqueoesofágica.
C) Fibrose cística.
D) Tuberculose.

Resposta: C

O enunciado apresenta uma criança com um nítido problema pulmonar crônico. A cronicidade fica evidenciada não apenas pelas infecções recorrentes com o uso de diversos antibióticos desde 1 ano de idade, mas pela presença de baqueteamento de dedos. Além disso, há um comprometimento grave do ganho ponderoestatural, pois peso e altura estão abaixo do percentil 5. Das doenças listadas nas alternativas, a que mais se enquadra nas manifestações clínicas da criança é a fibrose cística, doença genética autossômica recessiva caracterizada pela disfunção do gene *cystic fibrosis transmembrane conductance regulator* (CFTR), que codifica uma proteína reguladora de condutância transmembrana de cloro, levando a manifestação multissistêmica, com aumento e espessamento de secreção pulmonar (levando a tosse produtiva, infecções recorrentes, ausculta pulmonar com estertores grossos difusos e baqueteamento digital), acometimento gastrointestinal devido ao acometimento de glândulas exócrinas que leva a insuficiência pancreática exócrina, dificultando a absorção de proteínas e gorduras (justificando o baixo ganho ponderal). Na maioria dos casos, o diagnóstico já é obtido nas primeiras semanas de vida, devido à realização da triagem neonatal com a quantificação dos níveis de tripsinogênio imunorreativo, contudo, há baixíssima possibilidade de falsos negativos, devendo ser considerado o diagnóstico em pacientes com quadro clínico sugestivo, como o caso apresentado nessa questão.

Referências

Athanazio RA, Silva Filho LVRF, Vergara AA, Ribeiro AF, Riedi CA, Procianoy EFA, et al.; Grupo de Trabalho das Diretrizes Brasileiras de Diagnóstico e Tratamento da Fibrose Cística. J Bras Pneumol. 2017;43(3):219-45. Disponível em: http://www.scielo.br/pdf/jbpneu/v43n3/pt_1806-3713-jbpneu-43-03-00219.pdf.

Ribeiro JD, Marson FAL, Neto NL, Ribeiro AF, Camargos PAM. Fibrose cística. In: Burns DAR et al. (orgs.). Tratado de pediatria: Sociedade Brasileira de Pediatria. 4.ed. Barueri: Manole; 2017.

68 Na sala de parto um recém-nascido de termo é seco e estimulado ao nascer. Está em apneia, hipotônico e cianótico com frequência cardíaca de 70 bpm. Com 1 minuto de vida, continua cianótico, hipotônico e tem uma frequência cardíaca de 70 bpm, respirando irregularmente a uma taxa de 15 respirações por minuto e faz algumas caretas durante a estimulação, mas não chora. A equipe segue as diretrizes apropriadamente, faz ventilação com pressão positiva com máscara. Aos 5 minutos, a frequência cardíaca subiu para 90 bpm, o tronco ficou corado (mas as mãos e os pés permanecem cianóticos), está respirando espontaneamente e tem melhora do tônus flexor, mas não se movimenta ativamente. Aos 10 minutos, o lactente está chorando, respirando, se movimentando ativamente, completamente corado e com frequência cardíaca de 120 bpm.

Quais notas foram as pontuações do boletim de Apgar dessa criança?

A) 3, 6 e 10.
B) 3, 7 e 9.
C) 4, 6 e 9.
D) 4, 7 e 10.

Resposta: A

A documentação do escore de Apgar é realizada conforme os sinais a seguir.

Sinal	0	1	2	1 min	5 min	10 min
Frequência cardíaca	Ausente	< 100 bpm	> 100 bpm			
Esforço respiratório	Ausente	Irregular	Regular			
Tônus muscular	Flacidez total	Alguma flexão das extremidades	Boa movimentação			
Irritabilidade reflexa	Ausente	Alguma reação	Espirros			
Cor	Cianose/palidez cutânea	Corpo róseo Extremidades cianóticas	Corpo e extremidades róseos			
TOTAL						

Fonte: Elaborado pela autoria.

Com 1 minuto o recém-nascido apresenta-se com: frequência cardíaca de 70 (1), respirando irregularmente (1), está hipotônico (0), com caretas (1) e cianótico (0), somando a nota 3.

Aos 5 minutos está com: frequência cardíaca de 90 (1), respirando espontaneamente (2), alguma flexão de extremidades (1), com caretas (1) e extremidades cianóticas (1), somando a nota 6.

Aos 10 minutos está com: frequência cardíaca de 120 (2), respirando espontaneamente (2), movimentação ativa (2), ativo (2) e corado (2), somando a nota 10.

Referências

Brasil. Ministério da Saúde. Secretaria de Atenção à Saúde. Departamento de Ações Programáticas Estratégicas. Atenção à saúde do recém-nascido: guia para os profissionais de saúde / Ministério da Saúde, Secretaria de Atenção à Saúde, Departamento de Ações Programáticas Estratégicas. 2.ed. atual. Brasília: Ministério da Saúde, 2014. Disponível em: http://bvsms.saude.gov.br/bvs/publicacoes/atencao_saude_recem_nascido_v1.pdf. Acesso em: 17 fev. 2020.

Sociedade Brasileira de Pediatria. Reanimação do recém-nascido ≥ 34 semanas em sala de parto. Diretrizes 2016 da Sociedade Brasileira de Pediatria, 26 de janeiro de 2016. Disponível em: https://www.sbp.com.br/fileadmin/user_upload/DiretrizesSBPReanimacaoRNMaior34semanas26jan2016.pdf. Acesso em: 17 fev. 2020.

69 **Menino, 2 anos de idade, há 6 dias apresenta quadro de febre alta e irritabilidade com piora nos últimos dias, acompanhada das seguintes alterações:**

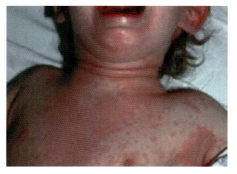
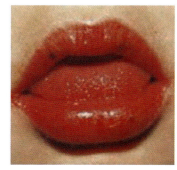
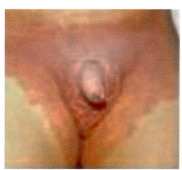
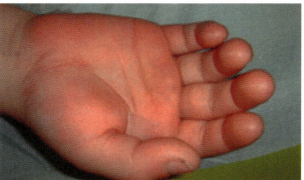
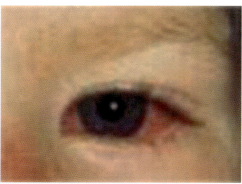

Fonte: http://www.pcds.org.uk.

Não há queixas respiratórias ou gastrointestinais. Considerando a principal hipótese diagnóstica, qual é o tratamento?

A) Vitamina A.
B) Paracetamol.
C) Penicilina benzatina.
D) Gamaglobulina.

Resposta: D

A doença de Kawasaki é uma vasculite sistêmica aguda autolimitada, que acomete predominantemente crianças com menos de 5 anos. O diagnóstico da forma clássica da doença é feito com base nos critérios clínicos estabelecidos pela Associação Americana de Cardiologia, descritos a seguir.

Febre por mais de 5 dias, associada a 4 dos 5 critérios abaixo:
- Eritema e fissura labial, língua em framboesa e/ou eritema da mucosa oral e faríngea.
- Hiperemia conjuntival bilateral não exsudativa e indolor.

- Exantema maculopapular, eritrodermia difusa ou eritema multiforme.
- Eritema e edema de mãos e pés na fase aguda ou descamação periungueal na fase tardia.
- Linfadenopatia cervical (> ou igual a 1, 5 cm), geralmente unilateral.

O paciente em questão apresenta febre há 6 dias e quatro critérios de doença de Kawasaki, sem outros sinais ou sintomas que indiquem um diagnóstico alternativo. A confluência do exantema na região inguinal e perineal também é um achado característico da doença. A doença de Kawasaki pode se resolver espontaneamente sem tratamento específico, porém 25% dos casos não tratados evoluem para aneurisma de coronárias. Com o objetivo de reduzir a inflamação e o dano arterial, está indicada a administração de imunoglobulina endovenosa (classe I; nível de evidência A).

Referências

Diagnosis, treatment, and long-term management of Kawasaki disease: a scientific statement for health professionals from the American Heart Association. Circulation. 2017;135:e927-e999. Doi:10.1161/CIR.0000000000000484.

70

Lactente masculino, 2 meses de idade, nascido de termo, parto vaginal, sem intercorrências até o momento, está sendo reavaliado na retaguarda de um pronto-socorro. Há 4 dias iniciou quadro de coriza hialina e tosse, e há 1 dia evoluiu com desconforto respiratório. Apresentou febre de até 38,6 °C apenas no primeiro dia de história do quadro atual. O paciente deu entrada há cerca de 10 horas e está com a seguinte prescrição:

Peso 4,8 kg

1. Jejum

2. Soro glicosado 5% ....1.000 mL

   NaCl 20%...........................40 mL EV, infundir a 20 mL/hora

   KCl 19,1% .... 10 mL

3. Inalação com soro fisiológico 5 mL se necessário.

4. Máscara de oxigênio não reinalante com reservatório 15L/min oxigênio.

No momento da sua reavaliação, o paciente está em regular estado geral, hidratado, pálido, com ausculta pulmonar com sibilos e crepitações difusas, tiragens subdiafragmática, intercostal e de fúrcula, batimento de asas nasais, FR: 88 ipm, saturação de oxigênio 90% com oferta de O_2, FC: 180 bpm, PA: 78/40 mmHg. Sem alterações das propedêuticas cardíaca e abdominal. Tempo de enchimento capilar de 2 segundos, pulsos normais, sem edema.

Radiografia de tórax realizada há 15 minutos:

Qual é a conduta imediata para estabilizar o paciente?

A) Indicar drenagem torácica à direita.

B) Iniciar antibiótico de amplo espectro e expansão volêmica.

C) Escalonar suporte ventilatório invasivo ou não invasivo.

D) Prescrever droga vasoativa com efeito inotrópico.

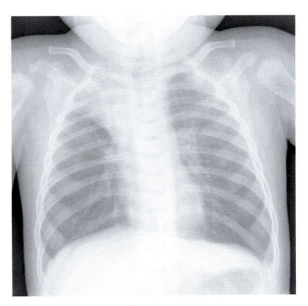

Fonte: https://radiopaedia.org/.

Resposta: C

O paciente em questão é um lactente previamente hígido, que iniciou sinais e sintomas de infecção das vias aéreas superiores, com progressão nos dias subsequentes para acometimento das vias aéreas inferiores. O quadro descrito é compatível com o diagnóstico clínico de bronquiolite, porém com indícios no exame físico e no exame de imagem de evolução desfavorável, cujo risco de fato é maior em pacientes com menos de 12 semanas. No momento da reavaliação, o paciente apresenta desconforto respiratório importante e saturação de 90%, mesmo recebendo altas concentrações de oxigênio em máscara não reinalante. O paciente segue estável hemodinamicamente (sem alteração de perfusão ou hipotensão), e as outras alterações de exame físico, como taquicardia e palidez, são decorrentes da insuficiência respiratória. O exame de imagem realizado evidencia um colapso em ápice pulmonar direito. Embora a avaliação isolada da radiografia não permita descartar pneumonia associada, o fato de o paciente estar há mais de 48 horas afebril sugere tratar-se de uma atelectasia. Medicamentos não têm eficácia comprovada na bronquiolite, e, pelo quadro descrito, o paciente precisa prioritariamente receber melhor suporte respiratório. A depender dos recursos locais e da resposta do paciente, o suporte respiratório pode ser otimizado com cateter nasal de alto fluxo, ventilação não invasiva ou intubação orotraqueal.

71 Com relação ao suporte hídrico prescrito no caso clínico anterior, está correto afirmar que:

A) Deve-se aumentar a velocidade de infusão para 30 mL/hora.
B) O soro de manutenção está hipertônico e deve ser corrigido.
C) O soro de manutenção deve ser suspenso e iniciar fórmula láctea 10 mL de 3/3 horas.
D) O soro de manutenção está adequado nesse momento.

Resposta: D

Pacientes com bronquiolite apresentando desconforto respiratório moderado ou grave podem apresentar dificuldade para se alimentar. No caso do paciente descrito, a prescrição mostra que se optou por suporte hídrico com fluidos endovenosos. Na recomendação mais recente da Academia Americana de Pediatria, crianças de 28 dias a 18 anos em enfermarias ou unidade de terapia intensiva que necessitem de fluidoterapia endovenosa de manutenção devem receber soluções isotônicas. Essas soluções, cuja concentração de sódio é similar à do plasma (135-144 mEq/L), reduzem o risco de hiponatremia. O soro prescrito para o paciente fornece um aporte de 100 mL para cada 100 kcal por dia (20 mL/hora x 24 horas = 480 mL/dia), com uma concentração de sódio de 136 mEq por litro de solução (cada 1 mL de NaCl 20% contém 3,4 mEq de sódio; 40 x 3,4 = 136 mEq/litro de solução).

Em 24 horas, o paciente receberá 4,8 mL de KCl 19,1%. Considerando que cada mL contém 2,5 mEq de potássio e que a recomendação em um soro de manutenção é de 2,5 mEq para cada 100 kcal, o aporte de potássio também está adequado.

Referências

Florin TA, Plint AC, Zorc JJ. Viral bronchiolitis. Lancet. 2017; 389:211-24.

Sociedade Brasileira de Pediatria. Diretrizes para o manejo da infecção causada pelo vírus sincicial respiratório (VSR) 2017. Disponível em: https://www.sbp.com.br/fileadmin/user_upload/Diretrizes_manejo_infeccao_causada_VSR2017.pdf. Acesso em: 1º mar. 2020.

Feld LG, Neuspiel DR, Foster BA, et al. Clinical practice guideline: maintenance intravenous fluids in children. Pediatrics. 2018;142(6):e20183083.

72 Menina, 7 anos de idade, previamente hígida, apresenta quadro de febre há 1 dia de até 39,5°C, mal-estar e hipoatividade. Foi admitida no pronto-socorro letárgica, sendo levada à sala de emergência. Na avaliação primária, estava febril, sonolenta, porém responsiva ao chamado, hidratada. Apresentava extremidades frias, pulsos finos e tempo de enchimento capilar de 6 segundos. Ausculta pulmonar e cardíaca sem alterações, abdome indolor, sem visceromegalias. A seguir os dados de monitorização da paciente.

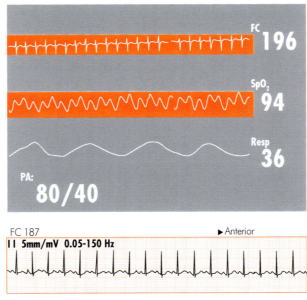

Fonte: Elaborado pela autoria.

Qual é a conduta imediata?

A) Sedação seguida de cardioversão elétrica.

B) Ceftriaxone e expansão volêmica.

C) Manobra vagal seguida de adenosina.

D) Antitérmico e reavaliação após 1 hora.

Resposta: B

Analisando os dados de monitorização, a paciente apresenta taquicardia sinusal (presença de onda "P" e intervalo R-R irregular), taquipneia e hipotensão (em crianças de 1 a 10 anos, a hipotensão é definida pela pressão arterial sistólica inferior a 70 + 2 x idade em anos). De acordo com a publicação mais recente do American College of Critical Care Medicine (ACCM) de 2017, o diagnóstico clínico de choque séptico é feito na presença de:

1) Suspeita de infecção manifestada por febre ou hipotermia *e*

2) Sinais clínicos de perfusão tecidual inadequada, incluindo qualquer um dos seguintes: rebaixamento ou alteração do estado mental, elevação do tempo de enchimento capilar > 2 segundos, pulsos finos, livedo e extremidades frias ou perfusão rápida (em *flush*), pulsos amplos ou diminuição do débito urinário (< 1 mL/kg/hora).

A hipotensão é um evento tardio no choque pediátrico, por isso não é necessária para o diagnóstico precoce dessa condição. No entanto, sua presença em um paciente com suspeita de infecção é confirmatória de choque séptico.

A paciente apresenta febre, perfusão lentificada, pulsos finos, alteração do estado mental e hipotensão, portanto preenche os critérios acima. O manejo inicial consiste em antibiótico empírico parenteral de amplo espectro e fluidoterapia com *bolus* de solução isotônica 20 mL/kg em pacientes sem sinais precoces de congestão (crepitações pulmonares ou hepatomegalia, por exemplo).

Referências

Davis AL, Carcillo JA, Aneja RK, et al. American College of Critical Care Medicine clinical practice parameters for hemodynamic support of pediatric and neonatal septic shock. Crit Care Med. 2017;45:1061-93.

Part 12: Pediatric advanced life support 2015. American Heart Association Guidelines Update for Cardiopulmonary Resuscitation and Emergency Cardiovascular Care. doi.org/10.1161/CIR.0000000000000266.

73 Menino, 8 anos de idade, portador de síndrome nefrótica corticodependente, encontra-se internado há 2 dias por quadro atual de descompensação da síndrome, desencadeada por infecção de vias aéreas superiores. Está recebendo albumina humana 20% intravenosa. Após a infusão de cerca de metade da dose, apresenta queixa de desconforto respiratório. Em sua avaliação clínica, nota-se FR: 32 ipm, FC: 138 bpm, PA: 140/88 mmHg, saturação de oxigênio de 89% em ar ambiente, ausculta de estertores crepitantes em ambas as bases pulmonares e fígado palpável a 3 cm do rebordo costal direito.

Qual é o medicamento indicado neste momento?

A) Alteplase.
B) Dobutamina.
C) Furosemida.
D) Epinefrina.

Resposta: C

A síndrome nefrótica se caracteriza por proteinúria maciça devido ao aumento da permeabilidade da membrana basal glomerular. A perda de proteína pela urina leva a hipoalbuminemia e, por consequência, a queda de pressão oncótica intravascular, que ocasiona a perda de líquido para o terceiro espaço, gerando edema e até derrames cavitários. Na faixa etária pediátrica, a grande maioria dos casos é de síndrome nefrótica primária, que, histologicamente, revela apagamento difuso dos podócitos à microscopia eletrônica e alterações mínimas à microscopia ótica, sendo assim conhecido como síndrome nefrótica por lesões mínimas. Dessa forma, na maioria dos casos já é possível iniciar o tratamento de escolha para essa condição clínica, que é o uso de corticosteroides. A infusão de albumina só está indicada em algumas condições clínicas específicas, como quando há repercussões da hipovolemia ou quando há derrames cavitários significativos, por exemplo, pois é apenas uma medida paliativa. Afinal, o paciente continuará perdendo proteína pela urina enquanto não se resolverem as alterações glomerulares que determinaram essa perda.

O caso em questão não aborda o diagnóstico da doença, nem a indicação de albumina, mas as possíveis consequências dessa infusão, pois a piora clínica do paciente ocorre justamente enquanto está recebendo a medicação.

A infusão de albumina nessa situação ocasiona um rápido aumento da pressão oncótica intravascular, atraindo água que havia sido perdida para o terceiro espaço. Na prática, esse deslocamento hídrico faz com que o aumento da volemia seja bem maior que o volume infundido, pois corresponde à soma do volume infundido com o líquido resgatado do terceiro espaço. Dessa forma, pode haver uma sobrecarga hídrica, como parece ocorrer nesse caso, denotado pela ausculta pulmonar com estertores em bases, hepatomegalia, queda de saturação e hipertensão arterial (no enunciado não foi fornecido o valor de corte de hipertensão arterial para esse paciente, com base em idade e altura, mas o valor é nitidamente elevado, não gerando dúvidas quanto à presença de hipertensão). A conduta que reverterá a sintomatologia será a infusão de diurético, geralmente a furosemida, para ajudar a espoliar esse excesso de líquido intravascular.

Saiba mais no Protocolo Clínico e Diretrizes Terapêuticas da Síndrome nefrótica primária em crianças e adolescentes, acessando o QR code ao lado.

Referência

Andrade OVB, Silva AO, Toporovski J. Síndrome nefrótica idiopática. In: Burns DAR et al. (orgs.). Tratado de pediatria: Sociedade Brasileira de Pediatria. 4.ed. Barueri: Manole; 2017.

74 Adolescente masculino, 13 anos de idade, portador de anemia falciforme em seguimento regular com hematologista, apresenta queixa de febre e tosse há 2 dias e dor em face anterior do tórax à direita. Ao exame clínico encontra-se em regular estado geral, levemente descorado, FC: 84 bpm, FR: 34 ipm, saturação de oxigênio: 95% em ar ambiente, temp: 38 °C, PA: 100/60 mmHg. Realizou radiografia de tórax, que mostrou a imagem a seguir.

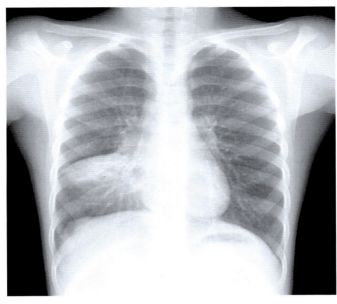

Fonte: Acervo da autoria.

A conduta inicial mais adequada é:

A) Prescrição de amoxacilina, alta hospitalar com reavaliação.

B) Internação com ceftriaxone e claritromicina.

C) Fibrinolítico endovenoso e enoxaparina dose terapêutica.

D) Hiper-hidratação endovenosa e oxigenoterapia.

Resposta: B

A síndrome torácica aguda (STA) é uma das complicações agudas mais comuns e graves da doença falciforme. O quadro é caracterizado por início súbito de sinais e sintomas respiratórios (tosse, dispneia, desconforto respiratório), dor torácica e/ou febre, associado a um novo infiltrado na radiografia de tórax. A etiologia é de origem infecciosa na maioria das vezes, mas pode também ser decorrente de embolia gordurosa, agregado intrapulmonar de hemácias falcizadas, atelectasia ou edema pulmonar. A causa nem sempre é identificada, e o que seria o diagnóstico de pneumonia em um paciente sem doença falciforme geralmente preenche critério para ser chamado de síndrome torácica aguda em um paciente portador da doença. Devido à escassez de estudos de qualidade, o tratamento ideal da STA para prevenir deterioração e reduzir mortalidade ainda não é bem estabelecido, e as recomendações vigentes são, na maioria das vezes, baseadas em opiniões de especialistas. De forma geral, é consenso que pacientes com STA devem ser hospitalizados e devem receber cobertura para bactérias encapsuladas, micoplasma e *chlamydia* com cefalosporina endovenosa e macrolídeo. Oxigênio deve ser ofertado para aqueles com saturação inferior a 95%, e a hidratação deve ser ofertada oral ou endovenosa com o objetivo de manter o paciente normovolêmico.

Referência

National Heart, Lung and Blood Institute. Evidence-based management of sickle cell disease: expert panel report, 2014.

75 Recém-nascido feminino, 10 dias de vida, é traz'ido para a primeira consulta de puericultura. Trata-se de criança nascida de termo, parto vaginal, sem intercorrências, com peso de nascimento de 3.350 g, adequado para a idade gestacional, boletim de Apgar 9/10/10. Filho de mãe primigesta, de 22 anos, sem comorbidades e sem intercorrências durante o pré-natal. Tipagem sanguínea materna e do RN: A+. A criança recebeu alta no 3º dia de vida, com peso de 3.100 g. Na consulta de hoje, a mãe refere que produz bastante leite e que a criança suga bem, mas está cansada porque a criança quer mamar de hora em hora, eventualmente com intervalos de 30 minutos entre as mamadas. A criança evacua três vezes ao dia, com fezes amareladas. Diurese clara, com 4 trocas de fraldas ao dia. Ao exame clínico, apresenta icterícia zona III, sem outras alterações significativas. Peso atual de 3.205 g.

A conduta indicada é:

A) Orientar mamadas mais longas e efetivas, e marcar retorno precoce para reavaliação do peso.

B) Reforçar a manutenção do regime de livre demanda e realizar seguimento habitual de puericultura.

C) Iniciar fototerapia, com investigação de infecções, doenças metabólicas e erros inatos do metabolismo.

D) Encaminhar a mãe para avaliação psicológica e convocar familiares para auxiliarem o cuidado.

Resposta: A

O recém-nascido perde até 10% de seu peso nos primeiros dias de vida. Essa criança perdeu 250 g (7,4%) de peso, estando dentro do esperado. Aos 10 dias de vida deveria ter recuperado o seu peso ao nascer, o que ainda não ocorreu, e vem ganhando cerca de 15 g por dia desde a alta da maternidade, ganho inferior ao esperado, em torno de 30 g por dia.

O recém-nascido mama de hora em hora, eventualmente com intervalos de 30 minutos entre as mamadas. A orientação é de mamadas mais eficazes e duradouras, para que receba a mamada completa, pois sabe-se que o final da mamada é mais rico em gorduras, melhorando a saciedade e o ganho de peso do recém-nascido, e agendar um retorno precoce para avaliar a aderência à orientação e verificar novamente o peso da criança.

Referências

Sociedade Brasileira de Pediatria. Departamento Científico de Aleitamento Materno. Uso e abuso de fórmula infantil na maternidade em recém-nascidos sadios a termo. Documento Científico n. 5, agosto de 2017. Disponível em: https://www.sbp.com.br/fileadmin/user_upload/Aleitamento_-_UsoAbuso_FI_Maternid_RN_Sadios.pdf. Acesso em: 16 fev. 2020.

Brasil. Ministério da Saúde. Secretaria de Atenção à Saúde. Departamento de Atenção Básica. Saúde da criança: aleitamento materno e alimentação complementar / Ministério da Saúde, Secretaria de Atenção à Saúde, Departamento de Atenção Básica. 2.ed. Brasília: Ministério da Saúde, 2015. Disponível em: http://bvsms.saude.gov.br/bvs/publicacoes/saude_crianca_aleitamento_materno_cab23.pdf. Acesso em: 16 fev. 2020.

Sociedade Brasileira de Pediatria. Departamento de Nutrologia. Manual de alimentação: orientações para alimentação do lactente ao adolescente, na escola, na gestante, na prevenção de doenças e segurança alimentar / Sociedade Brasileira de Pediatria. Departamento Científico de Nutrologia. 4.ed. São Paulo: SBP, 2018. Disponível em: http://www.ufrgs.br/pediatria/Repositorio/ppsca/bibliografia/nutricao/sbp-manual-de-alimentacao-2018/view. Acesso em: 16 fev. 2020.

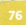

76. Recém-nascido masculino, 34 horas de vida, está em alojamento conjunto com boa aceitação do seio materno. Ao exame clínico, apresenta icterícia leve (zona I-II pela classificação de Kramer), sendo optado pela coleta de bilirrubinas, com bilirrubina total de 6,5 mg/dL, bilirrubina indireta de 6,2 mg/dL. Trata-se de criança nascida de termo, adequado para a idade gestacional de 40 semanas, com peso ao nascer de 3.650 g, sem intercorrências. A tipagem sanguínea materna é O negativo, *coombs* indireto negativo e a do recém-nascido A positivo, *coombs* direto: negativo e eluato positivo. A mãe recebeu imunoglobulina profilática na 28ª semana de gestação.

A conduta nesse momento é:

A) Fototerapia.

B) Exsanguineotransfusão.

C) Observação clínica.

D) Imunoglobulina.

Resposta: C

A icterícia neonatal é uma condição clínica muito frequente, e a maior preocupação gerada é reconhecer os pacientes de risco para o desenvolvimento de encefalopatia bilirrubínica (*kernicterus*). Uma lista de condições clínicas está envolvida no aumento desse risco, como demonstrado na tabela a seguir.

Sobrecarga de bilirrubina ao hepatócito
Doenças hemolíticas:
Hereditárias:
Imunes: incompatibilidade Rh (antígeno D), ABO, antígenos irregulares (c, e, E, Kell, outros)
Enzimáticas: deficiência de G-6-PD, piruvato quinase, hexoquinase
Membrana eritrocitária: esferocitose, eliptocitose
Hemoglobinopatias: alfatalassemia
Adquiridas:
Infecções bacterianas (sepse, infecção urinária) ou virais
Coleções sanguíneas extravasculares:
Hemorragia intracraniana, pulmonar, gastrointestinal
Cefaloematoma, hematomas, equimoses
Policitemia:
RN pequeno para a idade gestacional
RN de mãe diabética
Transfusão feto-fetal ou materno-fetal
Circulação êntero-hepática aumentada de bilirrubina:
Anomalias gastrointestinais: obstrução, estenose hipertrófica do piloro
Jejum oral ou baixa oferta enteral
Icterícia por oferta inadequada de leite materno
Deficiência ou inibição da conjugação de bilirrubina
Hipotiroidismo congênito
Síndrome da icterícia pelo leite materno
Síndrome de Gilbert
Síndrome de Crigler-Najjar tipos 1 e 2

Fonte: Elaborado pela autoria.

No caso em questão, havia uma incompatibilidade ABO, com a pesquisa de eluato positiva. Dessa forma, já havia sido realizada a coleta de bilirrubinas, com resultado de bilirrubina total = 6,5 mg/dL e bilirrubina indireta = 6,2 mg/dL. O valor de corte de normalidade será baseado em ser a criança de termo ou pré-termo, e na idade da criança em horas de vida, sendo que icterícias detectadas antes de 24 horas de vida sempre vão demandar investigação. Contudo, o valor obtido nesse caso, considerando que a criança é de termo e que tem 34 horas de vida, foi muito baixo, mesmo levando em consideração a incompatibilidade. Logo, não é necessário instituir nenhuma conduta específica, apenas acompanhar a evolução clínica, com coleta de novos exames a depender da progressão do quadro, conforme pode ser confirmado na tabela a seguir.

| | Bilirrubina total (mg/dL) ||||
| Idade | Fototerapia || Exsanguineotransfusão ||
	35⁰ᐟ⁷ – 37⁶ᐟ⁷ semanas	≥ 38⁰ᐟ⁷ semanas	35⁰ᐟ⁷ – 37⁶ᐟ⁷ semanas	≥ 38⁰ᐟ⁷ semanas
24 horas	8	10	15	18
36 horas	9,5	11,5	16	20
48 horas	11	13	17	21
72 horas	13	15	18	22
96 horas	14	16	20	23
5 a 7 dias	15	17	21	24

- Diminuir em 2 mg/dL o nível de indicação de fototerapia ou EST se doença hemolítica (Rh, ABO, outros antígenos), deficiência de G-6-PD, asfixia, letargia, instabilidade na temperatura, sepse, acidose ou albuminemia > 3 g/dL.
- Iniciar fototerapia de alta intensidade sempre que: VT > 17-19 mg/dL e colher BT após 4-6 horas; BT entre 20-25 mg/dL e colher BT em 3-4 horas; BT > 25 mg/dL e colher BT em 2-3 horas, enquanto o material da EST está sendo preparado.
- Se houver indicação de EST, enquanto ocorre o preparo colocar o RN em fototerapia de alta intensidade, repetindo a BT em 2 a 3 horas para reavaliar a indicação de EST.
- A EST deve ser realizada imediatamente se houver sinais de encefalopatia bilirrubínica ou se a BT estiver 5 mg/dL acima dos níveis referidos.
- A fototerapia pode ser suspensa, em geral, quando BT < 8-10 mg/dL, sendo a BT reavaliada 12-24 horas após suspensão para detectar rebote.

Fonte: Elaborado pela autoria.

Referências

Brasil. Ministério da Saúde. Secretaria de Atenção à Saúde. Departamento de Ações Programáticas Estratégicas. Atenção à saúde do recém-nascido: guia para os profissionais de saúde / Ministério da Saúde, Secretaria de Atenção à Saúde, Departamento de Ações Programáticas Estratégicas. 2.ed. atual. Brasília: Ministério da Saúde, 2014. 4 v.: il. Disponível em: http://bvsms.saude.gov.br/bvs/publicacoes/atencao_saude_recem_nascido_v2.pdf.

Enk I, Andres L, Enk FL. Icterícia neonatal. In: Burns DAR et al. (orgs.). Tratado de pediatria: Sociedade Brasileira de Pediatria. 4.ed. Barueri: Manole; 2017.

77 **No exame físico inicial de um recém-nascido de termo, masculino, pequeno para a idade gestacional, foi notada microcefalia (PC: 31 cm) e presença de petéquias em face. Diante dos achados, foi realizada uma ultrassonografia transfontanela, com achado de calcificações periventriculares, sem outras alterações. Também colhido hemograma, com Hb 16,2, Ht 41%, leucócitos: 11.300, plaquetas: 75.000. Triagem auditiva neonatal: falhou bilateralmente. Nasceu de parto cesárea por iteratividade, filho de mãe de 32 anos, tercigesta, sem comorbidades e com pré-natal inadequado, sem coleta de exames.**

Os seguintes exames maternos foram colhidos nessa internação: HIV: negativo; VDRL: negativo; hepatite C: negativo; hepatite B: anti-HBs positivo, anti-HBc negativo, Hbs Ag negativo; toxoplasmose: IgM negativo / IgG negativo; rubéola: IgM negativo / IgG positivo; citomegalovírus: IgM negativo / IgG positivo.

Diante da principal hipótese diagnóstica, a conduta indicada é:

A) Coleta de teste do pezinho ampliado e cariótipo.
B) Pesquisa de citomegalovírus por PCR na urina.
C) Aplicar vacina e imunoglobulina para hepatite B.
D) Pesquisar consumo excessivo de álcool na gestação.

Resposta: B

O conjunto de dados no enunciado evidencia um recém-nascido de termo, pequeno para a idade gestacional, com microcefalia, calcificações periventriculares, alterações auditivas e plaquetopenia. Esse conjunto de achados é fortemente indicativo de infecção congênita, mais especificamente de citomegalovirose congênita. A mãe apresenta sorologia com IgM negativo e IgG positivo para citomegalovírus (CMV), indicando que ela já teve exposição ao vírus, sendo atualmente imune. Contudo, como as sorologias foram colhidas no momento do parto, não é possível precisar apenas com esses resultados em que momento a infecção foi adquirida, podendo ter sido no primeiro trimestre de gestação, por exemplo, pois o IgM anti-CMV pode ser detectável por um período máximo de até 6 meses após a infecção aguda. Para confirmar o diagnóstico do recém-nascido, a coleta de sorologia não é uma opção interessante, pois os anticorpos IgG passam por via transplacentária, e nem sempre ocorrerá a detecção de anticorpos IgM. Assim, uma das metodologias mais usadas é a pesquisa viral direta em líquidos corporais do recém-nascido, como urina ou saliva. A presença do CMV na urina (virúria) e/ou na saliva de um recém-nascido nas primeiras 3 semanas de vida, detectada por isolamento viral ou por identificação de DNA viral pela PCR, é considerada marcador definitivo de infecção congênita pelo CMV.

Referências

Intervenções comuns, icterícia e infecções. In: Atenção à saúde do recém-nascido: guia para os profissionais de saúde / Ministério da Saúde, Secretaria de Atenção à Saúde, Departamento de Ações Programáticas e Estratégicas. Brasília: Ministério da Saúde, 2014. Disponível em: http://bvsms.saude.gov.br/bvs/publicacoes/atencao_saude_recem_nascido_v2.pdf.

Palhares DB, Xavier PCN. Citomegalovirose neonatal. Sociedade Brasileira de Pediatria, 2011.

78 **Recém-nascido masculino, 2º dia de vida, apresenta quadro de tremores de membros superiores, sem outros sintomas associados. Trata-se de recém-nascido de termo, adequado para a idade gestacional, filho de mãe tercigesta, realizou pré-natal com 12 consultas, com diagnóstico de diabetes gestacional. Nasceu de parto vaginal, sem intercorrências, pesando 3.120 g, boletim de Apgar: 09/10/10. Glicemia capilar neste momento: 52 mg/dL. Está indicado:**

A) Ampliar a investigação, com a dosagem de eletrólitos séricos, incluindo cálcio e magnésio.
B) Obter glicemia plasmática, pois o valor da glicemia capilar não é confiável nessa idade.
C) Iniciar complementação via oral, oferecendo fórmula láctea adequada para a idade.
D) Obter acesso venoso, para administrar soro glicosado 10% em bolus na dose de 2 a 4 mL/kg.

Resposta: A

O caso clínico propõe a investigação inicial de um recém-nascido (RN) de termo, sem agravos perinatais, que apresenta um tremor de membros superiores. O dado clínico do antecedente materno de diabetes gestacional torna fundamental a investigação de hipoglicemia nesse RN. Isso porque o diabetes materno ocasiona hiperinsulinismo no RN, levando a aumento do consumo de glicose e, por consequência, a hipoglicemia.

Contudo, a hipoglicemia já foi investigada, com a realização de uma glicemia capilar com resultado de 52 mg/dL. Nesse ponto, é necessário que se saiba o valor de corte da glicemia capilar nessa idade, que é de 40 mg/dL (alguns autores consideram o corte de 45 mg/dL), o que já descarta a possibilidade de hipoglicemia. Dessa forma, o próximo passo é ampliar a investigação, considerando outros diferenciais, como distúrbios hidroeletrolíticos, com destaque para distúrbios de cálcio e magnésio, que são os mais associados a alterações musculares.

Ter diabetes gestacional também é um fator predisponente à hipocalcemia. Estima-se que até 50% dos filhos de mãe diabéticas mal controladas tenham uma queda dos níveis de plasmáticos de cálcio do RN.

Referências

Problemas respiratórios, cardiocirculatórios, metabólicos, neurológicos, ortopédicos e dermatológicos. In: Atenção à saúde do recém-nascido: guia para os profissionais de saúde / Ministério da Saúde, Secretaria de Atenção à Saúde, Departamento de Ações Programáticas Estratégicas. 2.ed. Brasília: Ministério da Saúde, 2012. Disponível em: http://bvsms.saude.gov.br/bvs/publicacoes/atencao_saude_recem_nascido_v3.pdf.

Garbers RI. Distúrbios metabólicos frequentes do recém-nascido. In: Burns DAR et al. (orgs.). Tratado de pediatria: Sociedade Brasileira de Pediatria. 4.ed. Barueri: Manole; 2017.

79 Recém-nascido de termo, masculino, adequado para a idade gestacional, de 39 1/7 semanas, com peso de 4.100 g e estatura de 52 cm, nascido de parto vaginal, e mãe primigesta de 22 anos. Ao primeiro exame físico, sem anormalidades significativas, exceto por reflexo de moro assimétrico à direita, com membro superior direito com menos força, voltado medialmente, estendido e pronado.

Com base no diagnóstico principal, a conduta é:

A) Ultrassonografia transfontanela.
B) Observação clínica.
C) Imobilização do membro.
D) Fisioterapia motora.

Resposta: D

Os traumatismos do plexo braquial são comuns, e podem ocorrer durante o trabalho de parto, principalmente os dificultosos, como os com distocia de ombro. A maioria das crianças tem resolução espontânea do quadro. Um dos fatores de risco associados ao problema é o peso de nascimento maior que 4 kg.

O exame neurológico é realizado com a observação dos movimentos espontâneos, amplitude de movimento passivo e ativo, respostas motoras e sensoriais estimuladas e avaliação de reflexos para verificar sinais de déficits neurológicos focais ou globais.

A classificação da paralisia é realizada conforme a localização e o tipo de lesão encontrada: os grupos I (lesão de C5 e C6) e II (lesão de C5 a C7) correspondem à paralisia de Erb-Duchenne, ou lesão superior, que é a mais frequente (80-90%) e que clinicamente se apresenta pela postura característica na qual o braço está em adução e rotação interna, o cotovelo em extensão, o antebraço em pronação e o punho ligeiramente fletido com preensão palmar preservada. Os grupos III e IV (lesão de C5 a T1) correspondem à paralisia completa do membro superior, com lesão total, diferindo entre si pela presença da síndrome de Horner no grupo IV; a mão apresenta configuração "em garra", e corresponde a 6,5 a 18% dos casos.

Exercícios de alongamento são indicados desde o primeiro dia de vida quando não há associação com fraturas, e na maioria dos casos o tratamento é exclusivamente fisioterápico. O objetivo do tratamento é manter a movimentação passiva enquanto se aguarda o retorno da função nervosa, pois a manipulação e a exploração de objetos com a mão e o braço são fundamentais nos primeiros meses de vida para o desenvolvimento cognitivo da criança.

Referências

Nelson MR. Birth brachial plexus palsy. In: Nelson textbook of pediatrics. 21.ed. Elsevier. 2020. p.3762-5.

Sutcliffe TL. Brachial plexus injury in the newborn. NeoReviews. 2007;8;e239-e246.

Yang LJ-S. Neonatal brachial plexus palsy: management and prognostic factors. Seminars in Perinatology. 2014;38(4):222-34.

80 Menina, 6 anos de idade, com antecedente de *diabetes mellitus* tipo 1, em uso regular de insulina NPH, foi admitida no serviço de emergência há 2 horas, devido a quadro de vômitos e dor abdominal há 3 dias. Os exames coletados e as medidas realizadas na sala de emergência estão descritos na tabela a seguir.

Exames séricos	Entrada 08:00	09:00	10:00
Glicemia capilar (mg/dL)	340	260	180
Glicemia sérica (mg/dL)	346		170
Sódio/potássio (mEqL)	132/5,7		135/5,3
Cálcio iônico/Fósforo (mmol/L; mg/dL)	1,2/2,6		1,3/2,6
Ureia/creatinina (mg/dL)	50/0,8		45/0,7
pH/bicarbonato (–/mEqL)	7,05/6,0		7,10/8,0
pCO_2/pO_2 (mmHg)	18/60		21/64

Fonte: Elaborado pela autoria.

81 Ao exame, a paciente encontra-se em regular estado geral, mucosas secas, FC: 115 bpm, frequência respiratória de 35 ipm, PA 90/50 mmHg, tempo de enchimento capilar de 4 segundos. Queixa-se apenas de fraqueza.

Entre as medidas a serem realizadas na 3ª hora inclui-se:

A) Suspender insulinoterapia.
B) Introduzir dieta pobre em potássio.
C) Adicionar glicose à fluidoterapia.
D) Adicionar bicarbonato à fluidoterapia.

Resposta: C

A cetoacidose diabética é causada pela diminuição da insulina circulante efetiva e pela elevação dos hormônios contrarreguladores, resultando em aumento da glicose sérica, lipólise e cetogênese. Uma vez instalada a cetoacidose diabética, a infusão de insulina regular endovenosa contínua ou insulina rápida subcutânea intermitente é essencial para reverter esse processo e restaurar o metabolismo celular normal, devendo ser mantida até que o quadro seja revertido (pH > 7,3 e bicarbonato > 15 mEq/L). A fim de prevenir hipoglicemia ao longo do tratamento, o aporte de glicose deve ser garantido quando os níveis séricos caírem para valores inferiores a 250-300 mg/dL ou quando houver queda rápida (> 90 mg/dL/hora). Esse aporte pode ser fornecido pela dieta nos pacientes que já tiverem alerta e sem náuseas ou pela adição de glicose à fluidoterapia.

Pacientes com cetoacidose diabética também apresentam diminuição significativa do potássio corporal total, com perdas mais acentuadas do estoque intracelular. Os valores aferidos de potássio sérico podem, entretanto, estar diminuídos, normais ou até elevados. A insulinoterapia e a correção da acidose devolvem o potássio para o compartimento intracelular, podendo ocorrer quedas abruptas do potássio sérico. Por isso a reposição desse eletrólito também é necessária ao longo do tratamento.

No caso descrito, a glicose da paciente no início da 3ª hora estava em 180 mg/dL, indicando a necessidade de adicionar glicose ao tratamento.

Referência

ISPAD. Clinical Practice Consensus Guidelines ISPAD. Clinical practice consensus guidelines 2018: diabetic ketoacidosis and the hyperglycemic hyperosmolar state. Doi:10.1111/pedi.12701.

2021

82 Menina, 1 ano de idade, com antecedente de prematuridade, epilepsia, hidrocefalia e derivação ventriculoperitoneal colocada no 1º mês de vida, iniciou quadro de tosse, coriza hialina e febre há 1 dia. Há cerca de 30 minutos, começou a apresentar crise epiléptica tônico-clônica generalizada, sendo levada a um serviço de emergência. À admissão, foi colocada em sala de emergência e monitorizada. Oferecido oxigênio com máscara de Venturi 50%. Inicialmente, recebeu uma dose de midazolam intramuscular e, após obtenção de acesso venoso, uma dose de diazepam e antitérmico. A crise cessou e, na reavaliação, a paciente se apresenta em regular estado geral, não responsiva, hidratada, descorada 1+/4+, frequência cardíaca (FC): 106 bpm, pressão arterial (PA): 82/40 mmHg, tempo de enchimento capilar: 2 segundos, ausculta pulmonar com murmúrios vesiculares e expansibilidade reduzidos bilateralmente, frequência respiratória (FR): 10 ipm, SatO$_2$: 90% com Venturi 50%, sem tiragens.

Temperatura 37,8 ºC. Glicemia capilar: 68 mg/dL. Sem outras alterações ao exame clínico. Qual é a conduta emergencial nesse momento?

A) Administrar flumazenil endovenoso.

B) Iniciar ventilação com pressão positiva.

C) Realizar elevação da cabeceira e infundir manitol.

D) Inserir derivação ventricular externa de urgência.

Resposta: B

A questão apresenta um atendimento de sala de emergência de uma criança com antecedente de epilepsia, que evoluiu com uma crise convulsiva, provavelmente desencadeada por um quadro de infecção de vias aéreas superiores. O manejo inicial com benzodiazepínicos foi eficaz em cessar a crise, mas, na reavaliação, nota-se que a respiração está superficial e que a frequência respiratória está reduzida. A presença de bradipneia e de hipopneia associada a rebaixamento do nível de consciência indica que a paciente evoluiu com perda do controle da respiração. Cabe lembrar que, nesses casos, há uma falha predominante de ventilação (insuficiência respiratória hipercápnica) e a administração de oxigênio suplementar pode manter temporariamente a saturação adequada apesar da retenção de CO_2. No caso apresentado, é mais provável que a perda do controle da respiração tenha sido secundária às medicações administradas e/ou ao estado pós-comicial, embora outras hipóteses também possam ser consideradas.

O enunciado pergunta qual a conduta emergencial e, para responder, o candidato deve ter senso de prioridade e conhecer os passos sequenciais de manejo da via aérea, respiração e circulação preconizados pelo Suporte Avançado de Vida em Pediatria. Na vigência de bradipneia, há um risco iminente à vida e o tratamento imediato consiste em suporte respiratório com ventilação assistida independentemente de qual seja a causa. É importante que o candidato tenha ciência de que a existência de um antídoto para benzodiazepínicos não dispensa a necessidade de prontamente proporcionar ao paciente o suporte respiratório de que ele necessita. É importante frisar também que o flumazenil é contraindicado para pacientes que recebem benzodiazepínicos para controle de crises convulsivas.

O objetivo da questão eram o reconhecimento de falência respiratória sem sinais de desconforto respiratório e o pronto estabelecimento do suporte respiratório mais apropriado.

Referência

Topjian AA, Raymond TT, Atkins D, et al.; Pediatric Basic and Advanced Life Support Collaborators. Part 4: Pediatric Basic and Advanced Life Support 2020 American Heart Association Guidelines for Cardiopulmonary Resuscitation and Emergency Cardiovascular Care. Pediatrics. 2021 Jan;147 (Suppl 1):e2020038505D. DOI: 10.1542/peds.2020-038505D. Epub 2020 Oct 21. PMID: 33087552.

83

Menina, 1 ano e 7 meses de idade, previamente hígida, deu entrada no pronto atendimento, pois há cerca de 1 hora estava correndo, quando colidiu contra a lateral da mesa de jantar. Apresentou choro intenso seguido de um episódio de vômito. Nega perda de consciência. Quando questionada sobre dor, a menor aponta para a testa e chora. Ao exame clínico, criança em bom estado geral, corada, hidratada, chorosa. FC: 110 bpm, PA: 96/50 mmHg, FR: 25 irpm. Movimenta os quatro membros normalmente. Região frontal conforme imagem abaixo. Frente ao quadro apresentado, qual é a conduta?

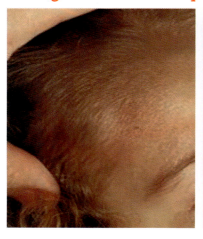
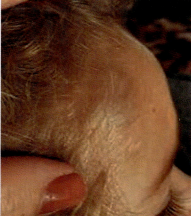

Fonte: Acervo da autoria.

A) Realizar tomografia de crânio sem contraste com sedação.

B) Administrar antiemético e manter observação hospitalar por 6 horas.

C) Liberar a criança com analgesia e orientações sobre sinais de alarme.

D) Aplicar compressa fria local e solicitar radiografia de crânio em duas incidências.

Resposta: C

Nesta questão, espera-se que o candidato conheça as estratificações de risco para traumatismo craniano e saiba indicar a melhor estratégia de manejo com base no risco estimado do paciente. Algumas informações presentes no enunciado e listadas a seguir permitem identificar esta paciente de menos de 2 anos como de extremo baixo risco (< 0,02%) para injúria intracraniana:

- Escala de coma de Glasgow 15.
- Não há descrição de sinais de fratura de base de crânio no exame físico.
- Não há descrição de alteração de comportamento.
- Não houve perda de consciência.
- O mecanismo de trauma não envolve queda de alguma altura ou contra um objeto de alto impacto, apenas a velocidade do próprio corpo contra uma mesa.
- Não há hematomas na região parietal, occipital ou temporal, áreas consideradas de maior risco.

Pacientes classificados como de extremo baixo risco não devem ser submetidos à tomografia de crânio, dado que o risco de lesão intracraniana clinicamente significante é provavelmente inferior ao risco de malignidades ocasionadas pela exposição à radiação.

Nessa idade é comum choro intenso ser seguido de vômitos e, uma vez que não houve descrição de persistência desse sintoma, não há necessidade de antiemético nesse momento. A alta hospitalar pode ser dada com segurança com orientações sobre sinais de alerta e prevenção.

Referência

Kuppermann N, Holmes JF, Dayan PS, et al. Pediatric Emergency Care Applied Research Network (PECARN). Identification of children at very low risk of clinically-important brain injuries after head trauma: a prospective cohort study. Lancet. 2009 Oct 3;374(9696):1160-70. DOI: 10.1016/S0140-6736(09)61558-0. Epub 2009 Sep 14. Erratum in: Lancet. 2014 Jan 25;383(9914):308. PMID: 19758692.

84

Menino, 1 mês de vida, nascido de termo, sem intercorrências no parto, é trazido ao pronto atendimento em virtude de hipoatividade e sonolência. A mãe refere que está aguardando nova amostra do teste do pezinho, pois o primeiro (na tabela a seguir) veio alterado.

Sangue seco em papel-filtro		
Analitos	**Resultados**	**Valores de Referência**
TSH neonatal	0,77 µU/mL	≤ 5 µU/mL
Fenilalanina (PKU)	1,03 mg/dL	≤ 3 mg/dL
17-OH neonatal	2,70 ng/mL	≤ 15 ng/mL
IRT neonatal	150,04 ng/mL	≤ 70 ng/mL
Hemoglobinopatias	FA	FA
Biotinidase neonatal	Ativa	Ativa

Fonte: Elaborado pela autoria.

Ao exame clínico, criança em regular estado geral, anictérica, acianótica, mucosas secas, fontanela algo deprimida, tempo de enchimento capilar de 4 segundos. FC: 140 bpm; FR: 40 irpm; PA: 72/40 mmHg; SatO$_2$: 96% em ar ambiente. Restante do exame sem alteração.

Obtidos exames complementares, com os seguintes resultados: eletrocardiograma (ECG):

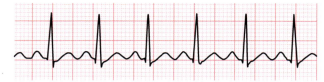

Fonte: Elaborada pela autoria.

- **Intervalo QT corrigido: 0,38;**
- **Gasometria venosa: pH: 7,50; PaO$_2$: 40 mmHg, pCO$_2$: 45 mmHg;**
- **HCO$_3$: 32 mEq/L, SatO$_2$: 80%;**
- **Sódio 127 mEq/L; cálcio iônico: 1,08; potássio 3 mEq/L; cloro 82 mEq/L.**

Qual é o tratamento indicado para correção dos distúrbios hidroeletrolíticos apresentados?

A) Cloreto de potássio 19,1% 0,5 mEq/kg endovenoso em 1 hora.

B) Gluconato de cálcio 10% 2 mL/kg endovenoso em 5 a 10 minutos.

C) Hidrocortisona 100 mg/m² endovenosa em bólus.

D) Cloreto de sódio 0,9% 20 mL/kg endovenoso em 20 minutos.

Resposta: D

O tripsinogênio imunorreativo (IRT) usado na triagem neonatal é um precursor da enzima pancreática, cuja concentração costuma estar persistentemente elevada no sangue dos recém-nascidos com fibrose cística. Ele tem elevada sensibilidade, porém sua especificidade é baixa e, por isso, nos casos positivos, uma nova coleta deve ser realizada. Você pode ler mais sobre triagem neonatal para fibrose cística nas orientações da Sociedade de Pediatria de São Paulo (SPSP) no QRcode ao lado.

Mesmo diante de um diagnóstico ainda não confirmado, em cerca de 10% das crianças com fibrose cística a primeira manifestação clínica da doença pode ser a síndrome de pseudo-Bartter, definida por alcalose metabólica hipoclorêmica e hipocalêmica na ausência de patologia tubular. Essa complicação decorre de alteração nos canais de cloro (CFTR), que resulta em perda cutânea de cloro, acompanhado de sódio e água. Nos lactentes, essa perda cutânea torna-se clinicamente relevante, uma vez que a superfície cutânea é proporcionalmente maior nessa faixa etária. Com a perda acentuada de cloro pela pele, há uma compensação metabólica das cargas iônicas sanguíneas, culminando em aumento de bicarbonato verificado na gasometria do paciente (alcalose de contração). A alcalose, por sua vez, gera aumento da afinidade do cálcio por albumina, causando redução do cálcio iônico. O potássio também é afetado pela alcalose, que causa *shift* do intravascular para o intracelular nos canais de H⁺ e K⁺. Nesse caso, a melhor conduta é a correção da desidratação por meio da expansão volêmica com solução isotônica, sendo, no caso, o soro fisiológico 20 mL/kg. Os demais distúrbios tendem a se corrigir somente com a compensação da desidratação. Em relação às demais alternativas, vale ressaltar que a correção parenteral em 1 hora de potássio não está indicada no valor acima de 2,5 mEq/L e sem alteração eletrocardiográfica; a correção de cálcio está indicada somente em caso de hipocalcemia sintomática ou com alteração de eletrocardiograma; e, por fim, não se trata de hiperplasia adrenal congênita.

Referências

Scurati-Manzoni E, Fossali EF, Agostoni C, et al. Electrolyte abnormalities in cystic fibrosis: systematic review of the literature. Pediatr Nephrol. 2014 Jun;29(6):1015-23. DOI: 10.1007/s00467-013-2712-4. Epub 2013 Dec 11. PMID: 24326787.

Adde FV, Silva Filho LVRF, Damaceno N. Fibrose cística. In: Rodrigues JC, Adde FV, Silva Filho LVRF, Nakaie CMA. Doenças respiratórias. 3. ed. Barueri: Manole, 2019; p. 439-58.

85 Menina, 5 anos de idade, previamente hígida, há 5 dias começou a apresentar lesões planas em membros inferiores. As lesões, representadas na imagem a seguir, não são pruriginosas, não são palpáveis e não desaparecem à digitopressão. Trazida pela mãe ao pronto atendimento, pois as lesões aumentaram e começaram a aparecer em outras partes do corpo. Nega qualquer outro sintoma associado e o restante do exame clínico não tem alterações.

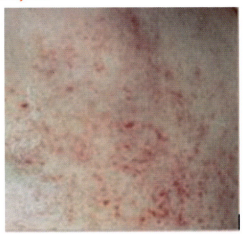

Fonte: Acervo da autoria.

Considerando-se a principal hipótese diagnóstica, qual das alternativas abaixo contém opções de tratamento?

A) Hiper-hidratação endovenosa e alopurinol, seguidos de quimioterapia.

B) Observação para casos mais leves, corticosteroide ou imunoglobulina para casos mais graves.

C) Vitamina K para casos mais leves, plasma fresco congelado para casos mais graves.

D) Expansão volêmica com NaCl 0,9% associada à cefalosporina de 3ª geração.

Resposta: B

Nesse caso, é descrita uma apresentação típica de púrpura trombocitopenica idiopática (PTI). Para se chegar a esse diagnóstico, exigia-se atenção às seguintes informações:

As lesões que aparecem na imagem não desaparecem à digitopressão e não são palpáveis, confirmando que se tratava de uma doença petequial/purpúrica.

A paciente não apresenta nenhum sinal ou sintoma sistêmico que possa sugerir outros diagnósticos diferenciais de púrpura.

Uma vez reconhecido o diagnóstico, o passo seguinte era indicar qual o tratamento da PTI, que atualmente consiste em observação para casos mais leves, corticosteroide ou imunoglobulina para casos mais graves. As demais alternativas descrevem tratamentos propostos para doenças neoplásicas, sepse ou coagulopatia – condições que são diagnósticos diferenciais de PTI, mas que não são tão compatíveis com o quadro descrito.

Referências

Neunert C, Terrell DR, Arnold DM, et al. American Society of Hematology 2019 guidelines for immune thrombocytopenia. Blood Adv. 2019 Dec 10;3(23):3829-66. DOI: 10.1182/bloodadvances.2019000966. Erratum in: Blood Adv. 2020 Jan 28;4(2):252. PMID: 31794604; PMCID: PMC6963252.

Bailey C. Idiopathic thrombocytopenic purpura. In: Cabana M (ed). 5-Minute Pediatric Consult. 7, ed. Philadelphia Lippincott Williams & Wilkins, 2015; p. 490-1.

Diaz TSP. Púrpuras plaquetárias: plaquetopenias. In: Carneiro JDA. Hematologia Pediátrica. 2. ed. Barueri: Manole, 2013; p. 120-9.

86

Menina, 8 anos de idade, portadora de anemia falciforme, foi admitida no serviço de emergência em decorrência de quadro de febre, dificuldade para respirar e dor em hemitórax direito há 1 dia. Feito radiografia de tórax com presença de consolidação segmentar em lobo inferior direito. Ao exame, paciente em regular estado geral, FC: 125 bpm, FR: 38 ipm, com tiragem subdiafragmática, intercostal e de fúrcula, saturação de 85% em ar ambiente, 92% em máscara não reinalante. Resultados de exame com hemoglobina (Hb): 6,8 g/dL, hematócrito (Ht): 18% (Hb basal de 7,5 g/dL). A paciente em questão tem história de ter apresentado anafilaxia em transfusão prévia de concentrado de hemácias. Com relação à indicação de hemocomponentes para essa paciente, qual das alternativas está correta?

A) Está indicado concentrado de hemácias lavado e desleucocitado.

B) Está indicado concentrado de hemácias irradiado.

C) Está indicado concentrado de hemácias sem modificação, mas com pré-medicação.

D) Não está indicado concentrado de hemácias neste momento.

Resposta: A

Nesta questão, é necessário conhecimento do manejo de síndrome torácica aguda (STA) e das indicações de hemocomponentes modificados. Pelos dados do enunciado, fica claro que a paciente preenche os critérios de síndrome torácica aguda e que já mostra sinais de gravidade, com evolução em 1 dia para insuficiência respiratória. Embora o papel da transfusão sanguínea na STA não tenha sido formalmente comprovado em estudos randomizados controlados, estudos observacionais e caso-controle já demonstraram rápida melhora dos parâmetros clínicos, radiológicos e gasométricos. Pelo manual do Ministério da Saúde (disponível no QRcode ao lado, a transfusão está indicada nos casos em que há rápida evolução, acentuada dispneia ou queda da PaO_2, entre outros critérios. Alguns consensos internacionais recomendam transfusão até mais precocemente, com o objetivo de atingir hemoglobina em torno de 10 a 11 g/dL e, assim, prevenir a progressão do quadro.

A escolha do melhor hemocomponente a ser administrado depende da doença de base e de antecedentes pessoais de reações prévias. Os tipos e as indicações de concentrado de hemácias modificados são, sucintamente, os seguintes:

- Desleucocitado: procedimento que reduz 99% dos leucócitos do doador; diminui o risco de reação febril não hemolítica e de transmissão de citomegalovírus. Está indicado em pacientes de risco para politransfusão e em imunossuprimidos.

- Irradiado: procedimento que impossibilita a proliferação linfócitos T do doador. Está indicado nos casos de imunossupressão grave a fim de prevenir doença do enxerto *versus* hospedeiro.

- Lavado: procedimento que elimina a maior parte do plasma. Está indicado em casos de reação alérgica grave.

O concentrado de hemácias lavado e desleucocitado é o mais indicado para a paciente em questão, portadora de hemoglobinopatia e com antecedente de reação anafilática prévia.

Referências

Brasil. Ministério da Saúde. Secretaria de Atenção à Saúde. Departamento de Atenção Especializada. Doença falciforme: condutas básicas para tratamento. Ministério da Saúde, Secretaria de Atenção à Saúde, Departamento de Atenção Especializada. Brasília: Ministério da Saúde, 2012. Disponível em: https://bvsms.saude.gov.br/bvs/publicacoes/doenca_falciforme_condutas_basicas.pdf. Acesso em: 30 jun 2021.

Howard J, Hart N, Roberts-Harewood M, et al. BCSH Committee. Guideline on the management of acute chest syndrome in sickle cell disease. Br J Haematol. 2015 May;169(4):492-505. DOI: 10.1111/bjh.13348. Epub 2015 Mar 30. PMID: 25824256.

87

Menino, 6 anos de idade, com diagnóstico prévio de asma, dá entrada em serviço de emergência referenciada transferido de unidade de pronto atendimento em virtude de crise asmática. A queixa é

de desconforto respiratório há 1 dia, sem outros sintomas associados. No serviço de origem, o paciente foi admitido em regular estado geral, pálido, hipoativo, com fala entrecortada, FC: 140 bpm, FR: 45 irpm, satO$_2$: 92% em máscara não reinalante, ausculta pulmonar globalmente diminuída, com tempo expiratório prolongado, tiragem subdiafragmática, intercostal e de fúrcula. Recebeu corticosteroide sistêmico, além de salbutamol e brometo de ipratrópio inalatórios por 1 hora. Após essas medidas, o paciente chega ao serviço atual em regular estado geral, corado, FC: 145 bpm, FR: 36 irpm, alerta e orientado, com ausculta pulmonar com murmúrio vesicular presente bilateralmente com sibilos difusos, tempo expiratório prolongado, tiragem subdiafragmática e intercostal, satO$_2$: 93% em máscara não reinalante. A próxima medida a ser instituída deve ser:

A) Administrar salbutamol e ipratrópio inalatórios a cada 3 horas.
B) Sedar o paciente e proceder à intubação orotraqueal.
C) Sedar o paciente e colocá-lo em ventilação não invasiva.
D) Administrar sulfato de magnésio endovenoso.

Resposta: D

A questão descreve um atendimento de asma aguda grave em que o paciente recebeu, no pronto atendimento, as medicações de 1ª linha da asma e foi transferido para um serviço de emergência referenciado. Os dados de reavaliação apontam para melhora da palidez, nível de consciência, taquipneia e da entrada de ar na ausculta pulmonar, mas é evidente que o paciente ainda segue grave, com sinais importantes de desconforto respiratório e precisando de elevada concentração de oxigênio. A pergunta é qual a próxima medida a ser adotada nesse caso, que consiste na administração de uma das medicações de 2ª linha. Entre as medicações de 2ª linha, o sulfato de magnésio apresenta melhor perfil de segurança e é mais eficaz em melhorar os sintomas. A asma aguda é uma condição potencialmente reversível com medicação e, pelo risco elevado de barotrauma, a ventilação invasiva deve ser evitada em pacientes que ainda não receberam todos os passos do tratamento e que seguem alertas e orientados. A ventilação não invasiva pode ser segura se não houver necessidade de sedação, mas ainda não há evidências suficientes que embasem alguma recomendação formal.

Referências

British Thoracic Society. Scottish Intercollegiate Guidelines Network. British guideline on the management of asthma. BTS_SIGN Guideline for the management of asthma 2019. July 2019. Disponível em: https://www.brit-thoracic.org.uk/quality-improvement/guidelines/asthma/. Acesso em: 30 jun 2021.

Muchão FP, Silva Filho LVRF. Asma Aguda. In: Rodrigues JC, Adde FV, Silva Filho LVRF, Nakaie CMA. Doenças Respiratórias. 3. ed. Barueri: Manole, 2019; p. 408-19.

Piva JP, Garcia PCR, Amantéa SL. Asma aguda grave. In: SBP, Burns DAR, et al. Tratado de pediatria. 4. ed. Barueri,: Manole, 2017; p. 1868-81.

88 Menino, 3 meses de idade, com antecedente de síndrome de Down, em seguimento regular com endocrinologista e cardiologista por hipotireoidismo e comunicação interatrial, em uso contínuo de levotiroxina, sulfato ferroso e vitamina D. Foi internado hoje em virtude de um quadro de bronquiolite. À admissão apresentava FR: 68 irpm, satO$_2$: 89% em ar ambiente, tiragens subdiafragmática e intercostal, sendo colocado em cateter nasal de alto fluxo. Os alarmes do monitor tocaram apresentando os seguintes parâmetros:

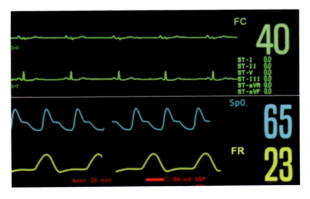

Fonte: Acervo da autoria.

A conduta imediata é:

A) Desfibrilação com carga de 2 J/kg.
B) Administração de atropina endovenosa.
C) Iniciar ventilações assistidas.
D) Inserção de marca-passo transcutâneo.

Resposta: C

A bradicardia corresponde a um ritmo terminal que pode evoluir para parada cardiorrespiratória. Em pediatria, o manejo inicial da bradicardia sintomática consiste em abertura da via aérea e adequada oferta de ventilação e de oxigenação. Se houver persistência da bradicardia, devem-se iniciar ressuscitação cardiopulmonar e drogas. Uma etapa importante no atendimento de um paciente com bradicardia sintomática é identificar a presença de causas potencialmente reversíveis, como hipoxemia, hipoglicemia, hipotermia, acidose, reflexo vagal exacerbado, aumento da pressão intracraniana e bloqueio cardíaco.

O paciente em questão era um lactente jovem com bronquiolite e com uma comorbidade que predispõe à evolução desfavorável. À admissão, ele já apresentava sinais de gravidade e os dados do monitor apontaram para falência respiratória, com queda da frequência respiratória de 68 ipm para 23 ipm, queda da saturação para 65% e bradicardia. Pelos dados do enunciado, fica evidente que a causa da deterioração do paciente foi hipoxemia e, portanto, espera-se que a instituição de oxigenação e de ventilação adequadas seja capaz de reverter o quadro.

Referências

Topjian AA, Raymond TT, Atkins D, et al. Pediatric Basic and Advanced Life Support Collaborators. Part 4: Pediatric Basic and Advanced Life Support 2020 American Heart Association guidelines for cardiopulmonary resuscitation and emergency cardiovascular Care. Pediatrics. 2021 Jan;147(Suppl 1):e2020038505D. doi: 10.1542/peds.2020-038505D. Epub 2020 Oct 21. PMID: 33087552.

Sakano TS, Yatuhara CR. Parada cardiorrespiratória. In: Schvartsman C, Reis AG, Farhat SCL. Pronto-Socorro. 3. ed. Barueri: Manole, 2018; p. 1-17.

89 Menino, 10 meses de idade, é trazido ao serviço de emergência pela mãe em decorrência de quadro de sonolência há 1 dia e crises convulsivas. A mãe refere que o menor caiu do berço há alguns dias (altura de cerca de 90 cm) e machucou o pescoço, as costas e a barriga (imagens 1, 2, 3, respectivamente).

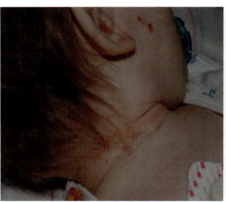
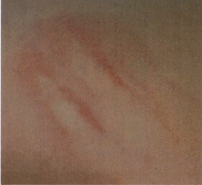
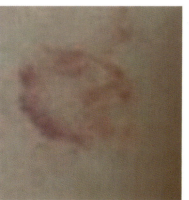

Fonte: http://medscape.com/

Questionada sobre antecedentes pessoais, mãe refere história de episódios prolongados de choro e irritabilidade desde o nascimento. Ainda não se senta sem apoio e não balbucia. Não faz seguimento pediátrico. Após estabilização inicial, uma tomografia de crânio foi solicitada.

Qual das seguintes imagens é a mais compatível com o quadro?

(A)   (B)   (C)   (D)

Fonte: Acervo da autoria.

Resposta: B

 Como esta questão envolve o domínio de alguns conceitos, ouça a explicação disponível no QR code ao lado.

Referências

Cardoso ACA. Maus-tratos infantis: violência doméstica. In: Schvartsman C, Reis AG, Farhat SCL. Pronto-Socorro. 3. ed. Barueri: Manole, 2018; p. 248-69.

Guerra SD. Traumatismo cranioencefálico. In: SBP, Burns DAR, et al. Tratado de pediatria. 4. ed. Barueri: Manole, 2017; p. 1965-82.

90 **Menina, 7 meses de idade, previamente hígida, está internada em enfermaria em consequência de doença diarreica aguda. Há 4 dias, iniciada febre de até 38,3 °C associada a vômitos e diarreia, com sete a oito episódios de fezes líquidas sem muco ou sangue. Há 2 dias, deu entrada no pronto-socorro com quadro de desidratação grave, recebeu expansão endovenosa e foi mantida internada com soroterapia endovenosa em virtude de baixa aceitação alimentar. A soroterapia foi suspensa ontem e, hoje, a criança está em bom estado geral, hidratada, sem nenhuma alteração ao exame clínico, já em programação de alta hospitalar. A mãe refere que a aceitação oral foi recuperada e que a paciente ainda apresenta dois a três episódios de fezes semipastosas, já sem vômitos e sem novas queixas. Nos controles de enfermagem, notados dois picos febris acima de 39 °C nesta madrugada, sendo que a paciente já estava afebril há 72 horas. O exame que mais provavelmente revelará a causa do retorno da febre é:**

A) Cultura de fezes.
B) Pesquisa de vírus respiratórios.
C) Protoparasitológico de fezes.
D) Cultura de urina.

Resposta: D

Os quadros de febre sem sinais clínicos, nos menores de 36 meses de idade, levantam a preocupação de uma infecção bacteriana grave, e a causa mais comum de febre sem sinais localizatórios é a infecção urinária, e o exame padrão-ouro para investigação diagnóstica é a cultura de urina.

Os sinais e sintomas de infecção urinária na criança dependem principalmente da idade do paciente. Febre é o sintoma mais frequente da infecção de trato urinário no lactente. A incidência de pielonefrite é maior em crianças abaixo de 1 ano de idade.

Nesta situação clínica, aqui descrita, por um lado, o processo infeccioso da diarreia já está aparentemente controlado, não se justificando a cultura de fezes; por outro lado, a ausência de sintomas respiratórios não indica como avaliação inicial a pesquisa de vírus respiratórios, e as parasitoses intestinais não são causa de febre, não se justificando também a coleta de protoparasitológico de fezes. O quadro diarreico prévio pode, inclusive, ter facilitado a ocorrência da infecção urinária por via ascendente ao propiciar a contaminação do períneo em uma criança que, em virtude da idade, ainda não foi desfraldada.

Referências

Machado MB, et al. Febre sem sinais localizatórios. In: SBP, Burns DAR, et al. Tratado de Pediatria. 4. ed. Barueri: Manole, 2017; p. 899-900.

National Institute of Health and Care Excellence (NICE). Fever in under 5s: assessment and initial management. 36p. Disponível em: https://www.nice.org.uk/guidance/ng143/resources/fever-in-under-5s-assessment-and-initial-management-pdf-66141778137541. Acesso em: 28 jun 2021.

Sociedade Brasileira de Pediatria (SBP). Documento Científico. Departamento Científico de Nefrologia. Infecção de trato urinário. N° 1, Dezembro de 2016. Disponível em: https://www.sbp.com.br/fileadmin/user_upload/2016/12/Nefrologia-Infeccao-Trato-Urinario.pdf. Acesso em: 28 jun 2021.

91 Menino, 7 anos de idade, previamente hígido, está internado em enfermaria em consequência de crise asmática associada à pneumonia. Foi internado em razão de hipoxemia, estando em ar ambiente há 24 horas. É o 5º dia de internação, mas mantém picos febris diários, hoje com 38,4 ºC. Está em uso de ampicilina endovenosa, prednisolona oral e salbutamol inalatório. Ao exame clínico, criança em bom estado geral, com ausculta pulmonar com discretos sibilos, sem sinais de desconforto respiratório, com sopro tubário no terço médio de hemitórax esquerdo e redução de ausculta na base esquerda. Sem outras alterações ao exame clínico. A mãe nota criança mais ativa, com melhora do estado geral e da aceitação alimentar. O paciente colheu exames na entrada e tem exames de hoje, conforme tabela a seguir. A conduta indicada neste momento é:

	Há 4 Dias	Hoje
Radiografia de tórax		
Hb	12,4 g/dL	12 g/Dl
Ht	36,9%	36,5%
Leucócitos	15.530	12.670
Segmentos	69,7%	29,2%
Eosinófilos	0%	0,3%
Basófilos	0,3%	2,3%
Linfócitos	19,6%	64,8%
Monócitos	10,4%	3,4%
Plaquetas	444.000	407.000
Proteína C-reativa	35,9 mg/L	9,2 mg/L
Ultrassonografia de tórax	Consolidação na base do pulmão esquerdo associada a derrame pleural simples com espessura máxima de 0,7 cm.	Consolidação na base do pulmão esquerdo associada a derrame pleural simples com espessura máxima de 0,5 cm.

Fonte: Elaborado pela autoria.

A) Manter a internação hospitalar e o tratamento atual.
B) Modificar o esquema terapêutico para ceftriaxone e claritromicina.
C) Indicar a drenagem torácica em razão da persistência da febre.
D) Ampliar a investigação infecciosa com coleta de cultura de urina.

Resposta: A

Uma complicação frequente da pneumonia é o derrame pleural. Macicez à percussão e diminuição ou ausência de murmúrios vesiculares podem ser encontrados, respectivamente, à percussão e à ausculta. A ultrassonografia do tórax pode estimar o volume da efusão na pleura, estabelecer se o derrame é livre ou se existem loculações.

Os principais critérios utilizados para indicação de internação de crianças com pneumonias agudas são:

- Idade inferior a 2 meses;
- Toxemia ou quadro séptico;
- Hipoxemia que requer administração de oxigênio suplementar;
- Insuficiência respiratória aguda;
- Incapacidade de tolerar medicação via oral;
- Fatores sociais que impossibilitem a reavaliação, caso ocorra piora clínica;
- Pacientes com alguma doença de base que possa alterar a evolução clínica da pneumonia (anemia falciforme, síndrome nefrótica, imunodeficiências congênitas ou adquiridas);
- Presença de complicações (derrame pleural, abscesso pulmonar, pneumatoceles, cavitações, pneumotórax).

A pneumonia grave, com derrame pleural, deve ser tratada com ampicilina parenteral 50 mg/kg/dose, a cada 6 horas; ou penicilina cristalina 100.000 a 200.000 U/Kg/dia, a cada 6 horas, por 10 a 14 dias. A indicação de drenagem torácica pode ser discutida em derrames pleurais acima de 10 mm em decúbito lateral.

A mudança do esquema de tratamento com antibióticos deve ser feita após 48 horas em caso de agravamento do quadro ou ausência de melhora clinica. O paciente em questão melhorou da hipoxemia, está em ar ambiente há 24 horas, está mais ativo, em bom estado geral, e com boa aceitação alimentar. Apresentou ainda quadro radiológico estável, e melhora dos exames laboratoriais (hemograma e proteína C-reativa) e da ultrassonografia de tórax. A presença do derrame pleural pode prolongar a febre no tratamento das pneumonias bacterianas agudas, usualmente por 5 a 7 dias, mesmo com a boa resposta à antibioticoterapia inicial. Por todos esses dados, deve-se manter a internação hospitalar e o tratamento atual.

Referências

Sociedade Brasileira de Pediatria (SBP). Documento Científico. Departamento Científico de Pneumologia. Pneumonia adquirida na comunidade na infância. N° 3, Julho de 2018. Disponível em: https://www.sbp.com.br/fileadmin/user_upload/Pneumologia_-_20981d-DC_-_Pneumonia_adquirida_na_comunidade-ok.pdf. Acesso em: 29 jun 2021.

Parente AAAI. Derrame pleural. In: SBP, Burns DAR, et al. Tratado de Pediatria. 4. ed. Barueri: Manole, 2017; p. 1740-4.

Rodrigues JC. Pneumonias agudas e complicações. In: Schvartsman C, Reis AG, Farhat SCL. Pronto-Socorro. 3. ed. Barueri: Manole, 2018; p. 413-32.

 Menina, 8 anos de idade, há 2 dias iniciou quadro de dor intensa no ouvido, que piora com qualquer manipulação no local, com saída de secreção purulenta malcheirosa. Tem antecedente de dermatite atópica, refere fazer natação duas vezes por semana e tem o hábito de higienizar os ouvidos com cotonete. A seguir, uma imagem da inspeção do local.

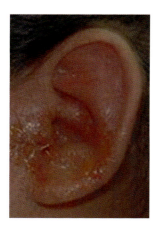

Qual é o agente etiológico mais provável?

A) Haemophilus Influenzae.
B) Staphylococcus epidermidis.
C) Streptococcus pneumoniae.
D) Pseudomonas aeruginosa.

Resposta: D

As infecções da pele do conduto auditivo externo são afecções dermatológicas, desencadeadas por fatores que alteram a integridade nesse local, como o uso de cotonetes para a retirada do cerúmen, traumatismos locais, estagnação de água e umidade com alterações da proteção local, e nos portadores de doenças de pele. A "otite do nadador" ou otite externa difusa aguda apresenta na sua história o relato de banhos de piscina ou de mar. O principal agente etiológico dessas infecções é a _Pseudomonas aeruginosa_, em cerca de 38% dos casos (essa porcentagem aumenta para 50% ao se considerarem orelhas com isolamento de apenas um agente etiológico).

Referências

Rosenfeld RM, Schwartz SR, Cannon CR, Roland PS, Simon GR, Kumar KA, Huang WW, Haskell HW, Robertson PJ. Clinical practice guideline: acute otitis externa. Otolaryngol Head Neck Surg. 2014 Feb;150(1 Suppl):S1-S24. DOI: 10.1177/0194599813517083.

Heward E, Cullen M, Hobson J. Microbiology and antimicrobial susceptibility of otitis externa: a changing pattern of antimicrobial resistance. J Laryngol Otol. 2018 Apr;132(4):314-317.

Nóbrega M. Distúrbios da orelha externa. In: SBP, Burns DAR, et al. Tratado de Pediatria. 4. ed. Barueri: Manole, 2017; p. 1667-9.

93

Menina, 3 anos de idade e 92 cm de estatura, está realizando a primeira medida de pressão arterial da vida. Ela não apresenta obesidade nem qualquer outra comorbidade. O pai é hipertenso, com diagnóstico realizado aos 20 anos de idade. O valor da pressão arterial no membro superior direito foi de 114×78 mmHg (média de três medidas pelo método auscultatório). No braço esquerdo, o valor foi de 116×80 mmHg e, na coxa esquerda, foi de 94×58 mmHg. As referências de pressão arterial para a idade estão apresentadas na tabela a seguir.

Percentis de pressão arterial sistêmica para meninas por idade e percentis de estatura

Idade		Pressão Arterial Sistólica (mmHg) Percentis da Estatura (cm)						Pressão Arterial Diastólica (mmHg) Percentis da Estatura ou Medida da Estatura (cm)						
	Estatura (cm)	91	92,4	94,9	97,6	100,5	103,1	104,6	91	92,4	94,9	97,6	100,5	103,1	104,6
3	P50	88	89	89	90	91	92	93	48	48	49	,50	51	53	53
	P90	,102	103	104	,104	105	106	107	60	61	61	62	63	64	65
	P95	106	106	107	108	109	110	110	64	65	65	66	,67	68	69
	P95 + 12 mmHg	118	118	119	120	121	122	122	76	77	77	78	,79	80	81

Fonte: Elaborado pela autoria.

A conduta indicada na consulta de hoje é realizar:

A) Nova medida de pressão arterial em 4 a 6 semanas.
B) Estudo angiográfico das aortas torácica e abdominal.
C) Dosagem de cortisol, renina e ácido vanil-mandélico.
D) Ultrassonografia com doppler de rins e vias urinárias.

Resposta: B

 Como esta questão envolve o domínio de alguns conceitos, ouça a explicação disponível no QR code ao lado.

Referências

Moreira VM. Ressonância magnética cardiovascular. In: Jatene MB, Wagenfuhr J, Foronda G. Cardiologia Pediátrica. 2. ed. Barueri: Manole, 2021; p. 215-31.

Miyague NI, Binotto CN, Mateus SMC. Reconhecimento e conduta nas cardiopatias congênitas. In: SBP, Burns DAR, et al. Tratado de Pediatria. 4. ed. Barueri: Manole, 2017; p. 471-97.

Sociedade Brasileira de Pediatria (SBP). Hipertensão arterial na infância e adolescência. Manual de Orientação. Departamento Científico de Nefrologia. N° 2, Abril de 2019. Disponível em: https://www.sbp.com.br/fileadmin/user_upload/21635c-MO_ _Hipertensao_Arterial_Infanc_e_Adolesc.pdf. Acesso em: 29 jun 2021.

94 Menina, 9 meses de idade, nascida a termo, com peso adequado para idade gestacional, sem intercorrências na gravidez ou no parto. Trazida pela mãe ao ambulatório para consulta pediátrica. Mãe sem queixas e nega alterações desde última consulta. Qual achado de exame físico demonstraria possível atraso de desenvolvimento neuropsicomotor da paciente?

A) Não fica em pé sem apoio.
B) Não consegue engatinhar.
C) Não ajuda ao ser levantada pelos braços do decúbito dorsal.
D) Não fala palavras isoladas.

Resposta: C

A criança de 4 a 7 meses, ao ser levantada pelos braços, ajuda com o corpo; aos 9 meses, esse marcador já deve estar presente há algum tempo, a sua ausência nesta criança indica possível atraso de desenvolvimento neuropsicomotor. A criança arrasta-se ou engatinhar dos 6 aos 13 meses, podendo não chegar a engatinhar, esse marco do desenvolvimento é bem variável e não obrigatório, assim, pode não estar presente aos 9 meses de idade. A criança falar uma palavra com sentido dos 9 aos 15 meses, sendo este marcador bem variável, e pode não estar presente aos 9 meses. Aos 9 meses de idade, começa a assumir a posição de joelhos e a ficar de pé com apoio. O ato de ficar de pé sem apoio é bem variável dos 7 até os 15 meses.

No documento do Ministério da Saúde *Diretrizes de Estimulação Precoce: crianças de zero a 3 anos com atraso no desenvolvimento neuropsicomotor*, disponível no QR code ao lado, você pode se informar sobre mais detalhes a cerca do atraso no desenvovilmento neuropsicomotor.

Referências

Brasil. Ministério da Saúde. Secretaria de Políticas de Saúde. Departamento de Atenção Básica. Saúde da Criança: acompanhamento do crescimento e desenvolvimento infantil. Ministério da Saúde. Secretaria de Políticas de Saúde. Brasília: Ministério da Saúde, 2002. Disponível em: https://bvsms.saude.gov.br/bvs/publicacoes/crescimento_desenvolvimento.pdf. Acesso em 29 jun 2021.

Carvalho MFPP. Desenvolvimento normal. In: SBP, Burns DAR, et al. Tratado de Pediatria. 4. ed. Barueri: Manole, 2017; p. 59-62.

95

Menino, 11 anos e 6 meses de idade, está em consulta ambulatorial de rotina. Os pais estão preocupados, pois ele é o mais baixo da sala de aula e ainda não apresenta nenhum marco puberal. Refere alimentação balanceada e equilibrada, faz atividade física regular três vezes por semana (judô). Sem antecedentes pessoais ou familiares relevantes. Sem alterações relevantes no exame clínico, estádio puberal G1 P1. Estatura de 130 cm (Curva OMS escore Z entre -3 e -2), índice de massa corpórea de 17,2 kg/m² (Curva OMS escore Z = 0). Na última consulta, realizada há 6 meses, apresentava estatura de 127 cm. O pai tem estatura de 182 cm. A mãe tem estatura de 169 cm e refere que apresentou a menarca com 13 anos. O paciente realizou radiografia de punho esquerdo na semana passada, com idade óssea compatível com 9 anos. Qual é a principal hipótese diagnóstica?

A) Puberdade atrasada.

B) Hipotireoidismo adquirido.

C) Deficiência de hormônio de crescimento.

D) Retardo constitucional do crescimento.

Resposta: D

A puberdade é considerada atrasada nos meninos quando há ausência de aumento do volume testicular após os 14 anos de idade. A velocidade de crescimento normal é em torno de 5 a 5,5 cm ao ano, logo antes do início da puberdade. Os sinais clínicos do hipotireoidismo adquirido costumam ser insidiosos, com repercussão no crescimento e diminuição da atividade física. O hipotireoidismo adquirido pode se manifestar com cansaço, astenia, sonolência, ganho de peso, sinais de bócio, baixa estatura, palidez e face mixedematosa. Os critérios para se iniciar a investigação de deficiência de hormônio de crescimento são:

- Baixa estatura grave (abaixo de 3 DP, ou escore z -2);
- Altura mais de 1,5 DP abaixo da altura parental média;
- Altura mais de 2 DP abaixo da média e baixa velocidade de crescimento;
- Queda sustentada na curva de crescimento com baixa velocidade de crescimento;
- Sinais indicativos de uma lesão intracraniana;
- Sinais neonatais de deficiência de GH.

Você pode acessar mais informações sobre deficiência do hormônio de crescimento, no QRcode ao lado.

O paciente está com boa velocidade de crescimento (6 cm/ano) e apresenta boa atividade física.

A sua estatura-alvo é 1,82 m [(1,82 + 1,69)/2 + 0,065m]; entretanto, sabemos que a variação da estatura-alvo pode variar de +/-5 cm, e com 1,77 m de altura-alvo estando no mesmo canal de crescimento atual (relação altura atual e idade óssea entre 0 e -1DP, com projeção final de estatura em 1,75 m).

O retardo constitucional do crescimento, neste caso, ainda é suspeito pela história de puberdade tardia na família: mãe com menarca tardia, e o adolescente se apresenta, ao exame físico, sem sinais pubertários (G1P1). O diagnóstico de retardo constitucional do crescimento é confirmado pelo exame de idade óssea obtido por meio da radiografia do punho esquerdo. Confirma-se o retardo quando a idade óssea é inferior à idade cronológica do paciente, com uma diferença de 2 anos ou mais.

Referências

Hoineff C, Collet-Solberg PF. Crescimento normal e alterado. In: SBP, Burns DAR, et al. Tratado de Pediatria. 4. ed. Barueri: Manole, 2017; p. 625-32.

Menezes Filho HC, Bedin MR, Manna TD. Hipo e hipertireoidismo. In: Damiani D. Endocrinologia na Prática Pediátrica. 3. ed. Barueri: Manole, 2016; p. 267-96.

96 Menina, 9 anos de idade, vem à consulta de rotina. O pai está preocupado porque recentemente notou uma nodulação na mama direita da filha. Relata que a avó paterna faleceu de câncer de mama aos 49 anos. Ao exame clínico, nota-se uma elevação da aréola e papila à direita, formando uma pequena saliência, com palpação fibroelástica. Sem alterações do lado esquerdo. Sem outras alterações ao exame clínico. A conduta é:

A) Solicitar ultrassonografia de mama.
B) Solicitar prolactina, TSH e cortisol.
C) Manter conduta expectante.
D) Realizar punção aspirativa por agulha fina.

Resposta: C

A puberdade precoce na menina é definida quando surgem caracteres sexuais secundários antes dos 8 anos de idade, o que não é o caso desta paciente. O aparecimento da telarca na menina é o sinal inicial da atividade estrogênica com o início da puberdade normal, muitas vezes sendo assimétrico o desenvolvimento inicial das mamas. Não há indicação de investigação diagnóstica, somente orientação à família e conduta expectante.

Referências

Coelho GJ. Crescimento e puberdade. In: SBP, Burns DAR, et al. Tratado de Pediatria. 4. ed. Barueri: Manole, 2017; p. 363-7.

Steinmetz L, Aragão LFF, Brito VN, Latrônico AC. Puberdade precoce. In: Damiani D. Endocrinologia na Prática Pediátrica. 3. ed. Barueri: Manole, 2016; p. 216-42.

Ministério da Saúde. Protocolo Clínico e Diretrizes Terapêuticas. Puberdade Precoce Central. 08/06/2017. Disponível em: https://portalarquivos2.saude.gov.br/images/pdf/2017/julho/03/PCDT-Puberdade-Precoce-Central_08_06_2017.pdf. Acesso em: 29 jun 2021.

97 Menino, 4 anos de idade, comparece na Unidade Básica de Saúde para consulta de rotina. Ao exame clínico, os índices antropométricos na curva da OMS foram: escore z de peso para idade = +2,1; escore z de estatura para idade = -1,9; escore z de índice de massa corpórea (IMCz) = +3,3. De acordo com a classificação da OMS-2006, os parâmetros antropométricos verificados são classificados respectivamente como:

A) Peso elevado para a idade, estatura adequada para a idade e obesidade.
B) Peso adequado para a idade, estatura baixa para a idade e obesidade grave.
C) Peso elevado para a idade, estatura baixa para a idade e obesidade grave.
D) Peso adequado para a idade, estatura adequada para a idade e obesidade.

Resposta: A

As crianças de 0 a 5 anos são consideradas obesas quando os valores de IMC estiverem acima do percentil 99,9 ou acima de +3 escore z, como é o caso desta criança. Quanto ao escore z de peso para idade de +2,1, é classificado como elevado para a idade (isto é, acima de + 2 escore z); e escore z de estatura para idade de -1,9 é classificado como normal (entre -2 a +2 escore z).

Referências

Sociedade Brasileira de Pediatria (SBP). Departamento de Nutrologia. Obesidade na Infância e Adolescência – Manual de Orientação. Sociedade Brasileira de Pediatria. Departamento Científico de Nutrologia. 3. ed. São Paulo: SBP, 2019; 236 p.

Cominato L, Ybarra M. Obesidade: conceitos fisiopatológicos e abordagem terapêutica. In: Damiani D. Endocrinologia na Prática Pediátrica. 3. ed. Barueri: Manole, 2016; p. 81-97.

Chagas AJ, et al. Obesidade – repercussões endócrinas e metabólicas. In: SBP, Burns DAR, et al. Tratado de Pediatria. 4. ed. Barueri: Manole, 2017; p. 668-74.

98 Menina, 3 meses de idade, está em consulta de puericultura. No exame clínico, foi suspeitada a presença de estrabismo. Colocado um feixe de luz na frente dos olhos da paciente, observa-se o reflexo luminoso como demonstrado na figura a seguir. Frente a este achado, quais são o diagnóstico e a conduta adequada?

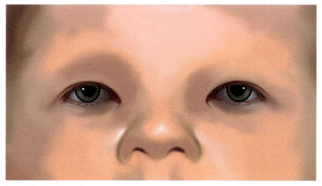

Fonte: Elaborado pela autoria.

A) Estrabismo transitório, encaminhar ao oftalmologista se persistir aos 12 meses de vida.
B) Pseudoestrabismo em decorrência de epicanto, sem conduta específica.
C) Estrabismo convergente, encaminhar imediatamente para avaliação com oftalmologista.
D) Estrabismo verdadeiro, solicitar tomografia computadorizada de crânio.

Resposta: B

Na figura apresentada, nota-se uma aparente proximidade entre as pupilas, sugerindo um desalinhamento ocular. Isso resulta da presença de epicanto, que é uma dobra de pele no canto interno das pálpebras. Esse achado contribui para a aparência dos olhos desviados, pois há menos superfície branca do olho próxima ao nariz em comparação ao habitualmente esperado. Em bebês, o epicanto pode ser maior do que em adultos e pode estar associado a uma ponte nasal larga e plana, como é representado nesta imagem.

Para a avaliação clínica da suspeita de estrabismo, temos o teste de Hirschberg, feito no enunciado desta questão, quando colocamos um feixe de luz a 1 metro do paciente, no qual a posição da luz em relação à pupila é observada. Se os reflexos de luz estiverem assimétricos, o estrabismo pode estar presente. Outra possibilidade é o teste de cobertura, que seria mais complexo neste caso porque dependeria mais de colaboração do paciente que ainda é um lactente jovem. No teste de cobertura, a criança é instruída a olhar para um alvo. Enquanto a criança está olhando para o alvo, um dos olhos é coberto, e o observador deve analisar movimentações dos olhos. Se o olho descoberto estiver bem alinhado, ele não mudará de posição quando o oclusor é colocado; porém, se o olho descoberto estiver estrábico, sua posição mudará, confirmando o diagnóstico de estrabismo.

A imagem do enunciado poderia ser confundida com estrabismo horizontal convergente, hipótese diagnóstica que pode ser excluída neste caso pelo fato de o reflexo luminoso estar centralizado de forma idêntica em ambas as pupilas. Por isso, a condição apresentada, que pode se confundir com estrabismo, é conhecida como "pseudoestrabismo".

Não há necessidade de nenhuma conduta específica para o pseudoestrabismo, pois é uma condição que não acarreta nenhum prejuízo à visão do paciente.

Referências

Faria CP e Nakanami CR. Exame oftalmológico da criança e estrabismo. In: SBP, Burns DAR, et al. Tratado de Pediatria. 4. ed. Barueri: Manole, 2017; p. 2257-62.

Rogers GL, Jordan CO. Pediatric vision screening. Pediatrics in Review. 2013;34(3), 126-33.

Loh AR, Chiang MF. Pediatric vision screening. Pediatr Rev. 2018;39(5):225-34.

99

Recém-nascido do sexo masculino, com 15 dias de vida, está em consulta ambulatorial de rotina. Trata-se de criança nascida por parto vaginal, de termo, adequada para a idade gestacional, sem intercorrências perinatais. Família notou aumento progressivo do volume das mamas bilateralmente, com saída de secreção leitosa, e tentou o respectivo esvaziamento, sem sucesso. Atualmente se apresenta conforme imagem a seguir. Sem outras alterações ao exame clínico.

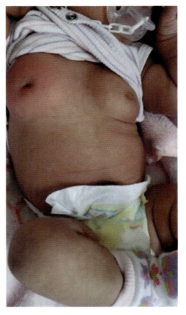

Fonte: Acervo da autoria.

A conduta indicada é:

A) Liberação para casa com cefalexina, reavaliação em 48 horas e coleta de prolactina, hormônios: luteinizante (LH), folículo estimulante (FSH) e estimulador da tireoide (TSH).

B) Internação hospitalar, introdução empírica de vancomicina e cefepime, biópsia de tecido glandular mamário por agulha fina.

C) Liberação para casa com orientação de compressas frias locais, reavaliação em 48 horas e solicitação de ressonância nuclear magnética (RNM) de sela túrcica.

D) Internação hospitalar, coleta de hemograma, proteína C-reativa, hemocultura e introdução de oxacilina e amicacina.

Resposta: D

O aumento do volume das mamas nas primeiras semanas de vida é um achado relativamente frequente em recém-nascidos, que decorre de passagem de hormônios maternos, não sendo necessária nenhuma investigação endocrinológica específica. Pode ocorrer apenas o estímulo a uma discreta hipertrofia do tecido mamário, ou pode ser grande ao ponto de gerar um aumento volumoso das mamas com saída de conteúdo leitoso. Trata-se de uma condição clínica autolimitada, na qual os cuidadores devem ser orientados a evitar condutas como manipulação ou expressão das mamas, pois isso poderia predispor à ocorrência de mastite. No caso apresentado, é relatada a manipulação das mamas pela família (tentou-se esvaziamento da mama, sem sucesso).

Na imagem do enunciado, além do aumento significativo das mamas, há uma intensa hiperemia apenas na mama direita, sugerindo uma mastite unilateral. Considerando-se que se trata de uma infecção bacteriana em um recém-nascido, está indicada a internação hospitalar para antibioticoterapia parenteral. O tratamento deverá garantir a cobertura para bactérias gram-positivas de pele (principalmente *Staphylococcus aureus*), sendo, neste caso, optado pela oxacilina. Também se pondera a cobertura para bactérias gram-negativas, que podem ser adquiridas pelo canal de parto, justificando a associação com amicacina.

Referências

Borges JBR. Exame da mama na infância e na adolescência. In: SBP, Burns DAR, et al. Tratado de Pediatria. 4. ed. Barueri: Manole, 2017; p. 2219-21.

Al Ruwaili N, Scolnik D. Neonatal mastitis: controversies in management. J Clin Neonatol. 2012;1(4):207-210.

Masoodi T, Mufti GN, Bhat JI, Lone R, Arshi S, Ahmad SK. Neonatal mastitis: a clinico-microbiological study. J Neonatal Surg. 2014 Jan 1;3(1):2.

100

Recém-nascido do sexo masculino, nascido de termo (37 semanas e 4 dias), pequeno para a idade gestacional, com peso de nascimento de 2000 g, é filho de mãe tabagista, sem outras comorbidades. Com 12 horas de vida, o paciente apresentou controle de glicemia capilar de 32 mg/dL. Optado por realizar *push* de glicose e deixar soro contínuo com velocidade de infusão de glicose (VIG) de 5 mg/kg/min. Assinale a alternativa que contém a prescrição correta deste soro contínuo:

A) Soro glicosado a 5% – 72 mL endovenoso contínuo em 24 horas.
B) Soro glicosado a 10% – 240 mL endovenoso contínuo em 24 horas.
C) Soro glicosado a 10% – 144 mL endovenoso contínuo em 24 horas.
D) Soro glicosado a 5% – 200 mL endovenoso contínuo em 24 horas.

Resposta: C

A questão testa a capacidade do candidato em elaborar um soro para um recém-nascido com base em uma taxa de infusão de glicose pré-estipulada. No enunciado, solicitava-se que o soro fornecesse uma velocidade de infusão de glicose de 5 mg/kg/min. Desta forma, era importante conhecer o peso do paciente, já fornecido pelo enunciado. Também era importante entender que era o volume desejado para ser infundido em 24 horas, mas como a velocidade de infusão é calculada em minutos, é necessário converter para a quantidade de minutos em 1 dia, ou seja, 1.440 minutos (24 horas × 60 minutos).

Para se obter o resultado final, bastava multiplicar a velocidade de infusão de glicose desejada (5 mg/kg/min), pelo peso do paciente (2 kg), para entender que seria necessário infundir 10 mg/min. Para se obter a quantidade total de glicose desejada em 24 horas, bastava multiplicar esse resultado pelos 1.440 minutos e conclui-se que o soro final precisava oferecer 14.400 mg de glicose (5 × 2 × 1440). Convertendo para gramas, seriam 14,4 g de glicose. Dos soros listados nas alternativas, a única que oferece essa quantidade de glicose desejada é 144 mL de soro glicosado a 10%.

No documento disponível no QRcode ao lado, você acessará as diretrizes da SBP para hipoglicemia no período neonatal.

Referências

Garbers RI. Distúrbios metabólicos frequentes do recém-nascido. In: SBP, Burns DAR, et al. Tratado de Pediatria. 4. ed. Barueri: Manole, 2017; p. 1235-41.

Krebs VLJ, Durante PP. Água, eletrólitos e glicose. In: Carvalho WB, Diniz EMA, Ceccon MEJR, Krebs VLJ, Vaz FAC. Neonatologia. 2. ed. Barueri: Manole, 2020; p. 342-63.

101 Recém-nascido (RN) do sexo feminino, a termo, tem peso adequado para a idade gestacional (3.200 g). É filha de mãe primigesta de 31 anos de idade. Não houve intercorrências no pré-natal. Foi feito parto cesáreo em virtude de sofrimento fetal agudo. O RN nasceu em apneia, cianótico e hipotônico. Foi levado à mesa de reanimação com fonte de calor, onde foi secado, estimulado e teve a via aérea retificada. Evoluiu com respiração irregular e presença 8 batimentos cardíacos no período de 6 segundos. Após monitorização da frequência cardíaca (FC) e da saturação, iniciou-se ventilação com pressão positiva (VPP) com FiO_2 de 21%. Após 30 segundos de VPP, o RN apresenta respiração regular, FC de 140 bpm e saturação de 70% no membro superior direito. De acordo com as diretrizes de reanimação da Sociedade Brasileira de Pediatria de 2016, o próximo passo é:

A) Suspender a VPP e manter o paciente em ar ambiente.
B) Rever a técnica da VPP e a vedação adequada da máscara com a face.
C) Manter a VPP, mas aumentar a oferta de oxigênio para 50%.
D) Realizar a intubação orotraqueal para a ventilação.

Resposta: A

O recém-nascido em questão nasceu em apneia, cianótico, hipotônico e, na contagem da frequência cardíaca, apresentava 8 batimentos cardíacos em 6 segundos, ou seja, uma frequência cardíaca estimada inferior a 100 bpm (ao redor de 80 bpm). Desta forma, estava adequadamente indicado o início da ventilação com pressão positiva (VPP).

De acordo com as diretrizes da Sociedade Brasileira de Pediatria para reanimação do recém-nascido ≥ 34 semanas em sala de parto, sabe-se que, nos casos em que é indicado o uso da VPP, esta deve ser iniciada com ar ambiente (oxigênio a 21%). Após o início da VPP, é recomendado o uso da oximetria de pulso para monitorar a oferta do oxigênio suplementar, sendo padronizado colocar o sensor na região do pulso radial do membro superior direito, a fim de se obter a saturação pré-ductal. A resposta ao procedimento é reavaliada a cada 30 segundos.

No caso, a criança apresenta respiração regular e frequência cardíaca acima de 100 bpm após 30 segundos de VPP, ou seja, teve uma boa resposta com a manobra. A saturação pré-ductal neste momento era de 70%.

Os valores desejáveis de saturação pré-ductal variam de acordo com os minutos de vida, sendo esperados valores ao redor de 60% a 65% no 1º minuto de vida, só atingindo valores entre 87% e 92% no 5º minuto. Assim, o processo de transição normal para alcançar uma saturação pré-ductal superior a 90% requer 5 minutos ou mais em RN saudáveis que respiram ar ambiente.

Minutos de vida	Saturação pré-ductal
Até 5	70-80%
5-10	80-90%
> 10	85-95%

Fonte: Elaborado pela autoria.

Desta forma, a saturação pré-ductal de 70% no 1º de minuto de vida é esperada e, como o RN já estava com frequência cardíaca adequada e respiração espontânea, nenhuma nova intervenção estaria indicada neste momento.

Vale lembrar que o uso de concentrações elevadas de oxigênio associa-se com o atraso para se iniciar a respiração espontânea após o nascimento e com maior mortalidade neonatal, daí a importância da monitorização da saturação pré-ductal em sala de parto, visando o uso criterioso e racional de oxigênio.

Referências

Reanimação do recém-nascido ≥ 34 semanas em sala de parto: Diretrizes da Sociedade Brasileira de Pediatria. Versão 2016 com atualizações em maio de 2021. Texto disponível em: www.sbp.com.br/reanimacao. Direitos Autorais SBP. Acesso em https://www.sbp.com.br/fileadmin/user_upload/DiretrizesSBP-ReanimacaoRN_Maior34semanas-MAIO_2021.pdf

Melo AMAGP, Yoshida RAM. Reanimação neonatal. In: Carvalho WB, Diniz EMA, Ceccon MEJR, Krebs VLJ, Vaz FAC. Neonatologia. 2. ed. Barueri: Manole, 2020; p. 15-34.

Guinsburg R, Almeida MFB. Reanimação neonatal. In: SBP, Burns DAR, et al. Tratado de Pediatria. 4. ed. Barueri: Manole, 2017; p. 1215-22.

102 **Recém-nascido (RN) do sexo feminino, nascido de termo, com peso adequado para a idade gestacional, está no 8° dia de vida. O parto foi vaginal e com extração difícil. O RN nasceu hipotônico e em apneia, sendo necessário intubação orotraqueal em sala de parto. A mãe tem 27 anos de idade, era previamente hígida e não teve intercorrências no pré-natal. O RN permaneceu 5 dias em UTI e atualmente está na unidade de cuidados intermediários, recebendo ampicilina e amicacina para tratamento de sepse neonatal precoce presumida. Recebe dieta por sonda nasogástrica em virtude de sucção débil e está em treinamento com a equipe de fonoaudiologia. Neste momento, apresenta quadro súbito de movimentos ritmados de mãos e pés, com hipertonia, cianose, eversão do olhar e sialorreia. A equipe responsável pelo cuidado instala monitorização contínua e inicia oferta de oxigênio a 100%. A glicemia capilar é de 72 mg/dL. Com a manutenção do quadro apresentado, está indicada a prescrição imediata de:**

A) Soro glicosado a 10% em bólus.

B) Dose de ataque de fenobarbital.

C) Reposição empírica com gluconato de cálcio.

D) Midazolam ou diazepam em bólus.

Resposta: B

O quadro apresentado pelo RN, com início súbito de movimentos ritmados de mãos e pés, com hipertonia, cianose, eversão do olhar e sialorreia é altamente sugestivo de crise epiléptica. O enunciado cita alguns fatores de risco possíveis para crise epiléptica no período neonatal, como sepse neonatal e possível tocotraumatismo, além de indícios prévios de possível acometimento neurológico, como sucção débil.

Ao notar a crise, a equipe institui as condutas iniciais pertinentes, como monitorização e oferta de oxigênio a 100%. Uma das causas mais frequentes de crise epiléptica neonatal é hipoglicemia, mas esta já foi descartada com a glicemia capilar normal apresentada no enunciado, não sendo pertinente indicar a infusão de glicose.

Desta forma, tendo em vista a persistência da crise, é necessário o uso de droga antiepiléptica para controle da crise, sendo que a droga antiepiléptica inicial de escolha no período neonatal é o fenobarbital.

A hipocalcemia até poderia ser uma das causas possíveis de crise epiléptica no período neonatal, mas geralmente ocorre nas primeiras 24 a 48 horas de vida. Até deveria ser uma causa investigada neste caso, mas não poderia retardar o início da droga antiepiléptica.

Referências

Marba STM. Convulsões no período neonatal. In: SBP, Burns DAR, et al. Tratado de Pediatria. 4. ed. Barueri: Manole, 2017; p. 1268-75.

Problemas respiratórios, cardiocirculatórios, metabólicos, neurológicos, ortopédicos e dermatológicos. In: Atenção à Saúde do Recém-Nascido: guia para os profissionais de saúde. Ministério da Saúde. Secretaria de Atenção à Saúde, Departamento de Ações Programáticas Estratégicas. 2. ed. atual. Brasília: Ministério da Saúde, 2014.

103 Recém-nascido (RN) do sexo masculino, 5 dias de vida, está internado em unidade de cuidados intermediários para manejo de icterícia neonatal. Mãe com tipagem sanguínea O positivo, RN com tipagem A positivo, Coombs negativo, Eluato positivo. Evoluiu com icterícia neonatal precoce e foi iniciada fototerapia com 20 horas de vida. Hoje colheu bilirrubinas, cujos níveis indicaram a suspensão da fototerapia. Foi indicada a alta hospitalar. Ao se orientar a família, mãe refere que a criança está um pouco mais irritada. Foi notada hiperemia periumbilical conforme figura a seguir, com saída de secreção malcheirosa pelo coto. Está indicado neste momento:

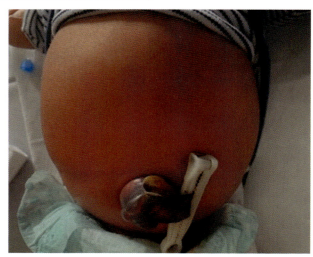

Fonte: Acervo da autoria.

A) Manter a alta hospitalar, orientar reforçar higiene do coto umbilical com álcool 70% e retornar se houver piora clínica.

B) Decidir sobre necessidade de internação e antibioticoterapia com base no índice neutrofílico e na proteína C-reativa.

C) Cancelar a alta hospitalar, rastreamento infeccioso incluindo coleta de líquido cefalorraquidiano (LCR) e iniciar antibioticoterapia endovenosa empírica.

D) Manter a alta hospitalar, introduzir tratamento tópico com nitrato de prata e retorno obrigatório em 48 horas para reavaliação.

Resposta: C

A figura apresentada no enunciado demonstra um recém-nascido com um coto umbilical intensamente hiperemiado e com extensão da hiperemia para a pele da parede abdominal. Além disso, o enunciado descreve a saída de secreção malcheirosa pelo coto. Todos esses achados são favoráveis à presença de uma onfalite, ou seja, uma infecção do coto umbilical.

A onfalite é uma infecção potencialmente grave no período neonatal associada a complicações como celulite, tromboflebite e fasciite necrosante. O tratamento deve ser instituído o quanto antes, com antibiótico parenteral. Em sendo uma infecção bacteriana potencialmente grave no recém-nascido, é conveniente a obtenção de hemocultura, provas inflamatórias e deve-se ponderar a possibilidade de coleta de culturas em outros sítios, como sistema nervoso central, para verificar a possibilidade de a bactéria ter invadido outros órgãos ou sistemas.

Instituir uma conduta expectante ou atrasar o início da antibioticoterapia poderia facilitar a ocorrência de complicações e aumentar o risco de óbito. Assim, será indicada a coleta de hemograma, provas inflamatórias e outros exames, como já citado, mas isso não poderia retardar o início do tratamento antimicrobiano e, mesmo de resultados normais, a antibioticoterapia ainda seria pertinente baseado na clínica do RN.

Referências

Stewart D, Benitz W; Committee on Fetus and Newborn. Umbilical cord care in the newborn infant. Pediatrics. 2016 Sep;138(3):e20162149.

Fraser N, Davies BW, Cusack J. Neonatal omphalitis: a review of its serious complications. Acta Paediatr. 2006 May;95(5):519-22.

Clarke-Pounder JP, Golden WC. Omphalitis. In: Cabana M (ed). 5-Minute Pediatric Consult. 7. ed. Philadelphia: Lippincott Williams & Wilkins, 2015; p. 642-3.

104 Recém-nascido do sexo feminino, nascida de 33 semanas de idade gestacional e com peso de 1.800 g ao nascer, é admitida em unidade de cuidados intermediários logo após o parto. Mãe HBsAg negativa. Sobre a vacinação para a hepatite B, com base no Programa Nacional de Imunizações (PNI), é correto afirmar que a vacina deve ser aplicada:

A) Imediatamente, no mesmo esquema atualmente preconizado pelo PNI para crianças de termo.

B) Após ultrapassar o peso de 2.000 g, realizando-se uma dose extra após 30 dias (5 doses no total).

C) Após atingir 36 semanas de idade gestacional corrigida, realizando uma dose extra após 30 dias (cinco doses no total).

D) Após 30 dias de vida, no mesmo esquema atualmente preconizado pelo PNI para crianças de termo.

Resposta: A

A primeira dose da vacina de hepatite B deve ser aplicada idealmente nas primeiras 12 horas de vida, independentemente do estado vacinal da mãe, da idade gestacional no momento do parto ou do peso da criança ao nascer. O peso ao nascer, neste caso, limitaria a aplicação da vacina de BCG, também preconizada habitualmente ao nascimento, mas não abordada no enunciado da questão.

A única peculiaridade na vacinação para hepatite B para crianças com peso de nascimento igual ou inferior a 2 kg ou idade gestacional menor do que 33 semanas é que devem receber, obrigatoriamente, além da dose de vacina ao nascer, mais três doses da vacina (total de 4 doses: 0, 2, 4 e 6 meses), embora isso já seja realizado para todas as crianças desde 2012, quando foi instituída a vacina pentavalente pelo PNI. Para as crianças com peso superior a 2 kg e idade gestacional maior ou igual a 33 semanas, bastariam três doses (0, 2 e 6 meses).

Já em relação ao *status* vacinal da mãe, a principal mudança é que recém-nascidos filhos de mães portadoras do vírus da hepatite B (HbsAg positivas) devem receber, além da vacina, a imunoglobulina específica para hepatite B (HBIG), até o 7º dia de vida, preferencialmente logo ao nascer, no membro inferior contralateral da vacina.

Você pode acessar a Instrução Normativa Referente ao Calendário Nacional de Vacinação 2020 do Ministério da Saúde no QRcode ao lado.

Referências

Sociedade Brasileira de Pediatria. Documento Científico. Departamento de Imunizações e Departamento de Infectologia. Calendário de Vacinação da SBP 2020. Abril de 2020. Disponível em: https://www.sbp.com.br/fileadmin/user_upload/22268g-DocCient-Calendario_Vacinacao_2020.pdf

Sociedade Brasileira de Imunizações. Calendário de Vacinação SBIm Prematuro. Recomendações da Sociedade Brasileira de Imunizações 2020/2021. Disponível em: https://sbim.org.br/images/calendarios/calend-sbim-prematuro.pdf.

105 **Lactente do sexo feminino, 18 meses de idade, previamente hígida, chega à Unidade Básica de Saúde para atendimento. O pai foi diagnosticado com tuberculose pulmonar há 20 dias e está em tratamento regular com esquema quádruplo. A criança está assintomática e com exame clínico normal. Apresenta radiografia de tórax sem alterações e prova tuberculínica de 6 mm. Carteira vacinal registra BCG ao nascimento, porém não há cicatriz no local da aplicação da vacina. De acordo com o protocolo do Ministério da Saúde, a conduta para esta criança será:**

A) Prescrever tratamento com esquema tríplice.
B) Iniciar quimioprofilaxia com rifampicina.
C) Repetir prova tuberculínica em 8 semanas.
D) Fazer BCG e observar clinicamente.

Resposta: B

No caso apresentado, a criança teve contato confirmado com adulto bacilífero e, apesar de assintomática e com radiografia de tórax normal, apresenta prova tuberculínica (PT) considerada elevada, o que caracterizaria infecção latente pelo *M. tuberculosis* (ILTB). Considera-se ILTB toda pessoa infectada, mas sem manifestação clínica da tuberculose.

De acordo com o manual do Ministério da Saúde (disponível no QUcode a seguir https://bvsms.saude.gov.br/bvs/publicacoes/manual_recomendacoes_controle_tuberculose_brasil.pdf) , a necessidade de tratamento para ILTB (quimioprofilaxia) varia de acordo com fatores como faixa etária, resultado da PT, probabilidade de ILTB e risco de adoecimento. Crianças abaixo de 10 anos de idade, com PT maior ou igual a 5 mm, independentemente do tempo após a vacina, têm indicação de tratamento.

Em crianças abaixo de 10 anos de idade, a medicação preferencial é a rifampicina, com um regime mínimo de 120 doses (4 meses de tratamento). A isoniazida é uma alternativa terapêutica, sendo a medicação preferencial em adolescentes e adultos com ILTB.

Vale ressaltar que o protocolo mais recente do Ministério da Saúde, diferente de versões anteriores, não recomenda a revacinação com BCG em pacientes que não apresentaram a cicatriz vacinal.

Referências

Silva JM. Tuberculose. In: Mussi-Pinhata MM, Ferriani VPL. Condutas em pediatria. Rio de Janeiro: Atheneu, 2019; p. 601-9.

CONHEÇA OS SELOS EDITORIAIS DA editora dos Editores

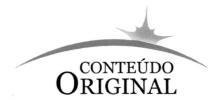

Conteúdo Original

Seleção de autores e conteúdos nacionais de excelência nas áreas científicas, técnicas e profissionais.

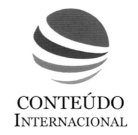

Conteúdo Internacional

Tradução de livros de editoras estrangeiras renomadas, cujos títulos são indicados pelas principais instituições de ensino do mundo.

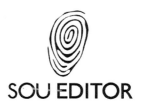

Sou Editor

Projetos especiais em que o autor é o investidor de seu projeto editorial. A definição do percentual de investimento é definida após a análise dos originais de seus livros, podendo ser parcial ou integral.